医学影像科普汇

医生的影像顾问

DOCTOR'S
IMAGING CONSULTANT

程敬亮　张　勇　李淑健◎主编

河南科学技术出版社
·郑州·

内容摘要

本书分为"影像技术篇""对比剂及其临床应用篇""疾病诊断与影像选择篇"和"影像综合篇"四个章节，内容均涵盖了X线、CT、磁共振成像、超声、核医学和介入治疗等医学影像技术与应用。在全面介绍各种常见影像检查技术的同时，深入浅出地讲解了最新检查技术的临床应用，并从常见疾病着手，重点阐述各类影像检查的适应证、禁忌证，不同检查手段、不同技术的诊断价值比较以及各类疾病典型的影像表现。本书内容深入浅出，图文并茂，用通俗易懂的语言、灵活多样的形式，为临床医生传播趣味性与知识性相结合的影像科普知识，为临床医生快速有效地选择影像检查项目答疑解惑。

图书在版编目（CIP）数据

医生的影像顾问：医学影像科普汇 / 程敬亮，张勇，李淑健主编.—郑州：河南科学技术出版社，2021.12

ISBN 978-7-5725-0643-7

Ⅰ.①医… Ⅱ.①程… ②张… ③李… Ⅲ.①医学摄影—普及读物 Ⅳ.①R445-49

中国版本图书馆CIP数据核字(2021)第246438号

出版发行　河南科学技术出版社

　　　　　地址：郑州市郑东新区祥盛街27号　邮编：　450016

　　　　　电话：（0371）65788613　65788629

　　　　　网址：www.hnstp.cn

策划编辑：李喜婷　邓　为

责任编辑：邓　为

责任校对：张萌萌

封面设计：中文天地

责任印制：朱　飞

印　　刷：河南博雅彩印有限公司

经　　销：全国新华书店

开　　本：720mm×1 020mm　1/16　印张：32.25　字数：580千字

版　　次：2021年12月第1版　　2021年12月第1次印刷

定　　价：98.00元

主 编 简 介

程敬亮简介

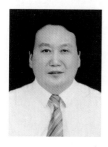
程敬亮，男，1964 年 8 月出生，河南太康县人。郑州大学第一附属医院磁共振科主任、医学影像中心主任、医技医学部主任，二级教授、主任医师、博士生导师，郑州大学特聘教授。河南省医学影像诊疗和研究中心主任、河南省医学影像远程网络会诊中心主任、河南省磁共振功能成像与分子影像重点实验室主任、河南省脑功能检测与应用工程技术研究中心主任、河南省医学影像智慧诊疗工程研究中心主任。

程敬亮教授自 1985 年河南医科大学医疗系毕业以来，一直从事医学影像学的医疗、教学和科研工作。迄今已发表科研论文 1 000 余篇，主编和参编影像学专著 32 部，获河南省科技进步奖二等奖 7 项，主持国家重点研发计划、国家自然科学基金、河南省杰出人才和杰出青年基金等多项科研项目。先后被评为国家重点研发计划项目（973）首席科学家，国家“百千万人才工程”有突出贡献中青年专家，享受国务院政府特殊津贴专家，河南省首届“中原千人计划”中原名医，河南省杰出专业技术人才，河南省优秀专家，全国优秀科技工作者，河南省跨世纪学术学科带头人，河南省科技领军人物，河南省卫生科技领军人才，河南省创新型科技团队带头人。

现任中国研究型医院学会磁共振专业委员会主任委员，中华医学会放射学分会副主任委员，中国医师协会放射医师分会副会长，《中华放射学杂志》副总编辑，河南省医学会副会长，河南省医协会放射学分会主任委员，中国医学装备学会磁共振应用专业委员会副主任委员，中国卒中学会医学影像专业委员会副主任委员，河南省卒中学会医学影像分会主任委员，河南省数字图形图像学会副理事长兼秘书长，河南省数字图形图像学会放射学医工结合专科分会主任委员，黄河医学影像论坛理事会秘书长，中国放射影像期刊联盟秘书长，《临床放射学杂志》等 20 余种放射影像学杂志的副主编、常务编委或编委。

张勇简介

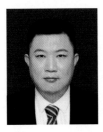

张勇，郑州大学第一附属医院磁共振科副主任。医学博士、主任医师、副教授、硕士研究生导师。现任中华医学会放射学分会青年委员会委员、磁共振学组委员，河南省医学会放射学分会副主任委员，中国医师协会放射医师分会神经影像专业委员会委员，中国研究型医院学会磁共振专业委员会常委，中国抗癌协会肿瘤影像专业委员会委员，中国医疗保健国际交流促进会放射学会委员，河南省卒中学会医学影像分会副主任委员，河南省抗癌协会肿瘤影像专业委员会常务委员。以第一作者或通讯作者发表科研论文50余篇，主编和参编影像学专著10部，获国家实用新型专利8项，获河南省科技进步奖二等奖6项，河南省教育厅科技成果一等奖1项。先后评为河南省中青年卫生健康学科带头人、河南省高层次人才、河南省高等学校青年骨干教师、河南省卫生计生科技创新型人才。

李淑健简介

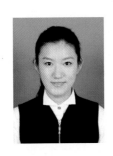

李淑健，郑州大学临床医学（七年制）硕士、主治医师。河南省医学会放射学分会磁共振学组委员、河南省抗癌协会肉瘤专业委员会委员，擅长女性生殖系统的磁共振诊断。以第一作者发表科研论文10余篇，参编影像学专著2部，先后参与国家重点研发计划、国家自然科学基金、河南省科技攻关项目等多项国家级和省级科研项目，多次参加北美放射学会（RSNA）、国际医学磁共振学会（ISMRM）等国际放射学术会议并进行大会发言，国际知名SCI期刊 *Journal of Magnetic Resonance Imaging* 受邀审稿人。

本书编写人员名单

主　编　程敬亮　张　勇　李淑健

副主编　张永高　滑少华　徐俊玲　焦德超　朱绍成

编　委（按姓氏拼音为序）

白　洁　车英玉　程敬亮　付　畅　郭和合

韩新巍　胡　瑛　滑少华　黄梦娜　黄梦月

焦德超　康东杰　李　莹　李　真　李鹏歌

李淑健　刘　洁　刘静静　任　琦　孙萌萌

孙梦恬　陶晨晨　田露亚　汪卫健　王　云

王斌杰　王长福　王可颜　王斐斐　王　潇

王怡然　文宝红　吴昆鹏　徐　苗　徐俊玲

许凯豪　闫晨宇　詹鹤凤　张　勇　张永高

张赞霞　朱绍成

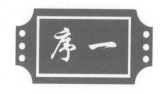

序一

　　健康是民族昌盛和国家富强的重要标志，也是广大人民群众的共同追求。没有全民健康，就没有全面小康，保障人民健康是我们党为人民奋斗的重要目标，更是医疗卫生战线奋力进取的首要任务。近年来，随着我国和我省人口老龄化步伐的加快，慢性疾病患者数量不断增加，越来越多的人民群众已意识到健康的重要性。因而，公众日益增长的医疗卫生信息需求对医务工作者提出了更高的要求，不仅要做治病救人的好大夫，也要成为医学科普知识的践行者和传递者。

　　医学影像学是汇聚 X 线、磁共振成像、CT、超声、核医学、介入医学等多种技术的影像诊断和治疗的综合性学科。随着各种医学影像检查设备与检查技术的应用，广大人民群众甚至是临床医务工作者对医学影像的相关专业知识稍感匮乏，面对种类繁多的影像检查，心存不少问题和疑惑。此外，由于临床医学专业性强，科室分工越来越细化，不同临床科室对医学影像检查的认识可能也仅局限于本专业范畴，对专业领域以外的影像检查手段以及各种影像检查新技术知之较少。

　　科普是智慧之源、力量之源、创新之源，是科学文化传播的重要途径。河南省医学会作为河南省卫生健康委员会的直属二级机构，始终高度重视科普工作，为人民群众提供全方位、全生命周期的卫生与健康服务。河南省医学会副会长、放射学分会主任委员程敬亮教授作为中华医学会放射学分会副主任委员和中国医师协会放射医师分会副会长，兼具专业的医学影像背景和组织领导能力，在他和河南省医学影像专业人员的共同努力下，编写了"医学影像科普汇"丛书，包括《百姓的影像专家》和《医生的影像顾问》两个分册，《百姓的影像专家》面向广大民众和病人；《医生的影像顾问》面向临床医生。

　　该丛书对各种影像检查原理、新技术应用、适应证、禁忌证、检查前准备、注意事项、常见问题以及体检时影像检查的选择等方面进行了翔实的介绍与解读，变专业为通俗，变生僻为亲近，具备可读性、趣味性和艺术性，不失为一套优质的医学影像科普作品。本丛书的出版，不仅是对河南省医学会科普工作的支持，也是公众了解医学影像知识、提升健康素养的重要平台，更是临床医生拓展医学影像认识的重要载体。

　　我衷心希望广大读者能够通过该套丛书进一步了解医学影像专业，了解医学影像新技术，拉近公众以及临床医务工作者与影像工作者间的距离，让医学影像技术更好地为人民健康事业服务。为中原更加出彩，为河南医疗卫生事业发展发挥光和热。

河南省医学会会长

阚全程

2021 年 10 月

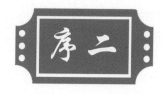

序二

随着我国社会经济的不断发展，公众对健康的关注度不断提升，对于医疗卫生知识的需求也与日俱增，为广大人民群众提供科学、实用、通俗的专业知识十分必要，科普书籍无疑是最有效的工具和载体。

人体有着最为精密、最为复杂的结构和功能，临床医生常难以仅通过病史、临床表现和实验室检查就直观准确地判断出疾病的种类和病情，而医学影像学通过影像仪器的直接成像或动态显现，充分显示患者体内的结构及其变化，在临床诊疗过程中扮演着不可或缺的重要角色。因此，人民群众在日常就诊、体检甚至治疗时越来越离不开医学影像学检查。虽然互联网时代能够非常便捷地获取医疗卫生信息，但网络信息纷繁冗杂，对于缺乏医学知识的公众来说更是真伪难辨，需要一本权威、专业的科普读物来切实解决人民群众在医学影像检查中遇到的各种问题与疑惑，拉近公众与医学影像以及与医学影像工作者之间的距离。

此外，随着近年来医学影像设备快速发展，检查技术不断更新，临床医生对各种新技术的临床应用了解甚少，因此，也需要一本专门针对临床医生的影像科普书，以协助临床医生更有效准确地"开影像检查申请单"。程敬亮教授作为郑州大学第一附属医院医学影像中心主任与河南省医学会副会长、河南省医学会放射学分会主任委员、中华医学会放射学分会副主任委员、中国医师协会放射医师分会副会长，深谙各种医学影像学检查技术及其临床应用的优缺点，他组织河南省医学影像专家所编写的"医学影像科普汇"就是这样一套集知识性、趣味性与实用性于一体的优秀科普丛书。

这套科普丛书分别针对公众和临床医生，从多角度、深层次地介绍了各种医学影像检查的基本原理、适应证、禁忌证，影像检查新技术的发展及临床应用，如何选择经济而有效的检查项目，以及检查前准备等大众和临床医生最关心的问题。该书内容深入浅出，图文并茂，用通俗易懂的语言、灵活多样的形式，传播精准的医学影像知识，有利于增进医患沟通互信，让医学影像知识能够真正惠及广大群众。

最后，衷心祝贺"医学影像科普汇"丛书的出版！这套丛书将晦涩难懂的医学影像知识化作通俗有趣的医学科普作品，架起了一座专业与通俗之间的桥梁，必将加深公众和临床医生对医学影像学的理解，为医学科普事业贡献力量。

中华医学会放射学分会主任委员

海军军医大学第二附属医院影像医学与核医学科主任

刘士远

2021 年 10 月

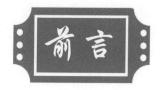

前言

      医学影像学是一门借助各种医学成像设备和技术对人体疾病进行诊断和治疗的新兴学科，是 20 世纪医学领域中知识更新最快的学科之一。其在临床工作中发挥着日益显著的作用，为各类疾病的早期诊断、治疗以及疗效评估提供了极大的便利。自 1895 年伦琴发现 X 线再到超声、CT、磁共振成像、介入放射和核素显像等技术的相继问世与应用，医学影像学已从单一依靠形态变化进行诊断，发展成为集形态、功能、代谢改变于一体的综合诊断与治疗体系。

      近年来，随着我国经济与科技的快速发展，人民生活水平不断提高，人均寿命也不断增加，对诊疗技术水平也提出了更高的要求。医学影像检查作为发现疾病、守护健康的"前哨兵"，广大民众却对其知之甚少，甚至存在许多误区。不仅如此，随着医学影像检查项目的不断细化和新技术的更新迭代，很多临床医生在面对种类繁多的影像检查时也会出现各种疑惑，甚至对层出不穷的影像新技术也知之甚少。因此，我们组织专家编写了这套针对公众和临床医生的医学影像学科普丛书——"医学影像科普汇"。

      本丛书包括《百姓的影像专家》和《医生的影像顾问》两册。《百姓的影像专家》面向广大民众，分为"基础篇""症状篇""疾病篇"和"体检篇"四个章节；《医生的影像顾问》面向临床医生，分为"影像技术篇""对比剂及其临床应用篇""疾病诊断与影像选择篇"和"影像综合篇"四个章节，两本书内容均涵盖了 X 线、CT、磁共振成像、超声、核医学和介入治疗等医学影像技术与应用。本着医学科普"科学性、思想性和艺术性"的基本要求，本丛书突出"通俗性、适应性、趣味性和先进性"。《百姓的影像专家》用普通民众看得懂、记得牢的语言替代专业性强的医学术语，将医学影像知识科普与临床工作经验相结合，在充分介绍医学影像检查原理的基础上，从常见症状、疾病及体检三个方面系统讲述了公众普遍关心的各种医学影像检查技术的优缺点、如何选择影像学检查方式、检查前准备、检查路线，以及检查过程中遇到的常见问题等。《医生的影像顾问》则在全面介绍各种常见影像检查技术的同时，深入浅出地讲解了最新检查技术的临床应用，并从常见疾病着手，重点阐述各类影像检查的适应证、禁忌证，不同检查手段、不同技术的诊断价值比较以及各类疾病典型的影像表现。本丛书语言通俗易懂，收录了大量生动的示意图和典型的影像实例图片，旨在为大众和临床医生传播趣味性与知识性相结合的影像科普知识，为公众轻轻松松进行医学影像检查指点迷津，为临床医生快速有效地选择影像检查项目答疑解惑。

由于编写组与广大读者对医学影像检查技术的认识与理解存在差异，对影像检查选择原则可能持有不同见解，欢迎提出宝贵意见，以便再版时补充与更正。

河南省医学会副会长

河南省医学会放射学分会主任委员

中华医学会放射学分会副主任委员

中国医师协会放射医师分会副会长

中国研究型医院学会磁共振专业委员会主任委员

2021 年 10 月

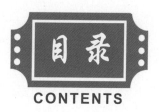

CONTENTS

第一章　影像技术篇

第一节　X线检查

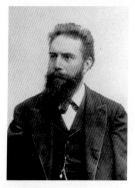

威廉·康拉德·伦琴

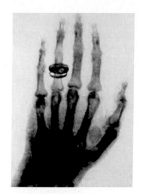

人类历史上第一张X线照片
（伦琴夫人手部X线照片）

影像小贴士

X线是一种波长很短、能穿透人体与物体的电磁波，于1895年由德国物理学家威廉·康拉德·伦琴发现，X线的出现与应用开启了医学影像的大门，并由此创造了医学史上一门新的学科——放射学，伦琴本人也因此获得1901年的首届诺贝尔物理学奖。X线检查使用的X线波长为0.08~0.31埃。

1. X线是如何成像的？

X线成像是由X线管发出的射线透过被检人体组织结构时发生衰减而形成。由于人体各种组织的密度、原子序数以及厚度不同，因而对X线的衰减系数不同，使得穿过人体射线强度不同而产生X线对比度，然后含有人体组织信息的X线对比度由屏－片系统（影像增强器、成像板或平板探测器）接收，再经过处理形成可见的光学影像。

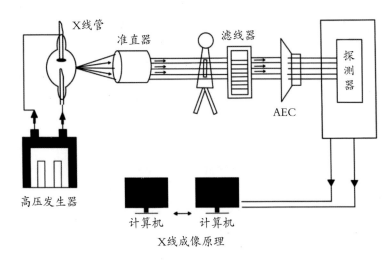

X线成像原理

2. X线图像有哪些特点?

（1）X线图像为直接模拟灰度图像，是透过人体的X线直接形成的图像，图像上的黑白灰度反映的是组织结构的密度，图像上的黑影、灰影和白影，在诊断描述时，分别称之为低密度、中等密度和高密度。

（2）X线图像是组织结构影像的叠加图像：X线图像为X线束穿透某一部位

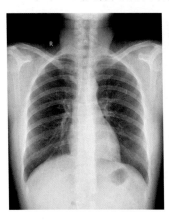

正位X线胸片，可显示胸壁软组织、胸廓骨组织、肺组织以及心脏大血管等叠加的模拟灰度影像

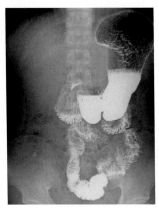

上消化道X线钡餐造影，可见显影的胃、十二指肠和空肠

不同密度和厚度的组织结构后投影的总和，是这些组织结构影像的叠加。这种叠加可使某些病变影像较难或不能显示。例如，胸部正、侧位平片，即为胸壁软组织、胸廓骨组织、肺组织以及心脏大血管等结构影像的叠加；如此，位于心后或椎旁的肺组织病变，就有可能由于正位上心影或大血管影及侧位上胸椎影像的重叠而显示不清。

3. 常用的X线检查方法有哪些？如何选择？

常用的X线检查方法有三种，包括X线普通检查、特殊检查和造影检查，各有优缺点，依据临床需求，可有选择地使用。

（1）普通检查包括 X 线摄影和荧光透视，X 线摄影常简称为拍片，广泛用于检查人体各个部位，其中以胸部、腹部和骨骼应用最多。X 线摄影时，常需行两个方位摄片，即正位和侧位。目的是更好地发现病变，显示病变的特征和空间位置。荧光透视目前主要用于胃肠道钡剂造影检查、介入治疗和骨折复位等。

（2）特殊检查包括软 X 线摄影和 X 线减影技术，软 X 线摄影是应用钼靶或铑靶 X 线管的摄影技术，专门用

胸部 X 线正位摄影

于乳腺 X 线检查。X 线减影技术应用于 CR 或 DR 的减影功能，可获取单纯软组织或骨组织图像，提高了对疾病的诊断能力。例如，减影后的胸部单纯软组织图像可提高非钙化性肺小结节的检出率。

（3）X 线造影检查需使用对比剂，主要包括消化道造影、静脉肾盂造影、子宫输卵管造影、钡灌肠检查和 T 管造影检查等，用于不同部位相关疾病的检查与诊断。X 线血管造影也属于 X 线造影的范畴。

4.什么是DR检查？DR检查与常规X线检查有哪些区别？

DR 全称为数字化 X 线摄影（digital radiography），是计算机数字图像处理技术与 X 线放射技术相结合而形成的一种先进的 X 线摄影技术。它在原有的诊断 X 线机直接胶片成像的基础上，通过模数转换和数模转换，进行实时图像数字处理，进而使图像实现数字化。DR 最突出的优点是分辨率高，图像清晰、细腻。在曝光后，可实时显示数字图像，能够通过边缘增强、放大、黑白翻转、图像平滑等一系列影像后处理，获取丰富可靠的临床诊断信息。

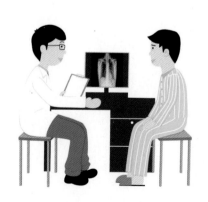

常规 X 线检查即传统的胶片成像，数字化 X 线机形成的数字化图像比传统成像所需的 X 线剂量要少，且操作相较传统胶片成像简单、方便，能用较低的 X 线剂量得到高清晰的图像，同时也减小了患者受 X 线辐射的危害。数字化 X 线图像的出现，结束了 X 线图像不能进入医院 PACS 系统的历史，为医院进行远程专家会诊和网上交流提供了极大的便利。目前 DR 检查已经普及，大部分医院进行的 X 线摄影已为 DR 检查。

5. X线检查能解决哪些临床问题？

常规X线检查技术包括透视、X线摄片及软组织摄影。透视因诊断价值有限现已少用。X线摄影是临床上最常用的检查方法，现多应用非晶硒X线成像板来摄取数字化图像（DR）。常规X线胸片是了解肺及胸壁病变最经济实用的检查方法，其缺点是不易显示肺内微小病灶和被心脏及纵隔所重叠的病灶，辅以多方位透视有助于提高诊断率。因超声、CT及磁共振成像检查的出现，胸部摄片已不再作为心血管疾病的首选检查方法，有时仅用来评估肺血情况。腹部X线摄影可根据腹腔内有无游离气体来判断消化道有无穿孔，也可根据胃肠道内积气积液的形态学表现来判断消化道梗阻及其类型。此外，腹部平片亦是显示有无泌尿系阳性结石的最常用检查方法。骨骼系统疾病还是以X线平片为首选检查方法，它不仅能显示病变的范围和程度，有时还可做出定性诊断。X线平片不能显示肌肉、肌腱和软骨病变，而超声和MRI对此具有较高的诊断价值。

目前，软组织摄影主要是指乳腺的钼靶X线摄影，其X线剂量只有常规X线摄影的1/50左右，主要用于高危妇女人群乳腺癌的筛查工作，以发现早期的隐匿性乳腺癌；其次，对已发现的病变在钼靶X线机上可进行定位穿刺活检，或推荐行磁共振检查以明确诊断。乳腺的钼靶X线摄影已被公认为乳腺检查的首选方法。

X线数字减影血管造影（digital subtraction angiography，DSA）可用于全身各部位动脉与静脉疾病的检查，是目前公认的血管疾病诊断的金标准。

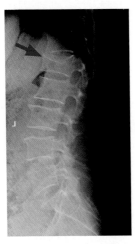

腰椎压缩性骨折 腰椎侧位X线平片可见腰1椎体呈楔形变（箭头）

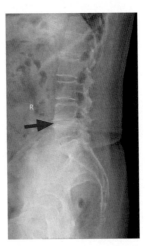

脊柱结核 腰椎侧位X线平片可见脊柱结核引起的腰4、5椎体融合（箭头）

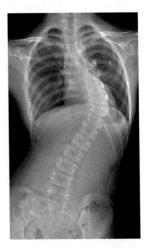

脊柱畸形 脊柱全景X线平片可见下部胸椎及上部腰椎凸向左侧，脊柱呈"S"形弯曲

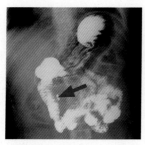 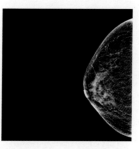 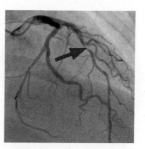

十二指肠降段憩室 上消化道X线钡餐造影可见十二指肠降部中段内侧缘一囊袋样突起，内可见钡剂充盈（箭头）

乳腺增生 乳腺头尾位钼靶X线图像可见乳腺腺体呈类结节样、片样影

冠状动脉狭窄 冠状动脉血管造影可见前降支近段重度狭窄（箭头）

6. X线消化道造影有几种方法？有何应用？

食管和胃肠道属于空腔脏器，当造影剂硫酸钡充填内腔时，可与周围组织形成明显对比，若同时用气体扩张内腔，则形成气钡双重造影对比，能够清楚地勾画食管及胃肠道内腔和内壁结构细节，从而达到疾病检出和诊断的目的。不同部位的X线消化道造影适用于不同疾病。

（1）食管、胃和十二指肠钡餐检查：用于检查食管、胃和十二指肠疾病，如畸形、溃疡、炎症及肿瘤等。

（2）小肠钡剂造影检查：包括常规口服小肠造影和小肠灌肠造影，用于检查胃肠道出血、小肠先天性病变、小肠不全梗阻及息肉等疾病。

（3）结肠钡灌肠检查：多采用气钡双重造影检查，用于检查结肠疾病，如结肠结核、克罗恩病、肿瘤、息肉、肉芽肿性病变、溃疡性结肠炎、巨结肠以及结肠出血查因等。

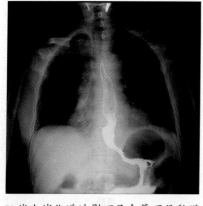 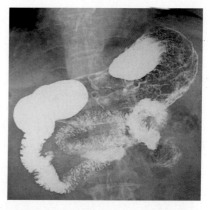

X线上消化道造影可见食管下段黏膜紊乱，管腔变窄、僵硬，提示食管癌

X线上消化道造影可见十二指肠降部囊袋状突起影，提示十二指肠降部憩室

7. X线子宫输卵管造影有何应用?

X线子宫输卵管造影是经宫颈口注入碘对比剂，显示子宫和输卵管内腔的检查方法，能够判断宫腔的发育状况及输卵管通畅情况，主要适用于不孕症，用于查找引发输卵管疾病的原因和发病位置，还能够诊断子宫畸形。X线子宫输卵管造影的适应证包括：①能正常排卵，生殖内分泌无异常且配偶精液检查正常的不孕患者；②有盆腔炎、阑尾炎、阴道炎等炎症病史，有可能引起输卵管病变者；③有人流史、刮宫史，可行造影观察子宫腔形态，确定有无宫腔粘连；④子宫黏膜下肌瘤、子宫内膜息肉及异物等，可行造影检查观察宫腔形态有无改变。此外，X线子宫输卵管造影对不孕症还具有治疗作用，但有急性和亚急性内外生殖器炎症、严重的全身性疾病、妊娠、宫腔手术后6周内及碘过敏者禁行该检查。

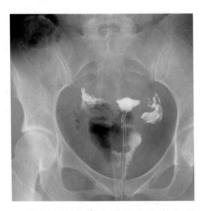 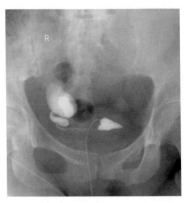

X线子宫输卵管造影显示子宫充盈好，大小、形态、位置正常，双侧输卵管通畅

X线子宫输卵管造影显示右侧输卵管远端呈囊袋状改变，左侧输卵管未见显影，提示右侧输卵管积水，左侧输卵管不通

8. X线尿路造影有几种? 有何应用?

X线尿路造影检查能够反映泌尿系统的肾盂、肾盏、输尿管和膀胱内腔改变，分为排泄性和逆行性尿路造影。

（1）排泄性尿路造影：又称静脉肾盂造影，经静脉注射含碘水溶性对比剂后，由肾小球滤过排入肾盏和肾盂内，不但能显示肾盏、肾盂、输尿管及膀胱内壁和内腔形态，还可了解双肾排泄功能。

（2）逆行性尿路造影：是一种通过膀胱镜将导管插入输尿管内注入含碘对比剂，用于肾盏、肾盂和输尿管显影的检查方法，属于有创性检查，适用于有排泄性尿路造影禁忌证或其他成像技术显示不佳者。

　　X线尿路造影检查主要应用于泌尿系统疾病的诊断，如肾脏占位、输尿管病变、膀胱病变、泌尿系结石、先天性泌尿系统变异、膀胱输尿管逆流等，尤其适用于疑有泌尿系统结石，但腹平片无阳性发现者。此外，静脉肾盂造影还可用于判断肾脏的排泄功能。

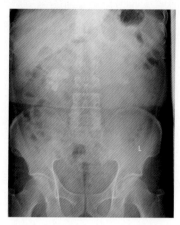

腹部X线平片显示双肾多发结石，右侧为著

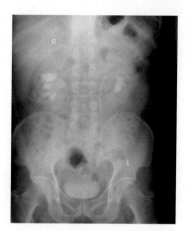

静脉肾盂造影显示双侧肾盂积水，左侧输尿管扩张

9. X线胆道造影有何应用？

　　X线胆道造影是胆道疾病诊断的常用影像检查方法之一，分为排泄性胆道造影和直接胆道造影。

　　（1）排泄性胆道造影：包括口服法胆囊造影和静脉法胆道造影。口服法胆囊造影通过口服胆道对比剂，由肝脏经胆汁排泄进入胆囊而显影，主要适用于胆囊结石、炎症、肿瘤等的显示。静脉法胆道造影将胆道对比剂由静脉注入，经肝脏分泌至胆道而使其显影，能够了解胆道的形态、位置，以及胆道异常等。静脉法胆道造影效果优于口服法，适用于口服造影时胆囊不显影者、有胃肠道疾病造影剂不易进入肠道或在肠道内不能很好吸收者，胆囊已切除需了解胆道情况者。

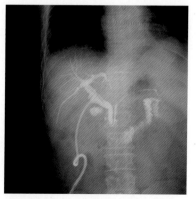

X线胆道造影可见胆总管、肝内外胆管显影良好，对比剂进入十二指肠

　　（2）直接胆道造影：是通过各种途径把造影剂直接注入胆道进行显影，临床上常采用的方法包括经皮肝穿胆管造影（percutaneous transhepatic cholangiography，PTC）和经内镜逆行性胰胆管造影（endoscopic retrograde cholangio-pancreatography，ERCP）。直接胆道造影的优点在于对比剂直接到达胆管，造影效果好。PTC 是通过经皮经肝直接穿刺胆管，注入对比剂以显示胆管的检查方法。ERCP 是在透视下首先插入内镜到达十二指肠降部，再通过内镜将导管插入十二指肠乳头，注入对比剂以显示胆胰管的方法。直接胆道造影能够清楚显示肝内外胆道走向、扩张或狭窄、闭塞情况、胆道肿瘤、胆结石等，运用内镜还可清楚了解壶腹部附近病变，并能直接提取胆汁或十二指肠内病变组织活检，同时可在内镜下实行相关治疗。

10. 什么是双能X线骨密度检查?

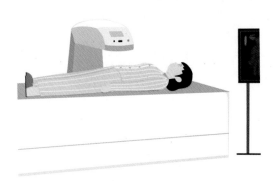

双能 X 线骨密度检查是利用两种不同能量的 X 线穿过人体骨骼后的衰减和吸收不一样，经过计算机处理后得到人体骨骼中矿物质含量的一种检查方法。骨密度是骨骼强度的一个重要指标，以 g/cm^3 表示，是一个绝对值。该检查对人体的危害较小，可重复性高，能够测量全身任何部位的骨量，被世界卫生组织认为是诊断骨质疏松的金标准。双能 X 线骨密度检查主要用于骨质疏松的诊断、骨折风险的评估、治疗效果的检测等。但由于该检查采用平面投影技术，测量的是面积骨密度，测量结果会受到被测部位骨质增生、骨折、骨外组织钙化和位置旋转等影响。

11.钼靶X线检查有哪些应用?

钼靶 X 线检查作为一种相对无创的检查方法，能比较全面地反映整个乳腺的大体结构，可根据乳腺的大小及致密程度自动调节投照的 X 线剂量，解决了传统 X 线摄影对致密型乳腺穿透不足的缺陷。钼靶 X 线检查适用于乳腺疾病的诊断和乳腺癌的筛查，能较可靠地鉴别出乳腺的良恶性病变，对乳腺内钙化尤其是乳腺癌的微小钙化检出率很高，已成为乳腺癌的主要影像检查技术之一，有助于明确乳腺癌位置、侵袭范围、有无多发癌灶以及观察对侧乳腺情况等。

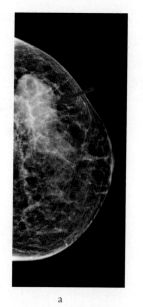
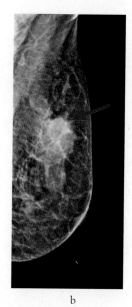

a   b

左乳头尾位（图a）、侧斜位（图b）钼靶X线图像可见外上象限
一卵圆形高密度肿块，边缘不清，局部遮蔽，密度不均匀（箭头），
提示左乳恶性肿块（BI-RADS分级4c级）

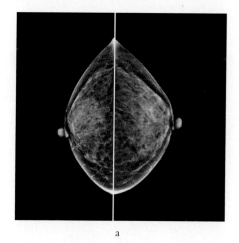
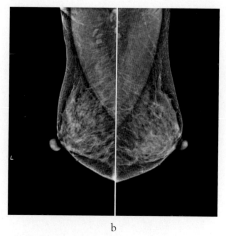

a   b

双乳头尾位（图a）、侧斜位（图b）钼靶X线图像可见双乳腺体增生、致密，呈片样改
变，双乳未见钙化，提示双侧乳腺增生（BI-RADS分级1级）

12.什么是数字乳腺断层摄影？

常规数字化乳腺摄影时，X线管与探测器保持固定，一次投照仅获得一幅图
像，而数字乳腺断层摄影（digital breast tomosynthesis，DBT）是球管可在一定角
度内做弧形运动并连续曝光，探测器进而获得不同投照角度下的数据，经三维重

组后得到与探测器平面平行的、乳腺任意深度的一系列薄层图像（层厚为0.5~1.0 mm）。DBT能够明显减少或消除腺体组织的重叠影响，使隐藏在腺体组织中不同位置、不同形态的病灶清晰显示，尤其对致密型腺体病灶的显示更具优势；同时病灶的轮廓、大小、边缘、数量等特征也能更加清晰地呈现。该检查有效提高了乳腺癌的检出率，能够发现一些超声难以探测或不敏感的病灶。此外，DBT引导下的乳腺穿刺活检也有极大的临床应用价值。

13.什么是对比增强能谱乳腺X线摄影？

对比增强能谱乳腺X线摄影（contrast enhancement spectral mammography，CESM）通过静脉注射对比剂后进行高低能量曝光，经过后处理获得低能图和减影图，可在一定程度上反映乳腺病灶摄取碘对比剂的能力，间接反映其血供情况，而且减影图像可去除周围正常重叠腺体，使病灶清晰显示。常规乳腺X线成像为重叠影像，病变易被周围腺体掩盖，尤其是致密型腺体，会出现假阴性结果或病灶显示不清的情况。CESM能克服传统X线摄影中正常腺体组织和病变组织重叠的局限性，同时提供了病灶的血供情况，提高了乳腺疾病诊断的敏感度、特异度和准确度。

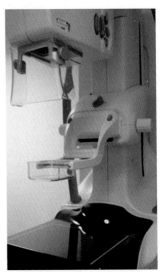

乳腺对比增强能谱X线机

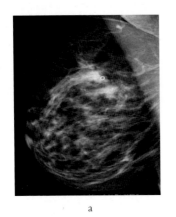
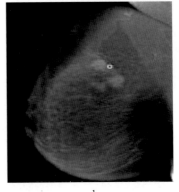

a   b

右乳侧斜位钼靶X线图像（图a）显示右乳外上象限腺体较多，内含多发团块状影，与周围腺体分界不清晰，右乳见一枚圆形中空样钙化，右腋下见一枚致密淋巴结；右乳侧斜位CESM图像（图b）显示右乳外上象限多发明显强化肿块，边缘模糊，右腋下见一枚强化淋巴结。以上提示右乳外上象限多发恶性肿块（BI-RADS分级5级），右腋淋巴结转移，右乳良性钙化

14. X线检查有哪些应用限度？

X线检查有一定的辐射危害，对于辐射剂量大、检查频率高或检查时间长的项目都会受到严格的限制。除此以外，X线检查的应用还受以下几个方面的限制：①受病变密度的限制，如脓胸、血胸由于密度一致在X线检查中无法定性鉴别；②受病变反应时间的限制，某些疾病症状早于X线征象的出现，即所谓X线影像的潜伏期，如急性化脓性骨髓炎，病初患者高热、局部红肿疼痛，此时做X线检查，常常看不出骨质的变化；③大多数疾病在X线检查时缺乏特异性，如肺部阴影难以鉴别肿瘤和炎症，骨质破坏难以鉴别骨髓炎和恶性肿瘤，即所谓的"异病同影"；④受病变部位的限制，多数位于体表部位或一般视诊所及的部位，如皮肤、外耳等，临床检查优于X线检查，对中枢神经系统、肝、胆、胰和生殖系统等部位疾病的诊断价值也十分有限；⑤X线造影检查时，少数病人使用对比剂有副作用和过敏反应，是绝对的禁忌证。

15. X线对人体有伤害吗？X线照射后在人体内有残留吗？

X线辐射损伤是指一定量的电离辐射作用于人体后被组织吸收造成的损伤。X线单次检查辐射剂量均在国际放射防护委员会规定的剂量范围内，对人体伤害不大，但多次长时间照射可导致严重损伤。急性放射损伤是一次或短时间内受大剂量照射所致，主要发生于事故性照射。慢性放射损伤是在小剂量连续照射的情况下引起的。X线辐射的长期效应可致癌或导致胎儿畸形。因此在日常诊疗过程中，应注意远离X线检查区域。X线只会在照射时出现，照射停止即射线消失，不会在人体内残留。

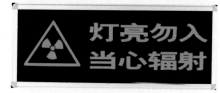

X线检查室指示灯

16. 孕妇能做X线检查吗？

电离辐射对胎儿的影响主要分为致死效应、畸形和发育障碍三大类，超过安全辐射剂量才会有可能对胎儿产生不良影响。随着医疗技术的不断发展、检查设备的不断改进，医学影像检查的辐射量现已大大减低。单一的诊断性辐射线检查不会对胎儿造成辐射伤害，尤其是 5 Rad（即 50mGy）以下的暴露与流产和胎儿畸形无关。

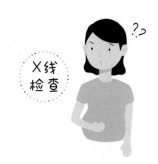

当然，对于孕妇的诊断性检查，医师应优先考虑非电离辐射检查手段如超声和磁共振成像检查替代妊娠期 X 线和 CT 检查。若综合评估后，仍需对孕妇进行必要的诊断性辐射线检查，应尽量避开腹部进行局部照射，并以铅衣保护腹盆部，进一步减少对胎儿的照射剂量。

17.哺乳期妇女能做X线检查吗？

X 线仅在检查时存在，检查过程中既不会破坏乳汁营养，也不会对乳汁造成任何危害，更不会在体内停留。常规 X 线检查所致的辐射暴露剂量也远低于哺乳期妇女的损害剂量。因此，哺乳期妇女可根据诊断需要接受 X 线检查。

18. X线检查时医务人员如何防护？

X 线检查时医务人员防护包括：①充分利用各种防护器材，常用的 X 线防护用品包括铅衣、铅围领、铅围裙、铅帽、铅眼镜等，要重点防护睾丸、卵巢、甲状腺、晶状体等对 X 线敏感的部位；②控制原发射线，如选择适当的曝光条件，缩小照射野，透视前暗适应，间断透视缩短曝光时间等；③减少散射线，如加强 X 线管的消散措施，按标准设计机房，扩大散射线的分散面并削弱其强度。

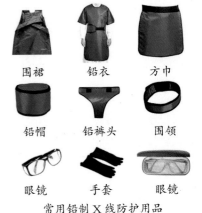

围裙　铅衣　方巾

铅帽　铅裤头　围领

眼镜　手套　眼镜

常用铅制 X 线防护用品

19. X线检查时患者如何防护？

X 线检查时患者防护措施包括：①缩小检查野，减少照射次数，避免短期内多部位重复检查；②进行 X 线检查时应尽量保护未照射部位，非投照野采用铅橡皮遮盖；③对育龄期妇女做腹部照射时，应尽量控制检查次数及部位，避免伤害女性生殖器官；④孕早期的胎儿对 X 线辐射特别敏感，此阶段进行 X 线检查易造成流产或畸胎，故对早孕妇女应避免 X 线照射；⑤对男性患者，在不影响检查的情况下，宜用铅橡皮保护阴囊，防止睾丸受到照射；⑥乳腺、前列腺、甲状腺

医生为患者佩戴铅围领

与晶状体也要特别注意保护；⑦老人、儿童或危重病人进行 X 线检查时，检查室内的陪同人员也需同时穿铅衣防护。

第二节　CT检查

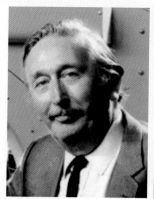
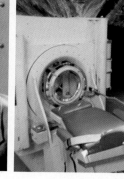

亨斯菲尔德　　　　　20 世纪 70 年代第一代 CT 扫描机

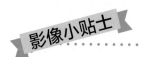

影像小贴士

> CT 的中文全称是电子计算机断层摄影（computed tomography），在 1971 年由英国工程师亨斯菲尔德（Hounsfield GN）和美国物理学家科马克（Cormack AM）发明。CT 的出现给放射医学领域带来了一场深刻的技术革命，使医学成像技术呈现出崭新的面貌。
>
> CT 能获得比普通 X 线透视和摄影更清晰的人体断面解剖图像，成为自 X 线在医学领域应用以来，医学放射诊断学史上的又一个重大进步。

1.CT是如何成像的？

CT 成像的基本原理是利用 X 线束对人体检查部位一定厚度的层面进行扫描，由探测器接收透过该层面的 X 线，转变为可见光后，由光电转换器转变为电信号，再经模拟 / 数字转换器转为数字信号，输入计算机处理。图像形成的处理有如将选定层面分成若干个体积相同的长方体，称之为体素。扫描所得信息经计算而获得每个体素的 X 线衰减系数或吸收系数，再排列成矩阵，即数字矩阵，数字矩阵可存储于磁盘或光盘中。经数字 / 模拟转换器把数字矩阵中的每个数字转为由黑到白不等灰度的小方块，即像素，并按矩阵排列，即构成 CT 图像。由于不同组织和器官以及病变的密度不同，在 CT 图像上表现为黑、白、灰不同的颜色，从而区分正常结构和病变，用于疾病的诊断。

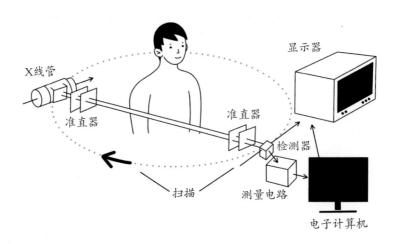

2.CT图像有哪些特点?

如同 X 线图像，CT 图像亦是用灰度反映器官和组织对 X 线的吸收程度。其中黑影表示低吸收区，即低密度区，如含气的肺组织；灰影表示中等吸收区，即中等密度区，如软组织的肌肉或脏器；白影表示高吸收区，即高密度区，如含钙量高的骨组织。与传统 X 线图像不同，CT 图像的密度分辨率高，相当于传统 X 线图像的 10~20 倍。由于 CT 图像是数字化成像，因此不但能以不同的灰度来显示组织器官和病变的密度高低，还可以应用 X 线吸收系数表明密度的高低程

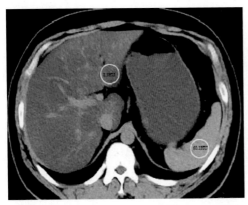

脂肪肝患者的横断面 CT 平扫图像，显示肝内血管呈相对高密度，并清楚显示肝脏、脾脏和充盈的胃

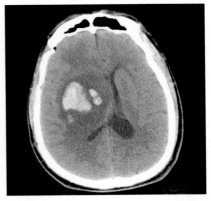

侧脑室层面的 CT 横断面图像，清楚显示高密度颅骨、等密度脑组织及稍高密度出血灶

度，即 CT 值，具有量化概念。在临床应用中，CT 图像常规是横轴位断层图像，克服了普通 X 线检查各组织结构影像重叠这一限度，能够使不同组织解剖结构清楚显示，明显提高了病灶的检出率。此外，CT 图像是数字化图像，因此能够运用计算机软件进行各种后处理。

3.CT图像有哪些后处理功能?

随着 CT 机器性能的提高和功能软件的开发，CT 图像的后处理功能越来越多样化，以期更好地解决临床问题，CT 后处理方法主要包括：①多平面重建（multi-planar reformation，MPR）是指把横断扫描所得的以像素为单位的二维图像，重组成以体素为单位的三维数据，再用冠状面、矢状面、横断面或斜面去截取三维数据，得到重组的不同切面的二维图像。②曲面重建（curved planar reformation，CPR）是多平面重建的一种特殊形式，是指在容积数据的基础上，指定某个感兴趣的结构、组织或器官，软件计算辨认该器官所有像素的 CT 值，并将其以二维的图像形式显示出来。如可将扭曲重叠的血管、支气管等结构拉直展开，显示在同一平面上，使观察者能够看到其全貌。③容积显示技术（volume rendering，VR）也称容积重组，是将多个平面图像合成三维图像的方法，将所有体素的 CT 值设定为不同的透明度，由完全不透明到完全透明，同时利用虚拟照明效应，用不同的灰阶或伪彩显示三维立体图像，该方法适用于 CT 血管造影、肿瘤的显示、骨关节结构的显示等。④表面阴影显示（shaded surface display，SSD）又称表面遮盖显示，是通过计算机使被扫描物体表面大于某个确定阈值的所有相关像素连接起来的一个表面数学模式成像，其空间立体感强，解剖关系清晰，有利于病灶的定位，多用于骨骼系统、空腔结构、腹腔脏器和肿瘤的显示。⑤最大密度投影（maximum intensity projection，MIP）是将投影方向所通过的容积组织或物体中每个像素的最大密度进行投影，并在一个平面中显示出来，该技术普遍应用于 CT 血管造影中。⑥最小密度投影（minimum intensity projection，Min-IP）与最大密度投影相反，是指对每一投影线所遇的最小密度体素进行投影重组的图像，主要用于气道的显示，如气管、支气管树结构与疾病的显示等。⑦CT 仿真内窥镜（virtual endoscopy，VE）是容积数据同计算机领域的虚拟现实结合，重组出空腔器官内表面的三维立体图像，类似于纤维内窥镜所见的影像，该方法对某些空腔器官的疾病诊断具有较高价值，如肠道肿瘤、气管支气管肿瘤、异物、冠状动脉狭窄等。⑧CT 灌注成像（CT perfusion，CTP），通过注射对比剂后，对选定区域进行连续动态扫描，一次灌注成像经过后处理可获得包括全脑解剖、血流、灌注等多组数据，诊断早期脑部缺血性疾病优于普通多层螺旋 CT。

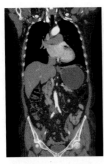
利用横断面扫描数据和多平面重建（MPR）技术，重建出全胸、全腹冠状面二维图像

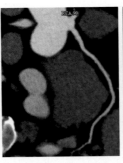
利用横断面扫描数据和曲面重建（CPR）技术，重建出弯曲的冠状动脉

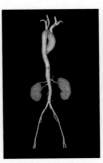
利用横断面的数据和容积显示（VR）技术，重建出主动脉及分支影像

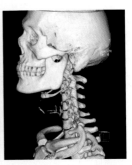
利用横断面扫描数据和表面阴影显示（SSD）技术，重建出颌面部与颈椎等

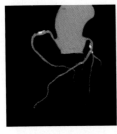
利用横断面扫描原始数据和最大密度投影（MIP）技术，重建出冠状动脉血管图像

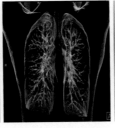
利用横断面扫描原始数据和最小密度投影（Min-IP）技术，重建出气管、支气管与肺部影像

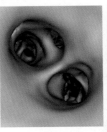
利用横断面扫描原始数据和仿真内窥镜（VE）技术，重建出支气管影像

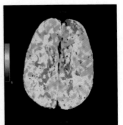
利用横断面扫描原始数据和脑CT灌注成像用于评价缺血、梗死、肿瘤等的血供状态

4.CT检查有哪些临床应用？

目前，CT检查的应用范围几乎涵盖了全身各个系统，特别是对于呼吸系统、心血管系统、消化系统、泌尿系统和骨骼肌肉系统病变的检出和诊断具有突出的优越性。CT检查所能检出和诊断的病种包括各种先天性发育异常、炎症性疾病、代谢异常病变、外伤性改变、退行性和变性疾病、良恶性肿瘤以及心血管疾病等。由于CT检查技术的不断创新，CT的诊断信息除了来源于病灶形态学表现外，还增添了功能性表现，比如CT灌注成像，能够反映组织器官和病灶的血流灌注改

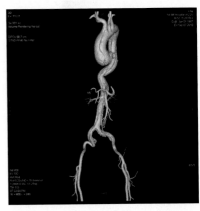
主动脉夹层
主动脉CT血管三维成像图像，显示主动脉增宽，其内可见条状内膜片影及真假腔

变，有利于病变的检出及定性诊断。此外，应用快速电影模式进行 CT 扫描，还可实时观察器官的活动，如心脏各房室的收缩和舒张、胃肠道的蠕动以及关节的运动，为疾病诊断提供了更多有价值的信息。近几年来鉴于 CT 设备软硬件的发展，CT 检查在急症医学中的地位也愈来愈重要，如疑为脑梗死时快速同时完成 CT 血管成像和灌注检查，对鉴别胸痛三联症（心绞痛、主动脉夹层和肺动脉栓塞）的一站式检查，以及对肠系膜血管血栓形成和栓塞的 CTA 检查等，为急症患者的及时、合理有效治疗提供了可靠依据。

5.CT排数指的是什么？排数越多越好吗？

排数是指探测器在纵轴排列的实际数目，即有多少排探测器，是 CT 的硬件结构性参数，可以进行不同的排列组合与数据采集系统匹配。排数与层数并不是相等的，同样是 64 排的 CT 探测器，经过数据采集系统的通道和组合技术处理可以获得 32 层、64 层、128 层等不同的层数。排数越多，一次扫描的范围越大，检查时间就越短，越有利于心脏、胸部、腹部等运动部位的检查。但是对于非运动部位来说，检查结果差别不大，都能满足诊断需要，CT 图像也并不是排数越多越清晰。

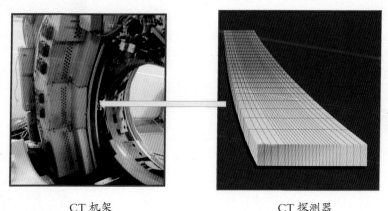

CT 机架　　　　　　　　　　　　　CT 探测器

6.高分辨率CT有何应用？

高分辨率 CT（high resolution CT，HRCT）为薄层（1.0~1.5mm）扫描及高分辨率算法（一般是骨算法）重建图像的检查技术，主要用于观察病灶的微细结构，是胸部常规 CT 扫描的一种补充。HRCT 能清晰地显示肺组织的细微结构（肺小叶气道、血管及小叶间隔、肺间质及毫米级的肺内小结节等），几乎达到能显示与大体标本相似的形态学改变，因此，HRCT 在胸部的应用非常重要，是诊断肺弥漫性病变的首选方法。但 HRCT 并不能代替常规 CT，而是作为常规 CT 的一种补充，并且对屏气要求较高，否则会高估或低估病变。HRCT主要应用包括：①患者有明显呼吸道症状而X线胸片、常规CT正常，包括不能解释的急性或慢性呼吸困难、咯血等，特别是肺功能检查异常的病人；②弥漫性肺疾病的诊断和鉴别诊断，特别是癌性淋巴管炎、特发性间质纤维化、肺气肿、支气管扩张等；③评估肺部弥漫性病变的活动性，有助于选择活检部位、治疗后疗效观察；④对小结节性病变能更好地显示结节的形态学特征，如发现钙化、脂肪成分、边缘形态评估等，有助于早期肺癌的诊断和鉴别诊断。HRCT还可应用于颅底及耳部的扫描。颌面部部分骨骼和内耳细小孔道在常规CT上不易显示，HRCT可清晰显示这些微细解剖结构，特别是颞骨耳蜗、前庭及各个半规管等结构的显示。但HRCT具有较高的辐射剂量，有可能造成辐射损伤。

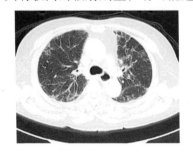

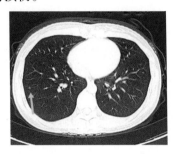

肺部高分辨CT横断面图像，显示肺叶透亮度减低，双肺内可见多发网格状高密度影

肺部高分辨CT横断面图像，清晰显示右肺下叶一小浅薄小结节影（箭头）

7.什么是低剂量CT扫描？有何应用？

低剂量CT就是通过优化扫描参数，如改变管电流、管电压等，从而大大降低辐射剂量而施行的CT检查。由于肺部是含气脏器，射线比较容易穿过，低剂量CT能正常显示肺部结构以及病变位置，主要用于肺部检查，如早期肺癌、慢性阻塞性肺疾病和早期纤维化的筛查。与常规CT相比，低剂量CT在肺部图像质量、病变形态特征显示及病灶检出方面无明显差异，同时可减少辐射剂量，体检时也建议使用低剂量CT扫描。此外，对于婴幼儿和儿童等射线敏感人群，也建议采用低剂量CT检查。

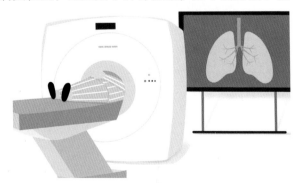

低剂量螺旋CT检查

8.双能CT、双源CT、能谱CT和宝石能谱CT有何区别和应用？

双能 CT（dual-energy CT，DECT）是基于两种不同能量设置下进行数据采集的成像技术，主要包括单源 X 线管瞬时双能量快速切换技术、双源 X 线管的双套探测器技术以及单 X 线管的双套探测器技术。双能 CT 的主要临床应用包括：①单能量成像可以根据临床诊断的需要选择最佳的单能量图像，通过单能水平的调节得到噪声低、组织结构对比度好的图像，清晰显示解剖结构及病变细节，有助于提高小病灶检出率；②物质分离技术中碘图的应用能够定量分析组织内碘含量，进而分析组织血供状态，有助于肿瘤的鉴别诊断以及治疗后的疗效评估，还能对骨质疏松程度、结石成分进行分析，对痛风结节进行判定；③高 keV 单能量图像联合应用多种伪影去除系统技术，可以减轻或者去除硬化及金属、高密度骨边缘、对比剂伪影，从而提高 CT 图像质量。

双源 CT（dual-source CT，DSCT）是一种通过两套 X 射线球管系统和两套探测器系统同时采集人体图像的 CT 装置，可以克服人体器官的运动限制，如在心脏扫描时，不需要对心率控制即能完成冠状动脉的扫描。由于不同密度的组织对 X 线吸收和散射的方式不同，通过分析不同能量的 X 线下组织相对应的 CT 值变化，能够区分不同成分的组织。双源 CT 可用于显示特定的组织，为病变诊断提供信息，同时能够有效地去除脊柱、肋骨、牙齿、颅骨和明显钙化的影响。

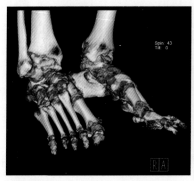

利用双能 CT 物质分离技术可以对尿酸含量进行测定，显示双足异常尿酸沉积区域，用于痛风结节的测定

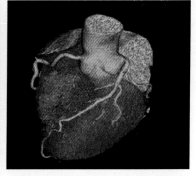

双源 CT 冠状动脉 CT 血管造影扫描，能够重建心脏和冠状动脉三维图像

能谱 CT（spectral CT）是利用物质在不同 X 射线能量下产生的不同吸收来提供更多的影像信息，当探测器的材料是"宝石"时，又被称为宝石能谱 CT。能谱 CT 的应用基于四大平台：①单能量成像，能谱 CT 可以进行高、低两种能量的瞬时切换，并同时同角度获得高低两种能量状态下的数据，进而获取在此能

量范围内连续不断的单能量图像，相较于常规 CT，在提高图像质量的同时有效去除硬化伪影；②能谱曲线，每种物质都有其特征性的 X 线吸收曲线，能谱 CT 可获得能谱曲线，有助于各种疾病的诊断和鉴别诊断；③物质定量与分离，任何一种物质的衰减都可转化为产生同样衰减的两种物质的密度，从而实现物质组成成分的分析与物质分离，其中最常用的物质是水和碘；④有效原子序数，通过计算有效原子序数，可以进行物质的检测、鉴别及物质分离等。

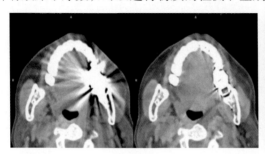 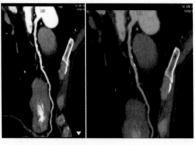

能谱 CT 能有效去除金属伪影　　　能谱 CT 单能量成像用于提高冠状动脉 CTA 的图像质量

9.增强CT相对平扫CT有何优势?

增强 CT 是经手背或肘窝静脉注入水溶性有机碘对比剂后，让对比剂随着血流进入各脏器组织和病灶内部，使病变与邻近正常组织间的密度差异增加，并可显示病灶动态血流信息，达到更易发现和定性诊断疾病的目的。当平扫 CT 显示病变但未能明确诊断，或可疑异常，或未显示异常而临床和其他辅助检查提示有病变时均应行增强检查。

增强扫描时病灶与周围组织的强化程度往往不一致，两者之间密度差异的增加有助于发现平扫时漏检的病灶。增强 CT 可根据病灶增强的有无、程度及强化方式等，提高对病灶的定性诊断能力，同时还可以了解病变的供血情况，为临床治疗提供参考。

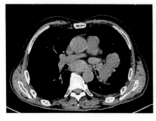 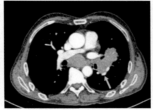 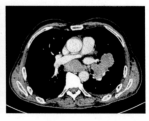

a　　　　　　　　b　　　　　　　　c

胸部 CT 横断面平扫纵隔窗（图 a）、动脉期（图 b）、静脉期（图 c）图像，清楚显示中央型肺癌边缘不规则，增强图像较平扫更清楚显示供血动脉（箭头）

10.什么是CT动态增强扫描?

CT 动态增强扫描是指利用螺旋 CT 扫描速度快的优点，在一次静脉注射对比剂后，根据被检查器官的血供特点，分别于强化的不同时期对被检查器官进行多次完整的快速连续扫描。CT 动态增强扫描有助于发现被检查器官内的微小病灶，了解被检查器官及病灶的强化特点，进一步提高病灶的检出率和定性诊断的准确性。

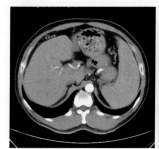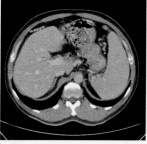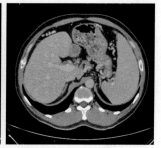

肝脏 CT 动态增强动脉期　　肝脏 CT 动态增强门静脉期　　肝脏 CT 动态增强延迟期

11.CT灌注成像有何应用?

CT 灌注成像（CT perfusion，CTP）不同于动态扫描，是在静脉快速团注对比剂时，对感兴趣区层面进行连续 CT 扫描，从而获得感兴趣区的时间 – 密度曲线，通过不同的数学模型计算出各种灌注参数值。CTP 能更有效、准确地反映局部组织血流灌注的改变。

CTP 主要应用于脑组织，近年来开始用于心、肝、胰腺等器官。脑缺血时局部血流减少，行 CTP 检查的目的是对缺血的严重程度进行量化评分，评价梗死区和可复性的缺血半暗带。另外，还可用于评估脑肿瘤的血供情况，用于定性诊断及放化疗疗效观察、探查存活的肿瘤成分。心肌 CTP 主要用于心肌梗死的早期诊断，定性定量地分析冠状动脉不同病理改变对心肌微循环功能的影响，以及心肌活性的评价。肝脏 CTP 可用于反映肝硬化时肝实质的血流动力学变化，评价血管活性药物及介入方法治疗门静脉高压时门静脉血流动力学变化、肝脏肿瘤的血流灌注、肝移植术后血流量变化及移植器官的存活情况等。胰腺 CTP 主要用于判定胰腺的血供及鉴别胰腺肿瘤的性质。由于 CTP 需多期扫描，辐射剂量较大，建议在紧急情况下（如急性脑梗死时）考虑使用，非紧急情况下不建议使用，可由磁共振灌注检查替代。

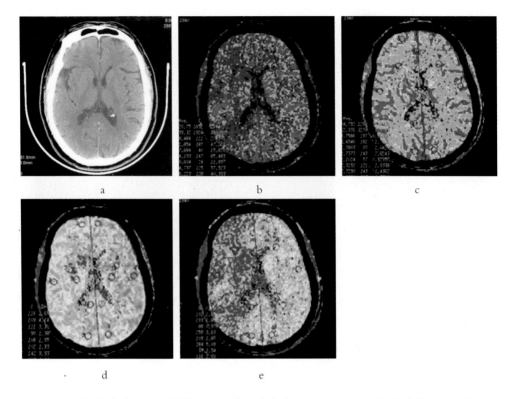

脑CT平扫（图a）未见明显异常；CTP伪彩图（图b～图e）显示右侧基底节区、右侧额颞叶大面积异常灌注区，最大峰值时间（图d）、平均通过时间（图e）延迟，脑血流量（图b）、脑血容量（图c）减低

12.CT血管造影有何应用？

CT血管成像（CT angiography，CTA）是指在受试者靶血管内对比剂充盈的高峰时刻进行连续解剖及病生理原始数据的立体采集，然后运用计算机的后处理功能，最终重建成靶血管立体影像的血管成像技术，已成为诊断血管疾病的重要手段之一，尤其在心、脑血管系统疾病方面应用比较广泛。CTA在临床上主要用于诊治脑血管疾病（特别是脑动脉瘤）、冠状动脉疾病、外周血管疾病等。CTA可清楚显示血管主干和分支形态，动脉斑块的形成及管腔狭窄、闭塞情况，管腔有无栓塞以及栓塞范围，侧支循环的形成情况，以及有无血管畸形、动脉夹层等，准确显示血管与其周围肿瘤的关系，发现肿瘤的供血动脉以及肿瘤组织对周围血管的侵犯情况，还可以从不同角度观察动脉瘤的部位、大小、位置、瘤颈和血栓情况。

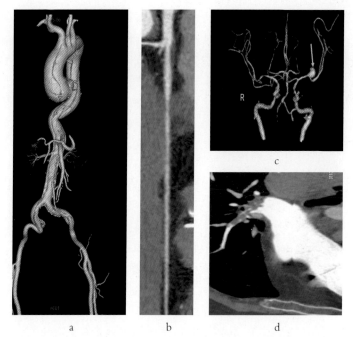

a　　　　b　　　　d

（图 a）全程主动脉 CTA 可见左右冠窦受累，主动脉根部至双侧髂外动脉近端呈螺旋状撕裂，提示主动脉夹层（Debakey I 型）

（图 b）左冠状动脉 CTA 血管拉直图像可见左前降支近端管壁非钙化斑块形成，近中段走行于浅表心肌内（提示心肌桥），管腔约轻度狭窄

（图 c）头颈血管 CTA 容积显示（VR）图像示左侧大脑前动脉 M1 段动脉瘤形成

（图 d）肺动脉 CTA 曲面重建像可见肺动脉分支管腔内低密度充盈缺损，提示肺动脉栓塞

13. CT介入能解决哪些临床问题？

介入放射学是以影像诊断学为基础，在医学影像诊断设备的引导下，利用穿刺针、导管及其他介入器材，对疾病进行诊疗或采集组织学、细胞学、细菌学及生理、生化资料进行诊断的学科。CT 介入的临床应用包括以下几个方面：①胸部、腹部、盆腔及骨骼等部位病灶的穿刺活检，有助于占位性病变获得组织病理诊断或鉴别诊断。②囊肿的硬化治疗，主要用于肝肾囊肿的抽吸硬化治疗。③胸腹部脓肿的穿刺抽吸引流，主要适用于肺脓肿、膈下脓肿、肝脓肿和肾周围脓肿。④^{125}I 粒子组织间植入治疗肿瘤，可用于前列腺癌等部分实体肿瘤的根治

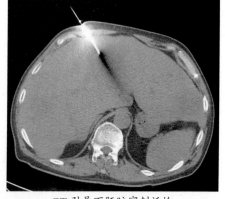

CT 引导下肝脏穿刺活检

性治疗、恶性实体肿瘤放化疗后复发、放疗局部补量，恶性实体肿瘤因内科禁忌无法实施外放疗者或因外科禁忌无法手术者，与化疗相结合作为肿瘤综合治疗措施；晚期肿瘤的姑息治疗、预防肿瘤局部扩散或区域性扩散，增强根治性效果的预防性植入。⑤ CT 引导下氩氦刀对实体恶性肿瘤的治疗，适用于不能或不愿手术的恶性肿瘤患者、不愿化疗或化疗效果不好的恶性肿瘤患者、恶性肿瘤术后复发者、晚期肿瘤的姑息治疗以及部分良性增生性病变。⑥神经阻滞治疗癌性疼痛，以胰腺癌为最佳适应证，下段食管癌、胃癌、结肠癌为次。

14.冠状动脉支架及心脏起搏器植入术后能做CT检查吗？

冠状动脉支架植入术后做 CT 检查是安全的。冠状动脉支架是治疗冠心病的常用方法，而支架内再狭窄是术后最常见的并发症。冠状动脉 CTA 无创且安全，对术后管腔狭窄程度的评估及随访具有重要价值。此外，冠状动脉支架主要是由镍铬材料制成的，在行 CT 检查时不会对肺内的病变产生任何影响，也不会给心脏带来任何的危害。心脏起搏器植入术后也可以做 CT 检查，CT 发射的是 X 射线，不会对起搏器形成干扰。起搏器术后禁止磁共振检查是因为磁共振检查时的射频磁场会干扰起搏器正常工作。

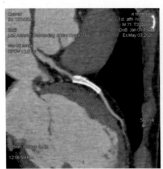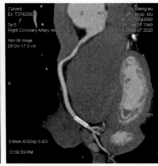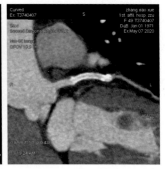

冠状动脉支架植入后行 CT 检查，支架在 CT 图像上显示为线状高密度影

15.胃、小肠CT检查如何准备？

胃肠道 CT 检查前 1 周不做胃肠钡餐造影，不服含金属的药物，以减少胃肠道内残留物的伪影干扰。胃肠道 CT 检查前 1 天晚饭后开始禁食，检查当天早晨空腹，检查前 30 分钟内口服 800~1 000mL 低浓度碘水溶液或温开水充分充盈胃肠道，以便更好地了解胃肠道形态及管壁情况，诊断胃肠道疾病。

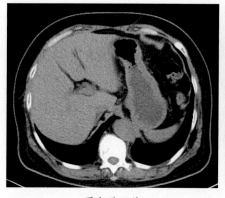
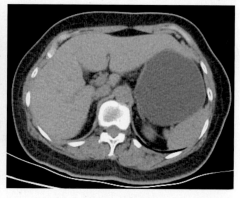

胃充盈不佳　　　　　　　　　　　　胃充盈良好

16.结直肠CT检查如何准备?

　　检查前 2 天服用无渣半流食,检查前 1 天晚餐后禁食。晚餐 30 分钟后口服缓泻剂,检查当日早禁食。液体可经口服或经肛门注入;气体采用空气或二氧化碳,扫描前经肛管注入。需要做仿真内窥镜检查者,应以气体作为肠道对比剂。检查前 5~10 分钟肌内或静脉注射山莨菪碱 20 mg 后扫描(青光眼、前列腺肥大、心动过速等受检者禁用)。充气实

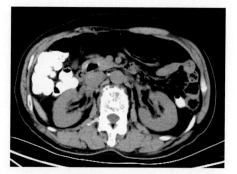

结肠内残留的钡剂会影响诊断

施过程中,受试者采取左侧卧位;充气完毕依次转体(俯卧位、右侧卧位、仰卧位)并在各体位停留 10~15 秒后再行扫描检查。

17. CT增强检查禁忌证有哪些?

　　CT 增强检查需要使用高压注射器做静脉团注,即短时间内快速大量注射对比剂。目前多使用非离子型水溶性碘对比剂,安全性高,一般不会发生药物反应,但极少数患者由于特异体质或各种无法预知的原因,可能发生碘过敏及肾功能损害等不良反应。有以下情况的患者,不宜进行 CT 增强检查:①目前患有甲状腺功能亢进者;②曾有对含碘对比剂过敏的病史;③目前患有重症肌无力者;④妊娠。有以下情况的患者,检查前需经临床医师评估,确认是否适合或必须进行 CT 增强检查:①肾功能不全者;②肺动脉高压,支气管哮喘,心力衰竭等严重心肺疾病患者;③糖尿病肾病患者,近期在服二甲双胍类药物,建议停服 48 小时后再进行此项检查,并一直持续到检查后 48 小时;④癫痫或急性神经系统

疾病患者；⑤酒精中毒者；⑥一般情况很差，如恶性肿瘤晚期，全身衰竭者；⑦自身免疫性疾病患者；⑧过敏体质者。此外，在进行增强 CT 检查后，患者应多喝水以加快碘对比剂排出体外。

18.CT检查有哪些应用限度？

CT 检查的电离辐射危害在一定程度上限制了 CT 的应用，尤其在妇产科、儿科等领域。CT 检查的另一个应用限度是对某些病变的检出尚有困难。例如，对中枢神经系统微小转移灶的发现以及对脊髓病变的显示还远不及磁共振成像检查；对消化系统胃肠道黏膜小病灶的识别也不及 X 线造影检查和磁共振成像检查；对骨骼肌肉系统软骨、关节盘和韧带病变的显示仍十分困难。此外，CT 检查虽能发现多数病变，显示病灶的部位和范围，然而 CT 对疾病的定性诊断仍然存在一定的限度。例如，CT 检查有时难以确定肿瘤性与非肿瘤性疾病；有时虽能确定为肿瘤性疾病，却难以鉴别肿瘤的良、恶性；有时即使确定为恶性或良性肿瘤，但仍难以判断肿瘤的病理类型。对动脉瘤、血管畸形的诊断，虽结合 CT 血管成像（CTA）亦有很好的效果，但不能完全替代血管造影检查。

19.CT检查对人体有危害吗？

CT 检查与 X 线检查一样，主要的危害是电离辐射，但是 CT 的辐射剂量更大，照射时间更长。一般情况下人体接受常规的医用放射线检查时是没有大的危害的，但是超过剂量的照射可能导致放射线损伤，如人体染色体畸变，增加患癌风险，因此应严格掌握 CT 检查的适应证，避免不必要的照射，尤其是孕妇和儿童、早孕者应禁行 CT 检查。随着现代设备的不断更新，各个部位的辐射剂量也在逐渐减低。目前在 CT 设计和数据处理上，也采取了一些降低辐射剂量的措施。

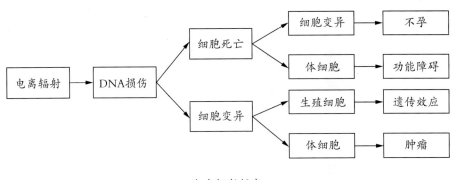

电离辐射损害

20. CT检查要保护哪些部位?

由于CT球管发射的X射线的有害性，CT扫描过程中尽可能让陪伴人员在机房外等待，如特殊情况需要家属陪伴，患者及其家属均要进行X线防护。重点防护甲状腺、晶状体、男性睾丸、女性卵巢和乳腺等敏感部位与器官。另外，技师应根据检查部位选择适当的曝光条件及照射野，避免不必要的辐射损害。另外，儿童、老年人或危重病人需陪同检查者，陪同人员也需穿铅衣等进行防护。

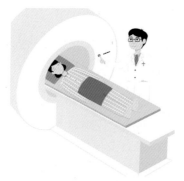

检查者穿铅围裙进行防护

第三节　磁共振成像检查

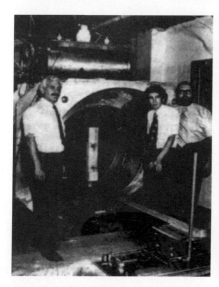

世界首台磁共振成像仪

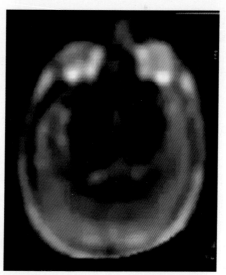

第一张人类头部MRI图像

影像小贴士

　　磁共振成像（magnetic resonance imaging，MRI）是一种较新的医学成像技术，头部和全身磁共振机于 1978 年和 1980 年相继面世。MRI 的出现首次使人类实现不使用 X 射线，而是依靠在强磁场环境下利用人体自身质子共振的特性来成像。MRI 不仅可获得高对比以及任意三维空间方位的人体解剖学图像，还可了解器官的功能，探测组织细胞的分子结构和分子构成。

1.磁共振是如何成像的？

　　MRI 成像过程相对复杂，其成像原理涉及高能物理、高等数学、量子力学、计算机学和磁体技术、射频技术以及梯度技术等。其基本原理是含奇数质子的原子核（如人体内广泛存在的氢原子核）带正电，做自旋运动，类似一个小磁体，产生磁矩。但在自然状态下，质子的排列随机无序，其产生的磁化矢量相互抵消。当人体进入磁体内，体内的氢原子核在主磁场的作用下沿磁场方向重新排序，并以一定的频率自旋，在受到射频线圈发射的特定频率射频脉冲的作用下，原子核吸收射频脉冲的能量并被"激励"，引起共振，即产生磁共振现象。当射频脉冲停止作用后，原子核释放电磁能，逐渐恢复到受"激励"前的状态，这一过程称为弛豫。在弛豫过程中释放的电磁能被接收天线接收并传递给计算机，经过复杂处理，形成不同灰阶的 MRI 图像。人体正常组织与病变组织间的氢原子含量和微环境不同，弛豫时间存在着明显差异，故在磁共振扫描序列上产生不同信号，从而用于诊断疾病。

2. 1.5T、3.0T磁共振成像中的"T"指的是什么？

　　T 是英文 Tesla 的首字母，中文翻译为特斯拉，它是磁场强度大小的单位，是采用了对磁场研究有卓越贡献的科学家特斯拉的名字来命名的。磁共振需在一个静磁场中成像，根据场强的高低又有 0.2T、0.35T、0.5T、1.0T、1.5T 和 3.0T 等不同场强的 MRI 设备，数字越大说明磁共振的静磁场场强越大。在过去的 20 多年中，临床应用型 MRI 设备主磁体的场强已由 0.2T 以下提高到 1.5T 以上。2017 年，世界上第一台 7.0T 的超高场强 MRI 设备通过 FDA 认证进入临床应用阶段。目前一般把 0.5T 以下的 MRI 设备称为低场机，0.5T 到 1.0T 之间的称为中场机，1.0T 到 2.0T 之间的称为高场机（1.5T 为代表），大于 2.0T 的称为超高场机（3.0T 为代表）。一般而言，随着磁场强度的增加，图像的分辨率及信号噪声比也随之增高，且功能更加强大，临床应用范围更广，并更适用于科学研究。

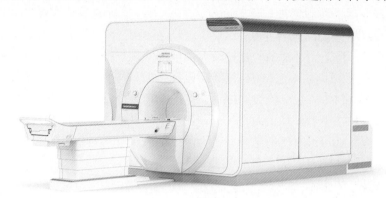

世界上第一台通过 FDA 认证的 MEGNETOM Terra 7.0T MRI

3.磁共振成像检查对人体有辐射危害吗？

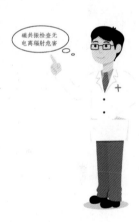

MRI 检查是利用磁共振现象从人体中获得电磁信号，经过计算机复杂处理，重建出反映人体内部信息的磁共振图像。用于成像的磁共振信号直接来源于人体本身，而不是利用 X 射线成像，因而无电离辐射损伤及危害，也不用注射放射性同位素，是非常安全的影像学检查技术。MRI 不仅可用于常规患者检查，还可以安全地用于胎儿和孕妇检查。由于对人体无害，已成为高端体检设备和检查项目。

4.磁共振成像检查时噪声能降低吗？

在磁共振成像中涉及的磁场主要包括三个部分：一是强大的主磁场，在空间均匀分布，是产生磁共振信号的基本条件，通常我们所说的 1.5T 或者 3.0T，指的就是主磁场的强度。二是射频磁场，为氢质子发生共振提供额外能量。三是梯度场，其强度随空间位置不同而变化，用于定位不同人体组织的位置。MRI 设备采集图像时由于梯度场使磁体内磁场强度发生变化，而变化的磁场会在导线中产生电流，检查时的噪声正是梯度磁场线圈中的电流高速切换造成的。

从原理上说 MRI 检查的噪声不可避免，但是可在不同阶段对噪声进行控制。降低噪声的方式主要包括：①防止噪声的产生；②阻断噪声的传播；③防止噪声进入人耳。对于第一种方式，目前提出的静音磁共振序列（如 UTE）使用非常平缓的梯度场，使得梯度线圈受到的洛伦兹力几乎为零，实现了从源头上最大限度地降噪，可以将噪声降到 55 分贝左右的水平。另外，快速全静音平台采用半放射状 K 空间填充和 K 空间中心逐点填充方式，有效降低梯度切换速率，从源头上降低噪声，在不增加扫描时间、不影响图像质量的基础上将噪声声压降低 50%~70%，有效提高患者尤其是老年人、儿童的配合度及检查的成功率。目前，快速全静音平台适用于头部、脊柱及大关节的常规扫描。对于第二种方式，目前 MRI 生产厂家大多使用特殊的梯度线圈设计，如悬挂式线圈设计、真空隔离层或者加入隔音材料等方法，将线圈振动产生的噪声传播降低。而最后一种方法则是最常用的，如在患者外耳道内塞入棉花团、硅胶耳塞或外配耳罩等。随着技术的发展，三种方式可以有机地结合，最大限度地减少噪声对患者的影响，使其可以在更安静舒适的环境中接受 MRI 检查。

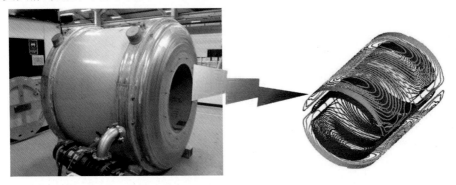

MRI 检查过程中梯度切换频繁，电流变化率高，在外部磁场中，快速变化的电流将产生所谓的洛伦兹力。梯度线圈在力的作用下"运动和扭曲"，产生噪声

5.磁共振图像有哪些特点?

（1）MRI 图像是数字化模拟灰度图像。如同 CT 图像，MRI 图像也是数字化的模拟灰度图像，亦具有窗技术显示和能够进行各种图像后处理的特点。然而，与 CT 图像不同的是 MRI 图像上的灰度并非表示组织和病变的密度，而是代表它们的信号强度，反映的是弛豫时间的长短。

（2）MRI 图像具有多个成像参数、多种成像序列。与 CT 检查的单一密度参数成像不同，MRI 检查具有多个成像参数，即 T1 弛豫时间、T2 弛豫时间和质子密度弛豫时间等，主要反映相应弛豫时间差别的 MRI 图像分别称为 T1 加权像（T1 weighted imaging，T1WI）、T2 加权像（T2 weighted imaging，T2WI）和质子密度加权像（proton density weighted imaging，PdWI）。正常组织和病变之间弛豫时间的差别，是形成 MRI 不同灰度图像和 MRI 诊断疾病的基础。MRI 图像的另一特点是能够行多种序列成像。不同的成像序列和方法具有不同的成像速度、不同的组织对比，因此具有不同的临床应用价值。

（3）MRI 图像为直接获取的多方位断层图像。MRI 可在不改变体位的条件下，进行任意方向（横断面、冠状面、矢状面或任何角度层面）的断层成像，有利于病变的准确定位。近年开发应用的容积扫描，可行各种平面、曲面或不规则切面的实时重建，能够更加方便地进行解剖结构或病变的立体追踪和定位。

（4）MRI 图像软组织分辨率高。MRI 能敏感地检测出组织成分中水含量的变化，清楚地分辨肌肉、肌腱、韧带、筋膜、脂肪等软组织，故常比其他影像学检查更有效地检出早期软组织病变。

（5）MRI 图像受流动效应影响。MRI 利用血液的流动效应，可在不使用对比剂的条件下很好地显示血管结构。目前，脑动脉、颈动脉、主动脉、肾动脉及四肢动脉的非对比增强血管成像已广泛应用于临床。

（6）MRI 图像可显示组织磁敏感性差异。梯度回波序列和磁敏感加权成像（susceptibility weighted imaging，SWI）均可显示正常组织之间或组织与病变之间磁敏感性的差异，可用于显示小静脉、微出血、铁沉积和钙化等。

（7）MRI 图像可直接显示含水的管道系统。磁共振水成像可利用重 T2WI 序列，不需要使用对比剂，就能显示含有液体的管道系统。例如，磁共振胰胆管水成像（magnetic resonance cholangio pancreatography，MRCP）可以显示胆总管、胰管、胆囊、胆囊管及肝内外胆管的管腔形态；磁共振泌尿系水成像（magnetic resonance urography，MRU）可显示肾盂、肾盏、输尿管及膀胱的形态。

（8）MRI 可活体检测组织成分。磁共振波谱（magnetic resonance spectroscopy，MRS）是利用磁共振化学位移现象来测定组成物质的分子成分的一种检测方法，亦是目前唯一可测得活体组织代谢物化学成分和含量的检查方法。

（9）MRI 图像可显示水分子扩散运动。弥散加权成像（diffusion weighted imagin，DWI）是通过特定成像序列对组织和病变内水分子扩散运动及其受限程度进行成像的方法。

（10）MRI 图像可反映组织血流灌注信息。目前，有 2 种基于 MRI 的灌注加权成像（perfusion weighted imaging，PWI）方法：①动态磁敏感对比（dynamic susceptibility contrast，DSC）法；②动脉自旋标记（arterial spin labeling，ASL）法。DSC 法需要注射对比剂，利用顺磁性对比剂所引起的磁敏感效应进行成像；ASL 法无须注射对比剂，通过标记动脉内氢质子进行成像。

（11）MRI 图像可显示脑区功能与连接。MRI 功能成像（functional MRI，fMRI）可反映人脑功能信息以及病变导致的功能变化，包括任务态和静息态 fMRI。任务态 fMRI 是研究特定任务所引起的脑区激活的方法，临床上常被用于运动和语言区定位。静息态 fMRI 可通过分析脑区之间活动的相关性研究脑区之间的功能连接。

6.如何区分T1加权成像和T2加权成像?

T1WI 主要反映组织纵向弛豫时间及 T1 值的差别。在 T1WI 上,组织的 T1 值越短,其 MR 信号强度越强。在人体各种组织中,水样结构如脑脊液、尿液、胆汁等 T1 值最长,在 T1WI 上信号强度很低;而脂肪组织的 T1 值最短,在 T1WI 上信号强度最高。对于脑组织,正常灰质的 T1 值大于白质,因此在 T1WI 上灰质的信号强度低于白质。在腹部 T1WI 上,正常脾脏的信号强度低于肝脏,正常肾脏髓质的信号强度低于皮质。

T2WI 主要反映不同组织间横向弛豫的差别。在 T2WI 上,组织的 T2 值越大,其 MR 信号强度越强。在人体各种组织中,水样结构如脑脊液、尿液、胆汁等 T2 值最大,在 T2WI 上信号强度最高。对于脑组织,正常灰质的 T2 值大于白质,在 T2WI 上灰质的信号强度高于白质。在腹部 T2WI 上,正常脾脏的信号强度高于肝脏,正常肾脏髓质的信号强度高于皮质。

7.磁共振成像的常用序列有哪些?

MRI 图像一大特点就是多序列成像,不同序列可以产出不同的组织对比,合理使用能够为临床提供更多影像学信息。MRI 的常用序列包括:

(1)自旋回波(spin echo,SE)序列:这是最为传统、最为稳定的序列,对磁场均匀性的要求较低,可提供可靠的高对比图像,但是扫描速度慢,实际工作中多用于 T1 加权成像。

(2)快速自旋回波(fast spin echo,FSE)序列:是在自旋回波序列基础上发展起来的快速成像序列,其速度是 SE 序列的数倍到数十倍。FSE 的图像质量略差于 SE,多用于 T2 加权成像。

(3)梯度回波(gradient echo,GRE)序列:其扫描速度明显快于 SE 序列,优势是对出血非常敏感,局限性在于对磁场均匀性要求较高。

(4)反转恢复(inversion recovery,IR)序列:主要包括两种类型:第一,液体衰减反转恢复(fluid attenuated inversion recovery,FLAIR)序列即黑水序列,可以有效地抑制脑脊液的信号。第二,短反转时间反转恢复(short time inversion recovery,STIR)序列主要抑制脂肪信号,用于更好地显示被脂肪信号掩盖的病变,还可鉴别病变组织中的脂肪与非脂肪结构。

(5)平面回波成像(echo planar imaging,EPI)序列:是一种超快速成像序列,可在不到 1 秒的时间内获得一幅完整的图像,但图像的质量相对较低,主要用于弥散、灌注及脑功能成像。

8.磁共振成像检查在哪些部位应用最多？

MRI 检查在中枢神经系统应用最多、最为广泛。中枢神经系统包括脑和脊髓，由于解剖位置较深，由骨骼包绕，超声难以清楚显示。X 线和 CT 由于软组织分辨率较低，也不是中枢神经系统疾病的首选检查。

MRI 对脑肿瘤、感染性病变、脑白质病变、脑梗死、脑出血、先天性异常和脑血管畸形等的诊断更为敏感。SWI 的应用，使得 MRI 对脑出血的诊断也可与 CT 相媲美，对微出血灶的检出优于 CT。对颅底、脑干和小脑病变因无伪影可显示得更清楚。MRI 不用对比剂即可很好地显示脑血管，发现有无动脉瘤和血管畸形。

MRI 可直接显示脊髓的全貌，因而对脊髓肿瘤、脊髓白质病变、脊髓空洞、脊髓炎、脊髓损伤以及先天性发育异常等脊髓和椎管内疾病有重要的诊断价值。MRI 的应用告别了 X 线脊髓造影和 CT 脊髓造影诊断脊髓和椎管内病变的历史。MRI 是目前脑和脊髓疾病首选的影像学检查。

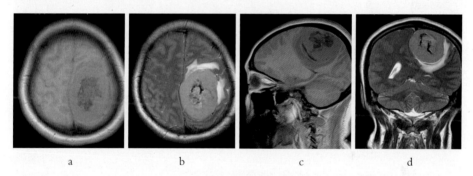

a   b   c   d

脑膜瘤　脑部 MRI 横断面 T1WI（图 a）、横断面 T2WI（图 b）、矢状面 T1WI（图 c）和冠状面 T2WI（图 d）可见左顶部颅板下占位，呈等 T1 稍长 T2 信号，内可见混杂长 T1 混杂长 / 短 T2 信号，病灶周围脑实质受压，可见片状长 T1 长 T2 水肿信号，MRI 可用不同序列从不同成像切面显示肿瘤及瘤周水肿

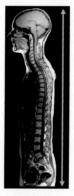

正常全脊柱 MRI 矢状面 T1WI，可完整地显示颈胸腰段脊柱及脊髓全貌

9. 垂体为什么经常选用磁共振成像检查?

　　MRI 检查无颅底骨质的伪影干扰,并且能够在不改变患者体位的情况下,实现多方位、多序列薄层扫描,可清晰显示垂体各部分结构以及周围的神经与血管,并可通过注射对比剂进行动态增强扫描来提高微小病灶的检出率。MRI 对于垂体病变检出的敏感性优于 CT,可以发现 3mm 及以下的微腺瘤,能够提供肿瘤形态、大小、生长方向和鞍上池、第三脑室受压及海绵窦受侵犯情况。因此,临床怀疑垂体病变和鞍区病变时,常选用 MRI 检查。

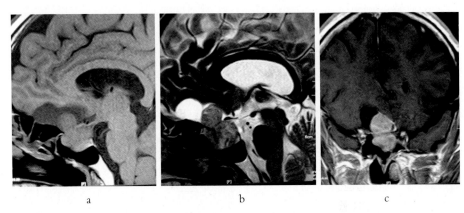

　　垂体巨腺瘤　垂体 MRI 矢状面 T1WI(图 a)可见垂体增大,呈等或稍高信号;矢状面 T2WI(图 b)可见病变呈稍高信号,突入鞍上;冠状面增强 T1WI(图 c)可见病变明显强化,呈"束腰征",包绕左侧颈内动脉海绵窦段

10. 乳腺适合做磁共振成像检查吗?

　　MRI 具有极高的软组织分辨率,在检出乳腺病灶,确定病灶范围、数量、周围关系等方面明显优于其他影像检查手段。MRI 动态增强扫描可了解病变血流灌注情况,有助于良、恶性病变的鉴别。联合应用脂肪抑制、增强扫描、DWI、MRS 等技术,明显提高了乳腺病变检测的敏感性和特异性,可作为乳腺癌术前分期、术后评价及保乳手术后鉴别肿瘤复发与术后瘢痕的有效方法。MRI 对多中心、多灶性病变的敏感性较高,优于乳腺 X 线钼靶和超声检查。对胸壁浸润,胸骨后、纵隔及腋窝淋巴结转移显示良好,有助于临床手术前分期,指导治疗方案的确立。目前,MRI 已成为乳腺疾病定性最准确的影像学检查方法。

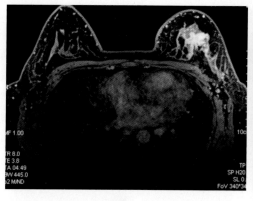
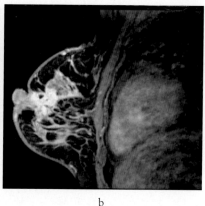

a　　　　　　　　　　　　　b

左侧浸润性乳腺癌　乳腺 MRI 横断面增强 T1WI（图 a）、左侧乳腺矢状面增强 T1WI（图 b）可见左侧乳腺大片异常强化，与周围组织分界不清，可见乳头凹陷

11. 肺与纵隔适合做磁共振成像检查吗？

MRI 对纵隔、肺门淋巴结肿大和占位性病变的诊断和鉴别诊断具有很高价值，尤其适用于肺门淋巴结病变与中心型肺癌的诊断，是诊断肺门、纵隔肿瘤以及肿瘤样病变的优选检查。

肺癌患者行 MRI 检查的优点是无电离辐射、软组织分辨率高，所用的钆对比剂安全性高，较少有过敏反应。MRI 对肺癌侵犯胸壁软组织、纵隔、心包和膈肌等十分敏感；且 MRI 定位非常准确，能显示肿块旁的气管、支气管及血管受压移位情况，明确肿块与血管关系。对于有肺门肿块的中央型肺癌患者可做多方位成像，较 CT 成像可更清晰地观察肿块与纵隔血管关系，有助于判断肺癌分型。对于中央型肺癌合并阻塞性肺炎肺不张患者，MRI 可明确区分肿块与肺不张阻塞性肺炎的界限。MRI 也是诊断胸膜和胸壁病变的有效方法，但 MRI 对肺内含气病变和弥漫性病变显示较差。

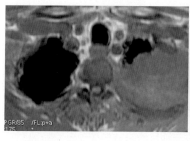
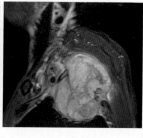
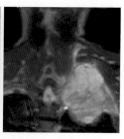

a　　　　　　　　　　b　　　　　　　　　　c

左肺尖肺癌　肺部 MRI 横断面 T1WI（图 a）、矢状面 T2WI（图 b）和冠状面 T2WI（图 c）可清楚显示左肺尖软组织肿块及周围组织受侵情况

12. 心脏适合做磁共振成像检查吗?

近年来,随着 MRI 技术的快速发展,MRI 在心脏的应用价值越来越受到临床认可,心脏磁共振(cardiac magnetic resonance,CMR)已经成为心脏常用检查之一。CMR 具有多序列、多参数、多平面成像、高软组织分辨率、可重复性强、无电离辐射及同位素射线辐射等优点。一次检查即可以获得心脏的解剖、功能、灌注、代谢及冠状动脉分布等综合信息,即所谓"一站式"心脏检查。常规 CMR、心脏电影和 MR 血管成像的应用在心脏大血管疾病检查中独具优势。适用于各种先天性心脏病、心肌疾病、心脏肿瘤、心包疾病和主动脉等大血管疾病的诊断和心功能评价,尚可用于冠状动脉成像。

CMR 多种新技术已逐步应用于临床,其中 T1 mapping 技术应用最为广泛,在早期定量评价心肌纤维化等方面的应用已显示出明显优势,在诊断心脏疾病方面具有潜在价值,临床应用前景良好。T1 mapping 可定量 T1 值和细胞外容积(extracellular volume,ECV),反映心肌损伤的程度,对于检测早期纤维化的心肌和弥漫性心肌纤维化具有明显优势,可无创、动态定量观察纤维化病变,减少了心肌与心内膜活检的风险,为疾病的随访评估提供了便利。

与冠状动脉 CT 血管成像(CTA)相比,尽管 MR 冠状动脉成像技术在应用中仍有很多问题有待解决,但可适用于碘过敏患者,或钙化显著的冠状动脉。此外,MR 冠状动脉成像对斑块性质的判断具有一定潜力。不过总体而言,冠状动脉 CMR 在技术上仍然面临挑战。

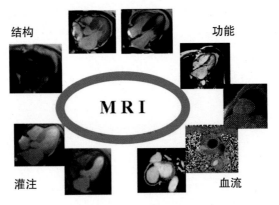

结构　功能

MRI

灌注　血流

心脏 MRI "一站式" 检查

13. 肝胆系统适合做磁共振成像检查吗?

肝胆系统是 MRI 检查的优势部位,不仅能区分肝脏结构、血管、胆管的走行,还能判断病灶性质,如肝硬化结节、肝癌等。MR 水成像技术如 MRCP 可无创性地直接显示胰胆管良恶性梗阻，清楚显示胆系的肿瘤、炎症和结石，目前基本上可取代胆系 X 线造影。

　　MRI 尤其适用于肝胆系统肿瘤以及肿瘤样病变的诊断和鉴别诊断。在恶性肿瘤的早期显示、对血管的侵犯以及肿瘤的分期方面独具优势。在显示腹部小病变尤其是小肝癌的早期诊断及鉴别诊断方面，MRI 是目前最佳的影像学检查手段。肝癌手术切除或介入治疗术后，其疗效评估的准确性优于其他影像学检查方法。此外，MRI 肝胆特异性对比剂的应用，具有肝细胞特异性和独特的代谢特点，在肝脏局灶性病变的检出、鉴别诊断及指导临床治疗等方面具有明显优势。

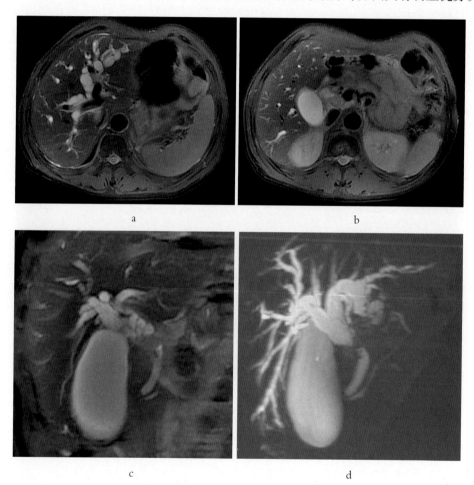

胆总管癌　上腹部 MRI 横断面压脂 T2WI（图 a、图 b）、冠状面压脂 T2WI（图 c）可见胆总管中段占位呈稍长 T2 信号，其以上肝内外胆管软藤状扩张；MRCP（图 d）可见胆总管中段局限性狭窄、闭塞，其以上肝内外胆管明显扩张

14. 食管适合做磁共振成像检查吗？

X 线钡餐、CT 及超声内镜检查是目前临床常用的食管癌检查方法，但 X 线钡餐无法对肿瘤浸润深度进行评价；CT 不能准确显示食管层次；超声内镜属于有创检查、受操作者主观因素影响，且可能因管腔狭窄无法进镜。MRI 检查软组织对比度高，对于管腔结构评价具有明显优势，结合最新的自由呼吸技术 STAR-VIBE 和快速扫描技术，可以大大减少呼吸运动、血管搏动等因素影响，获得高质量的食管 MRI 图像。STAR-VIBE 具有对运动不敏感的特点，对运动器官能取得较好的图像质量，同时可以通过对比剂增强有效提高食管黏膜与肌层的对比，提高病变的显示能力；结合快速扫描技术，进一步清晰显示食管管壁结构的层次、器官边缘及周围膜性结构，目前临床主要应用于食管肿瘤的检出及定性、术前分期和术后随访等。

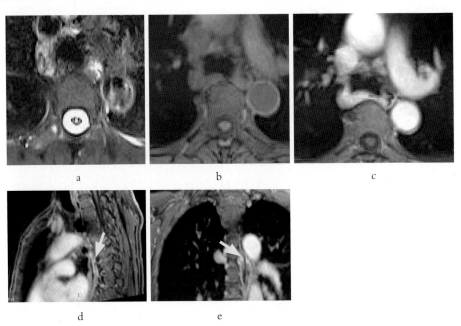

食管中段平滑肌瘤 食管 MRI 横断面 T2WI（图 a）、横断面 T1WI（图 b）、横断面 STAR-VIBE 增强及 STAR-VIBE 重建矢、冠状面图像（图 d、图 e）可见食管中段水平右后壁团块状等 T1 稍长 T2 信号，呈宽基底附着于食管壁，凸向管腔内生长，边界清晰，相应食管外膜清晰，病变呈明显强化（黄色箭头）

15. 胃肠道适合做磁共振成像检查吗？

随着 MRI 快速扫描成像技术的发展，已可获得高质量的胃肠道 MRI 图像。胃肠道 MRI 在显示梗阻部位、管腔受压方面的作用与 X 线传统消化道造影相仿，但因为其多方位成像及良好的软组织分辨率，能很好地显示肠壁及肠系膜改变，弥补了 X 线消化道造影的不足。目前临床主要应用于胃肠道肿瘤的检出及定性、术前分期和术后随访以及肠梗阻等方面的检查。由于同时进行 MRI 高分辨扫描、动态增强及延迟增强扫描，MRI 已成为结直肠癌术前分期和术后随访的首选影像学检查，也已成为鉴别胃肠道肿瘤治疗后复发或瘢痕的最有效方法。

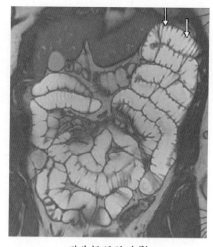

磁共振肠腔造影
正常肠腔、肠壁及肠系膜结构显示清晰

16. 盆腔适合做磁共振成像检查吗？

　　MRI 的多方位、高清晰、大视野成像可清楚显示盆腔子宫、卵巢、膀胱、前列腺、精囊等器官的病变，且可很容易地鉴别盆腔内血管及淋巴结，是目前诊断前列腺和子宫疾病的最佳影像学检查技术。MRI 在盆腔检查上具有以下优势：

　　（1）MRI 能够直接获得横断面、矢状面、冠状面等多方位的图像，有利于盆腔病变的定位、定量和定性诊断，并且无电离辐射，尤其适用于育龄期妇女。

　　（2）MRI 可准确观察膀胱、输尿管、前列腺、精囊、子宫及其附件的病变，判断病变的侵犯范围及其与周围组织结构关系。

　　（3）MRI 可了解盆腔原发性肿瘤的形态学变化及其扩散、转移、浸润范围，确定肿瘤的分期，为治疗方案的制订提供客观依据。

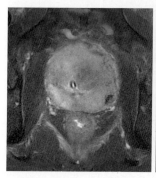 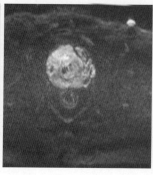 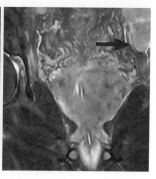

a　　　　　　　　　　b　　　　　　　　　　c

前列腺癌　前列腺 MRI 横断面压脂 T2WI（图 a）可见前列腺体积明显增大，中央腺体与外周带分界不清，信号减低；横断面 DWI（图 b）可见前列腺弥散受限呈明显高信号；冠状面压脂 T2WI（图 c）可见左侧髂血管走行区肿大淋巴结（箭头）

（4）MRI 能够随访观察盆腔疾病的动态变化、疗效及复发情况。

（5）对手术后并发症的鉴别诊断（如新鲜出血与陈旧性血肿的鉴别，脓肿与肿瘤坏死的鉴别等），MRI 优于其他影像学检查方法。

17.胎儿和孕妇能做磁共振成像检查吗？

由于 MRI 对人体无辐射损害，因而可安全地应用于胎儿检查。MRI 常用于胎儿的发育评估及先天性畸形和遗传疾病的检出，是超声胎儿检查的一种有效补充检查手段，常在超声发现异常，而不能确定性质时使用。对于多胎、孕晚期及羊水过多或过少等超声检查不敏感时，可利用 MRI 的大视野和多角度扫描的优势进行诊断方面的补充。目前胎儿 MRI 已用于胎儿全身各部位的检查。

一般认为孕妇做 MRI 检查是安全的。由于孕期前 3 个月行 MRI 对胎儿的安全性问题仍存在争议，因此，临床工作中孕前 3 个月内的孕妇及胎儿不推荐行MRI 检查。早孕期妇女慎用 MRI 检查，须与临床医生沟通，综合考虑检查的必要性。孕妇和胎儿 MRI 检查前应签订知情同意书。

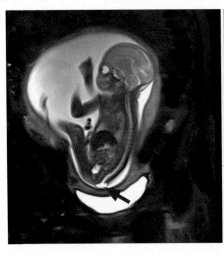 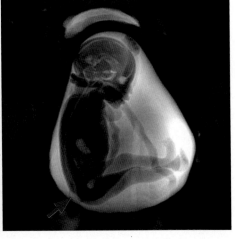

a   b

胎儿骶尾部脊膜膨出　胎儿 MRI 矢状面 T2WI（图 a）和胎儿矢状面水成像（图 b）可直观地显示位于腰骶部正中线位置上的呈囊性高信号的脊膜膨出（箭头）

18.磁共振成像检查肌肉、关节与骨骼的优势有哪些？

MRI 是关节、软组织病变和大部分骨骼病变的首选检查，可清晰显示软骨、关节囊、关节液及关节韧带，对关节软骨损伤、韧带损伤、关节盘病变等的诊断具有其他影像学检查无法比拟的优越性。对于关节软骨病变的诊断，早于其他影像学方法。MRI 对骨髓的变化十分敏感，能更早地发现骨转移、骨髓炎、缺血性骨坏死和白血病骨髓浸润等。MRI 还可发现 X 线和 CT 不能发现的隐匿性骨折，对骨与软组织肿瘤的诊断也独具优势。

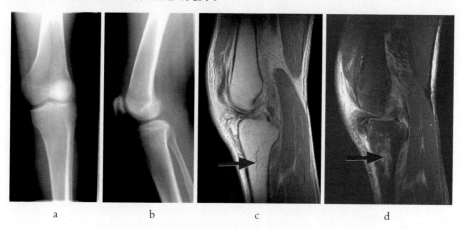

隐匿性骨折　膝关节 X 线正位片（图 a）和侧位片（图 b）未见明显异常；膝关节 MRI 矢状面 T1WI（图 c）可清晰显示胫骨近段纵行骨折线影（箭头）；膝关节 MRI 矢状面 压脂 T2WI（图 d）显示胫骨近段骨折线和斑片状骨髓水肿（箭头）

19.磁共振成像检查适合健康体检吗?

MRI 对人体无电离辐射损伤，避免了 X 线、CT 以及单光子发射计算机体层摄影（single photon emission computed tomography，SPECT）、正电子发射体层成像（positron emission tomography，PET）等放射性核素显像检查可能出现的辐射损伤。MRI 的软组织分辨率非常高，可清晰显示脂肪、肌肉、韧带、血管、神经、软骨、椎间盘、半月板等组织结构。磁共振血管成像在多个部位不用对比剂即可清晰显示，包括头颅动静脉成像、颈动脉成像、肾动脉成像、双下肢动静脉成像，更为复杂的心脏冠状动脉成像技术也可用于体检筛查。MRI 在头颅、脊柱、骨关节、腹部、盆腔、乳腺等部位的检查具有明显的优势。MRI 还可以进行功能成像，如背景抑制全身弥散成像也就是常说的类 PET 技术，可以进行全身的肿瘤筛查。因此，MRI 不仅适用于普通患者检查，同时也是人体最优秀的体检设备。

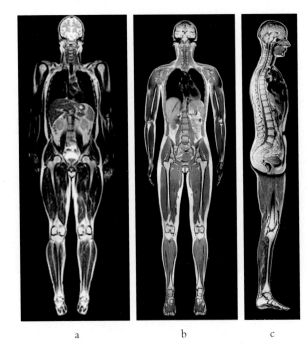

a　　　　　　b　　　　　　c

正常人全身 MRI 冠状面 T2WI（图 a）、冠状面 T1WI（图 b）和矢状面 T1WI 图像（图 c），1 分钟即可完成人体全身高清晰度 MRI

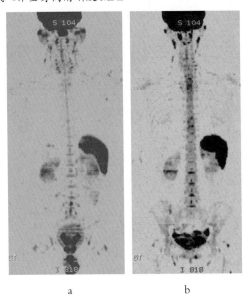

a　　　　　　　　　b

正常人类 PET 成像（图 a 为男性，图 b 为女性）

20.磁共振血管成像有何应用？

磁共振血管成像（magnetic resonance angiography，MRA）已经成为 MRI 检查的常规技术之一，广泛应用于血管病变的临床诊断和治疗后随访，其图像质量可与数字减影血管造影（DSA）相媲美。MRA 可进行全身动脉、静脉成像，适用于血管性病变的诊断、显示血管周围病变与血管的关系、器官移植供体与受体血管的评估以及血管性病变术后随访。

MRA 常使用时间飞跃（time of fly，TOF）、相位对比（phase contrast，PC）和对比增强 MRA（contrast enhanced MRA，CE-MRA）等三种方法，其中前两种借助血流的特殊流动效应，无须使用对比剂即可对全身动脉和静脉进行非对比剂增强血管成像。目前，非对比增强血管成像已能很好实现脑动脉、脑静脉、颈动脉、主动脉及其分支的成像，但对部分体循环静脉的显示仍存在一定挑战。

CE-MRA 的原理是利用对比剂使血液的 T1 值明显缩短，短于人体内的其他组织，然后进行超快速 T1WI 采集来记录这种 T1 弛豫的差别，具有以下优点：①对于血管腔的显示，CE-MRA 比非对比剂增强血管成像技术更为可靠；②血管狭窄的程度反映比较真实；③一次注射对比剂可以完成多部位动脉和静脉的显示；④不易遗漏动脉瘤；⑤成像速度快。CE-MRA 主要应用于脑部或颈部血管、肺动脉、主动脉、肾动脉、肠系膜血管、门静脉、腔静脉及四肢血管等。

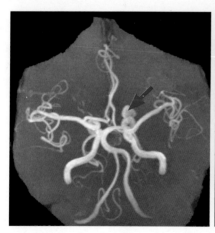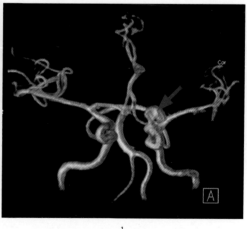

a　　　　　　　　　　　　　　　b

脑动脉非对比增强 TOF MRA 最大强度投影（图 a）和容积再现重建图像（图 b），可明确显示左侧颈内动脉末端动脉瘤的部位、大小及形态（箭头）

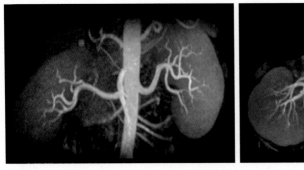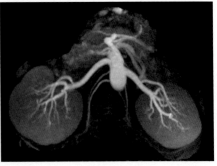

a   b

正常非对比增强肾动脉 MRA 最大强度投影冠状面（图 a）和横断面（图 b）图像

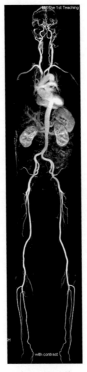

正常全身动脉对比增强 MRA 最大强度投影图像，一次注入对比剂后可完成自脑动脉至足动脉的全身大动脉显示

21.磁共振水成像有何应用?

磁共振水成像是利用重 T2 加权成像，同时并用脂肪抑制序列，对人体含水器官进行成像的磁共振新技术，临床上常采用快速自旋回波（TSE）T2WI 以及平衡式稳态自由进动（balanced steady-state free precession，bSSFP）序列。目

前应用较多的是磁共振胰胆管水成像（MRCP）、磁共振泌尿系水成像（MRU）、磁共振脊髓造影（magnetic resonance myelography，MRM）和内耳水成像等。由于磁共振技术不需使用对比剂，无须特殊准备，且对人体无辐射损害，该技术得以迅速在临床上推广使用。压缩感知技术的使用，使得磁共振水成像在十几秒内即可完成。

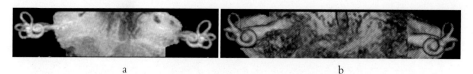

a   b

正常人 MR 内耳水成像　图 a 为内耳水成像最大强度投影（MIP），图 b 为内耳水成像容积显示（VR）图像

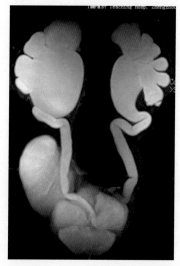

膀胱癌术后，结肠代膀胱患者 MRU 显示双侧肾盂、肾盏明显积水扩张，双侧输尿管全程扩张显影

22.什么是磁共振动态增强检查？有何应用？

动态增强磁共振成像（dynamic contrast enhanced magnetic resonance imaging，DCE-MRI）是在快速成像序列基础上进行的动态扫描，即在快速注射对比剂的同时行 MRI 扫描，获得对比剂在毛细血管网和组织间隙内分布状况的动态生理信息，从而反映肿瘤的微循环、灌注和毛细血管通透性的变化。对于全身各部位病灶的检出、定性及预后判断可提供更多的信息。DCE-MRI 可以得到时间 - 信号强度曲线（time-signal intensity curve，TIC），该曲线分为流入型、平台型、流出型等。通过 TIC 可以得到增强峰值（enhancement peak，EP）和最大对比增强率（maximum contrast enhancement ratio，MCER）等参数，这些参数及 TIC 的类型在鉴别肿瘤良恶性、肿瘤分级诊断中有较大的参考价值。

随着 DCE-MRI 技术的不断改进，具有较高时间分辨率的快速动态增强 MRI 扫描不但可以对病灶早期的对比增强特点进行评估，还可以定量计算反映微循环的定量参数，如容积转运常数（Ktrans）和速率常数（Kep）等相关的生理学参数。由于动态增强较常规增强可获得更多的诊断信息，建议需做 MRI 增强检查的患者尽量选择 DCE-MRI。

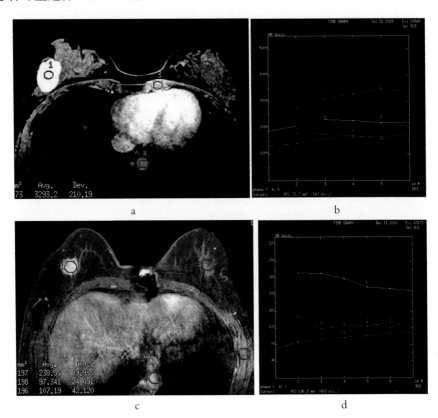

图 a、b 示右乳纤维腺瘤，TIC 呈流入型，提示良性
图 c、d 示右乳浸润性导管癌，TIC 呈流出型，提示恶性

23.什么是磁共振弥散成像？有何应用？

磁共振弥散成像是一类反映水分子弥散属性的成像技术，历经 20 多年的发展，已经在临床及科研中被广泛应用。弥散成像主要包括：弥散加权成像（diffusion weighted imaging，DWI）、弥散张量成像（diffusion tensor imaging，DTI）、弥散峰度成像（diffusion kurtosis imaging，DKI）和弥散谱成像（diffusion spectrum imaging，DSI）。磁共振弥散成像是目前在活体上测量水分子弥散运动与成像的唯一方法，通过计算表观扩散系数（apparent diffusion coefficient, ADC）能够定量评估器官或组织的病理学改变。DWI 是目前诊断超急性期脑缺血最敏感的影像学检查技术。同时也可用于囊性病变与实性病变鉴别、纯水囊肿与非纯水囊肿鉴别、肿瘤存活组织与坏死组织鉴别、肿瘤复发与治疗后改变鉴别、脓肿与肿瘤中心坏死组织鉴别、胶质瘤分级和椎体良恶性病变鉴别等。DWI 在微小肿瘤特别是实质性器官的小肿瘤检出方面独具优势，并且是肿瘤治疗后有效的随访手段。随着 DWI 技术的不断改进，高清弥散技术及小视野 DWI 应运而生，有效地减少了图像变形和磁敏感伪影，图像质量得到明显提升，尤其是对头颈部、乳腺及盆腔等解剖结构复杂的部位。

DTI 是在 DWI 基础上发展的一种新技术，能够通过检测白质纤维束水分子的扩散方向反映脑白质束的髓鞘化程度、走行和方向。临床上多用于脑白质的发育和解剖研究、脑白质病、精神分裂症以及脑肿瘤等病变与白质束的关系，并可用于病程监测和疗效、预后评估。该技术除用于脑部外，现已拓展到脊髓纤维成像，肌肉、肌腱、韧带及椎间盘成像。

DKI 是基于 DTI 技术上的延伸，为描绘生物组织内非正态分布水分子扩散的一种新的磁共振功能成像方法，较传统的 DTI 技术，能够更好地反映脑组织灰质与白质微观结构的变化。DKI 扫描可以得到多个成像参数图，如平均峰度、径向峰度、峰度各向异性图等，可通过感兴趣区 DKI 参数值的变化分析大脑白质微观结构的完整性，并且进行量化。在脑部主要应用于胶质瘤分级、脑梗死、脑外伤、癫痫、多发性硬化、帕金森病等疾病的研究。体部 DKI 目前多应用于恶性肿瘤的诊断、分级以及疗效监测方面。

DSI 是弥散纤维追踪技术发展的又一次新跨越，该技术利用概率密度函数描述扩散运动完整的空间分布，以角分辨率精确识别局部复杂交叉的纤维走行，得到真正意义上的六维扩散影像。弥散谱成像在一定程度上弥补了 DTI 的不足，为辨别局部复杂的纤维走行提供了更为精确合理的解决方案。

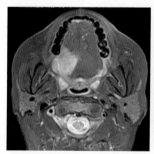 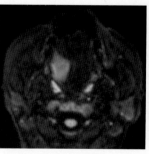 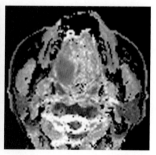

a　　　　　　　　　　b　　　　　　　　　　c

舌鳞状细胞癌　舌部 MRI 横断面 T2WI（图 a）可见舌体右份片状高信号；高清 DWI（图 b）上病变弥散受限呈明显高信号，ADC（图 c）显示病变呈低信号，提示恶性

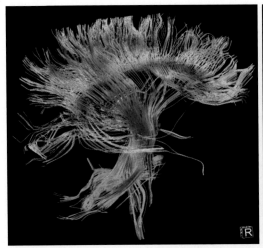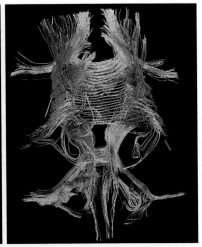

DTI 技术显示正常脑白质纤维束

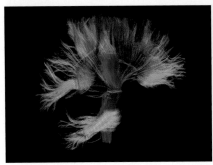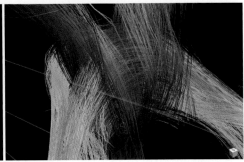

DSI 白质纤维束成像显示更加精细的纤维走行，尤其能够清晰、准确地显示复杂的交叉纤维形态

24.什么是磁共振类PET检查？有何应用？

磁共振类 PET 成像又称为磁共振全身类弥散加权成像（whole body diffusion weighted imaging with background suppression，WB-DWIBS），是弥散加权成像在全身的应用，一次扫描可获得自头到脚的全身弥散图像，再加上脂肪抑制序列技术的应用，更易于检出病变，特别是肿瘤及肿瘤样病变。由于 WB-DWIBS 可获得类似于 PET 的图像和效果，因此称为磁共振类 PET 技术。利用 WB-DWIBS 可进行肿瘤的筛查及恶性肿瘤的 TNM 分期，也可用于正常人群体检。此外，该技术的另一个突出功能是可以显示脊神经及其周围神经丛的结构，对研究和诊断周围神经病变具有重要意义。

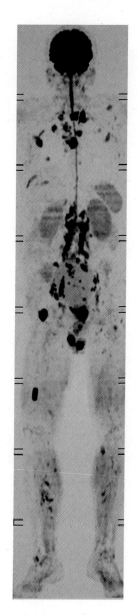

磁共振全身类弥散加权成像用于肿瘤分期

磁共振全身类弥散加权成像显示前列腺癌并全身骨质、淋巴结多处转移

25.磁共振灌注加权成像有何应用？

磁共振灌注加权成像（perfusion weighted imaging，PWI）根据其成像原理可以分为动态磁敏感对比增强（dynamic susceptibility contrast，DSC）灌注加权成像（DSC-PWI）以及动脉自旋标记（artery spin labeling，ASL）灌注加权成像（ASL-

PWI）。

DSC-PWI 技术通过快速注射磁共振对比剂、快速采集和后处理，反映组织血管分布及血流灌注情况，提供血流动力学方面的信息，可得到脑血容量（cerebral blood volume，CBV）、脑血流量（cerebral blood flow，CBF）、平均通过时间（mean transit time，MTT）和达峰时间（time to peak，TTP）等参数。主要用于缺血性脑卒中的早期诊断、肿瘤性与非肿瘤性病变的鉴别、肿瘤良恶性的鉴别及对治疗反应的评估等。

ASL-PWI 技术是使用血液中的氢质子作为内源性示踪剂进行灌注成像的磁共振新技术，不需要注射对比剂，可无创性地测量脑组织局部血流变化，反映组织血流灌注情况。DSC 受血脑屏障是否完整及对比剂注射速率等制约，ASL 能更有效地克服磁敏感伪影，因而能更好地显示脑回部位的灌注信息。随着 ASL 技术和应用的持续发展，除了用于脑部的灌注外，目前已经应用于肺部、心脏以及肾脏灌注，甚至有应用于乳腺、子宫以及卵巢的文献报道。随着 MR 软硬件的提升，将有更加广阔的发展和应用前景。

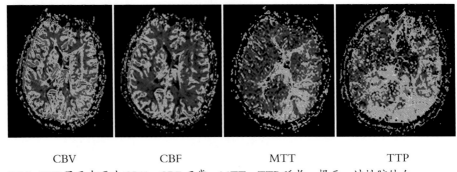

| CBV | CBF | MTT | TTP |

DSC-PWI 显示左顶叶 CBV、CBF 正常，MTT、TTP 延长，提示一过性脑缺血

26.磁共振波谱检查有何应用？

磁共振波谱（magnetic resonance spectrum，MRS）是目前唯一无创在体检测人体生理病理代谢物质变化的新技术，使得 MRI 检查深入生化代谢水平。通过 MRS 可获取正常组织或病变组织的代谢物谱线，该项技术将感兴趣代谢物的 MRS 信号变化标记到相应的 MRI 图像上，重建出在选定范围内的代谢物分布图，可以较直观地显示代谢物的分布变化，并可做半定量与定量测量。MRS 主要用于确定正常组织和病变组织内代谢产物、反映局部代谢功能，目前已用于脑、前列腺、乳腺等器官病变的研究和临床诊断。

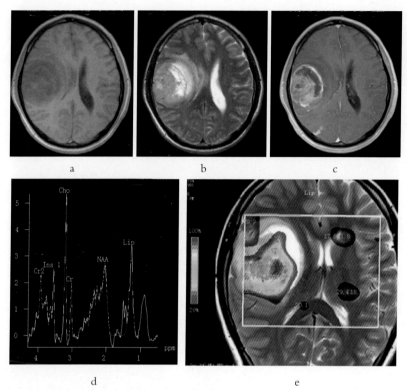

右额顶叶胶质瘤 脑部 MRI 横断面 T1WI（图 a）和 T2WI（图 b）可见右侧额顶叶占位，实性成分呈稍长 T1 稍长 T2 信号，病灶内可见囊变坏死区，占位效应明显；横断面增强 T1WI（图 c）可见肿瘤边缘及实性成分呈不均匀强化；MRS 谱线（图 d）显示胆碱（Cho）峰明显增高，N- 乙酰门冬氨酸（NAA）峰下降，出现脂质（Lip）峰；MRSI（图 e）显示肿瘤内实性成分处乳酸（Lac）聚集

27.磁敏感加权成像检查有何应用？

磁敏感加权成像（susceptibility weighted imaging，SWI）是在体检测正常或异常磁性物质（如血液或含铁组织）和脱氧血红蛋白的 MR 新技术，具有高分辨、三维、高信噪比的特点，能够清晰地显示脑内静脉结构以及含铁血黄素、铁蛋白及钙质等异常沉积，同时也是血氧水平依赖（BOLD）脑功能成像的基础。在脑肿瘤、脑血管病变、脑外伤及神经系统变性疾病中具有很高的应用价值和前景。SWI 能检出常规 CT 和 MRI 检查不能发现的脑内微出血灶，这对于脑外伤后微出血、高血压、脑血管淀粉样变性、伴有皮层下梗死和白质脑病的常染色体显性遗传脑动脉病及一些动脉炎的脑内微出血灶的检出极具价值。由于 SWI 能检测到脑内矿物质的存在及分布特点，对于中枢神经系统变性疾病的研究有着极大的潜在价值。目前 SWI 检查技术已经由脑部疾病拓展到肝脏等体部疾病的检查。

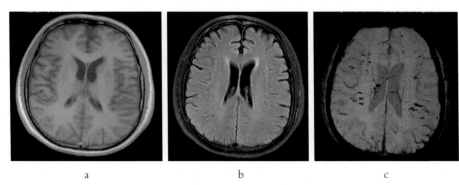

a   b   c

脑外伤患者，脑部MRI横断面T1WI（图a）和横断面T2 FLAIR序列（图b）未见明显异常；SWI（图c）可清晰显示出T1WI和T2 FLAIR序列上未能显示的脑内多发微出血灶，提示弥漫性轴索损伤

28.磁共振脑脊液流动成像有何应用?

脑脊液循环具有重要的生理意义，诸多神经系统疾病如脑积水、蛛网膜囊肿、Chiari畸形、脊髓空洞症的病理生理过程中均有脑脊液循环障碍，而后者又可能是影响疾病进程的重要环节。由于MRI具有对流体敏感的特点，人们使用这一新型的无创手段对脑脊液流动进行成像与研究。采用磁共振相位对比电影序列可以对中脑导水管横断面和正中矢状层面的脑脊液流动方向及其心动周期内流速、流量的变化进行定量定性分析，对神经系统疾病的脑脊液流动特征进一步判断，进而了解疾病程度，以及治疗方法的选择和治疗后评价。脑脊液流动成像有望成为无创性测量脑脊液压力的影像学技术。目前主要用于脑积水的分型诊断，可明确鉴别梗阻性脑积水和交通性脑积水，也可用于神经内镜下三脑室底造瘘术疗效的评估。这一无创性检查的开发及开展，已经为神经科诊断脑积水提供了重要的影像依据，并为手术时机及方式的选择提供了可靠的支持信息，对术后疗效的评估给予保证。此外，该技术有望推广到更多导致脑脊液循环障碍疾病的相关诊断中。

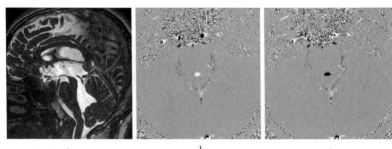

a   b   c

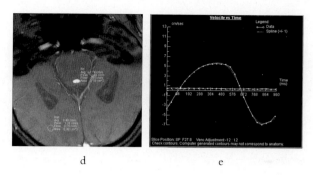

d　　　　　　　　　e

交通性脑积水的脑脊液成像　图a为正中矢状面三维稳态进动结构相关序列图像，显示脑室系统扩大，中脑导水管、四脑室出口显示通畅；图b、图c为横断面相位对比成像相位图，高信号表示脑脊液流动方向为从头到脚，低信号代表从脚到头；图d为横断面相位对比成像幅值图，勾画中脑导水管轮廓为感兴趣区，取正常脑实质作参照，利用后处理软件得出一个心动周期内脑脊液流速－时间曲线（图e）

29.脑动脉和颈动脉高分辨管壁成像有何应用？

高分辨磁共振成像（high resolution magnetic resonance imaging，HRMRI）是一种无创、无辐射和高组织分辨率的检查方法，通过使用小视野、大矩阵实现亚毫米级的空间分辨率，可以清楚地显示动脉的管壁结构，在确定管腔狭窄程度上准确性较高。临床上主要用于研究脑动脉及颈动脉粥样硬化斑块的形态、性质，根据斑块不同形态及信号特点来判断斑块成分，辨别其稳定性。

早期的颅内动脉管壁成像技术多采用2D成像技术，进行垂直于大脑中动脉或基底动脉长轴的薄层（2mm）高分辨率成像。近年来各向同性的3D高分辨成像技术趋于成熟，已可以实现全脑的颅内动脉管壁及头颈一体化动脉管壁显示。可变翻转角的三维快速自旋回波（3D sampling perfection with application optimized contrasts using different flip angle evolutions，3D-SPACE）序列是一种基于可变角度的快速自旋回波的3D容积成像技术，扫描覆盖范围广，层厚薄（0.5mm），且可以实现任意角度和方向的重建。结合全景矩阵技术，头线圈配合颈部线圈使用可以实现头颈大血管联合成像。此外，高分辨率的颅内管壁成像技术属于黑血技术，结合亮血技术3D-TOF-MRA，以及ASL灌注技术，可以更好地评估患者动脉狭窄的卒

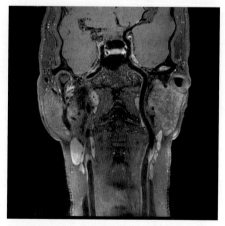

头颈一体化动脉管壁曲面重建图像，显示左侧颈内动脉颈段及左侧大脑中动脉M1段局部管壁增厚，管腔狭窄，提示动脉粥样硬化斑块形成

中风险。

30.脑神经、脊神经磁共振成像有何应用?

MRI 具有很高的软组织对比和空间分辨率,可用于显示脑神经的解剖及病变。目前,MRI 可对 12 对脑神经成像,特别是第Ⅲ～Ⅷ对脑神经与血管结构关系的显示,已成为神经内外科疾病(如三叉神经痛、动眼神经麻痹、面肌痉挛等)的常规检查。

近年来,脊神经成像的 MRI 技术日趋成熟,并且不断有新技术出现。脊神经成像有两种方法,一种是 DWI 技术,另一种为经静脉注入磁共振对比剂后采用 3D bSSFP 高分辨率序列进行扫描。平扫时背景内淋巴结、小静脉等含水丰富的组织均呈高信号,采用增强扫描上述组织信号降低明显,背景抑制效果良好,使腰骶丛神经各部显示更加清楚,背景对比良好,利于观察,方便各角度重建。迄今,MRI 已经成为评价臂丛及腰骶丛神经解剖和病变的首选影像学检查方法,为准确定位定性诊断臂丛神经及腰骶丛神经病变提供重要依据。同时对股神经、胫前神经、胫后神经、尺神经和桡神经等周围神经已能很好显示。

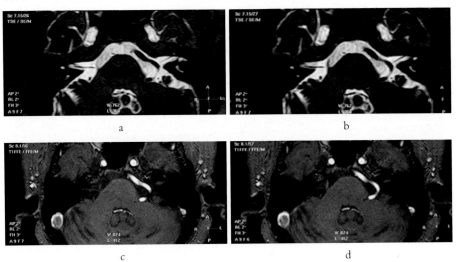

正常人 MR 听神经成像和血管成像

图 a、图 b 为 3D 薄层重 T2WI 图像,显示神经和血管均为低信号;图 c、图 d 为 3D-TOF-MRA 原始图像,显示血管为高信号,神经为低信号;两者结合可评估听神经与周围血管结构关系

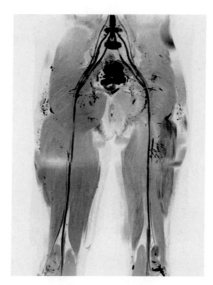

正常坐骨神经全长及其主要分支 MRI

31.磁共振仿真内窥镜有何应用？

磁共振仿真内窥镜（MR virtual endoscopy，MRVE）是一项虚拟内窥镜成像技术，能有效地进行空腔脏器(气道、胃肠道等)、尿路、胰胆管、椎管、脑室及血管等的虚拟内窥镜检查。适用于腔道病变的筛查以及肿瘤、息肉样病变和腔道狭窄的诊断。相对于纤维内镜来说，MRVE 具有无创、安全、无痛苦及无穿孔、出血等并发症的优点，同时显示腔内外情况，并可观察纤维内窥镜不能到达的部位。

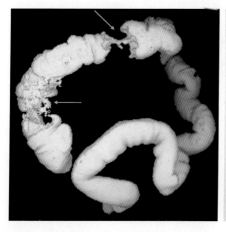
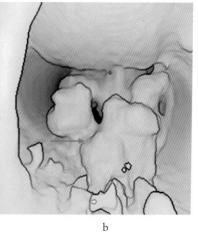

a   b

结肠 MR 重建图像（图 a）显示结肠局部环状狭窄，轮廓不规则，MR 仿真内窥镜图像（图 b）明确显示腔内生长的"菜花样"肿块，诊断为结肠癌

32.关节软骨磁共振成像有何应用?

关节软骨损伤的发生率虽然较高，但软骨早期损伤易被忽视，既往影像学检查也难以发现早期关节软骨损伤。因此，临床上需要一种诊断技术来快速、无创性评价关节软骨的早期损伤情况。MRI 是目前公认的评价关节软骨的首选影像学检查方法。自旋回波（spin echo，SE）和早期的梯度回波（gradient echo，GRE）序列由于技术的局限性，图像分辨率及信噪比较低，对关节软骨损伤显示能力有限。近年来随着 MRI 技术的发展，特别是 GRE 技术的进步，显示关节软骨的能力大为增强。三维双回波稳态（three-dimensional double-echo steady state，3D-DESS）序列可以进行三维薄层扫描，此序列的重 T2 对比使关节液和关节软骨间形成极佳的对比，在关节软骨成像中具有重要应用价值，可用于早期评估关

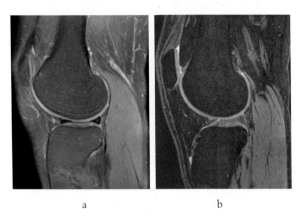

a   b

正常膝关节 MR 脂肪抑制快速自旋回波质子加权像（FSE-PDWI）（图 a）可显示高信号膝关节软骨；3D-DESS 序列成像（图 b）显示关节滑液和关节软骨间极高的对比度，与常规 FSE-PDWI 图像对比，关节软骨显示更加清晰

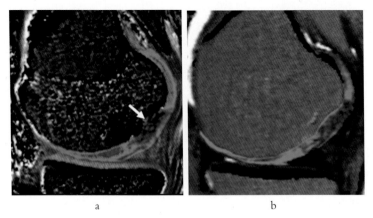

a   b

T1 mapping（图 a）和 T2 mapping（图 b）伪彩图均显示股骨髁关节面软骨的局限性信号异常，可分别测量得出异常软骨的 T1 和 T2 值

节软骨形态及信号改变。此外，T1 mapping 和 T2 mapping 技术是一种新的关节软骨 MR 生理成像技术，常用的序列是多回波自旋回波序列，通过工作站后处理形成伪彩图，通过测量软骨的 T1 及 T2 弛豫时间来定量分析关节软骨内组织成分的变化。

33.什么是脑功能磁共振成像？有何应用？

脑功能磁共振成像（functional MRI，fMRI）是一种可无创地研究脑功能的影像学检查技术。广义上的 fMRI 包含 DWI、DTI、DKI、PWI、SWI、MRS 等技术，狭义上的 fMRI 指的是血氧水平依赖成像（blood oxygenation level dependent fMRI，BOLD-fMRI）。BOLD-fMRI 包括任务态 fMRI 和静息态 fMRI，前者是利用各种刺激诱导局部脑组织 BOLD 信号发生变化，后者是在研究无任务状态时大脑的自发活动。

BOLD-fMRI 的主要适用范围：正常脑皮层功能的定位研究；多种脑疾病如脑梗死、阿尔茨海默病、精神疾病、癫痫、注意缺陷多动综合征、药物成瘾等脑功能异常的研究；还有针灸的研究、学习和记忆研究以及认知功能的研究等。目前多数 fMRI 研究处于临床前研究阶段，尚未充分应用于临床诊断与决策中。

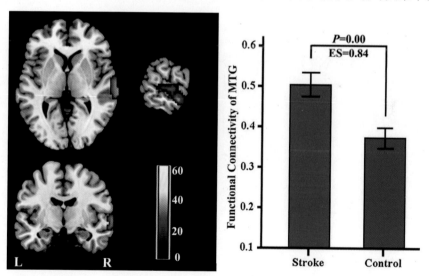

脑梗死患者 BOLD-fMRI 的功能连接分析图

采用功能连接分析发现运动功能恢复良好的皮层下脑梗死患者健侧颞中回功能连接增强

34.磁共振成像检查有哪些应用限度？

MRI 的临床应用也有一些限度和不足：①对钙化不敏感，对部分肺部、骨皮质病变显示欠佳；②运动伪影和流动伪影等不同类型伪影易影响成像质量；③对于体内有 MR 不兼容的心脏起搏器、神经刺激器、动脉瘤夹、人工耳蜗和微量输液泵的患者不能行 MRI 检查；④扫描时间较长，故对危重患者、小儿及其他欠合作者，常出现较多伪影，影响检查效果。

35.磁共振成像检查为什么要取掉体表与体外金属物？

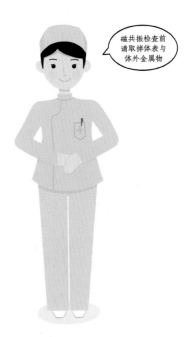

磁共振检查前请取掉体表与体外金属物

MRI 扫描仪内置产生磁场的磁体，其磁场强度约为地磁的数万倍，当在非安全范围内接触到铁磁性物体时，受磁体强大吸引力的驱动，铁磁性物体就会像一枚子弹一样飞速地投射到磁体上，此现象被形容为"飞弹效应"，会导致机器故障和人员伤害。此外，含有铁磁性物质的物品会影响磁场均匀性，使图像中产生磁敏感伪影，不利于病灶的显示。因此，患者进行 MRI 检查时，要避免手表、假牙、项链、耳环、眼镜、发夹、钥匙、硬币、手机、磁卡、助听器、金属带扣、护腰、膏药等铁磁性物品进入磁共振检查室，体外与体表的金属物品必须取下放置在磁体间外指定位置。大的金属物如病人推车、检查床、拐杖和抢救设备等进入磁体间，还可能造成严重的人身伤害甚至死亡，也可能引起严重的磁共振设备故障，应对此特别重视，切勿入内。

36.体内有金属植入物能做磁共振成像检查吗？

随着医学与材料学的进步，体内植入物越来越多，体内植入物不像体表与体外金属物可随时取出，因此，体内植入物的 MRI 检查问题一直困扰着广大患者与医务人员。2017 年发布的《磁共振成像安全管理中国专家共识》就常见植入物能否进行 MRI 检查给予了具体建议：①动脉瘤夹，常用于颅内动脉瘤和动静脉畸形的治疗，由不同磁敏感性的多种物质构成。强铁磁性材料的动脉瘤夹禁止用于 MRI 检查；非铁磁性或弱铁磁性材料的动脉瘤夹可用于 1.5T（含）以下的 MRI 检查。对于有动脉瘤夹属性不明的患者，应对其风险 – 获益比进行谨慎评估，告知受检者所有潜在风险，并由患者和（或）监护人签署知情同意书。②心脏植入式电子设备，包括心脏起搏器、可植入式心律转复除颤器、植入式心血管监测仪和植入式循环记录仪等。以往心脏植入电子设备为 MRI 检查的禁忌证，自 2011 年起逐渐出现了 MR 兼容的心脏植入电子设备。因此，MRI 检查前应详细询问病史，参照产品说明书综合评估。③人工耳蜗，MRI 扫描可能会使人工耳蜗磁极发生翻转，需要通过有创手术方法进行复位，建议充分评估 MRI 检查的风险－获益比后再行扫描。头部扫描时，磁极片翻转的概率低于胸腹部和下肢扫描，可能与胸腹部、下肢扫描时频繁移床以及 MRI 扫描孔边沿处的磁场梯度较大有关，对植有人工耳蜗的患者行 MRI 检查时应注意缓慢移床。此外，人工耳蜗在 MRI 扫描中虽有产热的风险，但在 1.5T（含）以下的磁场环境中还是比较安全的。④骨科植入物，如钢板、钢针、螺钉以及各种人工关节等，已广泛应用于骨关节损伤和相关的骨科矫形手术中。这些植入物大多呈非铁磁性或少量弱磁性，由于在术中已被牢固地固定在骨骼、韧带或肌腱上，通常不会移动。但植入物可能会引发图像伪影，影响周围组织的观察。另外，也有局部发热风险，检查时应密切观察患者状态。针对骨科植入物所产生的金属伪影，近年来出现的去金属伪影技术通过采用高带宽优化射频脉冲、高读取带宽和层间金属伪影矫正技术，有效地降低了 MR 检查中对金属植入物的敏感性，提供了良好的软组织对比成像，可适用于对金属植入前后的手术疗效评判、金属植入物周边区域病变的检出和随访。⑤输液泵和留置导管，因静脉输液、药物灌注和化疗等需要而植入的。输液泵通常植入于胸部皮下，由穿刺座和静脉导管系统组成，材料主要有合金、硅橡胶和塑料等，呈非铁磁性和弱磁性，因此进行 MRI 检查是安全的。带有胰岛素泵的患者在进入 MRI 检查室时应移除胰岛素泵，因为强磁场可能会破坏胰岛素泵功能。⑥牙科植入物，如种植牙、固定的假牙和烤瓷牙等，多含有金属和合金，有些甚至呈现铁磁性。由于种植牙已牢固地固定在牙槽骨上或黏合在相应的连接物上，具有很高的强度，通常在 3.0T（含）以下场强的 MRI 设备中不会发生移动和变形，但在牙科植入物所在的部位可能会出现一些伪影。⑦宫内节育器及乳腺植入物，金属宫内节育器一般由铜制成。目前尚未发现宫内节育器在 3.0T（含）以下 MRI 检查中引起明显不良反应，但可能产生伪影，影响图像质量。乳腺整形手术和隆胸所用的植入物大多为非铁磁性物质，这些患者行 MRI 检查是安全的，但少数整形用的配件可能带有金属，应予以注意。⑧冠状动脉与外周血管支架，美国心脏协会专家共识中指出，几乎所有市面上的冠状动脉支架产品在 MRI 时都是安全的，可在 3.0T（含）以下的 MR 设备上进行检查。2007 年前的外周动脉支架可能存在弱磁性，但通常认为在手术 6 周后也可以行 MRI 检查。⑨人工心脏瓣膜和瓣膜成形环，市面上几乎所有的人工心脏瓣膜和瓣膜成形环在 MRI 时都是安全的，手术后任意时间都可在 3.0T（含）以下的 MR 扫描仪中进行检查。但由于不同厂家产品的差异性，还是应在 MRI 检查前对材料进行确认。⑩眼内植入物，磁性眼内植入物有可能在强磁场中发生移位，这类患者不宜进行 MRI 检查。

多数体内有金属植入物的患者进行 MRI 检查都是安全的，要特别重视 MRI 检查不安全的植入物。如果在植入物局部产生大面积磁敏感伪影而影响诊断，此时应改用去金属伪影 MR 扫描技术，来减小伪影。

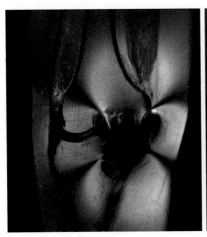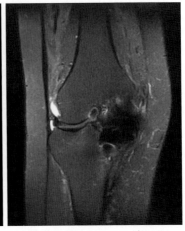

常规 T2WI 压脂冠状面　　　　　　去金属伪影 T2WI 压脂冠状面

右膝单髁置换术后患者，相比于常规 T2WI 压脂像，MR 去金属伪影技术有效地减轻金属植入物引起的信号缺失、变形及脂肪抑制失败的影响，明显提高图像质量

37.幽闭恐惧症能做磁共振成像检查吗？

幽闭恐惧症是对封闭空间的一种焦虑症，患者害怕密闭或者拥挤的场所，因为担心这些场所会发生未知的恐惧，严重者甚至会出现焦虑和强迫症状，一旦离开这种环境，患者的生理和行为都会迅速恢复正常。由于MRI检查场地封闭，检查时间较长并产生较大噪声，使得幽闭恐惧症患者进入后会出现恐惧心理，无法坚持长时间检查。但幽闭恐惧症不是MRI检查的绝对禁忌，可通过尝试一些方法使患者克服心理障碍，完成检查。

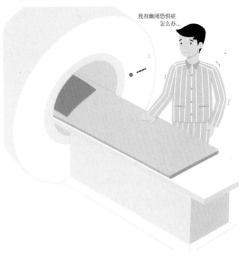

具体方法包括：①让幽闭恐惧症患者提前进入机房熟悉周围环境，提前与医护人员面对面交流，缓解心理压力；②检查中让病人戴上眼罩或让患者家属触摸患者非检查部位并与家属对话；③采用脚先进而不是头先进检查，或改用开放式磁共振设备检查；④必要时可麻醉下进行检查。一般情况下，家属陪同属于最经济、最有效的方式。

38.永久性化妆或文身人群适合做磁共振成像检查吗?

用于永久性化妆或文身的颜料可能含有铁磁性物质,尤其是含有氧化铁的颜料,会在磁场内产生电磁反应,形成电流并导致永久性化妆或文身处的皮肤温度升高,严重时会出现皮肤刺痛、灼伤或者在其周围起红疹,但目前尚未发现灼伤造成永久性伤害报道,一般在 12 小时内皮肤会恢复正常。因此,永久性化妆或文身并非 MRI 检查的禁忌证。如果成像区域覆盖了大面积或深色的文身(包括文眼线),为了减少热量累积,建议在 MRI 扫描过程中敷上冰袋降温。同时告知受检者,MRI 扫描可能会使近期(48 小时之内)完成的文身图案变得模糊。

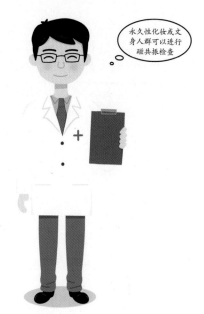

永久性化妆或文身人群可以进行磁共振检查

39.不能配合的患者能做磁共振成像检查吗?

由于 MRI 检查时间较长,噪声较大,需要患者在检查过程中保持静止状态,而许多患者如幼儿、老年人、危重患者、幽闭恐惧患者等,由于自身或病情原因无法配合,会导致图像模糊。为解决此问题,需要与患者充分沟通,尽量争取患者配合,儿童、老年患者或幽闭恐惧患者可安排家属陪同检查,危重患者及沟通和陪同无效的患者可注射镇静剂或止痛药来减轻患者症状,必要时患者可在麻

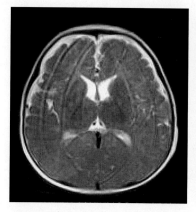

不配合患者的脑部磁共振横断面图像,运动伪影明显,脑部图像模糊

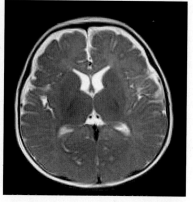

患者平静、配合状态下的脑部磁共振横断面图像,清晰显示脑部解剖结构

醉下进行 MRI 检查。危重患者需在各种磁共振兼容监护设备和治疗设备下进行 MRI 检查。

40.发热时能做磁共振成像检查吗?

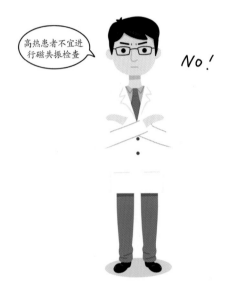

人体受到电磁波照射时,可将其能量转化为热能,MRI 检查时射频脉冲激励波的功率将大部被人体所吸收,引起体温的变化,这就是磁共振的升温效应。若进行 MRI 检查时人体吸收的能量超出体温调节系统对射频能量的最大吸收率,可能会引起热量沉积,但这种热量沉积往往是在正常人的体温调节范围内的。当患者存在体温调节性疾病时(如发热、中暑),为避免引起体温进一步升高,应特别注意检查过程中的体温监测和降温处理,建议发热、中暑患者最好将体温降至正常后再行 MRI 检查。需要强调的是,体温在 38℃ 以下的低热患者可安全地进行 MRI 检查。

41.婴幼儿进行磁共振成像检查时应注意什么?

婴幼儿无法独自接受 MRI 检查,需要家长陪同进入扫描间,因此需确保婴幼儿及陪同家长进入前已取掉体外及体表铁磁性金属物品。婴幼儿无法做到在扫描过程中保持静止不动,故常常需要使用镇静剂。镇静实施时注意如下问题:①充分掌握每个受检者的病史及检查要求;②为不同年龄段的受检者提供相应的禁食指导;③采用恰当的观察方法(如窗口探视、摄像机录像等)进行监视;④保证急救设备(如输氧和吸氧装置等)完好齐全;⑤及时记录体温等重要信息,对婴幼儿,特别是新生儿要注意保暖。对婴幼儿的 MRI 检查应使用快速扫描序列,在图像质量能满足诊断的前提下尽量短时间完成扫描。目前,在自由呼吸下进行胸腹部 MR 扫描技术的出现,使婴幼儿检查成功率大大提高。此外,适用于新生儿保暖、运送的磁共振兼容的专用装置也已经出现。

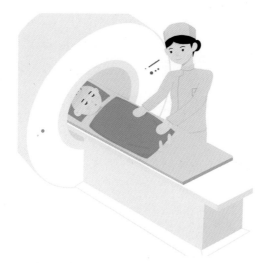

婴幼儿进行磁共振成像检查时需注意保暖

42.胸腹部磁共振成像检查时需要憋气吗?

胸腹部脏器时刻处于运动中,针对这些部位的 MRI 检查需要患者呼吸配合和憋气方可完成。胸腹部 MRI 检查前,医务人员会对患者进行呼吸训练,直到患者能够按照医生口令进行呼吸配合和憋气后,才能进行检查。然而对于部分患者尤其老年人、儿童仍存在一定困难,造成部分图像出现运动伪影而影响诊断。随着 MRI 扫描技术的快速发展,已出现自由呼吸下 MRI 技术,可使无法配合憋气的患者在自由呼吸下完成胸腹部 MRI 检查。

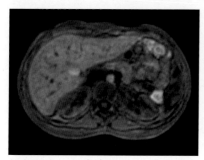

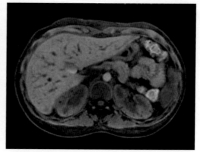

憋气配合不好患者的腹部 MRI 横断面图像,图像模糊

同一患者使用自由呼吸技术的 MRI 腹部横断面图像,清晰显示腹部脏器的解剖结构

43.胃部磁共振成像检查如何准备?

MRI 已成为胃部疾病的重要检查手段之一,但由于胃是一个不断蠕动的空腔脏器,要在 MRI 检查过程中清楚显示胃的解剖结构和胃周情况,患者必须满足空腹、胃蠕动减弱和胃腔适度充盈扩张这些条件。因此，胃部 MRI 检查前准备应包括：空腹 6~8 小时、应用松弛胃肠道的药物（山莨菪碱或胰高血糖素）和口服胃腔对比剂。

44.小肠磁共振成像检查如何准备?

MRI 已成为诊断小肠疾病的优选检查。小肠 MRI 检查需提前预约，并于检查前 1 天在临床医生的指导下做好清肠准备。患者于检查前 1 天需低渣饮食，避免服用豆制品，检查前禁食禁水 6~8 小时并口服缓泻剂清洁肠道。检查当天于扫描前 1 小时内患者需口服 2 000~2 500mL 的 2.5% 等渗甘露醇充盈肠道，分 5 次，间隔 15 分钟服完。扫描前 10~15 分钟肌内注射山莨菪碱 10~20mg 以抑制胃肠蠕动。检查前注意排尿，排空膀胱。扫描中，要听从呼吸配合指令，间断屏气配合扫描。

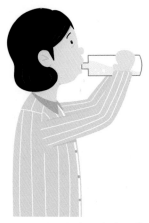

小肠磁共振成像检查前需常规口服等渗甘露醇充盈肠道

这里特别提出，进行胃与小肠磁共振运动成像时不能服用影响胃肠蠕动的药物与食物。

45.结直肠磁共振成像检查如何准备?

磁共振成像已成为结直肠肿瘤的首选影像学检查方法。结直肠 MRI 检查前 1 天需少渣饮食。为清晰显示肠壁结构，检查当日需在病房完成灌肠或提前服用泻药，将肠道内容物排泄干净，若为门诊患者需遵照医嘱做肠道清洁准备。为了最大限度减少肠蠕动所导致的运动伪影，如无禁忌可于检查前 15 分钟肌内注射盐酸山莨菪碱 10mg。

46.盆腔磁共振成像检查如何准备?

盆腔 MRI 检查主要包括子宫与卵巢、前列腺、膀胱的扫描。MRI 已成为盆腔的优选影像学检查手段。

（1）前列腺检查前需排气排便，以免肠道内气体产生图像伪影，影响诊断。经常便秘、排便困难的患者，可提前服用泻药清洁肠道。检查前无须过度憋尿，但也不能排空尿液，保持膀胱适度充盈即可。

（2）女性盆腔检查前除做好排气排便的准备外，还需注意提前将可能影响图像质量的宫内节育器摘除，且在月经期过后接受检查。检查前无须过度憋尿，保持膀胱适度充盈即可。对于有阴道填塞物的女性患者注意提前取出填塞物，以免影响宫颈、阴道的显示和观察。

（3）膀胱检查前需提前喝水使膀胱充盈，以便充分显示病变，但因检查时间较长，注意不要过分憋尿而无法坚持完成检查。

47.心脏磁共振成像检查如何准备？

随着扫描技术的进步，心脏 MRI 检查日益增多，已成为心脏特别是心肌和心功能检查的重要方法。心脏 MRI 的检查准备包括以下几个方面：

（1）检查前必须去除一切金属物品，体内带有非磁共振兼容的心脏起搏器者不能进行 MRI 检查。

（2）检查前需遵医嘱服药，避免检查过程中出现低血压、低血糖、憋尿、呼吸困难等意外情况，注意携带既往心脏超声、心电图、心脏发射型计算机断层成像（emission computerized tomography，ECT）、心血管造影或 CT 冠状动脉成像等相关资料，以便参考和留档登记。

（3）心脏 MRI 检查时间较长，大约 30~40 分钟，检查中切勿移动身体，并需配合呼吸，患者可于检查前进行相关呼吸训练。

（4）心脏 MRI 检查需注射对比剂，检查后不能过早离开，为预防迟发性变态反应，需要保留静脉通道观察 30 分钟以上方可离开。

第四节　数字减影血管造影检查与介入治疗

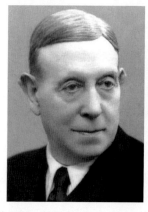

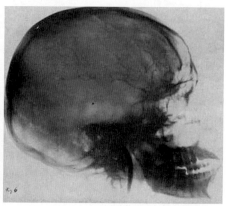

埃加斯·莫尼兹（Egas Moniz）　　第一张成功显影的脑动脉造影图

影像小贴士

数字减影血管造影的缩写为 DSA，是 Digital Subtraction Angio-graphy 三个英文单词首字母的缩写。DSA 是以 X 线透视为基础的医学影像检查技术，可得到清晰的动态血管影像，是进行血管性介入诊疗的首选诊断与引导方法，脑血管造影术由葡萄牙医生 Egas Moniz 于 1927 年首次在人体成功实施。介入治疗是一种有效的微创治疗技术，包括血管性介入和非血管性介入治疗技术。

1.DSA是如何成像的?

数字减影血管造影（digital subtraction angiography，DSA）是 20 世纪 80 年代兴起的由计算机进行影像处理的先进 X 线诊断技术。数字减影是一种医学图像处理方法，该技术利用医用对比剂可对人体血管进行成像，是建立在图像相减的基础之上，将对比剂进入血管前的一帧或几帧图像采集存储下来作为蒙片，并以对比剂进入血管后的图像一帧一帧地依次与蒙片相减，除去了不变的骨骼和软组织等结构，浓度很低的对比剂充盈的血管被突出地显示出来，并且血液的动态流动情况也被显示出来，从而能清晰地显示正常血管与血管病变，是目前诊断血管性疾病的金标准，也是经血管引导下进行介入治疗的最主要的引导手段。

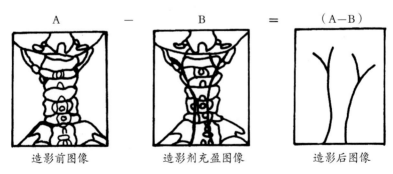

数字减影血管造影原理示意图

2.介入治疗和传统外科手术治疗有什么不同呢?

介入治疗在临床医学的运用已发展成为与内、外科并行的第三种治疗方法，即介入医学或介入放射学。介入医学与传统外科的全麻下切开技术不同，它大多在局部麻醉下，通过影像引导下穿刺技术或导管、导丝技术实现对疾病的诊断和治疗，与传统的外科手术相比具有以下优势：

（1）创伤轻微：无须手术切开暴露病灶，一般只需要通过穿刺插管等技术就可以完成治疗。由于创伤小，介入手术皮肤切口多小于5mm，或者通过生理或病理通道插入，对身体损伤极其轻微，术后恢复快，住院期短，可在同一部位进行多次重复治疗且并发症少而轻。

（2）见效快且疗效高：在严格控制适应证的前提下，介入手术可以达到极高的疗效。对于一些症状严重或病情危急的疾病，介入治疗可以立即控制病情和解除症状、挽救生命。

（3）并发症少：定向性好和损伤轻微使得介入治疗的并发症相对较少。

（4）费用低：相对于常规治疗的长期性和后续处理的复杂性，可节省部分医疗费用和缩短治疗周期。

（5）综合性能优越：大部分患者只需要局部麻醉或静脉麻醉，从而降低了麻醉的风险。

（6）对于手术治疗入路困难和难以处置的病变，介入治疗往往能够寻找捷径并给予巧妙的处理。介入治疗既可单独发挥治疗效果，又可与其他治疗方法一起发挥综合效果，与其他临床治疗也不会发生冲突，相辅相成，相得益彰。

3.目前常用的介入诊疗技术有哪些？

目前，介入治疗技术可分为血管性介入技术和非血管性介入技术两大类。

（1）血管性介入技术：是指使用穿刺针，经皮血管穿刺插管，建立微创性通道，在导管导丝配合下进入人体血管系统，通过注入对比剂造影，显示病变血管情况，在血管内对病变进行诊断和治疗的方法。血管性介入技术包括造影、插管、灌注、栓塞、成形（血管或瓣膜）、支架、分流术、植入术（如导管药盒或起搏器等）、消融术等。

（2）非血管性介入技术：是指局部麻醉下，穿刺针直接经皮穿刺或插管至病灶或者经人体生理和病理通道（如食管、气道、肠道、胆道、阴道、输卵管、尿道、泪道以及各种窦道、瘘道、引流道等）进入病灶进行诊断和治疗的方法，包括活检、引流、造瘘、成形、支架、射频消融、微波消融、无水酒精瘤体注射、高强度聚焦超声、氩氦刀、神经阻滞术、臭氧治疗等。

4.进行介入诊疗技术操作的常用器械有哪些？

进行介入诊疗技术操作的器械有：穿刺针、导管鞘、导管、导丝等。

（1）穿刺针：用于建立皮肤与血管及生理或病理通道的介入基础器械。然后引入导丝、导管或引流管进行治疗，也可以直接穿入肿瘤或囊腔做抽吸、活检等诊断与治疗。穿刺针分为血管与非血管穿刺针，前者又分为动脉穿刺针与静脉穿刺针，还有淋巴管穿刺针。非血管穿刺针则分为抽吸针、骨活检针、组织切割针、穿刺引流针等。穿刺针的粗细以 G（gauge）表示，号码数越大，管径越细。一般血管穿刺针长 7cm，儿童长 4cm 为宜，胆管、肾盂等则在 20cm 左右。18G 穿刺针可通过 0.035 英寸（0.89mm）的导丝。21G 穿刺针一般也称为无创穿刺针，穿刺后一般不引起明显组织损伤。

（2）导管鞘：在手术中交换使用不同的导管，经鞘的内腔可插入球囊扩张导管、支架输入及取出系统、活检钳等。术中可通过侧壁通道灌注肝素盐水防止血栓形成，防止反复插管引起的血管壁损伤。

（3）导丝：全称为导引钢丝，为引导导管进入血管并做选择性或超选择性插管的必要器械。根据头段形态可分为直头导丝、J 形导丝和弯头导丝。根据导丝的硬度和表面顺滑性可分为普通导丝、超硬导丝、超滑导丝、超滑超硬导丝及超长导丝。导丝的外径习惯上以英寸计。常用有 0.018 英寸（0.46mm）和 0.035 英寸（0.89mm）。导丝的长度根据不同需要可分为短导丝 30~40cm，普通导丝 150cm 和 190cm，交换导丝以 260cm 和 300cm 最为常用。

（4）导管：由聚乙烯类塑料、X 线可视性材料和加固材料（超细金属丝编织）经特殊工艺制成。比较常用的有 cobra 导管（俗称眼镜蛇管）、RH 管（俗称肝管）、单弯管、猎头管及 Simmons 管等。导管用 F（french）表示其外径的大小，1F 为 0.33mm。通常我们将外径在 3F 以下的导管称为微导管。

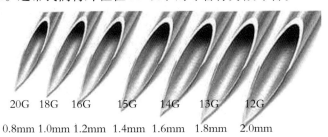

| 20G | 18G | 16G | 15G | 14G | 13G | 12G |
| 0.8mm | 1.0mm | 1.2mm | 1.4mm | 1.6mm | 1.8mm | 2.0mm |

不同直径的穿刺针

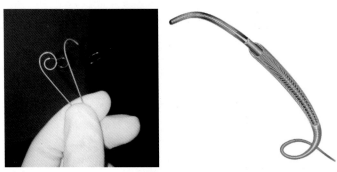

微导管示意图

5.常用的血管内栓塞物质有哪些?

栓塞材料也常被称为栓塞剂或栓塞物,一般栓塞材料首先应具备以下基本医疗原则:①能顺利通过导管注入或送入血管内,起到相应的栓塞作用。②无毒或低毒。③无抗原性。④人体组织相容性良好,不引起排异或者严重的异物反应。⑤无致畸和致癌性。

(1)明胶海绵:多由猪皮明胶制备,因此可以被机体吸收,不溶于水,呈白色,本身无弹性但有一定的柔韧性,可以吸纳数倍于自身重量的血液或其他液体。明胶海绵阻塞血管的机制是当其注入血管后,其海绵状结构可使血细胞聚集并触发局部凝血反应,从而阻塞血管。

(2)聚乙烯醇(polyvinyl alcohol,PVA)颗粒:PVA 颗粒形状多不规则,相互之间易聚集。成品 PVA 颗粒多呈干燥的粉末状,可与对比剂和盐水混合制成悬液。PVA 颗粒可黏附于血管壁导致血流减慢,进而促进血栓形成并刺激产生炎症性异物反应,最终导致血管壁的坏死与纤维化。

(3)微球:微球表面光滑、形状规整,致使其不易聚集,此外,微球具有一定的变形性,可顺利通过导管而不发生阻塞。微球栓塞血管的机制与 PVA 相似,可阻断血管内的血流并诱发血管壁的炎症、坏死及纤维化,但其导致的炎症反应较轻。

(4)载药微球:又称药物洗脱微球,可在肿瘤部位持续、缓慢地释放化疗药物,使化疗药物在病灶部位长期维持有效浓度,同时降低全身药物浓度。载药微球可分为生物降解型与非生物降解型,大小多为 30~900μm,在肝细胞癌和肝转移癌的治疗中应用广泛,常负载的化疗药物有阿霉素、表阿霉素、柔红霉素及伊立替康等。

(5)放射性微球:临床所使用的放射性微球的直径大多是 15~35μm,其杀伤肿瘤的机制在于,肿瘤的血供多大于正常组织,微球可较多地沉积于肿瘤内血管,对肿瘤进行内放射治疗,造成肿瘤组织的坏死。目前使用较多的是钇 -90 放射性微球,主要应用于肝癌的治疗中。

(6)碘化油:碘化油是使用最广泛的液体栓塞材料,属末梢栓塞,可在 X 线下显示,能够选择性地沉积于富血供肿瘤的血管和血窦内。肝脏肿瘤组织缺乏 Kupffer 细胞,无法吞噬并清除异物,使得碘油能够长期存在于肿瘤血管内。一般碘油多与化疗药物混合成碘油化疗乳剂,用于肝癌、肝血管瘤和子宫肌瘤等肿瘤的栓塞治疗。

(7)无水乙醇:又称为无水酒精,具有强烈的蛋白凝固作用,注入血管后造成血液有形成分蛋白凝固和细胞崩解成泥样淤塞毛细血管、血管内皮细胞和中层肌的坏死,并激发局部广泛性栓塞,造成靶器官的缺血坏死。常作为硬化剂治疗静脉畸形等疾病。

（8）异丁基 –2– 氰丙烯酸盐（IBCA）：是一种液态高分子聚合物，与离子性液体如血液、盐水等接触后发生快速聚合反应，形成固体，同时释放能量。固化后的 IBCA 降解反应十分缓慢，被视为长期性栓塞剂。常用于栓塞颅内动静脉畸形、食管 – 胃底静脉曲张、精索静脉曲张或动脉瘤等。

（9）弹簧圈：钢圈一般以不同粗细的螺旋形金属弹簧丝夹带羊毛、丝线或涤纶线制成，置入导管内螺圈伸长成直线状，脱离导管后则卷曲成团如圆管形，每一卷曲环直径一致，或团如宝塔形等。钢圈的优点在于栓塞较大的血管，但多不造成栓塞远端组织的缺血性梗死，可用于食管 – 胃底静脉曲张的栓塞治疗等。

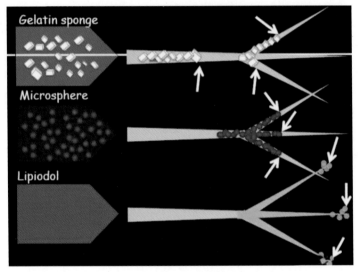

不同大小的栓塞材料（由上至下依次为明胶海绵、微球、碘化油）栓塞不同级别的病理血管示意图

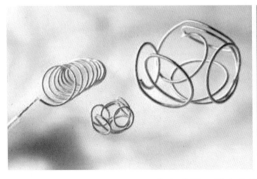
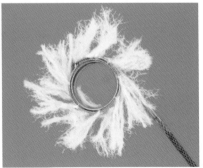

大小不同，形态各异的弹簧圈

6.如何选择不同的介入技术诊治疾病?

介入技术可分为两大类:血管性介入技术和非血管性介入技术。不同的疾病甚至相同的疾病根据治疗目的不同需要选择不同的介入技术,有些疾病甚至需要血管和非血管介入技术相结合,因此应视具体疾病具体分析。常用的介入诊疗技术及其适用的疾病见下表。

常用的介入诊疗技术及其适用范围

诊疗技术	适用范围
经皮穿刺活检术	体内一些实质性脏器病变,如肺、乳腺、胸壁、肺门、纵隔、肝、肾、胰腺、腹膜后及盆腔的结节、实性肿块,怀疑恶变的淋巴结以及骨骼系统病变等
经皮穿刺引流术	体腔内大量有害液体堆积,如心包积液、腹腔积液、胸腔积液等 体内正常生理性腔道阻塞,如胆道、泌尿道阻塞后大量液体堆积等 体内实质脏器的积液或积脓,如肝囊肿、肾囊肿及肝脓肿等
经导管血管栓塞术	出血疾病止血治疗:如门静脉高压引起的食管 - 胃底静脉曲张破裂出血、消化道出血、外伤性肝脾破裂出血、严重鼻出血、产后大出血等 异常的血流动力学的纠正和恢复治疗:如脑、肝、脊髓、四肢等部位的动静脉畸形,全身各部位的动静脉瘘 良恶性肿瘤的化疗性栓塞:如肝癌、肾癌、肾上腺癌、骨肿瘤、症状性子宫肌瘤、肝海绵状血管瘤等
经导管药物灌注术	恶性肿瘤的药物灌注化疗:如晚期不能手术的恶性肿瘤、肿瘤切除前的局部化疗、有手术禁忌证的恶性肿瘤等 动脉内血栓形成的药物灌注治疗:如脑动脉、冠状动脉、肺动脉、肾动脉、肠系膜上动脉、下肢动脉血栓形成等 缺血性病变的药物灌注治疗:如糖尿病引起的肢体缺血病变、急性非闭塞性肠系膜血管缺血等
血管球囊扩张成形术	动脉粥样硬化、大动脉炎、血管发育畸形等引起的血管狭窄与闭塞;血管搭桥术后或血管移植后引起的吻合口狭窄;血液透析分流道狭窄;布加综合征引起的血管狭窄、闭塞等
血管支架扩张成形术	冠状动脉狭窄、颈动脉狭窄、肾动脉开口处狭窄等
非血管球囊扩张成形术	食管 - 胃吻合口瘢痕性狭窄、胆道良恶性狭窄、贲门失弛缓症等
非血管支架扩张成形术	食管气管瘘、食管瘢痕性狭窄、支气管胸膜瘘等
放射性粒子植入	原发性肝癌、胰腺癌、胆管癌、非小细胞肺癌、腹膜后肉瘤、宫颈癌、卵巢癌等

7.肝、心、肾功能衰竭时能做介入治疗吗?

介入治疗是微创治疗,不像外科治疗需要静脉麻醉和插管,对患者基本情况的要求相对较低。比如一个患者由于大出血导致出现休克症状,此类患者对传统外科治疗提出了更多的围手术期要求,而介入治疗的患者只要不是极其严重的心、肝、肾功能衰竭,能耐受局麻打针的痛苦就可以进行介入治疗,适应证更加广泛。甚至有些疾病比如孤立肾肾动脉狭窄会导致肾脏功能衰竭,微创介入植入支架能够开通血管狭窄,进而保留残存肾脏功能,进而预防未来可能发生的肾脏功能衰竭。因此,肝、心、肾功能障碍不是介入治疗的绝对禁忌证,要具体情况具体分析。

8.对碘过敏的患者还能进行DSA检查吗?

以医学成像为目的,将某种特定物质引入人体内,以改变机体局部组织的影像对比度,这种物质被称为对比剂。碘对比剂是对比剂中最常用的一种。目前常用的碘对比剂以非离子型低渗或等渗为主。碘剂是进行 DSA 操作的重要对比剂。对于碘过敏的患者首先应在使用碘对比剂前注意收集患者的危险因素,对其进行危险分层,评估其风险 / 获益。对于有明显甲状腺功能亢进的患者禁用。对于既往发生过碘对比剂中、重度过敏样反应的患者,或有过敏史的患者,其发生过敏反应的危险性增加,需进行特别谨慎的风险 / 获益评估,此时,尽量不用碘剂行 DSA 操作,可换用做磁共振增强用的钆对比剂。

9.头颈部动脉血管狭窄或闭塞适合做介入治疗吗?

颈部头臂干(右锁骨下、右颈总动脉)、左颈总动脉、左锁骨下动脉、椎动脉狭窄或闭塞,会导致脑组织供血障碍出现神经系统功能丧失。颅内动脉与椎 - 基底动脉狭窄或闭塞可引起严重头痛头晕和短暂性脑缺血发作,可继发脑血栓或脑梗死,严重者可终身残疾或危及生命。经皮经腔血管扩张成形或内支架植入能够迅速解除血管狭窄,恢复动脉血液供应,其适应证包括:①短暂性脑缺血发作或脑梗死,血管狭窄率≥ 50%;②头晕头痛,血管狭窄率≥ 75%。一般术前需要经颅多普勒超声检查颅内动脉的血流;头颈部血管 MRA 或 CTA,详细了解头臂干、左颈总动脉、双侧颈内动脉、双侧椎动脉与基底动脉等情况;有条件

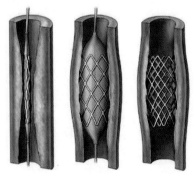

颈动脉狭窄支架植入示意图

的医院可进行脑灌注成像或弥散成像评估脑缺血情况。颈动脉系统选用自膨胀式内支架，椎-基底动脉系统选用球囊扩张式内支架。若支架植入后仍然残留严重狭窄，可辅以球囊扩张。

10.原发性脑出血能做介入治疗吗？

原发性脑出血是指非外伤性脑实质内血管破裂引起的出血，占全部脑卒中的 20%~30%。脑出血的原因很多，高血压是第一位，其次是颅内动脉瘤和脑血管畸形、瘤卒中等。其中介入微创在治疗脑动脉瘤破裂引起的脑出血方面具有独特的优势，并已成为主流技术。脑动脉瘤是脑动脉壁的局部膨出，绝大多数动脉瘤在脑底部动脉环附近，破裂后病情凶险。目前进行 DSA 血管造影是诊断动脉瘤的金标准。20 世纪 90 年代电解性可脱式弹簧圈的出现，开创了脑动脉瘤血管内微创治疗的新途径。闭塞动脉瘤的材料是铂金制成的极其柔软的记忆性微弹簧圈，通过弹簧圈栓塞动脉瘤，可以达到微创根治效果。

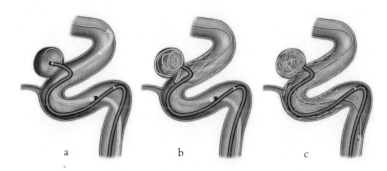

脑动脉瘤导致脑出血的介入栓塞治疗示意图

11.冠状动脉造影的适应证和禁忌证有哪些？

对心绞痛或可疑心绞痛患者，冠状动脉造影可以明确诊断病变血管情况并决定治疗策略。为诊断及危险分层进行冠状动脉造影的适应证如下，Ⅰ类：①严重稳定型心绞痛（CCS 分级 3 级或以上者），特别是药物治疗不能很好缓解症状者；②无创方法评价为高危的患者，不论心绞痛严重程度如何；③心脏停搏存活者；④患者有严重的室性心律失常；⑤血管重建患者有早期中等或严重的心绞痛复发；⑥伴有慢性心力衰竭或左室射血分数明显减低的心绞痛患者；⑦无创评价属中-高危的心绞痛患者需考虑大的非心脏手术时，尤其是血管手术时（如主动脉瘤修复、颈动脉内膜剥脱术和股动脉搭桥等）。Ⅱa 类：①无创检查不能下结论，或冠心病中-高危者，但不同的无创检查结论不一致；②对预后有重要意义的部位经皮冠状动脉介入治疗后有再狭窄高危的患者；③特殊职业人群必须确诊者，如飞行员、运动员等；④怀疑冠状动脉痉挛需行激发试验者。Ⅱb类：轻-中度心绞痛（CCS分级2级）患者，心功能好、无创检查非高危患者。Ⅲ类（不推荐行冠状动脉造影）：严重肾功能不全、对比剂过敏、精神异常不能合作者或合并其他严重疾病，血管造影的得益低于风险者。

12.DSA引导下如何治疗房间隔缺损？

房间隔缺损是指在胚胎发育过程中，房间隔的发生、吸收和融合出现异常，导致左、右心房之间残留未闭的缺损，本病约占所有先天性心脏病的10%，占成人先天性心脏病的20%~30%，女性多见。房间隔缺损根据胚胎发病机制和解剖学特点分为继发孔型（60%~70%）和原发孔型（15%~20%），前者为介入治疗主要选择的类型。DSA引导下治疗房间隔缺损的适应证包括：①通常年龄≥3岁；②继发孔型房间隔缺损≥5mm，伴右心容量负荷增加，≤36mm的左向右分流房间隔缺损；③缺损边缘至冠状静脉窦，上、下腔静脉及肺静脉的距离≥5mm，至房室瓣≥7mm；④房间隔的直径大于所选用的封堵伞左房侧的直径；⑤不合并必须外科手术的其他心脏畸形。禁忌证包括：①原发孔型及静脉窦型房间隔缺损；②感染性心内膜炎及出血性患者；③封堵器安置处有血栓存在，导管插入处有静脉血栓形成；④严重肺动脉高压导致右向左分流；⑤伴有与房间隔缺损无关的严重心肌疾患或瓣膜疾病；⑥近1个月内患感染性疾病或感染性疾病未能控制者；⑦患有出血性疾病，未治愈的胃、十二指肠溃疡；⑧左心房或左心耳血栓，部分或全部肺静脉异位引流，左心房内隔膜，左心房或左心室发育不良。

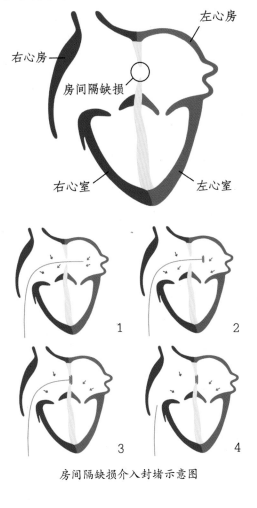

房间隔缺损介入封堵示意图

13.肾动脉狭窄能做介入治疗吗?

　　肾动脉狭窄是指一侧或两侧肾动脉主干或主要分支狭窄≥50%，再狭窄为血管成形术后肾动脉收缩期峰值血流流速≥200cm/s、收缩压压力差>20mmHg，或血管造影时狭窄率>50%。肾动脉狭窄原因很多，我国青年人以大动脉炎和肾动脉肌纤维发育不良最常见，老年人以动脉粥样硬化最多见。移植肾或外科手术后的肾动脉吻合口也可狭窄。肾动脉球囊扩张与肾动脉支架术是治疗肾动脉狭窄的首选治疗方式，其技术成功率达90%~100%。介入治疗肾动脉狭窄的适应证包括：①肾动脉狭窄，顽固性高血压内科药物治疗无效；②肾动脉狭窄75%以上；③肾动脉狭窄并发肾功能不全或肾功能不全进行性加重者；④移植肾肾动脉狭窄，并发高血压或肾功能不全。

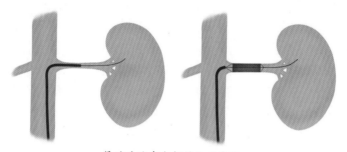

肾动脉狭窄支架植入示意图

14.消化道出血适合做介入治疗吗?

　　消化道出血是临床常见的症状之一，通常以十二指肠悬韧带为界，将其分为上消化道和下消化道出血。消化道出血大多由消化道本身疾病导致，如消化道溃疡、肿瘤、憩室、息肉、克罗恩病、炎症、创伤，特别是医源性创伤、食管贲门黏膜撕裂综合征、门静脉高压症、食管–胃底静脉曲张出血、动静脉畸形出血等。少数是由于全身性疾病导致的消化道局部出血，如某些血液病、再生障碍性贫血、血友病、慢性肾病尿毒症、应激性溃疡等。某些药物也能引起消化道出血，如非甾体类镇痛抗炎药和水杨酸类药、肾上腺皮质激素类药物等。介入治疗不仅能够治疗消化道出血，并且正逐渐成为顽固性出血的首选治疗手段。介入治疗消化道出血的适应证包括：①无论何种原因导致的消化道出血，经内科保守治疗无效者；②慢性、间歇性消化道出血，经临床、实验室及放射学检查确诊者；③急性消化道出血，无休克表现者，临床上暂不能行外科手术者；④不明原因长期慢性消化道出血，经内科保守治疗无效，经内镜检测仍不能明确出血原因，需经 DSA 查找病因并行介入治疗者；⑤外科手术、介入操作、经皮肝穿等医源性原因所引起的出血。

15.肝囊肿、肾囊肿和肝脓肿能做介入治疗吗?

肝肾囊肿是常见的肝脏、肾脏良性病变,一般不引起临床症状,常常在体检或其他原因进行超声、CT 等检查时发现。瘤体 ≤ 5cm 时不需处理,可动态随访观察,对于巨大囊肿出现疼痛、腹胀等症状时,可进行经皮肝 / 肾穿刺囊肿引流与硬化治疗。肝脏脓肿提示局部感染伴有肝脏组织局部坏死,若是脓肿无液化且全身感染症状不重可考虑药物保守治疗,若脓肿已经液化且伴有发热、疼痛等症状时就需要进行引流治疗,控制感染。影像引导下穿刺引流是首选的微创介入方案。因此,对于肝肾囊肿和肝脓肿都可以进行介入治疗,而且费用低、效果好。

16.针对肝硬化的介入技术有哪些?

肝硬化门静脉高压可引起食管 – 胃底静脉迂曲扩张、上消化道出血、顽固性腹水、脾脏肿大脾功能亢进和血小板、白细胞数量减少等。目前针对严重肝硬化引起的并发症,外科手术主要采用脾脏切除术和食管 – 胃底静脉断流术,但对于消化道出血急性期,患者体质虚弱手术风险高,且术后并发症发生率高。介入技术可以采用微创的办法通过血管栓塞技术实现外科脾脏切除和断流的理念,因此具有更加广泛的适应证,尤其是介入治疗的经颈静脉肝内门腔内支架分流术(transjugular intrahepatic portosystemic stent–shunt,TIPSS)正逐渐成为此类患者的首选方案。TIPSS 能够栓塞出血血管,迅速控制出血,通过在肝内人为建立更加安全的分流通道,进一步降低门脉压力,达到较好的中长期疗效。TIPSS 的适应证如下:①门静脉高压发生食管 – 胃底静脉扩张破裂大出血;②门静脉高压保守治疗不能消失的顽固性腹水;③门静脉高压脾脏肿大持续白细胞和(或)血小板严重减少。

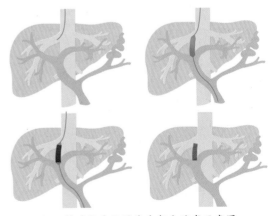

经颈静脉肝内门腔内支架分流术示意图

17.胆道梗阻适合做介入治疗吗?

梗阻性黄疸是中老年人的常见病和多发病,引起胆管梗阻的原因可能是肿瘤、炎症、结石等。此类患者常常因反复高热感染或梗阻性黄疸而就诊。介入微创穿刺造影、造影术下胆管活检、胆管引流术、取石和胆管内支架植入术是目前解除梗阻性黄疸、临床广泛应用的微创技术。介入治疗梗阻性黄疸的适应证包括：①体质差，无法耐受外科手术或拒绝外科手术的梗阻性黄疸患者；②外科 T 管术后无法拔管，胆管继续梗阻者；③继发于非胆源性肿瘤（如胃癌、胰腺癌、肝细胞癌等）的梗阻性黄疸；④肝移植术后出现胆管梗阻者；⑤结石、腺瘤、炎症、手术等良性因素导致的梗阻性黄疸。近年来，国内有些学者还将引流管或支架与放射性粒子结合从而形成放疗性引流管或支架，这样可以实现对恶性梗阻性黄疸的同期引流和治疗。

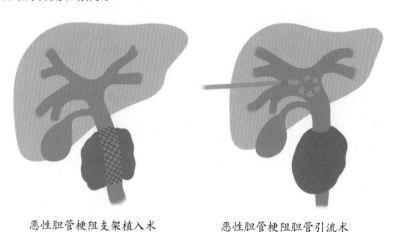

恶性胆管梗阻支架植入术　　　　　恶性胆管梗阻胆管引流术

18. 下肢深静脉血栓能进行介入治疗吗？

深静脉血栓形成是血液在深静脉不正常凝结引起的静脉回流障碍性疾病，多发生于下肢，以左下肢更为多见。血栓脱落可引起肺动脉栓塞，两者合称为静脉血栓栓塞症。下肢肿胀、疼痛和浅静脉曲张是下肢深静脉血栓形成的三大症状。血栓形成原因主要有三大要素：静脉壁损伤、静脉血流滞缓和血液高凝状态。内外伤、手术、妊娠、长期卧床、肿瘤、反复穿刺或静脉注射刺激性液体、静脉内留置插管、手术创伤等，易于引起髂静脉和股静脉血栓，不及时处理血栓可导致患肢肿胀，严重者可发生静脉型坏疽，血栓脱落者导致肺栓塞可致死。经导管局部灌注溶栓术、取栓术和下腔静脉滤器植入已经成为治疗下肢深静脉血栓的首选方法。介入治疗下肢深静脉血栓形成的适应证包括：①急性（1~2 周）和亚急性（2 周左右）下肢深静脉血栓者；②发生或反复发生肺动脉栓塞的下肢深静脉血栓者。介入微创在治疗急慢性下肢静脉血栓中均有极其广泛的应用，介入治疗还可在下腔静脉内植入滤器，以过滤血栓，预防致死性肺栓塞。

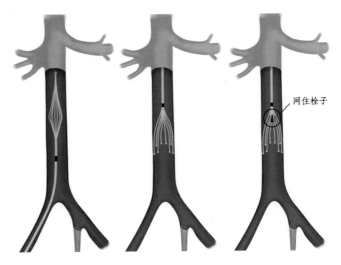

网住栓子

下腔静脉滤器植入，以降低下肢深静脉血栓脱落导致致死性肺动脉栓塞发生

19.介入技术在肿瘤的治疗中有哪些应用?

介入技术目前已成为肿瘤微创治疗的重要手段之一。临床上最常用的介入技术包括经动脉化疗栓塞术、支架置入术、消融技术和放射性粒子植入技术。①动脉栓塞与栓塞化疗：该技术主要通过阻断肿瘤的供血动脉达到治疗肿瘤的目的。在影像设备的导引下，将特制的导管送至肿瘤的供血动脉，然后通过导管注入碘油、PVA 等栓塞物质，将肿瘤的供血动脉完全栓塞，在实际工作中，动脉栓塞常常与灌注化疗联合使用，将化疗药物与栓塞物质混合，从而在栓塞血管的同时不断释放化疗药物持续杀死肿瘤细胞，效果更加显著。②支架置入术：肿瘤可压迫食管、气管、血管、胆管等管腔结构，通过支架置入可维持这些正常管道的通畅，改善患者进食、呼吸、血运、肝功能等，明显改善患者生活质量。③放射性粒

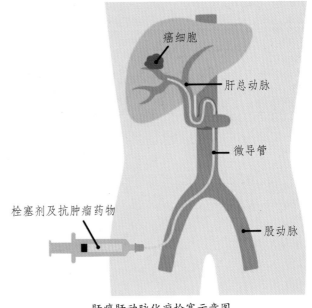

癌细胞

肝总动脉

微导管

栓塞剂及抗肿瘤药物

股动脉

肝癌肝动脉化疗栓塞示意图

子植入术：放射性粒子植入术是将放射源直接植入肿瘤内部，达到局部放疗的效果。现在临床上常用的是碘 –125 粒子。④消融治疗：消融治疗是将一根特制的穿刺针，在影像学的引导下通过经皮穿刺的方法，刺入肿瘤内部，外部接上能量发生装置，将能量输入肿瘤内，进而导致局部肿瘤发生凝固性坏死，目前最常用的是微波和射频消融。

20.输卵管不通能进行介入治疗吗？

输卵管阻塞的原因较多，如人工流产史、盆腔炎史、宫外孕史、阑尾炎手术史及结核病史等皆是输卵管性不孕的高危因素。介入治疗的方法包括选择性输卵管造影、通液及导丝疏通。选择性输卵管造影、通液主要采用液体加压冲击输卵管，对于输卵管内黏液栓、炎性分泌物、膜性粘连进行钝性分离清除，使部分输卵管阻塞再通。导丝疏通术往往在选择性输卵管通液术的基础上实施，通过超滑导丝的软头导向进入输卵管，利用导丝对输卵管内黏液栓、炎性分泌物、膜性粘连及部分纤维性粘连进行机械性分离清除，使输卵管得以复通。输卵管阻塞介入治疗过程中，通过输卵管选择性灌注抗生素、激素及糜蛋白酶，这些药物直接作用于输卵管黏膜，控制和消除输卵管感染，减轻局部充血、水肿，抑制纤维组织形成及发展，达到溶解或软化粘连的目的。介入治疗输卵管不通的适应证包括：①常规子宫输卵管造影或通液治疗明确为非结核性输卵管阻塞者；②各段输卵管阻塞均可进行选择性输卵管造影与通液治疗；③输卵管间质部、峡部阻塞可行导丝疏通术，部分壶腹部及伞端阻塞可试行导丝疏通术；④由于宫颈口的原因（如宫颈口松弛、粘连、扭曲等）常规子宫输卵管造影插管失败，可行导丝引导导管进行插管造影。

21.尿道狭窄能进行介入治疗吗？

尿道狭窄可导致患者排尿困难，临床最常见的原因是良性前列腺增生。良性前列腺增生是中老年男性的常见疾病，随着患者年龄的增大和病程的延长，前列腺细胞增生、前列腺的腺体体积逐渐增大，进而压迫尿道，引起患者下尿路症状诸如尿频、尿急、排尿困难逐渐加重。症状较轻的前列腺增生患者可考虑药物保守治疗。对症状较重且药物治疗无效的前列腺增生患者，可行手术切除。但此方案常引起患者发生包膜穿孔、电切综合征、严重出血等并发症。近年来，随着介入医学及介入手段的不断发展，前列腺动脉栓塞术治疗良性前列腺增生已成为泌尿外科和介入医学共同关注的诊疗方法。其治疗原理是使用栓塞剂阻塞两侧前列腺供血动脉，进而引起前列腺组织缺血、缺氧、萎缩、坏死，最终达到减小前列腺体积、缓解患者下尿路狭窄等临床症状的目的。对于栓塞也无法解决的排尿困难也可以采用局部支架置入术，缓解下尿路梗阻症状。

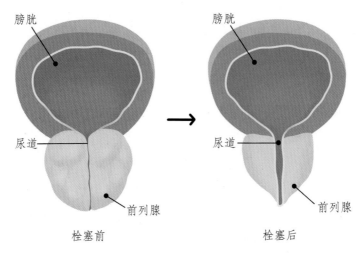

前列腺增生血管栓塞介入治疗前后对比

22.老年人椎体压缩性骨折能进行介入治疗吗?

老年性骨质疏松轻微外伤即可发生椎体压缩性骨折。骨折后剧烈疼痛，活动受限，自然恢复需要半年以上。经皮穿刺骨水泥注射椎体成形术可以迅速缓解疼痛并重建椎体稳定性，该技术的适应证包括：①椎体骨质疏松症，并伴有与之相关的疼痛，经支具及药物治疗无效者；②骨质疏松性椎体压缩性骨折（包括激素引起的骨质疏松）；③椎体血管瘤；④骨质疏松性椎体爆裂性骨折，为加强椎弓根螺钉的固定力，可先行椎体成形术；⑤转移性肿瘤引起的顽固性疼痛者。

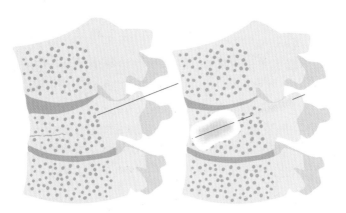

骨水泥成形术用于治疗骨质疏松引起的压缩性骨折

第五节　核医学检查

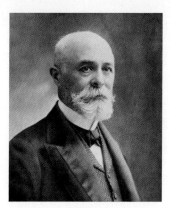

贝克勒尔

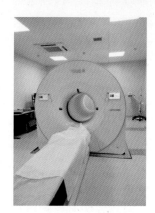

PET/CT 扫描仪

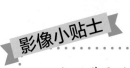

核医学是利用核素及其标记物进行临床诊断、疾病治疗以及生物医学研究的一门学科。1896 年贝克勒尔发现铀的天然放射性，1898 年居里夫妇成功提炼出镭和钋，1901 年放射性物质第一次用于治疗病变，自此揭开了核医学序幕。

1.核医学的成像原理是什么？都包括哪些仪器？

核医学的成像原理基础是放射性核素的示踪作用，不同的放射性核素显像剂在体内有其特殊的靶向分布和代谢规律，能够选择性聚集在特定的脏器、靶组织，使其与邻近组织之间的放射性分布形成一定程度的浓度差，而显像剂中的放射性核素可发射出具有一定穿透力的 γ 射线，可以被放射性测量仪器在体外探测 / 记录到这种放射性浓度差，从而在体外成像，图像上可以显示出脏器和病变组织的形态、位置、大小、功能以及某些分子变化。目前常用的显像仪器包括 SPECT、SPECT/CT、PET、PET/CT 和 PET/MR 等。

2.SPECT和SPECT/CT有何区别及应用?

SPECT 是在 γ 相机的基础上发展起来的核医学影像设备，其基本结构主要包括探头、旋转运动机架、计算机及其辅助设备等。SPECT 的探头借助运动机架围绕身体或受检器官旋转 360° 或 180° 进行完全角度或有限角度的放射性探测，从多角度、多方位采集一系列平面影像，然后利用专用的计算机软件处理，获得符合临床要求的各种断层图像。SPECT 显像不仅能够显示脏器和病变的位置、形态、大小等解剖结构，更重要的是可以同时提供有关脏器、组织和病变的血流、功能、代谢和排泄等信息，甚至是分子水平的代谢和生化信息，对于异常病变探测的灵敏度很高。但是其在细微结构的精确显示方面远不及 CT。而 CT 的优势在于解剖分辨率非常高，可以观察解剖及形态的细微变化，但无法显示病变的功能、代谢及分子水平的变化。SPECT/CT 是将 SPECT 和 CT 这两种设备安装在同一个机架上，两种显像技术的定位坐标系统相互校准的设备，在两次扫描期间患者处于同一个检查床上且保持体位不变，将 SPECT 和 CT 进行优势互补。通过SPECT/CT 图像融合技术，将 SPECT 灵敏反映体内组织器官生理、生化和功能的变化与 CT 提供的精确解剖结构信息相结合，真正实现了功能、代谢、生化影像与解剖结构影像的实时融合，为临床提供更加准确、全面、客观的诊断依据。此外，CT 提供的图像数据还可用于 SPECT 的衰减校正，有效提高 SPECT 的图像质量。

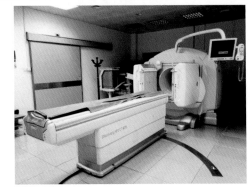

SPECT/CT 扫描仪

3.什么情况下需要做骨扫描检查?

骨扫描全称为放射性核素骨显像（radionuclides bone imaging），是将放射性核素标记的特定骨显像剂（如 ^{99m}Tc 标记的磷酸盐），经静脉注射后，随血流到达全身骨骼，与骨的主要无机盐成分羟基磷灰石晶体发生离子交换、化学吸附以及与骨组织中有机成分相结合而沉积入骨组织内，利用放射性核素显像仪器探测放射性核素显像剂在骨骼内的分布情况而形成全身骨骼的影像。当骨的局部血流灌注量和无机盐代谢更新速度增加，成骨细胞活跃和新骨形成时，可较正常骨骼聚集更多的显像剂，在图像上就呈现异常的显像剂浓聚区；当骨的局部血流灌注量减少，无机盐代谢更新速度减慢，成骨细胞活跃降低或发生溶骨性改变时，骨显像剂在病变区聚集减少，呈现显像剂分布稀疏或缺损。以下情况需要做骨扫描：①转移性骨肿瘤：恶性肿瘤常发生转移，而骨骼是其好发的转移部位。最易发生骨转移的原发恶性肿瘤有肺癌、乳腺癌、前列腺癌、胃癌、甲状腺癌、结肠癌、神经母细胞瘤等。了解恶性肿瘤患者有无骨转移对于疾病的分期、治疗方案的选择和预后的判断等都非常重要。②原发性骨肿瘤：骨显像对于原发性骨肿瘤的诊断、良恶性鉴别诊断等并非首选方法，但其意义在于：a. 早期检出病变；b. 准确显示原发性骨肿瘤的累及范围；c. 全身骨显像有利于发现原发病灶以外的骨转移病灶；d. 有助于手术或其他治疗后疗效的监测与随访。③骨代谢性疾病：代谢性骨病是指一组以骨代谢异常为主要表现的疾病，如骨质疏松症、骨软化症、原发性和继发性甲状旁腺功能亢进症、畸形性骨炎（Paget 病）及肾性营养不良综合征等。各种代谢性骨病在骨显像上既有共同特点又有其自身的特殊性，骨显像可以很好地对其进行诊断与鉴别诊断。④骨感染性疾病：包括化脓性和非化脓性两种，前者包括化脓性骨髓炎和骨脓肿，后者主要包括结核性骨髓炎或骨结核。骨显像对于早期诊断骨感染性疾病具有重要价值，尤其在骨感染发病后1~2 周，X 线检查尚未发现有骨破坏和骨膜新骨形成的时候，骨显像上已有表现。⑤骨缺血性疾病：主要包括股骨头缺血性坏死和儿童股骨头软骨病。骨显像对于该类疾病的诊断明显优于 X 线检查，在症状出现早期甚至在症状出现之前即可发现一些特征性的异常改变，有助于早期进行治疗避免远期并发症。⑥骨创伤：包括创伤性骨折和应力性骨折。骨显像可以对 X 线难以发现的一些细小骨折和部位比较隐蔽的骨折进行诊断，还可以监测和评价骨折的修复和愈合过程。⑦骨关节疾病：骨关节病常在出现临床症状之前骨显像或关节显像即可见到在关节部位有异常放射性浓聚，因此较 X 线平片敏感。骨显像或关节显像常用于类风湿关节炎、骨关节炎或退行性关节病、肺性肥大性骨关节病等的辅助诊断，以及人工关节置换术和其他金属假体植入术后的随访、评价等。

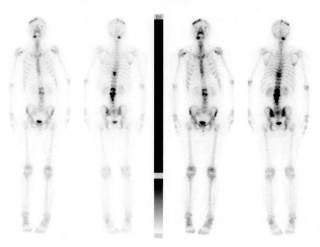

多发骨转移 全身骨显像可见颅骨、脊椎骨及双侧髂骨多发骨摄取放射性增高灶

4.SPECT能评估心肌灌注情况吗？

SPECT 可以评估心肌灌注情况，其原理为具有正常功能的心肌细胞可以有效选择性摄取某些显像剂，其摄取量与冠状动脉血流量成正比，与局部心肌细胞的功能或活性密切相关。静脉注入该类显像剂后，如果缺血、损伤或坏死部位心肌的心肌细胞摄取显像剂的功能降低甚至丧失，则表现为相应区域显像剂分布稀疏或缺损，据此可判断心肌缺血的部位、程度、范围，并提示心肌细胞的活性是否存在。其显像方法包括静息心肌灌注显像和运动负荷心肌灌注显像。心肌灌注显像的临床应用有以下几个方面：

（1）在冠心病诊治中的应用。①心肌缺血的诊断：心肌灌注显像可以为冠心病的诊断提供心肌缺血的直接证据，还可以检出无症状心肌缺血，提示冠状动脉病变部位，对早期诊断冠心病具有重要价值，其灵敏度和特异性均可达90%以上。应用门控心肌灌注显像能同时获得心室功能参数，评估心室各局部室壁运动，进一步提高诊断心肌缺血的准确性。②危险度分层：心肌灌注显像能够确定心肌缺血的部位、范围、程度和冠状动脉的储备功能，为冠心病患者危险度分层提供重要依据。③疗效评价：心肌灌注显像是评价冠心病疗效的首选方法，其价值体现在：a.根据治疗前后心肌缺血程度和范围的变化以及心功能的改变评价其疗效；b.监测冠状动脉搭桥术患者有无围手术期心肌梗死；c.确定治疗后有无残存心肌缺血，是否需要再次手术治疗；d.了解病变冠状动脉有无再狭窄。

（2）在其他心脏疾病诊治中的应用。①可对扩张型心肌病、缺血性心肌病、肥厚型心肌病进行鉴别诊断；②可评估糖尿病患者无症状的心肌缺血改变；③可提示微血管性心绞痛患者的心肌缺血改变。

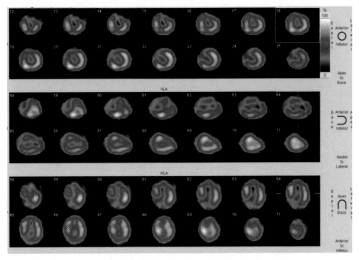

心肌缺血　静息心肌灌注显像显示左室前壁、心尖及下后壁心肌缺血，伴局限性前壁心肌梗死

5.甲状腺结节能做SPECT检查吗?

甲状腺结节可以做SPECT检查,该检查可以对结节的功能和性质进行判定。根据甲状腺结节摄取显像剂的情况,将结节分为四种类型,即:"热结节""温结节""凉结节""冷结节"。"热结节"指结节部位放射性分布高于正常甲状腺组织;"温结节"指结节部位放射性分布等于或接近周围正常甲状腺组织;"凉结节""冷结节"指结节部位放射性分布低于周围正常甲状腺组织。不同结节的核素显像表现和临床意义见下表。

甲状腺结节核素显像的表现和临床意义

结节类型	常见疾病	恶变概率
热结节	功能自主性甲状腺腺瘤、先天性一叶甲状腺缺如的功能代偿	1%
温结节	功能正常的甲状腺腺瘤、结节性甲状腺肿、甲状腺炎	4%~5%
凉结节 冷结节	甲状腺囊肿、甲状腺瘤囊性变、大多数甲状腺癌、慢性淋巴细胞性甲状腺炎、甲状腺结节内出血或钙化	10% 20%(单发结节) 0~18%(多发结节)

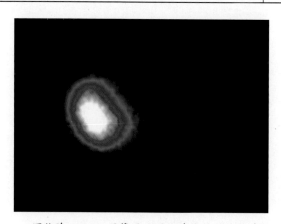

甲状腺 SPECT 显像显示甲状腺右叶"热结节"

6.脑血流灌注核素显像有何应用?

脑血流灌注核素显像(cerebral blood flow perfusion imaging)是目前临床最常用的脑显像方法之一,其原理是脑血流灌注显像剂能通过血脑屏障被脑细胞所摄取,摄取的量与局部脑血流量(regional cerebral blood flow,rCBF)呈正相关,在体外通过SPECT或PET进行断层显像,得到局部脑血流灌注的图像。脑血流灌注显像的应用主要包括以下几个方面:①脑血管疾病。a.脑梗死:脑血流灌注显像可用于脑梗死的早期诊断、治疗方案的选择、预后评估和疗效监测；b. 短暂性脑缺血发作：脑血流灌注显像有助于确定病变部位，评估可疑的出血以及发生脑卒中的风险，对于短暂性脑缺血发作患者的早期诊断和治疗决策具有重要临床意义。②癫痫：可以对癫痫病灶进行定位诊断。③阿尔茨海默病：阿尔茨海默病临床起病较隐匿，脑血流灌注显像有助于对其进行早期诊断。④帕金森病：脑血流灌注显像可见帕金森病患者基底节和皮质摄取减低，有助于对其进行诊断。⑤脑功能研究：脑血流灌注显像可以研究在各种生理刺激下 rCBF 的变化及与解剖结构的关系。

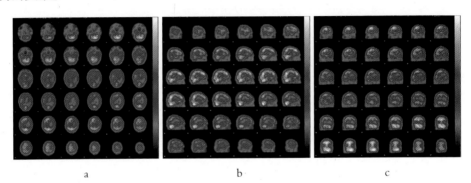

a   b   c

脑血流灌注断层显像横断位（图 a）、矢状位（图 b）和冠状位（图 c）图像显示左侧额颞枕叶局部血流灌注减低

7.SPECT在肾脏有何应用？

SPECT 在肾脏的应用主要有以下几个方面：①判断评价分肾实质功能：SPECT 肾动态显像评价分肾实质功能具有灵敏度高、简便安全和无创等优点，可提供相关定量参数和半定量分析指标，有助于判断肾功能受损程度及评价治疗效果。②移植肾的监测：肾移植术后常见的并发症主要有急性肾小管坏死、排斥反应、尿瘘与尿路梗阻等。这些并发症均可危及移植肾的存活，因此早期、准确的诊断和及时采取正确的治疗措施有助于防止不可逆肾损伤。SPECT 肾动态显像已广泛用于监测肾移植术后移植肾的并发症。③上尿路梗阻的诊断与鉴别诊断：上尿路梗阻时，根据梗阻部位、程度、持续时间及患侧肾功能状态的不同，肾动态显像有不同的表现。利尿剂介入试验是鉴别上尿路机械性梗阻与非梗阻性尿路扩张的可靠方法，能够明确诊断约 85% 的可疑性尿路梗阻，为临床正确制订处置方案及客观判断疗效提供依据。④诊断肾血管性高血压：高血压患者两侧肾图对比出现异常时，提示存在肾血管性高血压可能，通过卡托普利试验可以鉴别。⑤其他疾病应用：肾血管疾病时，肾动态显像可以用于评价患侧肾功能；肾动态显像还可用于判断创伤对肾血流和功能造成的损害，敏感地探测肾外包膜或输尿管

破裂出现的尿瘘，评价治疗效果及随访预后。

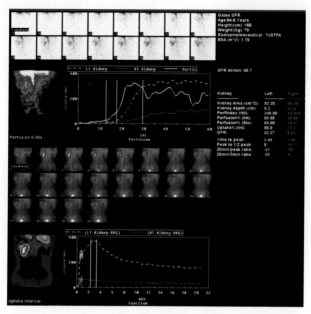

肾动态显像显示左肾血流灌注及功能未见明显异常，右肾近似无功能

8.PET/CT和PET/MR与单项CT、MR和PET检查有什么不同？

　　PET主要利用放射性示踪剂从分子水平上反映人体组织的生理、病理及代谢等的改变。但PET的空间分辨率低，不能提供足够清晰的解剖结构图像，因此，在临床应用中受到了一定的限制。CT可以利用X线衰减校正PET图像，使图像的分辨率得到显著增加，且可以定位病变部位。MR软组织对比分辨率高，扫描序列多样，可以获得人体解剖形态结构、功能、代谢、灌注等多种诊疗信息。PET/CT和PET/MR是PET（功能显像）与CT（结构显像）、MR（结构+其他信息）的最优化组合，通过后期融合软件，实现了功能定性信息和图像解剖定位信息的优势互补，定量与定性相结合。除此之外，PET/CT和PET/MR还具有全身扫描的优势，目前较先进的PET/CT可以做到单床位采集全身图像，扫描速度快，辐射剂量低，单次扫描可获得全身信息。CT和MR显像又各有其长处，CT扫描速度快，对肺部及骨骼系统疾病诊断效果佳；MR检查没有辐射，在神经、肌肉、实质脏器疾病的检查中具有优势。因此应根据具体情况考虑行PET/CT或PET/MR检查，在单项检查不能准确诊断的时候应及时局部加扫另一项检查，这样可以实现注射一次核素显像剂，同时获得PET/CT+PET/MR图像，更好地对疾病进行诊断和鉴别诊断，使患者利益最大化。

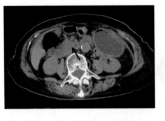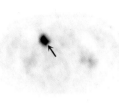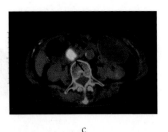

a   b   c

胰腺癌 腹部轴位 CT（图 a）、PET（图 b）、PET/CT 融合图（图 c）可见胰头钩突肿块影，代谢增高（箭头），提示恶性

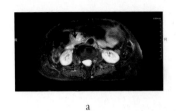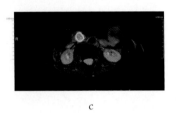

a   b   c

胰腺癌 腹部轴位 MRI T2WI（图 a）、PET（图 b）、PET/MR 融合图（图 c）可见胰头钩突肿块影，代谢增高（箭头），提示恶性

9.心肾功能差或对CT、MRI对比剂过敏能做PET/CT或PET/MR检查吗？

CT、MR 增强检查是指经静脉给予水溶性对比剂后再行扫描，使病变组织与邻近正常组织间的密度或信号差增加，从而提高病变的显示率。对比剂使用高压注射器做静脉团注，即短时间内快速大量注射对比剂，少数患者由于特异体质或各种无法预知的原因，可能发生对比剂过敏及肾功能损害等不良反应。PET/CT 和 PET/MR 核素显像剂是放射性核素与化合物的结合物，所用化合物通常是在体内正常分布或是与体内的靶器官特异性结合的物质，显像剂放射性剂量极微，完全在安全范围之内，注射体积也很小，一般为 1~2mL，所以不管是辐射量、化合物成分还是注射体积量都不会对心肾功能产生影响，也极少有人对显像剂过敏，所以即使心肾功能不好的患者亦可做 PET/CT 和 PET/MR 检查，亦不用担心过敏。

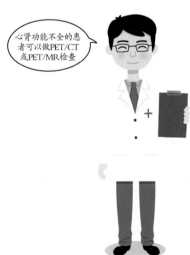

心肾功能不全的患者可以做PET/CT或PET/MR检查

10.做了PET/CT和PET/MR还需要再做增强CT或增强MR吗?

目前临床上应用最广泛的 PET 显像剂 ^{18}F-FDG 是非特异性显像剂,能够反映器官组织的葡萄糖代谢状态,一般认为代谢增高提示恶性肿瘤,代谢减低或不高提示良性肿瘤,但实际应用时由于部分特殊类型的恶性肿瘤(如神经内分泌瘤、支气管肺泡癌、肝细胞癌、肾透明细胞癌、前列腺癌、黏液性腺癌及印戒细胞癌)或恶性程度较低的肿瘤会呈等或低代谢情况而出现假阴性问题,而部分良性肿瘤或活动期炎性病变、创伤后、术后改变也会呈现代谢增加而存在假阳性的问题。并且目前 PET 显像一般为静态显像,不能获得肿瘤血供情况。增强检查是指经静脉给予水溶性对比剂后再行扫描,使病变组织与邻近正常组织间的密度/信号差增加,从而提高病变的显示率,且动态增强可以获得肿瘤血供信息。病变组织密度/信号增加称为增强或强化,其机制是病变组织内血管丰富或血流缓慢,血管通透性增加,对比剂在病理组织中停滞、积蓄而强化,因此,增强扫描可反映病理组织性质。当患有常规 PET/CT 和 PET/MR 难以鉴别的疾病而恰好是增强 CT/MR 的擅长点时,需要再做增强 CT/MR 进一步协诊。同样,很多先做增强 CT/MR 仍不能解决问题的患者,也需要做 PET/CT 和 PET/MR 加以补充。

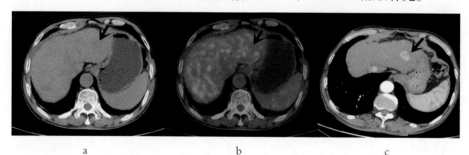

a　　　　　　　　b　　　　　　　　c

肝脏轴位 CT(图 a)可见肝左叶稍低密度结节(箭头);PET/CT 融合图(图 b)可见肝左叶结节代谢不高(箭头);增强 CT 动脉期(图 c)可见肝左叶结节强化明显(箭头);病理证实该结节为肝细胞癌

11.PET/CT或PET/MR能鉴别肿瘤的良恶性及恶性程度吗?

肿瘤良恶性诊断的金标准仍然是病理检查,但是具有一定的局限性。首先,病理检查是一种有创检查,存在风险。其次,由于肿瘤毗邻关系的复杂(邻近大血管、神经等)或者位置特殊等原因不适合穿刺活检。最后,即使成功穿刺活检结果为良性的组织亦不能完全排除恶性的可能,因为有可能未能取到恶变区域组织。目前,常规的影像检查(超声、CT、MR 等)都能提供一定的良恶性肿瘤诊断信息，并且各有专长，不能完全互相替代。

　　PET/CT 和 PET/MR 检查一般使用常规核素药物 ^{18}F-FDG，如果肿瘤呈高代谢，且其 CT/MR 征象也提示恶性，则肿瘤为恶性的可能性较大，其代谢程度越高，恶性程度越大。若 CT/MRI 征象提示有恶性可能时，肿瘤呈等或轻度代谢增高，则肿瘤恶性可能性降低，若 CT/MR 征象不提示病变为恶性时，肿瘤呈等或轻度代谢增高，则良性病变的可能性更大；若两种检查信息不一致时则鉴别相对困难，此时需密切结合病史及其他检查或结合延迟显像帮助诊断，或考虑选用其他特异性更好的核素显像剂进一步定性。此外，PET 还有一个优势，即指导穿刺活检，代谢最高的部位往往是病变细胞活性程度最高的区域，通过 PET 引导的穿刺部位可极大提高穿刺成功率。PET/CT 及 PET/MR 检查的多种诊断优势使其能更好地分辨肿瘤的良恶性及其恶性程度。因此，当常规影像检查仍不能进行良恶性鉴别且患者又不适合活检的时候，可以行 PET/CT 和 PET/MR 检查，提供更多的诊断信息。

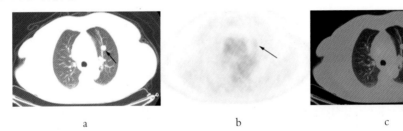

肺部轴位 CT（图 a）、PET（图 b）、PET/CT 融合图（图 c）可见左肺结节（箭头），代谢不高，提示为良性病变（病理证实为肺硬化性血管瘤）

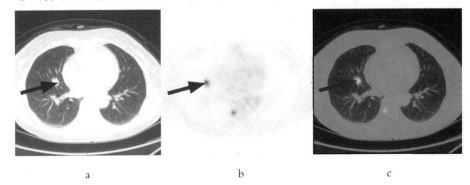

肺部轴位 CT（图 a）、PET（图 b）、PET/CT 融合图（图 c）可见右肺结节（箭头），代谢增高，提示为恶性病变（病理证实为肺腺癌）

12.PET/CT或PET/MR对已经确诊的恶性肿瘤有哪些应用？

　　对已经确诊恶性肿瘤的患者，PET 检查的主要应用范围是分期分级、疗效评估、放疗靶区的勾画以及寻找转移性肿瘤的原发病灶。

准确的术前分期分级，是正确治疗和取得良好疗效的前提。PET/CT 和 PET/MR 利用肿瘤组织的快速增殖、糖酵解代谢率增加等生物学特征及其全身显像的优势，不仅可以早期发现和确定肿瘤原发病灶的部位、大小，还能发现淋巴结及远处转移灶，通过代谢的异常程度还可以评估肿瘤的恶性程度和预后。国内外的经验都已证实，合理利用 PET 图像提供的信息，可以改变 30%~40% 肿瘤患者的临床分期，包括分期的上调和下调，为临床正确制定治疗策略奠定基础。

肿瘤治疗的疗效评价可以决定是否继续原方案治疗，PET 实体瘤疗效标准将 PET 检查作为评价的重要参考，能反映肿瘤代谢的情况，对实体瘤疗效评价标准中评价困难的不可测量病灶，PET 检查能灵敏地显示肿瘤的浸润范围，使放疗靶区更准确而取得更好的放疗效果，同时代谢越高的位置提示该处肿瘤细胞数量更多，增殖越活跃，称为生物靶区，应给予更多的射线剂量。因此，PET 为放疗计划的设计提供了生物学基础。

原发灶不明的转移瘤临床并不少见，明确原发灶是制订治疗方案的基础，PET/CT 和 PET/MR 的功能 + 解剖成像以及全身显像模式对于寻找原发病灶具有极大优势，同时还能发现额外转移灶。

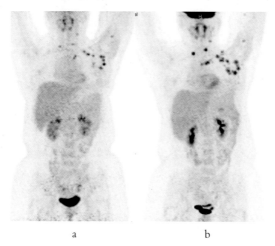

a   b

PET MIP 图（图 a）可见乳腺癌术后多发转移瘤；化疗 4 个周期后，PET 全身 MIP 图（图 b）可见乳腺癌转移瘤较前进展，提示疗效不佳

13.PET/CT和PET/MR能诊断恶性肿瘤治疗后的局部复发、残留与远处转移吗？

恶性肿瘤疗效的检测和随诊是选择正确治疗方案的重要条件。然而手术、放化疗等治疗方法改变了病灶局部组织的结构，这种改变与病灶原有结构的改变或治疗后新生结构的改变相互重叠，难以鉴别。

PET/CT 和 PET/MR 能够无创且灵敏地反映肿瘤组织葡萄糖代谢的摄取程度，往往在解剖结构出现变化之前就能准确反映肿瘤的治疗后效果，与肿瘤细胞的增殖、凋亡等变化存在相互关联，可以作为肿瘤在体监测疗效的影像标志物，预测肿瘤的治疗反应，且 PET/CT 和 PET/MR 具有全身显像模式，可以观察全身转移情况，准确进行治疗后再分级，指导个体化治疗方案的选择。目前，应用 PET/CT 和 PET/MR 评价肿瘤治疗疗效的临床实践主要包括两类：第一类在肿瘤治疗方案完成后，应用 PET/CT 和 PET/MR 进行疗效评价，判断残余肿瘤组织是否仍存在活性。第二类是在肿瘤治疗方案进行中，应用 PET/CT 和 PET/MR 评价治疗中期肿瘤的代谢程度，早期预测肿瘤治疗方案是否有效。

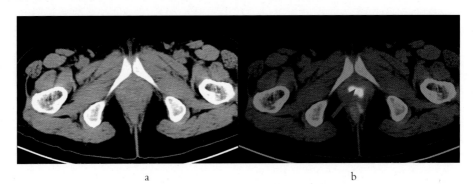

宫颈癌术后 7 年患者　盆腔轴位 CT（图 a）、PET/CT 融合图（图 b）可见阴道残端高代谢肿块（箭头），提示宫颈癌复发，病理证实为阴道残端鳞癌

14.PET检查能判断心肌是否存活吗？

心肌细胞的损害可能出现以下三种结果：坏死心肌、冬眠心肌和顿抑心肌。坏死心肌为不可逆的心肌损害，冬眠心肌和顿抑心肌为缺血存活心肌，当冠状动脉再通，改善心肌缺血后，这部分心肌的功能还能再恢复。因此，冠状动脉搭桥手术前评估心肌是否存活是非常重要的。

心肌灌注显像在评价存活心肌方面有一定价值，但是会低估心肌细胞活力。PET 心肌代谢通过核素显像剂显像可准确判断心肌细胞活性。心肌代谢显像需要与心肌灌注显像对比分析，根据血流和代谢是否匹配判断心肌活性。心肌灌注通过注射 $^{13}N-H_2O$ 行 PET 显像获得，心肌代谢显像通过注射 $^{18}F-FDG$ 行 PET 显像获得，所以称为双核素显像。心肌灌注 - 代谢不匹配是局部心肌细胞缺血但存活的有力证据，反之，灌注 - 代谢匹配是心肌完全坏死的标准。冠状动脉搭桥手术是治疗冠心病严重心肌缺血的重要方法，但是缺血心肌仍存活是确保患者受益的前提，双核素显像在评价存活心肌方面有重要意义。

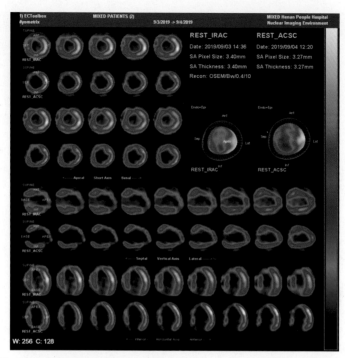

短轴、垂直长轴、水平长轴静息心肌灌注显像（上图）/心肌代谢显像（下图）匹配，提示左室前壁及心尖部心肌透壁性心肌梗死，未见存活心肌

15.PET/MR能定位癫痫病灶吗？

癫痫是临床常见病，虽然多数患者经过严格的抗癫痫药物治疗可以获得良好控制，但仍然有20%~30%的患者无法通过药物有效控制。采用合理的手术方法切除致痫灶或阻断癫痫传导通路，可以显著改善癫痫患者的预后。因此，在手术之前对癫痫病灶的准确定位非常重要。

临床常用的定位癫痫病灶的方法有脑电图和常规MRI，二者又各有其局限性。脑电图无法探测深部脑区的异常放电，许多癫痫在常规MRI上表现正常找不到致痫灶，因此需要更准确的检查来定位。通过研究发现，发作期的癫痫患者致痫灶在 ^{18}F-FDG-PET 脑代谢上呈高代谢，发作间期呈低代谢。可以根据其发作情况在PET图像上定位，但是PET作为功能成像分辨率较低，难以准确解剖定位，PET/MR问世后很好地解决了这个问题，功能成像和结构成像完美结合，且MR具有多序列优势，能提供结构、功能、代谢、灌注等多方面信息，PET/MR融合了PET和MR的长处，弥补了二者各自的短板，更能显示其在癫痫病灶准确定性定位方面的优势，具有非常广阔的应用前景。

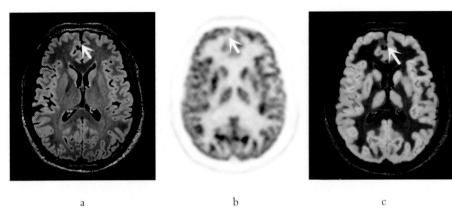

颅脑轴位 MRI T2 FLAIR（图 a）、PET（图 b）、PET/MR 融合图（图 c）显示右侧额叶局部皮层代谢减低（箭头），提示致痫灶

16.SPECT和PET检查有哪些应用限度？

SPECT 和 PET 作为核素显像技术有其明显优势，但也存在不足：①对组织结构的分辨率不如其他影像检查，而且受到脏器或组织本身功能状态的影响，但是 PET/CT 和 PET/MR 以及 SPECT/CT 的问世从一定程度上弥补了其分辨率不高的不足，不过因核素检查本身具有电离辐射效应，为了降低患者接受的整体剂量，常采用低剂量 CT 扫描策略，牺牲了诊断 CT 的分辨率；②显像剂种类繁多，不同目的或功能显像也需选择不同的显像剂，这增加了检查的成本，成为制约核素显像普及的重要因素。此外，核素显像剂不仅对患者本人具有电离辐射效应，还对周围环境也有辐射效应，注射过显像剂的患者需要专门管理，设计专门通道。总之，核素显像与 CT、MR、超声同属医学影像技术，它们的显像原理、技术优势和应用范围各不相同，在临床上应根据患者的需要和自身情况选择某种或者联合几种影像学技术，对疾病做出早期全面的诊断和定位。

17.PET显像剂分为哪几类？有何应用？

基于 PET 的显像原理，其采用的放射性药物主要是正电子标记的药物，按其生化作用可分为代谢型、血流灌注型、结合型三种。其中应用最广泛的是 ^{18}F-FDG，能反映机体器官、组织和细胞利用葡萄糖的分布和代谢水平，对肿瘤、心脏疾病的评估以及脑部疾病诊断均有较高的应用价值。其他代谢型显像剂包括氨基酸、脂肪酸、胆碱、乏氧及骨盐代谢显像剂，大多应用于肿瘤的临床诊断与科研。血流灌注正电子显像剂最常用的有 ^{15}O-H_2O 和 ^{13}N-H_2O，可定量测定组织血流量，用于肿瘤、心脑血管疾病的诊断和研究，其主要用途是与 ^{18}F-FDG

结合用于测定存活心肌。结合型显像剂又称"核素分子探针"，是一种特殊的分子，可与细胞内特定的分子（靶分子）特异性结合，通过 PET 成像设备显像，靶分子在体内的分布一目了然。核素分子探针目前较多应用于神经系统及肿瘤的临床与科研。常见的神经系统核素分子探针包括 ^{11}C-raclopride、[11]C-CFT、[11]C-flumazenil 和 ^{11}C-PK1195，分别应用于帕金森、痴呆、抑郁和癫痫等疾病的诊断。近期研究应用较多的肿瘤类分子探针有神经内分泌瘤特异型显像剂 ^{68}Ga-DOTATE 和前列腺癌特异型显像剂 ^{68}Ga-PSMA。[68]Ga 是正电子药物，发射出 γ 射线被仪器探测而显像。若用发射 β 射线的核素标记分子探针，则可制备特异性的内照射药物，精准打击肿瘤，实现诊疗一体化。目前用于特异性治疗神经内分泌瘤的核素药物 ^{177}Lu-DOTATATE 已被 FDA 批准上市。

18.怀孕、备孕期间及儿童能做PET检查吗？

2016 年美国妇产科医师学会发表妊娠期影像诊断指南，提出孕期胎儿需要接受 60~310mGy 剂量才会出现不良影响。孕妇接受一次 PET/CT，胎儿接受的辐射剂量为 10~50mGy，低于前述限值，MRI 不产生辐射，PET/MR 检查辐射剂量更低。美国妇产科医师学会支持孕期可进行小于 5mGy 的相关核医学检查，并且认为哺乳期妇女接受放射性核素检查后可以继续母乳喂养。怀孕后是否一定要避免 PET 检查呢？根据美国妇产科医师学会的指南，妊娠期妇女应当谨慎进行此类检查，综合利弊经过医生的同意后必要时再行扫描。对于准备怀孕的患者，推荐检查后 3 个月后再考虑怀孕。从生殖细胞的生长周期看，卵子、精子的生发过程是 3 个月左右，因此，PET 检查后 3 个月怀孕较为安全。

儿童并非核医学检查的绝对禁忌人群，相反很多儿科相关疾病需要无创的核医学检查来诊断。儿童核医学检查所用的放射性药物剂量通常根据患儿体重或者体表面积在成人用量基础上进行校正计算，满足检查所需最小化剂量，均在安全范围之内。

19.患者做完穿刺活检后可以立即做PET/CT或PET/MR检查吗？

PET/CT 和 PET/MR 的主要显像剂 ^{18}F-FDG 是代谢类型显像剂，在代谢旺盛的组织内浓聚。刚做完活检的组织受到一定的创伤，产生炎性反应，细胞呈代谢活跃状态，在 ^{18}F-FDG PET/CT 和 PET/MR 图像上表现为代谢浓聚状态。恶性肿瘤也往往表现为代谢浓聚状态。如果刚做完活检就检查，病灶呈代谢浓聚，恶性肿瘤和穿刺后炎性反应难以鉴别。因此，穿刺后并未明确病理诊断或者是病理诊断为良性的患者，即检查目的是良恶性鉴别的患者，需穿刺后 1 周左右再来进行 PET/CT 和 PET/MR 检查。若是穿刺结果已经明确为恶性或其他，检查目的不是肿瘤良恶性鉴别以及肿瘤活性的评估，而是治疗前分期分级，则不用等待，做好准备即可检查。

20.有幽闭恐惧症不能做MR检查，能做PET/CT或PET/MR检查吗?

幽闭恐惧症是对封闭空间的一种焦虑症。由于 MR 孔径较小较长，中央幽闭狭长的孔洞，光线暗淡，视野受限，以及扫描过程中梯度磁场切换发出的噪声刺激和较长的检查时间，旁边无人陪同，更加剧了幽闭恐惧症患者的恐惧心理，使其检查过程中出现胸闷、气短、窒息感、呼吸困难、心悸、恶心、颤抖、四肢出冷汗、眩晕、感觉异常、面色苍白、大声喊叫等恐惧反应。PET/MR 与普通 MR 扫描仪的机架和噪声一样，因此有幽闭恐惧症不能做 MR 检查的患者也不能做 PET/MR。但 PET/CT 孔径大，无噪声，扫描时间快，比 PET/MR 容易接受，若能做普通 CT 的患者也能做 PET/CT。

幽闭恐惧症是 MR 检查的相对禁忌证，并非绝对禁忌证。为了顺利检查，减轻患者症状，可以采取以下措施：①预先告知患者有关检查的注意事项，让患者进一步了解 MR 检查；②让家属陪同一起进入扫描室，并让家属用手握住患者的手或抚摸患者的肢体使其有安全感；③检查间期与患者通话，使患者感觉自己同医务人员离得很近，心情自然会放松；④使用眼罩使患者忽略周围环境；⑤打开扫描孔内的灯，增加空间感；⑥芳香疗法；⑦控制呼吸或精神幻想；⑧系统脱敏；⑨医学催眠；⑩对躁动患者及严重不配合的患者可给予镇静药物。若患者确实不能坚持完成检查，应以安全为重，放弃检查。

21.PET/CT或PET/MR检查前能否运动健身?

PET 常规使用的显像剂是 $^{18}F-FDG$，可反映机体器官、组织和细胞利用葡萄糖的分布和摄取水平。在 PET 显像前肌肉过度运动或紧张，会增加肌肉对 $^{18}F-FDG$ 的非特异性摄取，干扰检查结果。因而在 PET/CT 或 PET/MR 检查前要尽量休息，避免体育锻炼或从事重体力劳动。在注药前半小时至显像前，患者应在温暖、安静和微暗的室内卧位或半卧位休息，直至显像前排尿。体位尽量舒适，特别注意颈部和脊柱旁肌群的舒展、减少活动。不阅读、不说话、不咀嚼，尽量少做吞咽动作，以免有关肌群显影。对难以配合的患者，可给予镇静剂；对局部疼痛剧烈的患者，可给予镇痛剂。另外，因为肠镜、胃镜、支气管镜等会对相应组织造成损伤，对影像判读造成影响，患者检查前应向医护人员说明近期有无进行侵入性检查或治疗，如有行侵入性检查或治疗应推迟检查时间。若近期有做消化道钡餐检查，也应向医护人员说明并更改检查时间，以免高密度钡剂使PET图像出现过度衰减校正伪影，干扰检查结果。所以PET/CT或PET/MR检查前1天不能进行运动健身或其他体力活动。

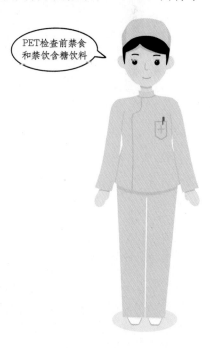

22.PET/CT或PET/MR检查前能否吃饭喝水？

患者做PET/CT或PET/MR检查前应禁食和禁饮含糖饮料至少4~6小时，尽量不要输注含有葡萄糖的液体，以免血糖过高时对肿瘤摄取^{18}F-FDG产生竞争性抑制。无糖尿病患者血糖水平应控制在正常水平，糖尿病患者的血糖水平要控制在< 11.1mmol/L。血糖水平过高时，可以通过注射短效胰岛素降低血糖水平。胰岛素注射2小时后应重新测定血糖水平，< 11.1mmol/L方可注射显像药物，否则建议专科医师对患者血糖进行控制后择日进行检查。同时，禁食有助于减少消化道的非特异性摄取。^{18}F-FDG由肾小球滤过后在肾小管仅回吸收很小一部分，大部分皆随原尿进入肾内收集系统再排入膀胱。若饮水不多、尿流量不大和显像前未排尽尿液，肾内收集系统、输尿管和膀胱可积聚很多放射性核素而显示为浓影，干扰对泌尿系内部和邻近部位放射性分布的观察。因此，注射显像药物后可适量饮用清水，在图像采集前应排空膀胱，减少对肾收集系统和膀胱的辐射剂量以及对显像的干扰。对于便秘的受检者或者消化道肿瘤的患者检查前一晚适当使用缓泻剂进行肠道准备有利于提高肠道图像的质量。同时，检查前1天应避免摄入咖啡、茶、酒等刺激性饮品。PET/CT或PET/MR检查前至少空腹4小时以上，即使检查前1天也不能大吃大喝，特别不能吃甜食或饮含糖饮料。

23.PET/CT或PET/MR检查前需要去掉金属物品吗？

金属物品在 CT 上会产生硬化伪影。MRI 由于存在非常强大的磁场，因而严禁将铁磁性物品及电子产品带入检查间，避免发生抛射伤害导致的意外伤亡。且 MRI 检查过程中金属物体都会产热，因此，所有金属物品（手表、助听器、体环、珠宝首饰、眼镜和有金属的衣物等）必须去除。有义齿的受检者检查前去除义齿，女士应避免穿戴含金属的文胸内衣，检查盆腔的女士需取出金属节育环；受检者和陪同人员进入检查间前，去除身上所有金属物品，轮椅、担架、检查床、氧气瓶、监测设备等严禁进入检查间，吸氧患者使用氧气袋，行动不便患者使用无磁轮椅或无磁检查床。研究报道有些文身和永久性化妆（如永久性眼线）包含某些铁颜料，可以导致 MRI 图像伪影。此外一些罕见报道文身尤其装饰性文身在检查过程中会引起烧灼感和皮肤灼伤。对于金属植入物、心脏起搏器和其他电子装置，大多数制造商都提供 MRI 检查的安全信息，检查前需要确定装置或植入物进行 MRI 检查是否安全。所以，PET/CT 与 PET/MR 检查前需要去掉金属物品。

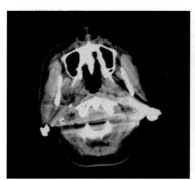
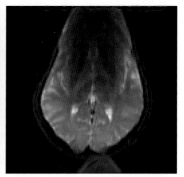

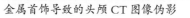

金属首饰导致的头颅 CT 图像伪影　　金属牙套导致的头颅 MRI 图像
伪影及变形

24.患者注射完显像剂等待PET检查的时候，可以出去活动一下吗？

为避免人体组织对显像药物的非特异性摄取，在注射药物后，待检查者需进行视听封闭，在温暖、安静和微暗的室内卧位或半卧位闭目休息，体位尽量舒适，尽量避免交谈、进食和咀嚼，不阅读，尽量少做吞咽动作，以免有关的肌群非特异性显影。要注意保暖，避免因寒冷导致棕色脂肪组织显影（棕色脂肪组织的主要作用是产生热量，维持体温，在寒冷环境下棕色脂肪细胞膜的葡萄糖转运体被激活，PET 检查时可以摄取 ^{18}F-FDG 而显影），干扰检查结果。另外，注射了显像剂的受检者体内有放射性药物，也会对周围近距离人群产生辐射，所以，注射完显像剂的患者一定要在专门的候诊室内安静休息，不可以出去活动。

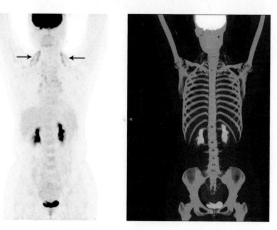

双侧颈部棕色脂肪显影（黑色箭头处）

25.患者做完PET检查后身上是不是一直会有射线？什么时候能抱宝宝或给宝宝喂奶？

PET 最常用的 ^{18}F 标记的 FDG 半衰期为 109.8 分钟，研究显示静脉注射 ^{18}F-FDG 10 个半衰期（约 20 小时）后患者体内的放射线量极微，可以忽略不计。因此，做完 PET 检查约 20 小时后即可以抱宝宝或给宝宝喂奶。PET 检查注射的显像药物的辐射在安全范围之内，研究显示当受检者静脉注射 ^{18}F-FDG 10mCi，其全身的有效剂量当量为 1 雷姆，与一次范围较大的 CT 检查相当。该剂量仅为一次应急限值（10 雷姆）的 1/10，远低于发生非随机辐射损伤的阈值，因而是安全的。检查完毕后受检者可适量多饮用水，进流食，以加速放射性药物的排泄，减少放射性药物在体内的潴留。在注射显像药物后 20 小时内，受检者应尽量不去公众场所，应与人群保持一定的距离，特别要远离儿童及孕妇。

26.PET检查如何处理尿液？

由于 PET 显像剂 ^{18}F-FDG 具有一定放射性，进行 PET 检查的患者静脉注射显像剂后需在指定候诊区等待检查，不可以随意走动。^{18}F-FDG 由肾小球滤过后在肾小管仅重吸收很小一部分，大部分都随尿液排出体外。在等待检查时需要多喝水多排尿，以减少对肾收集系统和膀胱的辐射剂量以及对显像的干扰。在排尿时应防止尿液从便池溅出，在排尿后用纸巾擦拭残留尿液，避免尿液污染衣裤，如有污染应及时更换。排尿后还应冲洗干净便池，候诊区内的便池管道由防辐射材料加固并通向专用衰变池，对患者尿液集中处理。由于 ^{18}F-FDG 的半衰期较短，待患者做完检查后，体内残留显像剂的放射线量十分微小，无须再对患者尿液专门收集处理。

27.放射性核素除了用于诊断外还能用于治疗吗？

放射性核素除了用于诊断外，还能用于治疗。其用于治疗的主要机制是：利用载体或介入措施将放射性核素靶向运送到病变组织或细胞，或病变组织与细胞能够主动摄取放射性药物，使放射性核素在病变部位大量浓聚。放射性核素在衰变过程中发出的射线近距离照射病变组织，使之产生电离辐射生物效应从而达到治疗疾病的目的。由于照射剂量主要集中于病灶内，在发挥最大治疗作用的同时，对周围正常组织的损伤会尽可能减轻。目前放射性核素治疗主要应用于以下方面：①口服 ^{131}I 治疗甲状腺疾病：主要用于治疗甲亢和分化型甲状腺癌；②静脉注射放射性药物治疗恶性肿瘤骨转移：常用的放射性药物有 $^{89}SrCl_2$、$^{223}RaCl_2$、$^{177}Lu-EDTMP$、$^{153}Sm-EDTMP$ 等；③放射性粒子植入治疗：将含有放射性核素（如 ^{125}I 和 ^{103}Pd 等）的微型封闭粒子源，按照制订的治疗计划，通过术中植入方式或在影像引导下直接植入肿瘤病灶、受浸润或沿淋巴途径扩散的靶区组织中，从而达到治疗作用，目前多用于前列腺癌、非小细胞肺癌、胰腺癌、头颈肿瘤及肝癌等治疗；④放射性药物生物靶向治疗：包括放射免疫导向治疗、受体介导核素治疗、基因靶向治疗等；⑤放射性核素敷贴治疗：广泛应用于皮肤疾病治疗，如毛细血管瘤、瘢痕疙瘩等；⑥嗜铬细胞瘤、神经母细胞瘤的 $^{131}I-MIBG$ 治疗；⑦肝癌动脉导管介入治疗；⑧血管内放射性支架介入治疗。

第六节　超声检查

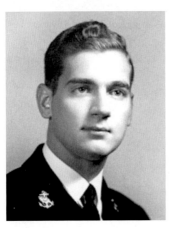

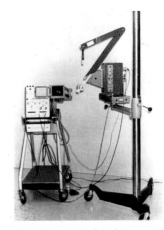

乔治·路德维希（George Döring Ludwig）教授　　第一台商用手动关节臂式复合 B 型扫描仪

影像小贴士

　　超声（ultrasound）是指振动频率高于 20kHz 的声波，具有穿透力强、方向性好的特点。超声在人体软组织中的传播速度平均值为 1 540m/s，由乔治·路德维希（George Döring Ludwig）教授首次测出。超声检查具有无辐射、无创、实时动态显像、便携可移动、经济等优点。

1.超声检查的原理是什么？

　　超声检查是以处理超声波在人体组织内产生的回声信息为基础，显示人体脏器、组织结构和血流情况，从而评价脏器或病变的结构与功能的一种影像学检查方式。超声波是弹性介质中传播的频率高于人耳听力阈值即 20kHz 的一种机械振动波，其物理特性包括传播速度、反射、折射、透射、散射、衰减、多普勒效应等。超声检查时探头发出的超声波穿过人体组织器官，穿透过程中发生反射、折射、散射等回波被探头接收，超声探头压电效应将回波的机械能转换成电信号并经处理后显示出来。同时，由于人体组织器官与声阻抗的不同，这些回波的差异形成了超声的回声图像。

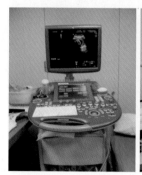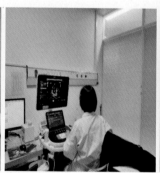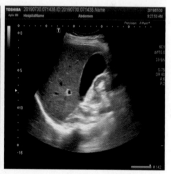

超声检查仪器　　　　　　超声检查操作　　　　　　正常胆囊长轴声像图

2.超声检查的优点有哪些？

　　超声检查根据超声波在人体组织的物理特性及声学参数对人体组织结构成像，从而进行疾病的诊断及治疗，该种检查方法有独特的优势：①无放射性损伤，可视为无创伤性检查，临床应用一般不受限制；②实时动态性，可连贯、动态地观察脏器运动及功能，随时准确地进行人体疾病诊断；③便携可移动，检查仪器所占空间小，适用于床旁危重病人和突发事件；④能够及时报告诊断结果，可在短时间内重复检查；⑤检查范围广，费用较低，禁忌证相对较少。

3.超声检查常用检查技术有哪些?

为了更好地显示正常组织和病变的结构与功能，满足临床诊断工作需要，可选择不同的超声检查技术来实现。常用的超声检查技术包括：

（1）M型超声：一维超声，是以曲线的形式显示一条取样线上心脏及血管各层结构的活动随时间变化的情况，时间和空间分辨率高，主要用于评估心脏功能。

（2）B型超声：二维超声，是以不同的光点亮度来表示组织回声强度的不同，能够显示脏器及病变的大小形态、内部结构等，是超声诊断的基础，广泛应用于各系统疾病的诊断。

（3）多普勒超声：包括彩色多普勒和频谱多普勒，彩色多普勒可形象直观地显示血流的方向；频谱多普勒分为脉冲多普勒和连续多普勒，均可用于测定流速等血流动力学参数，而脉冲多普勒可以通过"距离选通"进行深度定位，连续多普勒则可以检测高速血流。

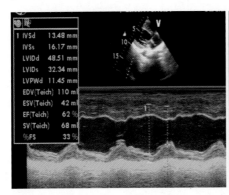

M型超声心功能测量

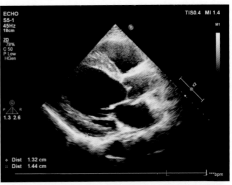

心脏左室长轴B型声像图

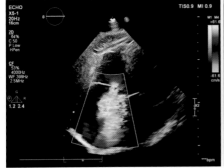

心脏四腔心切面彩色多普勒声像图

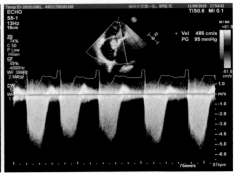

心脏三尖瓣血流频谱多普勒声像图

4.超声检查有哪些新技术，有何应用？

随着计算机技术及相关学科领域的不断发展，超声影像的成像质量与成像速度不断提高，多种新技术相继用于临床诊断，具有代表性的超声新技术主要包括：

（1）对比增强超声成像：是利用造影剂微泡背向散射产生的丰富非线性信号，通过显示局部病灶微循环灌注达到诊断目的。血管内超声造影可用于各脏器肿瘤的诊断与疗效评估、组织脏器微循环灌注评估等；非血管腔道超声造影通过将造影剂注入各种管腔内，用于评估腔道的通畅性，判断梗阻部位及程度。

（2）超声弹性成像：利用一些参数反映组织间的硬度差异，包括应变弹性成像、声辐射力脉冲成像和剪切波弹性成像。血管内超声弹性成像可用于检测血管粥样硬化斑块的组成成分、评价斑块的易损性、估计血栓的硬度以及观察治疗效果等；组织超声弹性成像主要用于甲状腺、乳腺等浅表器官内部结节病灶的弹性评估、肝纤维化的诊断以及局部心肌功能的评估等。

（3）超声介导消融治疗：临床上消融治疗主要包括化学消融和热消融，目前已广泛用于肝脏、甲状腺、骨骼、子宫等部位的肿瘤介入治疗。

（4）超声斑点追踪技术：通过逐帧追踪感兴趣区心肌内均匀分布的散射斑点，重建心肌组织的实时运动和形变，主要用于对心肌病变、心功能测定以及心脏同步性的评估。

（5）实时三维经食管超声心动图：通过经食管观察心脏内部病变，排除了肺脏气体的干扰，在心脏手术术前检查，术中实时引导、监测及术后即刻评估、随访中有重要作用。

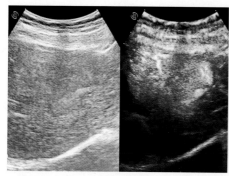

肝脏超声造影

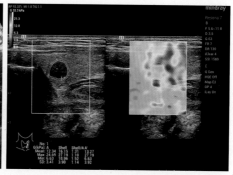

甲状腺超声弹性成像

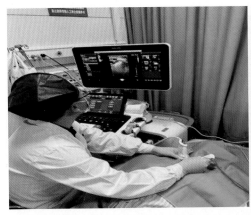

介入超声

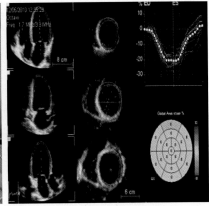

超声斑点追踪技术

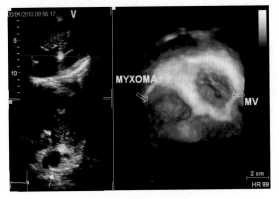

经食管实时三维超声

5.哪些疾病适用于超声检查?

超声检查在临床疾病诊断中有广泛应用,已成为很多疾病的首选影像学检查方法,主要包括:①心血管疾病:先天性及获得性心脏疾病、大血管疾病、腹部及外周动静脉血管疾病等;②浅表器官疾病:甲状腺、乳腺、淋巴结及眼科疾病等;③腹部疾病:肝、胆、胰、脾疾病等;④妇产科疾病:子宫及卵巢疾病、产前胎儿检查等;⑤男科疾病:肾、膀胱、前列腺、睾丸、附睾疾病等;⑥小儿疾病:小儿心脏、颅脑、肺脏、胃肠、骨关节疾病等。

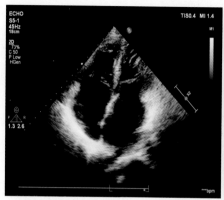

正常心脏四腔心切面声像图

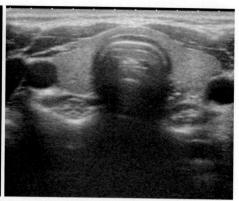

正常甲状腺横轴声像图

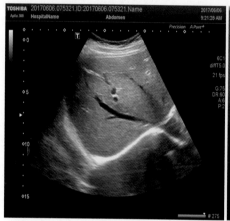

正常肝脏声像图

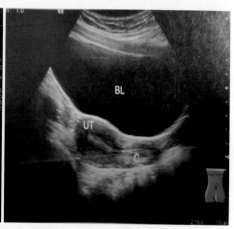

正常子宫长轴声像图

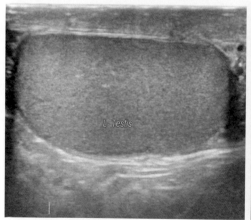

正常睾丸纵轴声像图

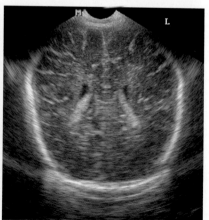

正常小儿头颅横轴声像图

6.超声检查在健康体检中有哪些应用？

超声检查由于具有无创、简便、准确等各种优势，在普通人群健康体检中常作为影像学首选检查手段，能够及时有效地发现检查部位的病变情况，提前进行临床干预。根据不同年龄段的体质特征，超声体检重点检查项目也存在差异，主要包括：①青年女性：腹部彩超（肝胆胰脾）、泌尿系彩超（双肾、输尿管、膀胱）、妇科彩超（子宫及双侧附件区）、甲状腺彩超、乳腺彩超；②青年男性：腹部、泌尿系、甲状腺彩超；③中年女性：腹部、泌尿系、妇科、甲状腺、乳腺、心脏彩超；④中年男性：腹部、泌尿系、甲状腺、心脏彩超；⑤老年女性：腹部、泌尿系、妇科、甲状腺、乳腺、心脏、颈动脉、双侧下肢动静脉彩超；⑥老年男性：腹部、泌尿系、甲状腺、心脏、颈动脉、双侧下肢动静脉彩超。

7.超声检查有哪些应用限度？

虽然超声检查在影像诊断中有着广泛的应用，但不可避免地存在不足之处，主要表现为：①气体对超声存在反射效应，使其穿透能力较差，在对肺、胃肠道等含气组织器官检查时，显示易受到限制，影响诊断结果的准确性；②成年人在正常颅骨结构存在的情况下，缺乏透声窗作用，对颅内病变的检查诊断有一定限制；③心脏、肺动脉病变诊断时易受胸骨、肺部气体的影响，腹膜后组织器官位置较深，成像质量差；④与 CT、MRI 等影像检查技术相比，超声检查的图像清晰度、分辨率仍存在差距；⑤超声检查时需要多种体位，对于骨折或不能配合的患者不适用；⑥超声检查结果易受超声医师临床技能水平以及检查手法技巧的影响。

8.超声检查为什么要涂耦合剂？

超声检查时探头与人体皮肤之间存在空气，会产生强烈的反射作用，导致无法成像。因此，在超声探头工作时，需要在探头与人体皮肤接触点之间填充某种介质，以驱除空气，这种介质即医用超声耦合剂。耦合剂是一种由新一代水性高分子凝胶制成的医用产品，对人体无毒无害。使用耦合剂的目的包括：①充填探头与皮肤表面的微小间隙，防止微量空气影响超声波的穿透；②通过超声耦合剂的"传声"作用，减少探头与皮肤之间的声阻抗差，以减少超声能量的损失；③润滑作用，减小探头表面与皮肤之间的摩擦，便于探头灵活地移动探查。

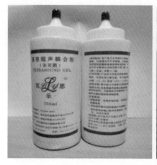
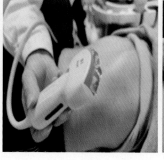
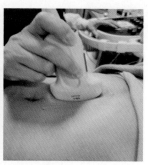

医用超声耦合剂　　　　　使用时涂于探头表面　　　　填充于探头和皮肤之间

9.好几项超声检查项目能在同一台机器上完成吗？

超声探头是超声检查仪器的重要组成部分，种类多样，可以满足不同部位的超声检查需要，主要包括：①电子线阵探头：用于外周血管、小器官检查；②电子凸阵探头：用于腹部、妇产科检查；③电子相控阵探头：用于成人及小儿心脏检查；④机械扇形探头：用于小儿心脏、腹部、眼及新生儿颅脑检查；⑤四维超声探头：用于心脏结构与功能评估及产前胎儿检查；⑥腔内探头：有经食管、经直肠、经阴道探头，分别用于心脏、泌尿系、妇产科检查；⑦术中探头：有Ⅰ型探头、T型探头、笔试探头等，主要用于术中检查；⑧腹腔镜超声探头：有线阵探头和凸阵探头，主要便于术中操作。而每台超声检查仪器一般配备三至四把探头，因此，若一台机器上探头的可检查部位和功能包含了临床要求的检查项目，则可以在同一台机器上完成所有超声检查项目，否则不能完成。

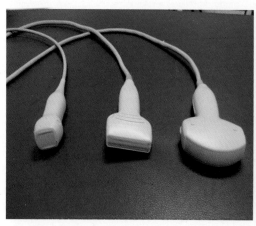
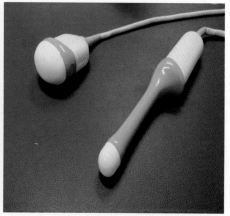

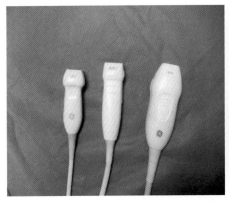
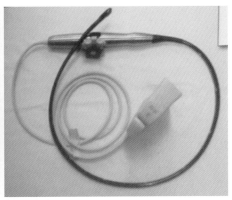

各种超声探头

10.B超和彩超有什么区别？都有何应用？

B超是二维超声，其基本原理是灰度调制显示即根据组织回声强度的不同，用不同的光点亮度来显示，包括无回声、弱回声、低回声、等回声、高回声及强回声。二维超声显示的是组织器官某一断面的解剖结构，能够显示脏器及病变的大小、形态、内部结构等，可以准确区分实质性、钙化、含液与含气组织，是超声检查中最为广泛应用的方法。

彩超即彩色多普勒超声，是在二维超声灰阶图像的基础上加入彩色血流信息，用以显示脏器及病灶的血流灌注情况。其技术特点是能够形象直观地显示血流的方向，并以彩色的亮度不同显示血流速度的快慢，在血液分流、瓣膜反流、动静脉瘤、血栓形成等疾病诊断方面发挥重要作用。

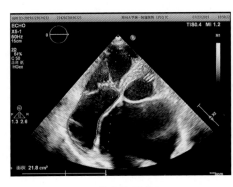
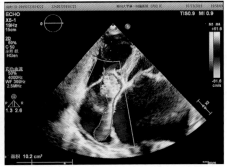

二维灰阶图像　　　　　　　　　彩色多普勒图像

11.什么是四维超声？有何应用？

四维超声是在三维超声立体图像上，把时间因素加进去，用整体显像法重建感兴趣区域准确、实时、活动的三维图像，即实时动态三维成像。四维超声应用范围涉及心脏、前列腺、乳腺、妇科、产科等多个临床专科，其中在心血管和产科中应用尤为广泛。实时三维超声心动图在心脏瓣膜结构、左心室容积及功能、先天性心脏病及左心室收缩同步性等方面的诊断有着重要价值，能够清晰显示瓣膜的立体形态，准确测量瓣口面积，同时立体显示瓣膜反流不规则的几何形态，为临床测定反流容积提供了新的检查方法。四维超声目前已成为产前筛查胎儿畸形的重要手段之一，能直观显示胎儿的表面形态、姿势、运动及肢体各部位的相互位置关系，可早期诊断胎儿颅面部、腹部、骨骼系统等畸形，为临床诊断提供重要的参考依据。

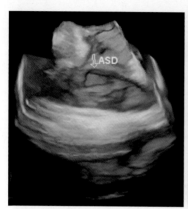
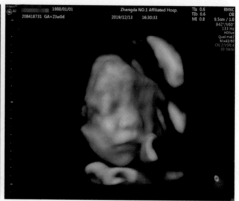

心脏四维超声图像　　　　　　　　　胎儿四维超声图像

12.什么是超声弹性成像？有何应用？

超声弹性成像（ultrasonic elastography，UE）是一种检测组织硬度属性的成像技术，通过显示和量化组织结构的弹性，可反映组织间的硬度差异，提供其生物学特性及力学信息。UE 是超声诊断的重要方法，主要分为，①应变弹性成像：应用探头对皮肤施加一定压力，使组织发生形变，通过测量形变及位移间接反映组织硬度；②声辐射力脉冲成像：利用探头发射声辐射脉冲波，于被测组织某一深度聚焦，导致组织发生位移并测定其弹性模量；③剪切波弹性成像：通过发射多组序列脉冲波对组织表面施加不同的压力，获得感兴趣区内任意部位剪切波的传播过程及组织形变信息。

UE 技术目前已在临床疾病诊断的多个方面得到广泛应用。其中，血管 UE 技术可用于检测血管粥样硬化斑块的组成成分、评价斑块的稳定性、估计血栓的硬度和形成时间，以及观察介入和药物治疗的效果等；组织 UE 技术主要应用于甲状腺、乳腺、前列腺等浅表脏器内结节病灶的弹性评估，还可用于肝纤维化的诊断、局部心肌功能评价以及高强度聚焦超声和射频消融相关损害的检测与评估。

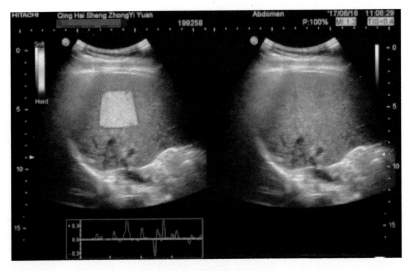

肝纤维化超声弹性成像
实时剪切波弹性成像取样框内呈绿蓝相间，以绿色为主，弹性成像测值 11.0kPa，评分 2 分

13.什么是超声内镜？有何应用？

超声内镜结合了内窥镜与高频超声，在内镜直接观察消化道黏膜病变的同时，可利用内镜下的超声行实时扫描，获得胃肠道层次结构的组织学特征，提供邻近脏器的超声图像，并能准确地引导穿刺针穿过肠壁进入周围结构，主要用于疾病的诊断和治疗。诊断方面有以下应用：①评估胃肠道黏膜下病变、胃肠道恶性肿瘤的诊断和分期；②胰胆管病变的诊断和分期；③非小细胞肺癌和纵隔疾病的诊断和鉴别；④判断食管静脉曲张程度与栓塞治疗的效果。超声内镜引导的细针穿刺活检已经成为标准腔内超声检查的一种辅助手段，可以对黏膜下病变、腔外病变或淋巴结进行组织活检与诊断。

超声内镜在治疗方面有以下应用：超声内镜细针穿刺术；超声内镜下放射粒子植入术；超声内镜下肿瘤标记术；超声内镜下放射免疫治疗术；超声内镜下肿瘤注射治疗术；超声内镜下射频消融术；超声内镜下血管栓塞术；超声内镜下假性囊肿引流术；超声内镜下胆管穿刺引流术；超声内镜下胰管穿刺引流术；超声内镜下脓肿穿刺引流术；超声内镜下光动力治疗术；超声内镜辅助胰胆管造影术。

14.什么是聚焦超声？有何应用？

高强度聚焦超声是一种无创性局部治疗肿瘤的新型超声加热技术。其治疗原理主要是利用聚焦于生物组织中的高强度超声产生的热效应杀灭靶区内的肿瘤细胞而不损伤周围正常组织。此外，死亡的肿瘤细胞和组织释放出抗原，有可能激活机体的免疫系统，从而增强身体的免疫效应。

聚焦超声的总体应用原则是，凡是探头可以观察到全貌的实体性肿瘤，均可采用该技术进行治疗，主要包括以下几个方面：①疗效确切的肿瘤：前列腺癌、肝癌、肾癌、肾上腺恶性肿瘤、乳腺癌、膀胱癌、胰腺癌、腹膜后恶性肿瘤、结直肠癌、腹腔淋巴结转移等；②有一定疗效的肿瘤：胃癌、贲门癌、壶腹癌、子宫内膜癌、卵巢癌、恶性骨肿瘤、脊索瘤、门静脉癌栓等；③非恶性肿瘤：子宫肌瘤、前列腺肥大、甲状腺疾病、乳腺良性肿瘤、皮肤良性肿瘤、肥厚性心肌病、终止早孕、脾脏减容术、乳腺癌术后卵巢去势术、原发性皮质醇增多症、眼科疾病等。

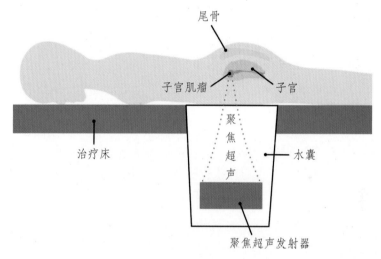

超声消融治疗子宫肌瘤示意图

15.什么是超声造影，有何应用？

超声造影是在常规超声检查的基础上，通过周围静脉注射超声增强剂，使其进入血液循环到达靶器官，利用微气泡的声散射性能，形成灌注部位与周围组织的声阻抗对比。同时，通过增强剂增强血液的背向散射，使血流灌注清楚显示。超声造影显像能够清晰敏感地反映微小结构和低速微循环血流灌注状态，直接显示组织代谢状态，实现对疾病的诊断及鉴别诊断，主要应用包括血管内应用、血管外应用和其他新兴应用。

（1）血管内应用：①心腔超声造影，可清楚显示心内膜缘界线，精确评价室壁运动，进行定量心功能评估，同时也提高了心腔内血栓、心肌致密化不全等疾病的检出率。右心声学造影可敏感地显示心内、大动脉水平的分流及瓣膜口的反流，在卵圆孔未闭、动脉导管未闭、三尖瓣闭锁、肺动脉高压等疾病的诊断中具有重要意义。②血管成像，包括颈动脉、外周动脉、主动脉、人工血管和血管内移植物的成像，能够更好地观察血管结构和血流状况。③组织灌注评价，可以发现组织梗死或缺血范围，比如对静息或负荷状态下的心肌、肾脏等组织进行血流灌注和血流动力学评价，移植器官术前血管解剖的评估、术后引导和监视、术后并发症的诊断等。④肿瘤显示及其血供特征评价，包括局灶性病变的显示，肿瘤的鉴别诊断，肿瘤消融治疗的术中监控和术后随访，药物治疗的疗效评价等。⑤组织和脏器损伤的诊断，通过造影能够显著提高脏器损伤的敏感性并准确评价损伤程度，包括损伤范围、深度，有无合并症等。对活动性出血部位、程度和治疗效果的评估也有重要价值。⑥术中超声造影，术中超声造影发挥了术中超声和超声造影两种技术的优点，能进一步提高疾病诊断的敏感性及准确性，对诊断术前未发现的病变和引导手术治疗有重要实用价值。

（2）血管外应用：①膀胱输尿管超声造影，诊断膀胱－输尿管反流的最敏感和准确的影像诊断方法，可替代X线逆行膀胱尿路造影和核素膀胱显像；②输卵管造影，阻塞宫颈管并向宫腔内注入充分稀释的增强剂，能够清晰显示输卵管的走行和内腔，对评价输卵管通畅程度较X线输卵管造影有诸多优势。

（3）超声造影的新兴应用：能够用于急性冠脉综合征、缺血性卒中患者的溶栓；对微泡外壳进行改建，使其表面连接针对靶组织的特异生物素或配体可用于分子靶向超声成像；将携带的特殊药物或基因的微泡注入体内，通过超声定点辐照在靶组织或肿瘤内释放，能够达到增强治疗效果或提高转染率的目的。

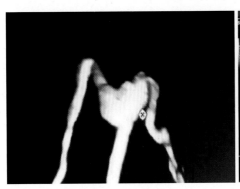

正常输卵管超声造影声像图

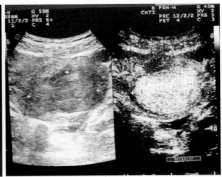

子宫肌瘤超声造影声像图示肌瘤呈高灌注状态

16.超声能检查肺部吗？

超声波遇到正常肺泡内的气体时会发生完全反射，但是受损的肺泡和间质的充气、含水量的改变所产生的超声影像及伪像，反而使超声用于肺部成为可能。超声技术除无射线损害外，简单易学、准确性与可靠性高，可在床边开展、便于动态观察，已成功用于新生儿肺部疾病的诊断和鉴别诊断，尤其适合急诊危重症患者。超声肺部检查的适应证包括：①以呼吸困难入院者：入院后应尽早实施首次肺部超声检查，其中呼吸窘迫综合征高危患者可在首次检查后每2~4小时复查1次，直至排除该病或明确诊断；②正在接受呼吸机治疗者：可每天复查1~2次或根据临床需要随时复查，直至撤机；③接受外源性肺表面活性物质治疗者：可在给予活性物质后每2~4小时复查1次，直至撤机；④接受支气管肺泡灌洗术或胸腔穿刺引流者：于灌洗后或胸腔穿刺引流后即刻复查；⑤随访：对已经明确诊断肺部疾病者，可根据病情定期复查或随访。超声肺部检查主要适用于以下疾病：呼吸窘迫综合征、肺炎、胎粪吸入综合征、肺出血、肺不张、气胸、肺肿瘤、肺隔离症、纵隔肿瘤和膈疝等。

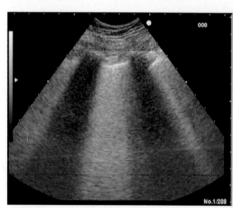

正常肺部超声 B 线图　　　　　　　正常肺部超声 A 线图

17.超声能检查骨骼、肌肉吗?

应用于肌肉骨骼系统的超声检查技术称为肌骨超声（musculoskeletal ultrasound，MSKUS）。除了某些部位因骨皮质反射阻挡超声波无法到达，MSKUS可对肌骨系统大部分组织成像，包括肌肉、肌腱、韧带、关节、神经和软骨等。MSKUS能准确显示这些组织的解剖位置、毗邻关系、形态大小、结构纹理、血流分布以及运动状态，并能对发生于这些组织器官的解剖变异、炎症、退行性变、创伤以及肿瘤等病变进行准确评价。

肌骨超声可应用于以下部位疾病的诊断：①肌肉病变，如肌肉拉伤 / 撕裂、血肿、骨化性肌炎 (特别是在 X 线无特殊表现的病变早期)、肌炎、筋膜室综合征、横纹肌溶解、肌疝以及肿瘤等；②肌腱病变，如肩袖损失、网球肘、高尔夫球肘、跟腱病、肌腱撕裂等；③韧带病变，如韧带撕裂；④骨、软骨及关节病变，如关节积液与滑膜增厚、关节周围囊肿与滑膜炎、原发性骨肿瘤、继发性骨肿瘤、骨肿瘤样病变和膝半月板囊肿等；⑤肌肉骨骼系统相关常见软组织肿物，如表皮样囊肿、脂肪瘤、血管瘤（血管畸形）与神经源性肿瘤等；⑥周围神经检查，主要包括臂丛神经、正中神经、尺神经、桡神经、坐骨神经、胫神经等，也包括一些小神经如腓肠神经、指神经等。

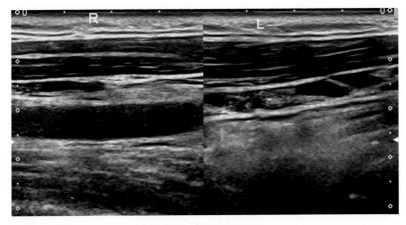

正常胸锁乳突肌纵切面图像

18.为什么孕妇生产前要做多次超声检查？

随着孕周的增加，胎儿身体各个部位也在不断发育，为了降低缺陷新生儿的出生率，需要对产前胎儿的先天性缺陷及遗传性疾病进行筛查。超声检查由于简便、对孕妇及胎儿无创伤、无致畸作用，能够对胎儿图像清晰显示，相对来说具有较高的准确率和安全性，是产前胎儿先天性疾病筛查和诊断的重要检查手段。为了更准确地对胎儿各个系统进行有效筛查，需要在特定的时期进行多次超声检查，以便更精确地评估胎儿的生长发育状况。

胎儿超声检查主要分为：早孕期超声检查、标准的中孕或晚孕期检查和有限超声检查。各类检查的时间及适应证如下：

（1）早孕期超声检查：

1）早孕期普通检查：评估胎儿脏器结构、头臀长的测量。

2）（11~13）+6周胎儿颈后透明层厚度（nuchal translucency，NT）超声检查：通过测量胎儿颈后透明层的厚度判断胎儿是否存在非整倍体染色体异常。

（2）中、晚孕期超声检查，适用于20~24孕周、28~32孕周，包括Ⅰ级、Ⅱ级、Ⅲ级、Ⅳ级产科超声检查：

1）Ⅰ级产前超声检查：估测孕周，评估胎儿大小，确定胎方位，怀疑异位妊娠、胎动消失，怀疑羊水量异常，胎头倒转术前，胎膜早破，胎盘位置及胎盘成熟度评估。该检查是进行胎儿主要生长参数的检查，不进行胎儿解剖结构的检查，不进行胎儿畸形筛查。

2）Ⅱ级产前超声检查：初步筛查卫生计生委（现卫健委）规定的六大严重畸形，包括无脑儿、严重脑膨出、严重开放性脊柱裂、严重胸腹壁缺损内脏外翻、单腔心、致死性骨发育不良；估测孕周、评估胎儿生长情况；胎动消失、确定胎方位、怀疑异位妊娠、怀疑羊水量异常、胎头倒转术前、胎膜早破、阴道出血、下腹痛等。

3）Ⅲ级产前超声检查：适合所有孕妇，尤其适合以下适应证的孕妇：一般产前超声检查（Ⅰ级）或常规产前超声检查（Ⅱ级）发现或疑诊胎儿畸形，有胎儿畸形高危因素。

4）Ⅳ级（针对性）产前超声检查：针对胎儿、孕妇特殊问题进行特定目的的检查，如胎儿超声心动图检查、胎儿神经系统检查、胎儿肢体检查、胎儿颜面部检查等；一般产前超声检查（Ⅰ级）、常规产前超声检查（Ⅱ级）、系统产前超声检查（Ⅲ级）发现或疑诊胎儿异常、有胎儿异常的高危因素、母体血生化检验异常等。

（3）有限产科超声检查：主要用于急诊超声或床旁超声，因病情危急或孕妇难以配合检查，只检查临床医师要求了解的某一具体问题，如了解胎儿数目、胎心率、孕妇宫颈、羊水量、胎位、盆腹腔积液等。

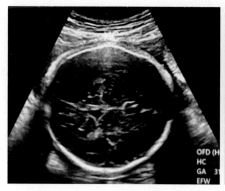
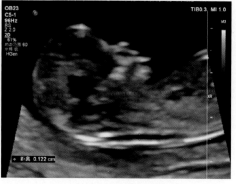

正常胎儿丘脑水平横切面声像图　　　　　　正常胎儿 NT 检查声像图

19.为什么手术前要做心脏超声和下肢深静脉超声？

（1）术前心脏超声检查：围手术期心脏状态对手术是否能够顺利进行起着重要的决定作用，病态心脏会导致远期预后不良，同时会大大增加麻醉风险。对于心肌梗死、心力衰竭或心功能差的患者，手术要延期进行。因此，手术患者术前要常规进行心脏超声检查，以了解患者心脏结构与功能状况，降低麻醉和手术风险。

（2）术前下肢深静脉检查：对于存在下肢深静脉血栓形成高危因素的患者，在手术前要了解下肢深静脉是否有血栓形成以及已形成血栓的范围、位置，从而及时进行溶栓或取栓等治疗，防止手术过程中出现血栓脱落，造成肺动脉栓塞等严重并发症。存在下肢深静脉血栓形成高危因素的患者，主要有制动、静脉曲张、截瘫、骨折、右心衰竭、孕产妇、长期卧床、肢体挤压等。

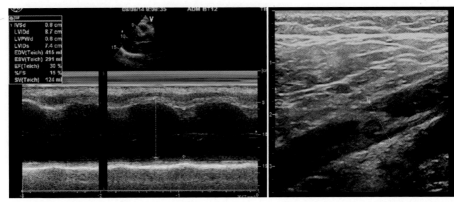

心衰患者M型超声图像显示左室收缩功能减低　　下肢深静脉血栓纵切面声像图显示管腔内带状低回声，提示血栓形成

20.超声介入能解决哪些问题？

超声介入是在超声显像基础上为进一步满足临床诊断和治疗需要发展起来的一门新技术，具有微创、精确、高效、安全性高等优点。目前，介入超声除了用于引导穿刺获取体内组织、抽吸、引流、注药外，各种超声引导下的穿刺、置管技术、组织消融、神经阻滞等也广泛应用于临床。超声介入的临床应用包括以下几个方面：

（1）超声引导细针穿刺细胞学检查：通常用于对肝脏、胆系、胰腺、肾脏、腹膜后肿瘤以及胸壁和肺外周型肿块良恶性的鉴别诊断，对囊肿或脓肿的进一步确诊等。

（2）超声引导粗针穿刺组织学活检：适用于占位性病变获得组织病理诊断或鉴别诊断。

（3）囊肿的硬化治疗：适用于肝肾脾等囊肿的抽吸硬化治疗。

（4）浆膜腔抽液引流：适用于胸腔、腹腔或心包腔等浆膜腔的抽液引流。

（5）腹部脓肿的穿刺抽吸和置管引流：对于膈下脓肿、肝脓肿和肾周围脓肿等，可获得准确满意的引流效果。

（6）经皮经肝穿刺胆管造影及置管引流：适用于胆道、胰头、壶腹部恶性肿瘤、胆道结石以及胆管的良性狭窄等疾病的诊断和治疗。

（7）肿瘤的消融治疗：包括酒精注射治疗、微波消融治疗、射频消融治疗、激光消融治疗等，可治疗部位包括甲状腺、乳腺、肝脏等。

（8）先天性心脏病介入治疗：有房间隔缺损封堵术、室间隔缺损封堵术、动脉导管未闭封堵术等。

（9）超声引导下放射粒子植入治疗：在超声引导下植入放射性核素，持续释放能量射线造成肿瘤损害。

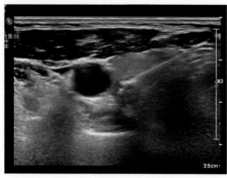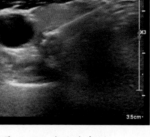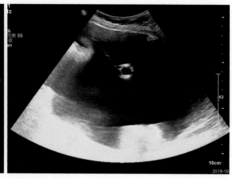

超声引导下甲状腺结节穿刺　　　　　　超声引导下腹腔积液引流

21.什么情况下不能做经食管超声心动图检查?

经食管超声心动图检查是将食管探头从食管插入心脏后方的左心房附近，从心脏后面观察心脏内部病变，该检查能够排除骨质和肺脏气体对心脏检查的影响，已逐渐成为心血管疾病的重要检查手段。该技术主要应用于以下疾病：心脏瓣膜病、心内血栓、感染性心内膜炎、先天性心脏病、心脏肿瘤等，尤其对心脏外科围手术期的诊疗提供了决策性依据。由于该检查会增加受检者的不适与痛苦，具有一定的创伤性，有引起严重并发症的潜在可能，因此，检查前要严格掌握其禁忌证以减少或避免并发症的出现。经食管超声心动图检查的禁忌证包括：

（1）严重心血管系统疾病：巨大心脏、严重心力衰竭、严重心律失常、急性心肌梗死、不稳定型心绞痛、重度高血压、低血压或休克状态、动脉夹层形成早期易于因刺激而导致瘤壁破裂等。

（2）先天性或获得性的上消化道疾病：急性扁桃体炎、急性咽部炎症、咽部脓肿、食管炎症、食管狭窄、食管静脉曲张、先天性食管畸形、食管撕裂和穿孔、近期食管手术史、咽部或食管占位性病变等。

（3）局麻药物过敏。

（4）其他：严重感染、传染病、凝血功能异常、全身状况不良、体质极度虚弱、持续高热不退、剧烈胸痛、腹痛、哮喘、咳嗽、精神障碍等不能配合检查者或拒绝检查者。

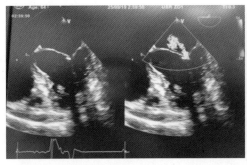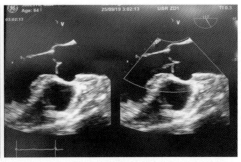

四腔心切面彩色多普勒声像图示二尖瓣少量反流　左室长轴切面彩色多普勒声像图示主动脉瓣少量反流

22.超声检查前需要做哪些准备？

针对某些部位进行超声检查时，需要患者做一些检查前准备，以利于超声检查结果的准确性。超声检查前准备的具体要求如下：

（1）腹部检查：

1）宜空腹进行，以防止肠道内容物和气体的干扰。

2）胆道系统检查需前晚进清淡饮食，当天禁食，使胆囊充盈胆汁，以利于胆囊内病变的显示。

3）胃肠道检查前日晚餐进清淡易消化饮食，忌食产气食品，当日检查前禁食；检查前饮水 500~600mL，必要时可饮 1 000mL，排除胃内气体；胃内有大量内容物时，应先进行洗胃；若当日已做胃肠钡餐造影或胃镜检查，建议次日再进行超声检查；检查肠道前日应常规进行清洁洗肠；怀疑胃肠穿孔或梗阻患者禁止使用口服胃造影剂。

4）泌尿系统检查时，需适度憋尿以充盈膀胱，以利于显示肾盂、肾盏、前列腺等部位的病变，充盈不足或过度都不利于病变显示。

5）妇科盆腔检查时，需适度憋尿以充盈膀胱，能清晰显示子宫以及双侧附件区病变，经阴道超声检查时，需要排空尿液。

（2）心脏检查：

1）经食管超声心动图检查前 12 小时内禁食，检查后 2 小时内不宜饮食，4小时后宜进流食。

2）婴幼儿在非安静状态下做检查时，需要用药镇静。

（3）产科检查：早期妊娠经腹部检查时需要充盈膀胱，中晚期妊娠主要经腹部检查，一般不需要充盈膀胱，如需观察胎盘是否有前置时需要充盈膀胱。

（4）乳腺检查：常规检查前一般无须特殊准备，检查时应脱掉上衣充分暴露乳腺及腋窝。

（5）介入性超声检查：

1）介入检查或治疗术前需查血常规、凝血功能、传染病四项等血清学检查。

2）停用阿司匹林等抗凝血药至少1周。

3）禁食8~12小时。

4）需要签署知情同意书。

23.为什么患者做完超声造影后要观察一段时间才能离开？

超声造影检查过程中所使用的造影剂一般不会对人体造成危害，但是也会产生一些不良反应，如类过敏反应，包括皮肤反应、心跳减慢以及低血压等。造影过程中也可能出现一过性的焦虑、呼吸加快、呼吸困难、头痛、头晕等，严重者可能出现神经系统症状。为了能在不良反应发生时及时治疗，患者在使用造影剂后要接受至少30分钟的医学观察，开展超声造影的科室也应常规配备急救药品及设备。

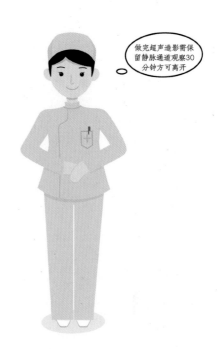

做完超声造影需保留静脉通道观察30分钟方可离开

24.超声造影剂是如何分类的，有何应用？

为与碘（或钆）造影剂区分，"超声造影剂"已更名为"超声增强剂"，超声增强剂是一种含有直径为几微米气泡的液体，与机体组织声学特性明显不同，对超声波有强散射作用，可增强血流显像，利用待查目标与周围组织的血流灌注差异，达到对靶目标的诊断目的。采用变性的白蛋白、脂质体、多聚体以及各种表面活性剂等材料包裹的微泡增强剂是目前常用的超声增强剂，可大致分为三代。①第一代增强剂：包裹空气的微泡，包膜一般为白蛋白或半乳糖等聚合体。微泡大小及变形性与红细胞相似，经过静脉注射后可自由通过肺循环。②第二代增强剂：微气泡的外壳构成与第一代声学增强剂相似，但其内包裹的气体与第一代声学增强剂不同，主要为高分子、低血液溶解度的氟碳类或氟硫类气体，目前世界范围内市售的三种增强剂均属于此类，包括Lumason（六氟化硫脂质微泡）、Definity（全氟丙烷脂质微泡）和Optison（全氟丙烷蛋白质微泡），其中六氟化硫脂质微泡是目前国内常用的超声增强剂。③第三代增强剂：特殊用途的微泡增强剂。主要是通过对微泡外壳的改建，使其表面连接针对靶组织的特异生物素或配体，造成微泡在靶组织的蓄积，从而达到应用微泡靶向诊断与治疗的目的。由于超声增强剂中微气泡可加强空化效应，从而促进超声生物效应，所以可用于血栓的检测与治疗、不稳定斑块或炎症的早期诊断、器官移植后的排异观察、肿瘤的早期诊断，以及基因或药物的靶向传输等。

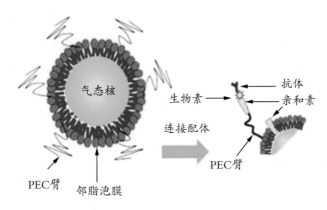

超声增强剂结构示意图

第二章 对比剂及其临床应用篇

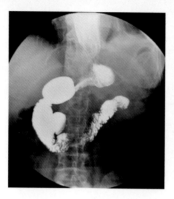 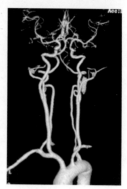

上消化道 X 线钡餐造影 　　　　CT 血管造影

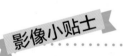

在人体器官和结构缺乏自然对比的情况下，人为地将某种物质引入器官内部或其周围以增加影像对比度，所引入的对比物质称为对比剂，过去被称为造影剂。随着影像设备和技术的飞速发展，对比剂的种类也越来越多，包括 X 线对比剂、MRI 对比剂及超声增强剂等。引入对比剂的检查包括造影检查、增强检查或灌注检查等。

1.对比剂有哪些种类？

由于成像设备与成像原理的不同，对比剂可分为以下几类：

（1）X 线对比剂：① 钡类对比剂，硫酸钡干粉、硫酸钡混悬剂，主要供消化道检查时使用。② 碘类对比剂，以在溶液中是否分解为离子，又分为离子型对比剂和非离子型对比剂；按分子结构分为单体型对比剂和二聚体型对比剂；按渗透压分为高渗对比剂、次高渗对比剂和等渗对比剂，主要供静脉注射增强时使用。③ CO_2 对比剂，适用于肾功能不全或对碘对比剂有不良反应而需造影检查的患者。④由于 CT 密度分辨率高，水、牛奶等物质也可作为 CT 检查的胃肠道对比剂。

（2）MRI 对比剂：按强化效果分类，可分为阳性对比剂和阴性对比剂。按组织学分布及应用分类，可分为细胞外对比剂、细胞特异性对比剂和血池对比剂。按对比剂核心金属分类，可分为钆剂、锰剂和铁剂。按物理特性分类，可分为顺磁性和超顺磁性对比剂。按对比剂的结构类型，可分为环状对比剂和线性对比剂。

（3）超声增强剂：为区别于其他影像对比剂，超声对比剂称为超声增强剂，按其构成成分的不同可分为包裹氟碳气体的微泡对比剂和液态氟碳纳米乳剂。随着超声对比剂的应用，超声成像在脏器或病变的组织灌注、炎症检测和肿瘤的定性诊断等方面取得了很大进展。

2.对比剂进入人体的途径有哪些？

依据临床要求和对比剂的特点，可选用不同的引入途径，发挥对比剂的诊断效用。对比剂进入人体内的路径主要有：

（1）直接口服：① 硫酸钡混悬液，安全，无副作用，常用于消化道造影。② 碘制剂，如复方泛影葡胺，常用于 CT 扫描前半小时口服充盈胃肠道以减少胃肠道的伪影和增加对比。③ 铁制剂，如枸橼酸铁铵，用于腹部 MRI，对胃、十二指肠以及空肠进行造影时使用。

（2）直接灌注：① 向体腔内注入对比剂，包括泌尿系统造影、窦道造影、子宫输卵管造影、腹膜腔造影等。② 经肛门灌注做结直肠造影，例如，钡气结肠造影、CT 或 MR 结肠水造影等。

（3）动脉内注射：向动脉内经导管注射对比剂，采用 DSA 方法进行动脉造影或介入性治疗前的造影，如腹主动脉造影或冠状动脉造影等。

（4）静脉内注射：向静脉内注射对比剂，目前多用于静脉肾盂造影、CT 或 MRI 增强检查、CTA、MRA、超声造影等。

3.钡对比剂有哪些应用？

钡对比剂的应用主要包括口服钡剂和钡剂灌肠两方面。口服钡剂可用于食管病变（食管癌、食管静脉曲张、食管憩室、食管裂孔疝等）、胃部病变（胃炎、胃癌、胃溃疡、贲门失弛缓症等）、十二指肠病变（球部溃疡、十二指肠憩室、瘀滞症等）和空回肠病变等的影像诊断。钡剂灌肠可用于结直肠癌、结肠炎、先天性巨结肠和克罗恩病等的诊断。

4. X线钡餐检查前需要做哪些准备？

为了更好地显示消化道及其病变，钡餐检查前需要适当准备。首先，检查前6~8小时禁食禁水，为减少食物残渣滞留影响观察，检查前1天不宜多食纤维类和不易消化的食物。其次，检查前2天不能服用影响胃肠动力的药物，如吗丁啉等，以免影响胃肠道蠕动，不利于对病变的显示。此外，检查前3天禁用高原子序数药物如铋剂（奥美拉唑）或钙剂（枸橼酸钙）等。

5. X线钡餐检查的禁忌证有哪些？

禁用口服钡剂胃肠道检查的情况包括：①有使用钡剂不良反应的既往史；②急性胃肠道穿孔；③食管气管瘘；④疑有先天性食管闭锁；⑤近期内有食管-静脉破裂大出血；⑥咽麻痹；⑦有明确肠道梗阻。有以上禁忌证的患者，可以考虑使用水溶性碘对比剂。慎用口服钡剂胃肠道检查的情况主要包括：①急性胃、十二指肠出血；②习惯性便秘。

6.钡剂灌肠检查前需要做哪些准备？

钡剂灌肠检查是目前检查结肠病变的有效方法，为了更好地显示病变，检查前需做如下准备工作：①检查前24小时内禁服任何影响肠道功能及X线显影的药物；②检查前晚进流食，必要时免晚餐，检查前晚盐水灌肠或服缓泻剂，如番泻叶、甘遂末等；③检查日免早餐，检查前1小时清洁灌肠，排净肠内粪便后可进行钡剂灌肠。

7.什么情况下慎行钡剂灌肠检查？

慎用钡剂灌肠检查的情况：①结肠梗阻；②习惯性便秘；③巨结肠；④重症溃疡性结肠炎；⑤老年患者（如必须检查，建议检查后将肠道钡剂灌洗清除）。

8.小儿肠套叠用什么对比剂？

肠套叠是3个月至6岁儿童肠梗阻的最常见原因之一，由于肠管及其肠系膜套入邻近肠腔造成肠腔通过障碍，健康肥胖男孩多见，是婴幼儿时期最常见的急腹症之一。急性肠套叠临床表现为腹痛、呕吐、腹部包块、果酱样大便等。

急性肠套叠的治疗方法较多，因患者以小儿多见，首选方法是非手术治疗，空气灌肠及水灌肠被认为是最有效、发展前景最好的非手术治疗方法。其中空气灌肠一般是在 X 线引导下进行，但缺点在于 X 线照射产生一定的辐射，患儿每进行一次空气灌肠需接受多次 X 线透视或平片，承受多次 X 线辐射。水灌肠在超声引导下进行，可有效避免空气灌肠的 X 线辐射，并且超声能够沿着结肠探查，对套叠的肠管进行直观、细致的观察，可为临床诊断提供直接证据，提高诊断准确率。在灌肠复位中，为提高患儿舒适度，一般使用温热的生理盐水，以减少对肠道刺激，并可进行有效补液。

9.碘对比剂的种类有哪些?

碘对比剂的种类很多，依据理化性质的不同可分为三大类，即无机碘化物、有机碘化物以及碘化油或脂肪酸碘化物。

（1）无机碘化物：为 12.5% 的碘化钠水溶液。可用于瘘管、尿道、膀胱或逆行肾盂造影。

（2）有机碘化物：为水溶性碘制剂，种类较多，按有机碘对比剂的分子结构的不同，又分为：①离子型碘对比剂：离子型碘对比剂的副反应发生率高，机体的耐受性差。按结构又分为单体和二聚体。单体的代表药物为泛影葡胺，可用于各种血管造影及静脉肾盂造影等，二聚体的代表药物为碘克酸。② 非离子型碘对比剂：如碘苯六醇（iohexol）、碘普罗胺(iopromide）及碘必乐（iopamidol）等。非离子型碘对比剂较离子型毒副作用小，机体的耐受性好，可用于各种血管造影及经血管的增强检查。

有机碘化物对比剂还可按照对比剂的渗透压分类，即高渗、次高渗和等渗三种。等渗对比剂机体耐受性好，过高过低均有不同程度的刺激反应。

（3）碘化油或脂肪酸碘化物：主要用于支气管、瘘管及子宫输卵管造影，还可以用作血管内栓塞剂，但不能用于心血管造影。

10.碘对比剂有哪些应用?

碘对比剂主要包括血管内应用和血管外应用两大方面。①血管内应用：CT增强、静脉造影、动脉造影、静脉尿路造影等。②血管外的应用：窦道或瘘管造影；其他体腔造影，如关节腔造影、子宫输卵管造影、间接淋巴管造影、胆道 T 管造影、逆行胰胆管造影、消化道口服造影等。

11.哪种碘对比剂的安全性更高呢?

碘对比剂有离子型和非离子型。离子型碘对比剂渗透压高，造影后的不良反应多。非离子型碘对比剂生物安全性较高，造影后不良反应发生率较低，且程度轻。从患者安全角度考虑，一般建议患者使用非离子型碘对比剂。对于高危人群，如有肝肾功能损伤、心脏病、糖尿病等患者检查时，更应使用非离子型等渗碘对比剂。

12.血管内使用碘对比剂的注意事项有哪些?

掌握和执行碘对比剂使用的注意事项可以有效减少或避免不良反应的发生，主要包括：①碘对比剂的存放条件必须符合产品说明书要求，注射前建议加温到37℃；②一般无须碘过敏试验，多中心研究结果显示，小剂量碘过敏试验无助于预测离子型和非离子型碘对比剂是否发生不良反应；③建议在使用碘对比剂前6~12小时至使用后24小时内，给患者予以水化；④有使用肾毒性相关药物者，需停用肾毒性药物至少24小时再使用碘对比剂；⑤严重肾功能不全者，尽量选用不需要含碘对比剂的影像检查方法或可以提供足够诊断信息的非影像检查方法；⑥尽量避免使用高渗对比剂及离子型对比剂；⑦尽量使用能达到诊断目的的最小剂量碘对比剂；⑧尽量避免短时间内重复使用诊断剂量的碘对比剂，如果确有必要重复使用，建议2次碘对比剂重复使用间隔时间≥14天；⑨避免使用甘露醇和利尿剂，尤其是髓袢利尿剂；⑩使用过程中密切观察患者，出现需要抢救症状或体征，立即停止注射或检查，采取相关措施；⑪碘对比剂注射完成后，患者留检查科室观察至少30分钟。

13.为什么做增强CT要用高压注射器注射对比剂?

高压注射器能将足够量的高浓度对比剂快速、准确地注射到人体血管，避免了对比剂导入人体后被迅速稀释。在做增强CT时高压注射器可以将对比剂以"团注、快速"的方法注入血管内，使需要观察的脏器与病变更清晰地显示，通常按照检查部位来进行速度设置，如进行肝增强检查要保持3.5 ~ 4.0mL/s的注射速度。虽然高压注射器注射速度快，但只要受检者血管弹性较好，一般的注射速率都是安全的。此外，一次增强CT所使用的对比剂剂量约是人体血容量的千分之一，不会造成受检者血容量出现较大的波动。

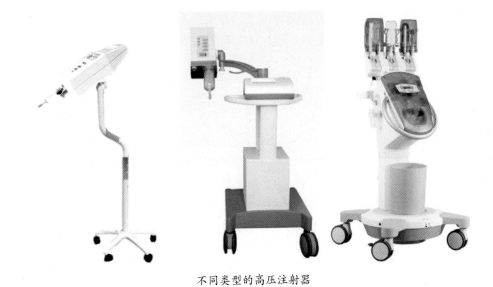

不同类型的高压注射器

14.肾功能不好的患者可以做增强CT吗?

增强 CT 是指经静脉注射水溶性有机碘对比剂后的 CT 扫描。由于碘对比剂主要经肾脏排泄,肾功能不好的患者做增强 CT 会增加肾脏负担,有导致肾功能进一步受损的风险。但并不是所有肾功能不好的患者都不能做增强 CT,这取决于患者的肾脏功能状态。当肾小球滤过率(glomerular filtration rate,GFR)$<60mL \cdot min^{-1} \cdot 1.73m^{-2}$[相当于慢性肾脏病(chronic kidney disease,CKD)3~5 期]时,含碘对比剂引起肾损伤的危险性明显增加,因此这类患者不建议进行 CT 增强检查。对于轻度肾功能不全的患者,推荐使用非离子型碘等渗对比剂进行 CT增强检查,有助于预防对比剂肾病的发生。

15.孕妇或哺乳期妇女可以使用碘对比剂进行CT增强检查吗?

妊娠期间静脉内注射含碘对比剂的安全性至今未明确,但对比剂可通过胎盘进入胎儿循环系统而影响其甲状腺功能。因此,孕妇只有在可能的获益明显超过风险时,才考虑行静脉内注射含碘对比剂进行检查,另外,CT 增强检查时也需要警惕电离辐射。建议任何对孕妇和胎儿可能造成危害或损伤的择期检查,都应该推迟至产后。此时,建议选择对孕妇和胎儿无害的超声和 MRI 检查。哺乳期妇女在进行 CT 增强检查时,血管内注射的碘对比剂仅有微量通过乳汁排泄,不会对喂养的婴幼儿产生影响,因此,进行 CT 增强检查的哺乳期妇女不需要中断对婴幼儿的哺乳。

16.磁共振钆对比剂有哪些种类?

钆对比剂按不同的组织学分布或对比剂的结构类型,可有不同的分类方法。

（1）按组织学分布及应用分类,可分为细胞外对比剂、细胞特异性对比剂和血池对比剂。①细胞外对比剂通过毛细血管壁进入细胞外间隙,如钆喷酸葡胺或钆特酸葡胺。②细胞特异性对比剂通过毛细血管进入细胞外间隙和细胞内,与生物分子结合,是特异性靶向对比剂,如钆塞酸二钠（普美显）、钆贝葡胺（莫迪司）。③血池对比剂透过毛细血管壁极慢,给药后可长时间存留在毛细血管内,能很好显示组织器官血流灌注及毛细血管壁的完整性。

（2）按对比剂的结构类型,可分为环状对比剂和线性对比剂。线性对比剂又分为离子型线性对比剂和非离子型线性对比剂,前者如钆喷酸葡胺、钆塞酸二钠或钆贝葡胺,后者如钆双胺（欧乃影）等。全球目前临床使用的9种钆对比剂见下表。

临床使用的钆对比剂

对比剂名称	化学结构
钆双胺	线性螯合物（非离子型）
钆弗塞胺	线性螯合物（非离子型）
钆喷酸葡胺	线性螯合物（离子型）
钆贝葡胺	线性螯合物（离子型）
钆磷维塞三钠	线性螯合物（离子型）
钆塞酸二钠	器官特异性线性螯合物（离子型）
钆特酸葡胺	大环状螯合物
钆特醇	大环状螯合物
钆布醇	大环状螯合物

17.磁共振钆对比剂血管内注射有哪些应用?

目前临床上钆剂血管内注射主要用于以下几个方面:

（1）MRI常规增强扫描:检出常规平扫不显示的或无法明确诊断病灶,反映病变血供特点,利于病变定性和定量。

（2）MRI 常规动态增强（单室模型）：整体显示组织血流、微血管渗透性、细胞外间隙的信息，可用于肿瘤性质的判定。

（3）MRI 动态增强两室模型：活体定量评价病变微循环灌注，可用于鉴别肿瘤良恶性，判断肿瘤分期分级，监测肿瘤疗效，预测肿瘤治疗反应，并通过 Ktrans 参数监测针对肿瘤新生血管靶向药物的疗效。

（4）对比增强 MR 血管成像（CE-MRA）：对血管病变的诊断可以与 DSA 相比拟，可用于动脉瘤、动静脉畸形、血管狭窄或闭塞等血管病变的早期诊断。

（5）动态磁敏感灌注成像（DSC-PWI）：主要用于急性缺血的检查，也可用于肿瘤性病变的检查。

18.磁共振钆对比剂使用的注意事项有哪些？

钆对比剂使用注意事项包括：①无须过敏试验；②应注意患者是否有使用钆剂出现重度不良反应及与现疾病治疗有关的用药过敏病史；③肾功能不全患者只有权衡利弊后，在确有必要的情况下才能使用钆类对比剂；④有无 MRI 检查的其他禁忌证如带有心脏起搏器等。

19.肝脏磁共振增强有特异性对比剂吗？

肝脏磁共振增强的特异性对比剂包括超顺磁性氧化铁、钆塞酸二钠等，目前临床应用最为广泛的是钆塞酸二钠（gadolinium ethoxybenzyl diethylenetriamine pentaacetic acid，Gd-EOB-DTPA）。通过在二乙烯三胺五乙酸（gadolinium diethylenetriamine pentaacetic acid，Gd-DTPA）分子结构上添加脂溶性乙氧基苯基（ethoxybenzyl，EOB）得到的 Gd-EOB-DTPA 具有被正常肝细胞摄取的独特生物特性。Gd-EOB-DTPA 一方面通过缩短组织 T1 弛豫时间，得到与 Gd-DTPA 相似的多期动态增强效果，从而观察肝脏病变的常规多期动态增强方式及其表现；另一方面，肝功能正常者注射 Gd-EOB-DTPA 后 10~20 分钟肝实质最大程度增强，同时胆系也可显影，该期相称为肝胆特异期，可用于检测肝脏局灶性病变，在 T1WI 增强扫描中提供病灶特征信息。

钆塞酸二钠的适用人群包括：①超声、CT 或钆喷酸葡胺增强MRI表现不典型的肝细胞癌患者，同时包括肝硬化相关结节的鉴别诊断；②经CT或钆喷酸葡胺多期动态增强MRI诊断的典型肝细胞癌患者根治性治疗术前评估；③肝癌局部治疗后评估肿瘤是否存活及局部进展；④肝转移瘤患者治疗方案制订的优选影像检查；⑤非肝硬化相关局灶性良性病变的鉴别诊断；⑥胆系术后并发症的评估，包括吻合口狭窄、胆系损伤、胆瘘（包括胆汁瘘）等。

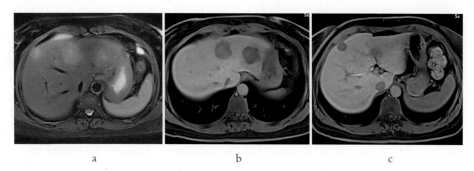

肝转移瘤 肝脏 MRI 横断面 T2WI（图 a）可见肝左叶多发团块状稍高信号影；静脉注射钆塞酸二钠延迟 20 分钟后行 T1WI 增强扫描（图 b、c），显示肝左叶多发占位呈明显低信号

20.肾功能不全的患者可以做磁共振增强吗？

肾小球滤过率（GFR）≤ 30ml·min^{-1}·1.73m^{-2} 的肾功能不全患者，需谨慎使用钆对比剂，如必须使用，需采取必要的预防措施。对于常规执行隔天透析的患者，使用钆对比剂后推荐连续 2 天透析。不同肾功能的患者，钆对比剂的使用推荐见下表。

不同肾功能成人患者的钆对比剂使用推荐

肾功能状态	推荐意见
60mL·min^{-1}·1.73m^{-2} ≤ GFR<90mL·min^{-1}·1.73m^{-2}	无须选择特定对比剂
30mL·min^{-1}·1.73m^{-2} ≤ GFR<60mL·min^{-1}·1.73m^{-2}	建议选择大环状对比剂或离子型线性对比剂
15mL·min^{-1}·1.73m^{-2} ≤ GFR<30mL·min^{-1}·1.73m^{-2}	建议禁用非离子型线性对比剂，慎重选择离子型线性对比剂，建议选择大环状对比剂
GFR<15mL·min^{-1}·1.73m^{-2}	建议选择大环状对比剂
急性肾损伤	建议选择大环状对比剂
透析	建议选择大环状对比剂

21.孕妇或哺乳期妇女可以血管内注射磁共振钆对比剂吗？

目前尚不清楚钆对比剂对胎儿的影响，因此，妊娠患者和备孕患者应当谨慎使用钆对比剂。只有当增强 MRI 检查对妊娠患者或胎儿明显利大于弊时，才考虑使用。对于必须使用增强 MRI 检查的妊娠患者，应选择大环状对比剂，并根据说明书选择能够满足诊断需求的最低剂量。

哺乳患者使用钆对比剂后，仅有非常少量的钆对比剂会通过乳汁排泄并被婴儿摄取。如果担心微量钆对比剂对婴儿的影响，可以舍去注射钆对比剂后12~24小时内的乳汁。24小时后可以正常进行母乳喂养。

22.碘或钆对比剂可能出现的全身性不良反应有哪些？如何处理？

根据不良反应出现的时间不同，碘或钆对比剂引起的全身性不良反应可分为急性不良反应、迟发性不良反应、晚迟发性不良反应三种类型。急性不良反应是指在注射对比剂后1小时内出现的不良反应；迟发性不良反应是指注射对比剂后1小时到1周内出现的不良反应；晚迟发性不良反应是指注射对比剂1周后出现的不良反应。

（1）急性不良反应：多见于20~50岁患者，50岁以上患者较少发生。急性不良反应按照其严重程度可分为轻度、中度和重度三种，临床上以轻、中度不良反应更常见。轻度不良反应的持续时间短，症状和体征有自限性且无进展的表现，通常不需特殊治疗；中度不良反应的症状和体征更显著，表现为中等程度的在临床上明显的局部或全身症状和体征，需要立即处理；重度不良反应的症状和体征常常是危及生命的，需立即识别并积极抢救。急性不良反应的具体临床表现和处理见下表。

碘或钆对比剂急性全身不良反应及处理

程度	临床表现	处理
轻度	症状和体征具自限性、无进展表现，临床上可有恶心、呕吐、味觉改变、出汗、咳嗽、瘙痒、皮疹/荨麻疹、发热、鼻塞、头痛、潮红、眼/面部肿胀、头晕、寒战、焦虑	观察至确认缓解/没有进展，通常不需治疗，可将患者扶下床，休息、观察，嘱其大量饮水，并给予安慰消除紧张情绪
中度	症状和体征更显著，有中等程度的局部/全身症状和体征，临床上可有心动过速/心动过缓、支气管痉挛/喘鸣、高血压、喉头水肿、全身性/弥漫性红斑、胸闷、轻度低血压	因为可能进展至出现危及生命的情况，通常需要立即治疗并予以密切、仔细观察，可给予吸氧，应用抗组胺药物或糖皮质激素治疗

续表

程度	临床表现	处理
重度	症状和体征常常是危及生命的，临床上可有喉头水肿（重度或进展迅速）、惊厥、意识丧失、严重低血压、心肺骤停、严重心律失常	需马上识别并积极抢救，应立即给予面罩加压吸氧，静脉推注地塞米松 10~20mg，肾上腺素 0.5~1mg，若患者出现呼吸、心脏骤停，就地立即进行心肺复苏术，包括人工呼吸、胸外心脏按压等，待患者生命体征平稳后，送至急诊科或相关科室继续观察治疗

（2）迟发性不良反应：多见于青年和妇女以及有过敏史的患者，等渗非离子型碘对比剂的迟发性不良反应发生率更高。注射对比剂后可出现各种迟发性症状，如恶心、呕吐、头痛、肌骨疼痛和发热，但许多症状与对比剂的使用无关，临床上须注意鉴别。与其他药疹类似的皮肤反应是真正的迟发性不良反应，表现为皮肤斑丘疹、红斑、荨麻疹和血管性水肿等，可通过皮肤试验进行确诊。多数迟发性皮肤不良反应为轻、中度，具有自限性，治疗主要为对症治疗，与治疗其他药物引起的皮肤反应相似，如使用 H_1 受体阻滞剂、局部用皮质激素。为避免再次发生迟发性皮肤反应，推荐使用与既往所用不同的碘对比剂，并避免使用在皮肤试验时出现交叉反应的药物。

（3）晚迟发性不良反应：碘对比剂的晚迟发性不良反应偶见于未经治疗的 Graves 病或结节性甲状腺肿包括老年和（或）缺碘患者，可引起甲状腺功能亢进。欧洲泌尿生殖放射学会发表的最新相关指南指出，甲状腺功能亢进患者不能使用碘对比剂；晚迟发性不良反应通常不需预防；高危患者应由内分泌科医生进行预防性治疗，尤其是饮食碘缺乏地区尤为必要；危险患者在注射碘对比剂后应由内分泌科医生密切监测，治疗主要为针对甲状腺功能亢进的对症治疗。钆对比剂的晚迟发性不良反应主要为肾源性系统性纤维化（nephrogenic systemic fibrosis，NSF），该病是一种罕见发生的以广泛的皮肤和结缔组织纤维化为特征的严重全身性疾病，可以发生在使用钆对比剂后 2~3 个月，数年以后发生者非常罕见。钆对比剂导致 NSF 的风险因素包括：①患者因素：肾功能减低，尤其

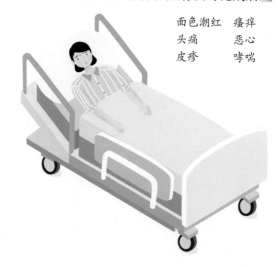

面色潮红　瘙痒
头痛　　　恶心
皮疹　　　哮喘

是肾小球滤过率 <15mL·min^{-1}·1.73m^{-2} 的透析患者。②对比剂相关因素：绝大多数 NSF 报道与钆双胺相关，严重肾功能不全患者注射钆双胺后 NSF 发生率为 3%~18%。钆弗塞胺和钆喷葡胺也有 NSF 的报道，严重肾功能不全患者使用钆喷葡胺后 NSF 发生率为 0.1%~1.0%，注射剂量越多，风险越大。NSF 的发生主要与患者肾功能、钆对比剂种类和剂量有关，目前发生率极低，在严格按照药品说明书规范使用的情况下，可有效避免。总体来说，钆对比剂是一种安全性非常高的诊断性药物，在药监部门批准范围内可安全使用。因此，在未来的临床检查中，增强 MRI 仍然是一种重要的影像学方法和安全有效的检查手段。

23.如何预防对比剂的不良反应？

对比剂不良反应的预防包括检查前、检查中和检查后预防三个方面。①增强检查前：a. 对患者进行心理疏导，消除紧张情绪。b. 详细询问患者病史，特别是有无过敏史。对有肝肾功能障碍、过敏性疾病、甲亢、心功能不全、糖尿病及 1 岁以内婴儿和 60 岁以上老年人等高危因素的患者需慎重选择用药。c. 备好相关急救药品及用物。②检查过程中要严密观察患者情况，如果出现明显不适，及时中断检查，并采取相应急救措施。③检查结束后，为预防迟发性变态反应，患者需要保留静脉通道，在检查科室观察 30 分钟以上方可离开。

24.什么是对比剂肾病？如何预防？

对比剂肾病（contrast induced nephropathy，CIN）是指排除其他引起血清肌酐升高的原因，血管内途径应用碘对比剂后 2~3 天内血清肌酐升高至少 44 μmol/L 或超过基础值 25%。CIN 是第三大医源性肾衰竭常见原因，仅次于肾灌注不足和肾毒性药物所致肾功能损伤，发生率接近 2%，但病死率高达 34%。目前认为充分水化、减少对比剂用量及避免离子型高渗对比剂使用是有效的预防方法。近年来，次高渗和等渗对比剂的使用较高渗对比剂明显降低了 CIN 的发生率。而等渗对比剂的使用较次高渗对比剂是否带来更多的获益，尚未见统一的结论。水化疗法是目前广泛应用的防治 CIN 的方法，水化通过补充血容量、增加肾血流量和肾小球滤过率、降低肾小管对比剂浓度加快清除肾小管内排泄物。0.9% 氯化钠溶液是经典水化剂，静脉和口服水化均可预防 CIN。

25.注射对比剂时局部或全身发热正常吗？

静脉注射对比剂时，会感觉局部甚至全身发热，这是由于对比剂是一种化学物质，具有高渗性，通过高压注射器以较快速度注入静脉血管时，会对血管内皮产生一定的刺激作用，使患者感到血管性疼痛，还可直接作用于小动脉的平滑肌，引起局部动脉扩张，产生热感及不适。这其实也是一种轻度的对比剂反应现象，不会对人体造成伤害，增强过后会很快恢复正常，因此注射对比剂时出现局部或全身发热不必恐慌，也不要产生误解。

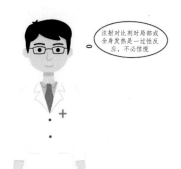

注射对比剂时局部或全身发热是一过性反应，不必惊慌

26.对比剂外渗如何处理？

常见对比剂渗漏原因包括：①药物因素：在使用CT增强扫描时，所注射的对比剂浓度过高，由于其黏稠度高、渗透压较高，故较容易出现外渗情况；②高压注射器因素：在注射时，所推送药物的压力较大，其注射速度较快，从而导致外渗情况的发生；③实施者的操作不当：静脉穿刺人员技术不全面，穿刺针固定不牢固；④留置针留置时间较长导致血液出现凝固现象，将针头堵塞，较易出现渗透现象；⑤患者自身因素：a.检查之前没有与患者进行沟通交流，操作时出现偏差，或在注射时由于患者不配合出现留置针的偏离现象；b.被穿刺血管情况不佳，如恶性肿瘤化疗患者、糖尿病血管硬化、老年人及婴幼儿患者。

对比剂渗漏的治疗及护理：①轻度外渗多数无须处理。但应注意动态观察，如外渗加重，应及时就诊。对个别疼痛明显者，局部给予普通冷湿敷。②中、重度外渗可能造成局部组织肿胀、皮肤溃疡、软组织坏死和间隔综合征。对于中、重度外渗患者的处理包括：a.抬高患肢，促进血液回流。b.早期使用50%硫酸镁保湿冷敷，24小时后改硫酸镁保湿热敷；或者用粘多糖软膏等外敷；或者用0.05%的地塞米松局部湿敷。c.对比剂外渗严重者，在外用药物基础上口服地塞米松5mg/次，3次/天，连用3天。d.必要时，咨询临床医师用药。

27.如何预防对比剂外渗？

预防对比剂血管外渗的措施主要包括：①静脉穿刺选择合适的血管，细致操作；②使用高压注射器时，选用与注射流率匹配的穿刺针头和导管；③对穿刺针头进行恰当固定；④与患者沟通，取得配合。

28.注射对比剂后出现静脉炎如何处理？

静脉炎的临床表现为沿浅静脉走向出现条索状红线，局部组织发红、肿胀、灼热、疼痛，有时伴有畏寒、发热等全身症状，与输入浓度较高、刺激性较强的药物，或放置刺激性大的静脉导管有关，一般为无菌性炎症，也可因无菌操作不严格而导致局部静脉感染。为减少局部反应及静脉炎的发生，临床一般用生理盐水冲洗注射局部血管，降低对比剂的残留浓度。同时采用硫酸镁湿热敷，或者将硫酸镁和甘油配成甘油硫酸镁乳剂，持续外敷，每日更换 1 次，该方法治疗静脉炎疗效确定。严重者，可在外用药物基础上口服地塞米松。

第三章　疾病诊断与影像选择篇

第一节　中枢神经系统疾病

1. 脑梗死

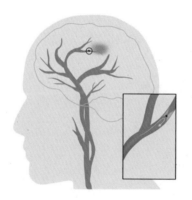

临床小贴士

　　脑梗死又称缺血性脑卒中，是指各种原因引起的局部脑组织血液供应障碍，导致脑组织缺氧缺血性坏死，进而迅速出现相应神经功能缺损的一类临床综合征，其发病率在脑血管病中占首位，常见有脑大、中动脉闭塞性脑梗死和脑小动脉闭塞性脑梗死（腔隙性脑梗死）。根据脑梗死发生时间可分为超急性期、急性期、亚急性期和慢性期。常见临床症状和体征包括偏瘫和偏身感觉障碍、偏盲、失语、头晕等，小脑或脑干梗死时常有共济失调、吞咽困难、呛咳。导致脑梗死的常见原因包括脑血管壁病变、血液成分改变、血流动力学改变和其他部位血管内栓子的脱落，最常见的病因是动脉粥样硬化。

影像检查咨询台

脑梗死的常用影像检查方法为 CT 和 MRI。对急性脑卒中患者，CT 是首选影像检查手段，其主要目的是排除脑出血。但急性期脑梗死在 CT 上征象不典型或呈阴性，对临床怀疑卒中的患者在排除脑出血后应进一步行 MRI 检查。MRI 发现早期脑梗死比 CT 敏感，对显示脑干、小脑的梗死更优于 CT。MRI 的弥散加权成像（DWI）是首选检查，DWI 可在无创前提下完成活体组织中水分子运动的检测，甚至可在脑梗死后几分钟发现异常，是目前检查超急性期和急性期脑梗死最敏感的方法。

CT 血管成像（CTA）和磁共振血管成像（MRA）可重建出颈部和颅内动脉，评价颅内血管情况，寻找脑梗死的责任血管，评估栓子大小，判断侧支循环情况，为临床治疗提供依据。头颈动脉磁共振高分辨管壁成像能够清楚显示动脉管壁结构、管腔狭窄程度，评估脑动脉及颈动脉粥样硬化斑块的形态、性质，根据斑块不同形态及信号特点判断斑块的成分及稳定性。

随着先进影像技术的不断出现，多种功能检测被运用于脑梗死的超急性期诊断、鉴别诊断和分子代谢功能评估。目前磁共振灌注成像技术包括动态磁敏感对比增强灌注加权成像（DSC-PWI）以及动脉自旋标记灌注加权成像（ASL-PWI）。DSC-PWI 需要静脉注射磁共振对比剂，定量观察指标有 CBF、CBV、MTT 和 TTP，其中 MTT 是发现早期脑缺血的最敏感指标。如缺血加重，CBV、CBF 均明显减低，MTT、TTP 延长，提示脑组织发生不可逆性损伤。DWI 与磁共振灌注加权成像（PWI）的不匹配区，通常被认为是缺血半暗带，可同时行 PWI 以判断有无缺血半暗带，指导治疗。3D-ASL 技术无须静脉注射对比剂即可在短时间内获得全脑 CBF 图，可反复多次扫描，评估脑梗死区的血流灌注和侧支循环情况。此外，磁敏感加权成像（SWI）对血液代谢产物非常敏感，可作为一种辅助检查方法，发现急性缺血性脑梗死内的微出血灶与血管内血栓。CT 灌注成像（CTP）通过静脉团注对比剂可在脑梗死形态学发生改变前发现脑组织的灌注异常，结合 CTA 有助于发现早期脑梗死。

数字减影血管造影（DSA）可清晰显示颅内血管情况，能进一步明确脑梗死责任血管，并能同时进行动脉内溶栓治疗和取栓治疗。

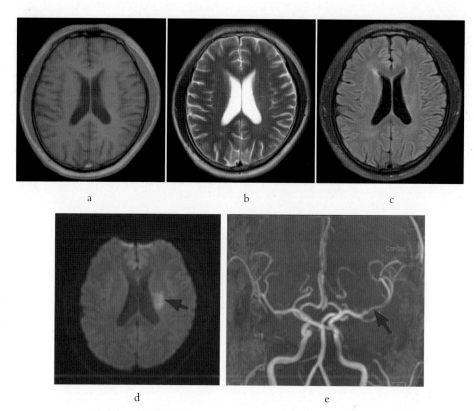

a　　　　　　　　b　　　　　　　　c

d　　　　　　　　　　　e

超急性期脑梗死 脑部 MRI 横断面 T1WI（图 a）、横断面 T2WI（图 b）、横断面 FLAIR（图 c）上左侧脑室旁无明显异常信号改变；横断面 DWI（图 d）示左侧侧脑室旁高信号（箭头）；脑部 MRA（图 e）示左侧大脑中动脉较对侧显影浅淡（箭头）

2.脑出血

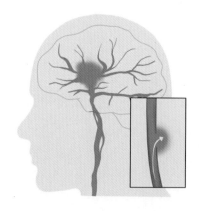

临床小贴士

　　脑出血是指颅内血管病变而非外伤引起的脑内出血，可发生于脑实质内和脑室内。主要病因包括高血压、动脉瘤破裂、脑梗死或脑血管栓塞后再灌注出血、脑血管畸形、恶性肿瘤、脑淀粉样血管病等，高血压是成人脑出血的常见病因，脑血管畸形是大龄儿童和青年脑出血的常见病因。脑出血的发病率在脑血管病中仅次于脑梗死，而死亡率在脑血管病中居首位，且发病率和死亡率随年龄增大而增高。脑出血的临床表现主要取决于出血部位和出血量，可有较大差别，多表现为剧烈头痛、头晕、恶心、呕吐、一侧肢体无力、失语、意识障碍等。高血压性脑出血所致的脑内血肿最为常见，且根据病理学改变分为超急性期、急性期、亚急性期、慢性期。临床上，脑出血多急性起病且病情重，与缺血性脑血管病常难以鉴别，诊断与鉴别诊断主要依赖于影像学检查。

影像检查咨询台

　　脑出血的常用影像检查方法为 CT 和 MRI，CT 能直接显示脑出血的部位、大小以及有无破入脑室，方便随诊复查；MRI 有助于出血的分期，但扫描时间长，不适用于急诊患者。对急性脑卒中患者，CT 检查时间短、对急性 / 超急性期血肿敏感性高，急诊 CT 应作为首选检查以鉴别缺血性脑卒中与出血性脑卒中，进而明确出血的部位、判断血肿是否破入脑室、对血肿进行定量以及寻找血肿扩大的影像标记、预测血肿扩大的风险，如发现对比剂外溢至血肿内（斑点征）则提示有血肿增大的风险。此外，推荐进行头颈部 CTA 检查，有助于脑内血肿病因的判断。

　　自发性或不明原因的脑出血常有多种病因，影像学检查的作用在于血肿定位，根据影像学表现评估血肿期龄，进而找出可能的病因。一般而言，对自发性脑出血的中老年患者，若已知有高血压病史，在已行 CT 或 MRI 平扫的基础上，可不进行 CTA 或 MRA 检查。而发生于年轻患者或血压正常患者的脑出血，则通常需要进一步检查，推荐行 CT 或 MRI 增强扫描、CTA、MRA 和 / 或磁共振静脉成像（magnetic resonance venography，MRV）检查，有助于发现动静脉畸形、动脉瘤、肿瘤以及静脉窦血栓形成等病因。常规 CT 增强扫描中，强化与高密度的急性血肿难以鉴别，双能量 CT（DECT）检查可以显示增强对比度，帮助区分颅内出血和对比剂外溢。此外，双能量 CT 还有助于鉴别肿瘤性出血和非肿瘤性出血。对自发性脑出血的老年患者，MRI 平扫和 SWI 有助于检测有无脑小血管病，如脑内微出血、脑白质高信号以及腔隙性脑梗死。尤其是 SWI 能发现常规 CT 与 MRI 检查难以显示的微出血灶。

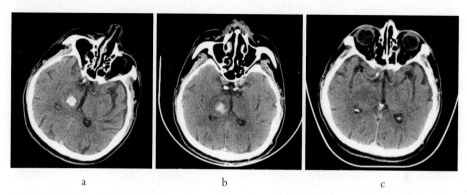

脑出血血肿演变　脑部 CT 横断面平扫（图 a）可见右侧丘脑高密度急性期血肿，边缘清晰，灶周轻度水肿；6 天后复查脑部 CT 横断面（图 b）显示血肿密度减低，边缘模糊，灶周水肿范围增大；16 天后复查脑部 CT 横断面（图 c）可见血肿密度进一步减低，接近等密度，灶周水肿呈低密度

3.蛛网膜下腔出血

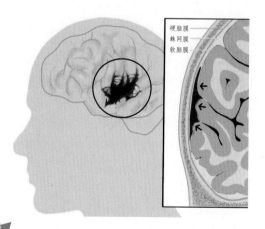

临床小贴士

蛛网膜下腔出血由颅内血管破裂，血液进入蛛网膜下腔所致，可由外伤导致，也可以是自发性的。外伤性蛛网膜下腔出血几乎发生于所有中度到重度的颅脑外伤患者中，是颅内蛛网膜下腔出血最常见的病因。自发性蛛网膜下腔出血多由颅内动脉瘤破裂所致，约占半数以上，其他较为常见的病因还有高血压动脉硬化和脑动静脉畸形。本病可发生于任

何年龄，以30~40岁的成人最为多见。突发剧烈头痛、恶心、呕吐、意识障碍和脑膜刺激征为其典型临床表现。

影像检查咨询台

CT和MRI是蛛网膜下腔出血的主要影像学检查手段，能显示出血部位和出血量，有助于其诊断。对多量急性蛛网膜下腔出血，CT较MRI更为敏感，具有检出率高、扫描时间短和普及性广等优点，是首选影像学检查。MRI是确诊蛛网膜下腔出血的主要辅助检查手段，FLAIR序列、SWI、梯度回波序列均有助于其诊断，对少量、亚急性和慢性期蛛网膜下腔出血的显示优于CT。推荐进行头颈部CTA或脑部TOF-MRA检查，有助于自发性蛛网膜下腔出血病因的判断，必要时可进一步行DSA检查。

CT对急性期蛛网膜下腔出血具有很高的敏感性，可检出90%以上的病例；但随时间推移，出血被脑脊液稀释，以及血清蛋白的重吸收作用，其敏感性迅速下降。脑脊液中血液浓度>70%时，CT诊断蛛网膜下腔出血无困难；脑脊液中血液浓度<50%时，则CT可无阳性发现。CT检查对少量蛛网膜下腔出血、后颅窝周围蛛网膜下腔出血的检出有一定困难。

MRI对24小时内急性蛛网膜下腔出血的敏感性不及CT。但随着MRI技术发展以及新序列应用，MRI在蛛网膜下腔出血的诊断价值逐渐得到临床认识和肯定，并显示出一定优越性。FLAIR序列能抑制正常脑脊液信号以及脂肪信号，由于血性脑脊液的信号不能被抑制，因而易于发现脑池、脑沟或纵裂池内的异常出血高信号。FLAIR序列对急性期蛛网膜下腔出血的检出与CT检查相当，对亚急性和慢性期蛛网膜下腔出血的敏感性要高于T1WI、T2WI和CT检查。SWI对血液和出血产物引起的磁敏感效应和局部磁场变化极为敏感，是最具诊断价值的扫描序列。急性期即可在SWI上显示出失相位低信号，提示氧合血红蛋白到脱氧血红蛋白的演变过程，实现急性期蛛网膜下腔出血的早期诊断，并优于FLAIR序列。慢性期，SWI对吞噬细胞内顺磁性含铁血黄素的形成和沉积仍具有很高敏感性，对慢性期蛛网膜下腔出血的检出也优于FLAIR序列。

此外，出血量较少的蛛网膜下腔出血患者多因发病时临床表现不典型，一般情况较好，而延迟就诊。CT检查阳性率低，或仅能显示迟发性缺血导致的脑缺血灶，容易与缺血性脑卒中混淆而导致误诊、误治。这时应首选MRI平扫（包括FLAIR序列）和SWI检查，不仅能显示局灶性脑缺血，又能更好地发现蛛网膜下腔出血，便于正确诊断和治疗。

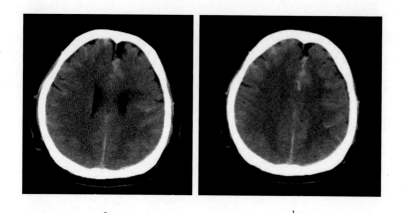

a   b

蛛网膜下腔出血 脑部CT横断面平扫（图a，图b）可见双侧额顶叶脑沟、大脑纵裂内点条状高密度影

4.脑血管畸形

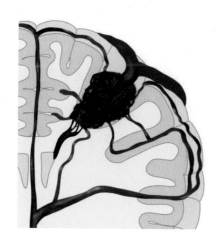

临床小贴士

脑血管畸形为先天性脑血管发育异常引起的局部脑血管数量和结构异常，是一类疾病，主要包括脑动静脉畸形（arteriovenous malformation，AVM）、海绵状血管瘤、毛细血管扩张症、硬脑膜动静脉瘘、颈动脉海绵窦瘘、静脉畸形、Galen静脉瘤等，其中AVM最为常见。AVM可发生于任何年龄，多在20~40岁发病，发病率上无明显性别差异。绝大多数AVM位于幕上且为单发。脑血管畸形的临床表现因畸形类型、发病

部位、病灶大小等不同而有差异，多表现为头痛、癫痫、局限性神经症状、颅内血管杂音、合并出血等。脑血管畸形影响正常脑部血供和脑组织营养，其破裂后造成的蛛网膜下腔、脑实质或脑室内出血危害更大。

影像检查咨询台

脑血管畸形的影像学检查手段主要有 CT、MRI 和 DSA。CTA、MRA 对快血流血管畸形的诊断效能可与 DSA 媲美。SWI 对低血流血管畸形的显示最为敏感。

对于 AVM 的患者，DSA 仍是确认供血动脉、引流静脉及畸形血管团的金标准，为准确的分级和治疗提供基础。DSA 有助于 AVM 畸形血管形态的分析，可以明确供血动脉的数量和来源，以及发现血流相关性动脉瘤。怀疑颅内出血人群应首选 CT 检查，一旦确定出血，可行 CTA 检查，明确有无潜在的 AVM。CT 灌注成像还能提供脑灌注和病灶周围异常灌注的信息。MRI 常用于颅内 AVM 的筛查，可以清楚显示动静脉分流和病灶周围脑实质情况，还能发现脑实质内的陈旧性出血灶。MRA 可以显示不同程度扩张的供血动脉，有时可发现供血动脉上的动脉瘤。MRV 能够明确有无静脉梗阻、静脉扩张或血栓形成。

海绵状血管瘤是最常见的低血流脑血管畸形，由于无动静脉分流，在血管造影（DSA、CTA、MRA）上常难以发现，也被称为"隐匿性"血管畸形。CT 和 MRI 是诊断海绵状血管瘤的主要影像检查手段。但 CT 对小海绵状血管瘤显示欠佳，常无法检出。相比之下，MRI 尤其是 SWI 技术对微小海绵状血管瘤具有很高的诊断价值。SWI 可显示直径 < 1mm 的低流速静脉血管且对出血产物极为敏感，是目前唯一可精确显示非出血性海绵状血管瘤和毛细血管扩张症的检查技术，对海绵状血管瘤、毛细血管扩张症、静脉畸形等低血流血管畸形的检出率明显高于 CT 和常规 MRI 序列。

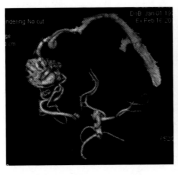 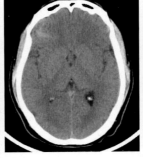 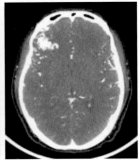

a   b   c

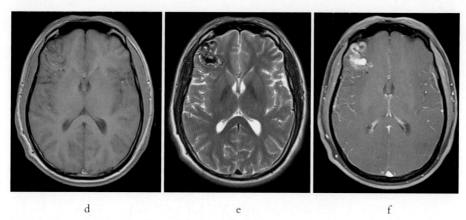

d e f

脑动静脉畸形 脑部CTA（图a）显示右侧额叶畸形血管团，由右侧大脑中动脉供血，引流入额部上矢状窦，脑部CT横断面平扫（图b）可见右侧额叶病灶呈混杂稍高密度；CT增强横断面（图c）显示病变明显强化，病灶周围可见条状强化血管影。脑部MRI横断面T1WI（图d）上呈混杂等低信号，内见条状高信号，横断面T2WI（图e）上呈混杂等低信号，病灶周围见迂曲流空血管影，延迟增强横断面T1WI（图f）可见病变明显强化，并可见病灶周围迂曲的引流静脉

5.颅内动脉瘤

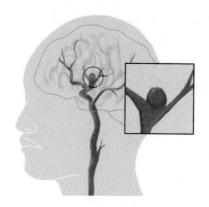

临床小贴士

　　颅内动脉瘤是指颅内动脉的局灶性异常扩大，是自发性蛛网膜下腔出血的主要病因，可发生于任何年龄，发病高峰年龄为40~60岁，女性多见。约90%的颅内动脉瘤起自颈内动脉系统，约10%起自椎-基底动脉系统，约20%的病例为多发。常依据病因、部位、大小和形态，将颅内动脉瘤分为粟粒状动脉瘤、囊状动脉瘤、梭形动脉瘤、假性动脉瘤和夹层动脉瘤，其中以囊状动脉瘤最为常见。动脉瘤未破裂时，常无临床

症状，但少部分患者可有癫痫、头痛、颅神经压迫症状以及血栓形成引起的脑缺血或梗死症状。动脉瘤破裂则可导致蛛网膜下腔出血，临床上最常见表现为突然发作的剧烈头痛，且有再次出血的风险。约 1/3 动脉瘤破裂患者死亡，1/3 患者遗留神经功能缺损。

影像检查咨询台

CT、MRI 和 DSA 均可用于颅内动脉瘤的诊断，其中 DSA 仍是诊断颅内动脉瘤的最可靠检查，但由于是有创性检查，多于介入治疗时使用。CTA 可直接显示动脉瘤及其与载瘤动脉的关系和动脉瘤大小、部位、形态、数目，具有快速成像、普及率广等优点，适用于急性重症患者。CTA 对于动脉瘤壁钙化、动脉瘤腔内血栓、脑出血及动脉瘤与周围骨性结构关系的显示优于 DSA。但 CTA 对小动脉瘤的显示相对欠佳，当动脉瘤直径 ≥ 5mm 时，CTA 的敏感度可达 95% ~100%；动脉瘤直径 < 5mm 时，则敏感度仅为 64%~83%。此外，CTA 的缺点还包括电离辐射、使用含碘对比剂、骨性伪影以及对远端小血管显示不佳等。

MRA 也可直接显示动脉瘤和载瘤动脉，在一定程度上可与 DSA、CTA 媲美。TOF-MRA 诊断颅内动脉瘤的敏感度可达 55% ~93%，当动脉瘤直径 ≥ 5mm 时，敏感度可达 85% ~100%；但对直径 < 5mm 的动脉瘤，其敏感度则降至 56%。TOF-MRA 对于判断动脉瘤颈与所属血管的关系也存在着一定局限性。因此，在动脉瘤定位、定性方面尚不能替代 DSA，但 MRA 无须造影检查、无电离辐射，适用于孕妇和碘剂过敏者，以及动脉瘤随访检查。此外，CE-MRA 能克服流空效应影响，在动脉瘤的显示上优于非增强 TOF-MRA，且相比 CTA，对比剂用量小、安全性高、无电离辐射。

除了动脉瘤的影像形态学评价，其破裂风险预测对临床治疗方式选择以及患者预后评估也有十分重要的意义。MRI 高分辨血管壁成像可清晰显示动脉瘤壁，4D-flow 血流测定技术可反映动脉瘤血流动力学改变，结合常规 MRI 与 MRA 检查，MRI 能够实现基于动脉瘤瘤腔特征-瘤壁病理-血流动力学的"一站式"破裂风险评估，是动脉瘤诊断、随访和破裂风险评估的优选方法，具有非常高的临床应用价值。

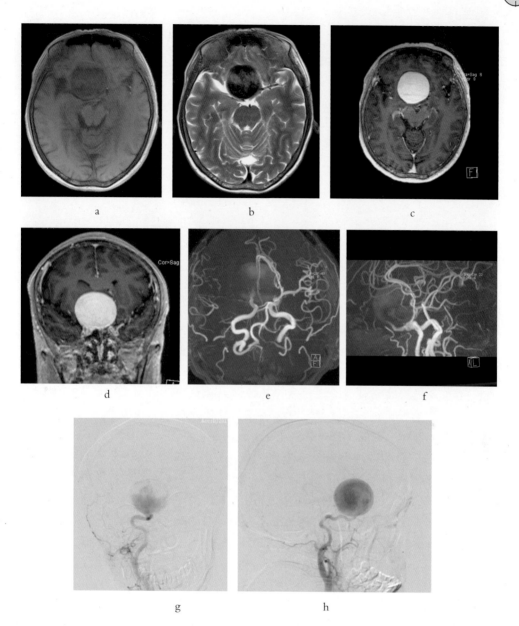

颅内动脉瘤　脑部 MRI 横断面 T1WI（图 a）可见前颅底类圆形低信号病变，横断面 T2WI（图 b）上病变呈明显流空信号，边界清晰，延迟增强横断面 T1WI（图 c）、冠状面 T1WI（图 d）可见病变明显均匀强化，与血管强化程度一致。脑部 MRA（图 e、图 f）示病变起自右侧颈内动脉眼段，推压邻近血管。DSA（图 g、图 h）证实为右侧颈内动脉眼段巨大动脉瘤

6.脑小血管病

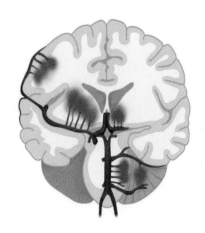

脑小血管病是临床常见的一类年龄相关的脑血管疾病，是由各种因素影响脑内小动脉、微动脉、毛细血管和小静脉所导致的一系列临床、影像与病理综合征。本病复发率高而病死率低，病情逐渐进展加重，严重影响患者生活质量。主要表现为腔隙性脑梗死、脑出血、皮质下白质病变、脑微出血和微梗死。目前临床广泛使用的"脑小血管病"是狭义定义，指脑小动脉及微动脉病变所导致的临床和影像学表现。

脑小血管病与缺血性卒中、认知功能障碍和情感障碍等密切相关，发病机制尚不明确。本病临床表现复杂，以卒中（深部小梗死、脑出血）、认知能力下降、精神情感障碍、步态异常、尿失禁等为主要临床表现，是血管性认知功能障碍的主要原因，可占血管性痴呆的36%~67%，其中注意和执行功能障碍是主要的认知损害特征。

影像检查咨询台

脑小血管病的临床表现缺乏特异性，诊断主要依靠影像学检查，其影像表现主要包括腔隙性脑梗死、脑白质病变、脑微出血和血管周围间隙扩大，多同时存在。此外，脑萎缩也被认为与脑小血管病有关。

可用于脑小血管病的影像检查方法包括 MRI 和 CT，其中头颅 MRI 是诊断本病的最重要检查手段，也是首选影像检查方法。CT 虽然对脑出血有较高的特异度和敏感度，但对腔隙性脑梗死和脑白质病变显示欠佳，不能显示微出血和微梗死灶。MRI 能够敏感发现由脑小血管病变引起的新发皮质下小梗死灶、血管起源腔隙、白质高信号、血管周围间隙、微出血以及这些病变的分布与数量。DWI 还能够发现常规 MRI 无法发现的微梗死灶，有助于新旧梗死灶的鉴别。SWI 对血液和出血产物引起的磁敏感效应和局部磁场变化极为敏感，可以更加敏感地发现由脑小血管病引起的脑微出血灶。

　　随着 MRI 技术的进步与影像后处理的标准化，越来越多的 MR 新技术用于脑小血管病的诊断和预后评估。DTI 可显示脑白质纤维束的微细结构改变，发现常规 MRI 无法显示的白质损伤。还可利用 DTI 分析大脑区域之间白质连接的强度、复杂性及结构网络的效率，利用血氧水平依赖的静息态 fMRI 技术识别脑网络的功能连接，寻找脑小血管病脑损伤时脑结构与功能连接改变。此外，MRI 容积扫描技术还可对脑小血管病相关的脑萎缩进行量化分析，为临床诊断与治疗随访提供定量信息。

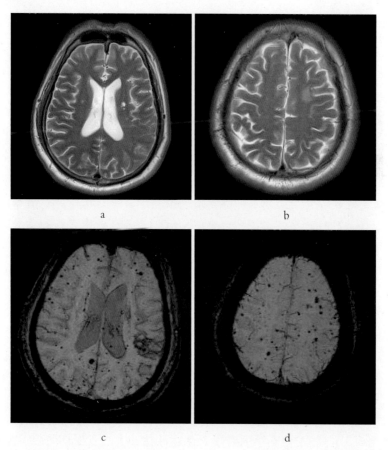

脑小血管病　脑部MRI横断面T2WI（图a，图b）显示双侧额顶叶多发腔隙性梗死与白质病变。脑部SWI（图c，图d）可清晰显示脑内多发微出血灶

7.颅脑外伤

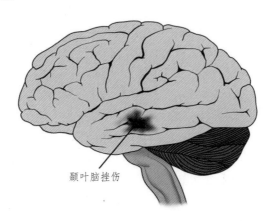

颞叶脑挫伤

临床小贴士

颅脑外伤是外界暴力直接或间接作用于头部所造成的损伤，根据损伤后脑组织是否与外界相通分为开放性损伤和闭合性损伤。受伤后可有不同程度的头痛、呕吐、视乳头水肿、意识和运动障碍，严重者可出现昏迷，甚至死亡。

根据损伤部位可将颅脑外伤分为头皮软组织损伤、颅骨损伤和脑实质损伤，三种损伤常合并发生，而脑实质损伤是影响患者预后的重要因素。伤后近期可发生脑挫裂伤、弥漫性轴索损伤、颅内血肿、脑水肿和脑疝，远期可发生脑积水、脑萎缩和脑脊液漏等。对于严重的颅脑外伤患者，了解颅内损伤情况更为重要，对指导临床治疗、提高患者生存质量有极大意义。

影像检查咨询台

影像学检查对颅脑损伤的诊断、治疗、预后评估具有很高价值。急诊神经影像检查的目的：一是识别可治疗的损伤，尤其是急性原发性损伤；二是探查、显示有无继发性损伤，如脑疝和血管损伤。

头颅 X 线平片简单易行，可发现颅骨骨折，但难以了解颅内损伤情况，现已很少单独应用。DSA 诊断价值有限，仅在评估较大血管损伤的后遗症时应用。CT 检查已广泛普及，扫描速度快、费用相对低廉，可直接显示颅内血肿和脑挫裂伤，明确病变部位、范围和数目，已成为急诊检查的首选方法。CTA 可作为颅脑外伤 CT 检查的补充，能更好地显示动脉撕裂或夹层、外伤性假性动脉瘤、颈动脉 – 海绵窦瘘或静脉窦损伤，尤其是合并颅底骨折、颈椎骨折伴横突孔受累、患者有不能解释的临床病情恶化时，应进行头颈联合 CTA 检查。

　　MRI 对评估脑实质损伤情况和发现并发症较 CT 更为敏感，但受成像时间长、没有 CT 普及、监测设备不能带进扫描室、不适用于制动困难患者和危重患者、运动伪影和费用较高等的限制，不能作为急性颅脑外伤患者首选检查方法，但仍是本病的重要补充检查手段。MRI 对亚急性和慢性期血肿的显示优于 CT。常规 MRI 联合 DWI 和 SWI 技术对弥漫性轴索损伤有很高的诊断价值，联合 SWI 和 DTI 对亚急性和慢性脑损伤、外伤后遗症的评价更有优势，对患者的预后判断优于 CT。fMRI 对检测轻微颅脑外伤也起着越来越重要的作用，尤其是轻微颅脑外伤后发生轻度认知障碍的患者。

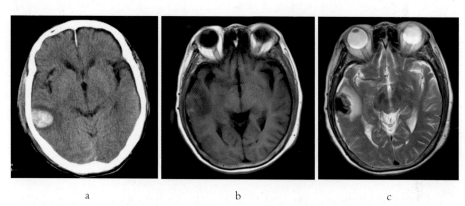

a　　　　　　　　　　b　　　　　　　　　　c

脑内血肿　脑部 CT 平扫（图 a）可见右侧颞叶类圆形高密度灶，边界清楚，周边可见低密度水肿带围绕。脑部 MRI 横断面 T1WI（图 b）呈混杂稍高信号，横断面 T2WI（图 c）可见病变呈低信号，周边水肿带呈高信号

8.脑积水

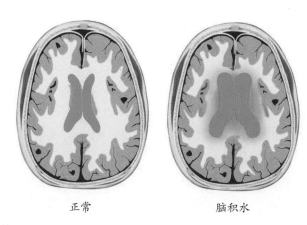

正常　　　　　　　　脑积水

临床小贴士

脑积水是颅内蛛网膜下腔或脑室内的脑脊液异常积聚，导致其一部分或全部异常扩大。脑积水不是一种单一的疾病改变，而是诸多病理原因引起的脑脊液循环障碍，由脑脊液循环通道阻塞、脑脊液吸收障碍、脑脊液分泌过多与脑实质萎缩等原因造成。临床上最常见是梗阻性病因，如脑室系统不同部位（室间孔、导水管、正中孔）的阻塞、脑室系统相邻部位的占位病变压迫和中枢神经系统先天畸形。按流体动力学分为交通性和梗阻性脑积水；按影像学分为单纯性、继发性和代偿性脑积水；按病理生理分为高压力性、正常压力性、脑萎缩性脑积水。脑积水的临床症状和体征包括头颅及前囟增大（婴幼儿），颅内压增高的临床症状和体征（头痛、恶心、呕吐、视乳头水肿），以及脑组织受压引起进行性脑功能障碍表现（智能障碍、步行障碍、尿失禁）。

影像检查咨询台

CT 和 MRI 均可显示脑室扩大，是脑积水的常用影像检查方法。MRI 具有软组织分辨率高，任意层面成像的优势，在评估脑积水方面优于 CT，可准确测量脑室大小，显示阻塞部位，确定脑积水的病因和分类，评估术后分流管位置及脑室缩小情况。CT 脑池造影和 SPECT 脑池显像虽也可用于脑积水的分类，显示脑脊液流体动力学改变，但操作复杂，不易普及，且为有创检查，有电离辐射。因此，MRI 是脑积水的首选检查方法，其中脑脊液流动成像技术操作简便，是目前唯一可无创分类脑积水的检查技术。

MRI 的 T1WI 矢状位可显示导水管梗阻、幕上脑室扩大、胼胝体变薄、穹隆及大脑内静脉向下移位、第三脑室底疝入扩大的蝶鞍等影像征象。T2WI 可显示脑脊液样的指纹状高信号向脑室外延伸到脑组织以及脑室角周围的间质水肿。推荐使用 MRI 的三维稳态进动结构相干（3D constructive interference in steady state, 3D-CISS）序列，可减少脑脊液流动伪影，更好地显示室间孔、中脑导水管、四脑室出口是否通畅，脑脊液循环通路上有无梗阻因素。心电门控相位对比 MRI 电影可显示心动周期内脑脊液循环的动态变化，并可对流速和流量进行定量测量，了解脑积水程度，鉴别梗阻性脑积水和交通性脑积水，并可用于神经内镜下三脑室底造瘘术疗效的评估。

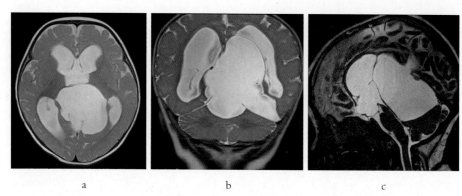

a　　　　　　　　b　　　　　　　　c

先天性四叠体池囊肿并梗阻性脑积水　脑部 MRI 横断面 T2WI（图 a）、冠状面 T2WI（图 b）可见四叠体池囊状高信号，MRI 3D-CISS 序列矢状面（图 c）可见四叠体板拉长受压，中脑导水管明显狭窄

9.脑胶质瘤

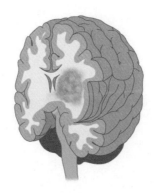

临床小贴士

　　脑胶质瘤是最常见的原发性脑肿瘤，约占颅内肿瘤的 40%~ 50%，起源于神经胶质细胞，主要包括星形细胞肿瘤、少突胶质细胞肿瘤、室管膜瘤和髓母细胞瘤。成人患者多发生于幕上，儿童患者多发生于幕下。世界卫生组织（World Health Organization，WHO）中枢神经系统肿瘤分类将脑胶质瘤分为Ⅰ~Ⅳ级。其中Ⅰ、Ⅱ级为低级别胶质瘤，Ⅲ~Ⅳ级为高级别胶质瘤；Ⅰ级为良性肿瘤，Ⅱ级为良、恶性交界性肿瘤，Ⅲ~Ⅳ级为恶性肿瘤。脑胶质瘤在临床上常有局灶性或全身性癫痫发作、运动障碍及颅内压增高等表现，具有高发病率、高复发率、高死亡率和低治愈率的特点。术前影像学检查对脑胶质瘤的准确分级、手术方式选择、放化疗方案制订，以及患者预后评估至关重要。

影像检查咨询台

CT 和 MRI 都可以相对清晰精确地显示脑解剖结构特征和脑肿瘤的形态学特征，如肿瘤的部位、大小、瘤周水肿、病变区域内组织均匀性、占位效应、血脑屏障破坏程度以及病变造成的其他合并征象等，是脑胶质瘤的常用影像学检查手段。MRI 软组织分辨率高、多序列、多方位成像以及多种新技术的应用，是脑胶质瘤的首选影像检查。CT 主要显示脑胶质瘤与正常脑组织的密度差异，对钙化更为敏感；常规 MRI 主要显示脑胶质瘤出血、坏死、水肿等不同组织间的信号差异，并且可以清楚显示病变的侵袭范围。

DWI、DTI、PWI、ASL 以及 MRS 等功能 MRI 技术的应用，不仅能反映脑胶质瘤的形态学特征，还可以评估肿瘤组织的功能及代谢情况，在肿瘤良恶性判断、肿瘤与白质束的关系、治疗后改变、肿瘤复发与放射性坏死鉴别等方面提供了更多的客观依据。术中 MRI 导航系统在指导临床最大范围切除肿瘤的同时，还可以保护重要功能区，有效提高患者术后生活质量。

DWI 可无创性反映活体组织中的水分子运动，恶性胶质瘤中肿瘤细胞密度增大，细胞外间隙减小，水分子弥散受限，在 DWI 上表现为高信号，其定量参数 ADC 值还有助于对脑胶质瘤进行分级。DTI 的定量测量指标各向异性分数（fractional anisotropy，FA）能提示脑组织微观结构的完整性，有助于胶质瘤侵袭性的评估；DTI 的白质纤维束成像还能直观显示肿瘤对白质束的推压和破坏，肿瘤与白质束的融合成像有助于神经外科制订手术计划，更好地保护重要白质束。

PWI 能反映肿瘤微循环血流信息，较常规 MRI 增强反映血脑屏障破坏不同，PWI 对脑胶质瘤级别的评估更为准确。DSC-PWI 是目前临床应用最为广泛的磁共振灌注成像技术，rCBV 与肿瘤级别呈正相关，肿瘤恶性程度越高，rCBV 越高。此外，PWI 对脑胶质瘤与淋巴瘤的鉴别、肿瘤复发与放射性坏死的鉴别、评估治疗后改变很有帮助。ASL-PWI 无须注射对比剂，可重复性高，在评估脑胶质瘤血流灌注方面与 DSC-PWI 有相似的敏感性，并且随着 ASL 技术的发展，ASL-PWI 有望作为常规检查方法指导脑胶质瘤术前级别评估。

MRS 可以在活体无创性检测脑代谢产物，Cho/Cr、NAA/Cho 已被用于评估胶质瘤的良恶性，肿瘤级别越高，Cho/Cr 比值越高、NAA/Cho 比值越低。MRS 还能够对瘤周水肿区的代谢产物进行检测，能较常规 MRI 更准确地显示肿瘤对正常脑组织的浸润趋势，有助于手术切除范围的确定。MRS 还可以用于区分胶质瘤复发与放射性坏死，胶质瘤复发中强化区的 Cho/Cr 和 Cho/NAA 比值均明显高于放射性坏死区。

SWI 对肿瘤微血管和出血产物具有极高敏感性，已被用于肿瘤血管生成的评估。肿瘤内磁敏感信号强度（intratumoral susceptibility signal intensity，ITSS）分级与胶质瘤的病理学级别明显正相关。胶质母细胞瘤表现为 ITSS 明显增加，与淋巴瘤显著不同。作为无创性 MRI 检查技术，SWI 也有望成为脑胶质瘤术前评估的常用方法。

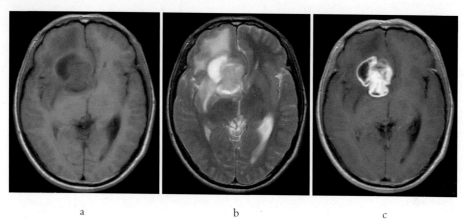

a　　　　　　　　　b　　　　　　　　　c

右侧额叶 WHO Ⅲ级间变性星形细胞瘤　脑部 MRI 横断面 T1WI（图 a）可见右侧额叶片状低信号，横断面 T2WI（图 b）可见病变呈囊实性，增强延迟期横断面 T1WI（图 c）显示实性部份明显强化，瘤周水肿明显，伴占位效应

10.脑膜瘤

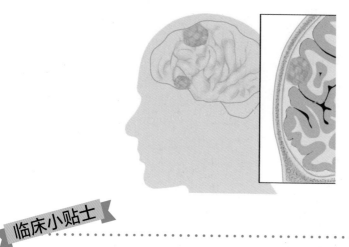

临床小贴士

脑膜瘤是起源于脑膜或脑膜间隙的新生物，是最常见的脑膜起源肿瘤，也是所有颅内肿瘤中最常见的一种，约占所有颅内原发性肿瘤的 1/3 以上。多见于成年人，40~70 岁为发病高峰，女性发病率高于男性。脑膜瘤可发生于颅内任何部位，多为单发，偶为多发。多发者常见于神经纤维瘤病 2 型或是具有脑膜瘤遗传易感性的非神经纤维瘤病 2 型

患者。90%以上的脑膜瘤位于幕上，以矢状窦旁或脑凸面最为常见，少数可发生于脑室内。典型部位按发生的频率依次是：矢状窦旁、大脑镰、脑凸面、嗅沟、鞍结节、蝶骨嵴、海绵窦、小脑幕、桥小脑角等。约有1%~2%的脑膜瘤位于颅外，包括眼眶、副鼻窦和鼻腔，甚至有少数板障内或骨内脑膜瘤。在 WHO 分类中，脑膜瘤有多种病理表现不同的亚型。绝大多数脑膜瘤为 WHO Ⅰ级肿瘤，也称为典型脑膜瘤，肿瘤生长缓慢，复发率和侵袭性均较低。非典型脑膜瘤为 WHO Ⅱ级肿瘤，约占所有脑膜瘤的10%~15%。间变性或恶性脑膜瘤属 WHO Ⅲ级肿瘤，占所有脑膜瘤的1%~3%，且明显好发于男性。脑膜瘤的症状主要取决于肿瘤的位置，一般早期无明显症状，很多在颅脑影像学检查中偶然发现，当瘤体增大压迫周围脑组织时，才引起相应的症状与体征。典型症状包括头痛、恶心、复视或瞳孔不等大等颅内压增高症状，可有癫痫、进行性偏瘫、面部麻木、头晕、记忆力减退、听力减退、手足震颤、人格改变等局灶性神经功能缺损症状。

影像检查咨询台

　　MRI 和 CT 均能很好地显示脑膜瘤的大小、形态及部位，根据典型影像征象不难做出诊断。MRI 对肿瘤与邻近结构和大血管的关系、颅底脑膜瘤、不典型或恶性脑膜瘤对脑组织侵犯等的显示优于 CT，是脑膜瘤的首选影像检查。脑膜瘤所致的颅骨改变，MRI 亦可以清楚显示。CT 静脉成像和 MRV 能清晰显示硬脑膜静脉窦的受侵或阻塞，但 DSA 能更准确详尽地显示肿瘤血供及肿瘤与周围大血管关系，并可同时行术前栓塞治疗，减少术中出血。

　　MRI 的多种功能序列可用于不典型脑膜瘤的诊断与鉴别诊断。SWI 对瘤内钙化的显示较为敏感，表现为放大效应所致的"绽放"样低信号。脑膜瘤属脑外肿瘤，不含正常的神经元，在 MRS 上表现为 NAA 峰缺乏，Cho 峰升高，并可出现特征性的丙氨酸峰（Ala，1.48ppm）。PWI 有助于典型脑膜瘤与不典型或恶性脑膜瘤的鉴别，肿瘤内或瘤周水肿区 rCBV 增高提示为更有侵袭性的高级别脑膜瘤。

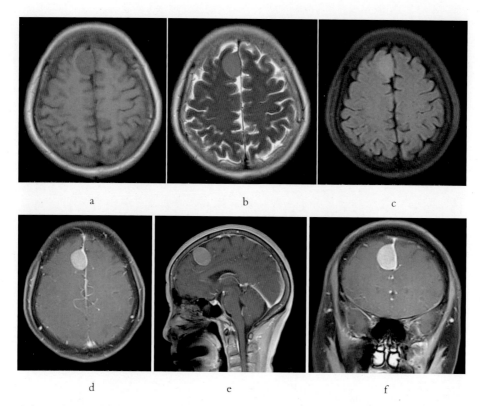

a b c

d e f

脑膜瘤 脑部MRI横断面T1WI（图a）可见右侧额部大脑镰旁类圆形等信号影，边缘光滑，边界清晰；横断面T2WI（图b）可见病变呈均匀等信号，周边可见窄条状脑脊液间隙，另见脑组织受压内移；横断面FLAIR（图c）可见病变呈均匀稍高信号，无灶周水肿。增强延迟期横断面、矢状面、冠状面（图d～图f）可见病变明显均匀强化，并可见硬脑膜尾征

11.垂体腺瘤

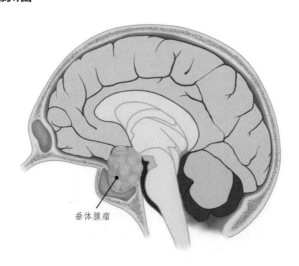

垂体腺瘤

临床小贴士

　　垂体腺瘤是由产生垂体激素的分泌细胞形成的腺垂体肿瘤，也是最常见的鞍区肿瘤，约占原发性颅内肿瘤的 10%~15%。好发于成人，发病高峰年龄为 40~70 岁。通常根据病变大小分为垂体微腺瘤（直径 ≤ 10mm）和垂体大腺瘤（直径＞ 10mm）。根据有无分泌功能，垂体腺瘤可分为有分泌激素功能和无分泌激素功能两类。前者多见，约占垂体腺瘤的 2/3，临床症状出现早并可引起典型的高分泌综合征。对于泌乳素腺瘤，女性患者表现为闭经溢乳综合征，男性患者则表现为性腺功能减退和阳痿。对于生长激素腺瘤，成人表现为肢端肥大症，儿童表现为巨人症。促肾上腺皮质激素腺瘤表现为 Cushing 综合征或 Nelson 综合征。无分泌激素功能的垂体腺瘤不生成激素，主要为垂体大腺瘤，临床症状和体征因肿瘤占位效应引起，患者常有头痛和视力障碍。垂体腺瘤的生长速度差异很大，但大多数肿瘤在数年内缓慢增大。垂体腺瘤恶变极为罕见。

影像检查咨询台

　　垂体腺瘤的常用影像检查方法为 CT 和 MRI，其中 MRI 是首选检查，在对垂体腺瘤尤其是微腺瘤的大小、形态、与周围结构关系、肿瘤内部成分的显示上明显优于 CT。MRI 平扫及增强扫描可显示肿瘤对海绵窦、蝶窦等鞍区周围结构的侵袭，有助于手术方案的制订及预后的判断。垂体大腺瘤在 CT 和 MRI 冠状面上表现为典型的哑铃状或"束腰征"，其他征象包括鞍窝扩大、鞍底下沉、视交叉受压等，CT 对观察鞍区骨质受累情况具有一定优势。MRI 检查中动态增强扫描对垂体微腺瘤的检出意义重大。由于正常垂体无血脑屏障，注入的对比剂流入快、廓清快，而肿瘤血供不及正常垂体丰富，对比剂流入慢、廓清慢，因而垂体腺瘤在动态增强上表现为延迟强化，即肿瘤信号早期低于正常垂体组织，后期等于或高于正常垂体组织。CT 冠状面薄层增强扫描也有助于病灶的检出，同样表现为延迟强化，增强早期呈相对低密度灶。约 60% 的病例还可见鞍底骨质变薄、凹陷或侵蚀。

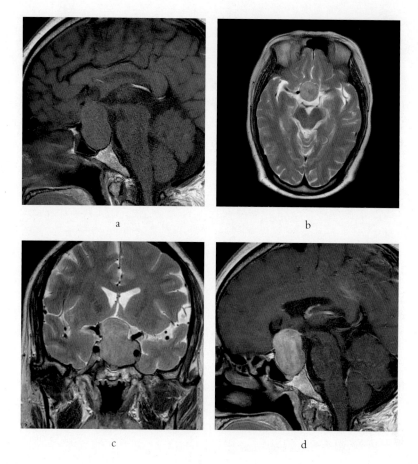

a   b

c   d

垂体大腺瘤　鞍区MRI矢状面T1WI（图a）可见鞍窝扩大，鞍底下沉，鞍内及鞍上类圆形等信号肿物。横断面T2WI（图b）、冠状位T2WI（图c）可见病变自鞍内向上生长突入鞍上池内，压迫视交叉，包绕左侧海绵窦，增强延迟期矢状面T1WI（图d）可见病变明显强化

12.颅咽管瘤

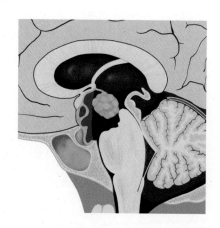

颅咽管瘤是良性的鞍内/鞍上肿瘤，约占原发性颅内肿瘤的 3%~6%。其发病机制尚不明确，目前多认为起源于颅咽管退化过程中的残留上皮细胞。颅咽管瘤可发生于任何年龄，但约半数以上在 20 岁前发病，另一发病高峰为 40 岁左右。颅咽管瘤为 WHO Ⅰ 级肿瘤，生长缓慢，有造釉细胞型和乳头型两种，90% 为造釉细胞型。颅咽管瘤为单发病变，大小从几毫米到数厘米不等，巨大病变可同时累及前颅窝和中颅窝。肿瘤大多数为囊性或部分囊性，囊壁光滑，厚薄不等，囊腔呈单房或多房状，少数为实性。患者的临床症状随肿瘤大小及患者年龄不同而异。儿童以发育障碍、颅内压增高为主；成人以视力障碍、精神异常和垂体功能低下为主。

影像检查咨询台

CT 和 MRI 对颅咽管瘤的定位及定性诊断均较准确，是颅咽管瘤的常用影像检查方法。CT 对肿瘤钙化的显示优于 MRI，但 MRI 对肿瘤位置、邻近情况和肿瘤成分的显示优于 CT。两种检查结合能有效提高颅咽管瘤诊断与鉴别诊断的准确性。X 线平片对显示鞍区钙化以及蝶鞍异常有一定价值，但不能完整地显示肿瘤范围，现已很少应用。

CT 可清楚显示肿瘤的形态与钙化。MRI 对显示肿瘤成分有优势，信号强度可因囊内容物不同而异，与病灶内蛋白质、胆固醇、正铁血红蛋白和钙质的含量有关；增强扫描实性部分可呈均匀或不均匀强化，囊壁呈环状强化。

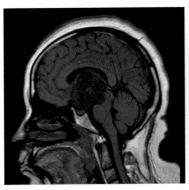
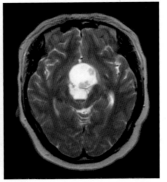

a b

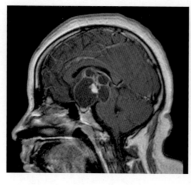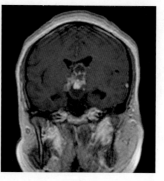

c　　　　　　　　　　　　　d

颅咽管瘤　鞍区 MRI 矢状面 T1WI（图 a）可见鞍上区低信号占位，信号欠均匀，形态不规则，鞍窝无扩大；横断面 T2WI（图 b）可见病变呈不均匀高信号，囊性为主，实性部分呈相对低信号；增强延迟期矢状面 T1WI、冠状面 T1WI（图 c、图 d）可见病变明显不均匀强化，实性部分及囊壁均有强化，鞍内可见垂体明显均匀强化，未受累

13.神经源性肿瘤

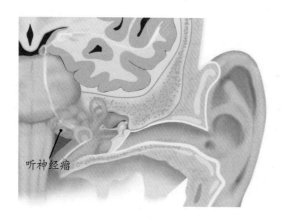

听神经瘤

临床小贴士

　　颅内神经源性肿瘤是一组起源于神经鞘施万细胞、神经束膜细胞或其他纤维母细胞、树突状细胞和原始神经上皮细胞的良／恶性肿瘤，以起源于听神经前庭支的神经鞘瘤多见，可为散发病例，也可为家族性肿瘤综合征，如神经纤维瘤病 1 型和神经纤维瘤病 2 型，多数为良性肿瘤，恶性罕见。

　　神经鞘瘤起源于施万细胞，可发生于动眼神经至舌下神经（CN Ⅲ ~CN Ⅻ），以听神经和三叉神经多见。大多数颅内神经鞘瘤体积较小，三叉神经鞘瘤可体积较大并跨越中后颅窝。肿瘤呈边缘光滑的类圆形或结节状，有包膜，瘤内常有囊变，出血罕见。任何年龄都可发病，发病高峰为40～60岁。神经鞘瘤也可发生于儿童，但常合并神经纤维瘤病2型，否则少见。发病率上无性别倾向。临床症状与肿瘤的发病部位有关，且多表现为感觉神经症状。听神经瘤主要表现为桥小脑角综合征，即病侧听神经、面神经和三叉神经受损以及小脑症状。肿瘤可压迫第四脑室，导致脑脊液循环受阻、颅内压增高。三叉神经瘤主要表现为三叉神经的单支或多支分支感觉功能减退，早期可有面部阵发性疼痛或麻木，逐渐发生咀嚼肌无力甚至萎缩。发生在半月节的三叉神经瘤可出现视力障碍、动眼神经麻痹等症状；骑跨于中后颅窝者可引起对侧偏瘫、颅内压增高及小脑受累的表现。

影像检查咨询台

　　颅内神经源性肿瘤的常用影像检查方法包括 CT 和 MRI，其中 MRI 是首选检查。MRI 和 CT 均能清楚显示病变部位、范围、大小以及邻近组织的压迫侵犯情况。CT 在显示肿瘤钙化和周围骨结构方面优于 MRI，但 MRI 在显示病灶内部细微结构尤其是微小囊变方面优于 CT，其多方位、多参数成像能够提供更为丰富的诊断信息。MRI 软组织分辨率高，对小病灶的敏感性也明显优于 CT，尤其对位于内耳道内的小肿瘤的检出率高。3D-CISS 序列上可显示内听道内低信号充

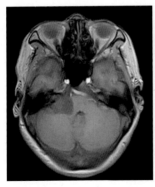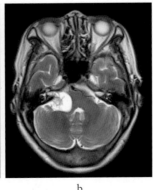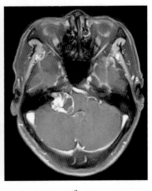

| a | b | c |

听神经瘤　脑部 MRI 横断面 T1WI（图 a）可见右侧桥小脑角区类圆形低信号肿物，横断面T2WI（图 b）可见肿瘤呈不均匀高信号，瘤内可见明显囊变，肿瘤推压邻近小脑组织及四脑室；延迟增强横断面 T1WI（图 c）可见肿瘤明显不均匀强化，瘤内囊变区无强化，右侧听神经明显增粗并强化

盈缺损，周围被高信号脑脊液包绕的微小病灶，增强扫描也能提高小病灶的检出率。此外，MRI 模拟三维肿瘤示踪技术可以显示听神经瘤与周围颅神经的精确位置关系，有助于手术方案的制订。

14.脑转移瘤

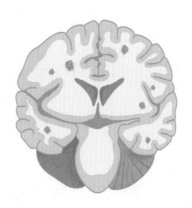

临床小贴士

　　脑转移瘤是指来源于全身恶性肿瘤或非邻近原发性中枢神经系统恶性肿瘤对脑实质及其覆盖物播散的一组肿瘤。脑实质转移瘤约占全部脑肿瘤的 50%，发病率随年龄增长而增加，已成为成人最常见的中枢神经系统肿瘤。脑转移瘤可发生于任何年龄，发病高峰为 40~60 岁，男性稍多。转移途径以血源性播散最多见，亦可为直接侵犯或经脑脊液循环种植。

　　成人脑转移瘤主要来源于肺癌、乳腺癌、黑色素瘤、肾细胞癌和结肠癌等。肺癌是造成脑实质转移的最常见颅外原发肿瘤，尤其是肺腺癌和小细胞肺癌。儿童颅内转移的最常见来源是恶性血液疾病，发病率从高到低依次是白血病、淋巴瘤和肉瘤。大多数转移瘤位于幕上，且好发于灰白质交界区。多数病例为多发，病灶大小不一。除脑实质转移外，还可有柔脑膜、硬脑膜和颅骨转移。临床症状随肿瘤部位而不同，脑实质转移多表现为头痛、癫痫发作、局灶性神经功能缺陷、共济失调等。

影像检查咨询台

脑转移瘤的常用影像检查方法为 CT 和 MRI，其中 MRI 能明确脑转移瘤的部位、大小、数目及瘤周水肿范围，是脑转移瘤的首选检查。MRI 和 CT 平扫容易遗漏微小转移灶，怀疑脑转移者，应常规行增强扫描，尤其是 MRI 增强扫描，更易于发现微小脑转移瘤。3D-SPACE 容积增强扫描为层厚 1mm 的薄层扫描，能全方位评估脑转移瘤的部位及数目。MRI 对柔脑膜、硬脑膜转移的显示也优于 CT，且更易于显示垂体、松果体和眼部转移。脂肪抑制序列有利于骨松质内小转移灶的检测，累及骨皮质者，可结合 CT 检查。水肿是转移瘤在影像检查中的显著表现。大多数脑转移瘤伴有灶周水肿，50% 以上为中度至重度水肿，小病灶大水肿是转移瘤的特征。对不合并瘤周水肿或瘤内出血的转移瘤非常容易在 CT 平扫上漏诊。

PET/CT 可用于寻找原发病灶，由于正常脑组织对 ^{18}F-FDG 呈高摄取，故 ^{18}F-FDG PET/CT 对脑转移瘤尤其是小的脑转移灶不敏感，应结合头颅 MRI 或增强 CT 扫描提高检出率。骨扫描能显示颅骨转移，呈明显放射性浓聚，但分辨率较 CT 或 MRI 检查低。

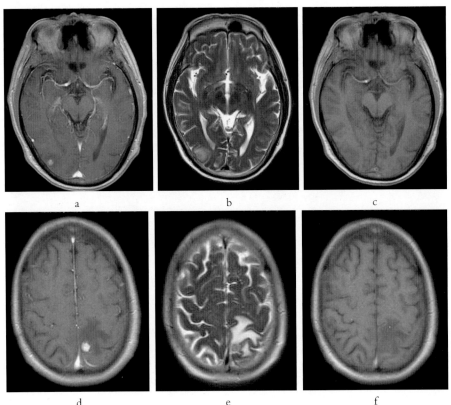

脑转移瘤　脑部 MRI 延迟增强横断面 T1WI（图 a，图 d）可见右侧枕叶、左侧顶叶皮层 / 皮层下结节状强化灶；相应横断面 T2WI（图 b，图 e）可见病灶呈结节状稍高信号，周围可见明显高信号水肿带；横断面 T1WI（图 c，图 f）因灶周水肿可见斑片状稍低信号，对病灶的显示不及 T2WI 和增强扫描

15.颅内化脓性感染

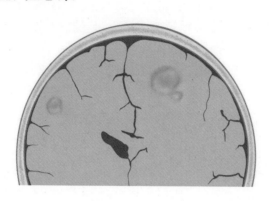

临床小贴士

　　颅内化脓性感染是指化脓性细菌进入颅内引起的炎性改变，可形成化脓性脑膜炎、脑炎、脑脓肿和脑室炎。化脓性脑膜炎、化脓性脑炎和脑脓肿多见，是脑部感染发生、发展的连续过程，室管膜炎和脑室内脓肿罕见，多因脑脓肿破入脑室所致，是脑脓肿的严重并发症。脑脓肿为脑实质的局限性化脓性感染，多位于幕上，以颞叶居多，可见于任何年龄，常见于 30～40 岁，典型症状有头痛、癫痫发作以及局灶性神经功能缺陷。化脓性脑膜炎是由化脓性细菌感染脑膜和脑脊液的急性或慢性炎性，好发于婴幼儿、儿童以及 60 岁以上老年人。临床表现主要有头痛、发热、颈项强直或精神状态改变，严重者可昏迷。

影像检查咨询台

　　可用于颅内化脓性感染的影像检查方法包括 MRI 和 CT，其中 MRI 较 CT 具有更高的诊断价值，是首选检查方法。对于脑脓肿，CT 和 MRI 均可以显示脓肿的位置、大小、数目和形状。CT 增强扫描可明确脓肿的化脓期和包膜形成期，有助于选择治疗方法和治疗后复查。MRI 较 CT 软组织分辨率高，常规 MRI 即可准确显示病变中心脓液、脓肿壁及周围水肿，增强扫描可比 CT 检查更早显示化脓期。MRI 对颅底及脑底池病变的显示也优于 CT。DWI 对脑脓肿的诊断与鉴别具有很高的敏感性和特异性，因脓液黏稠，水分子弥散受限，脓腔在 DWI 上呈显著高信号，为脑脓肿特征性表现，可与环形强化的肿瘤囊变鉴别。对于化脓性脑膜炎，CT 对疾病早期不敏感，可无异常发现或仅发现轻度脑室扩大。随病情进展，可发现脑沟、脑池、大脑纵裂及脑基底池变形，密度增高，并发脑炎时，脑内可见局限或弥漫性的低密度区。MRI 对发现化脓性脑膜炎的早期改变明显优于 CT，平扫即可明确显示蛛网膜下腔、表浅脑沟内的脓性渗出物，病变在FLAIR 序列上信号不被抑制而仍呈高信号，为脑膜炎的典型表现。DWI 也有助于脑膜炎的早期诊断，蛛网膜下腔内的脓性渗出物常表现为弥散受限的高信号。增强扫描可见沿脑回、脑沟的曲线样柔脑膜强化，硬脑膜强化亦可见。

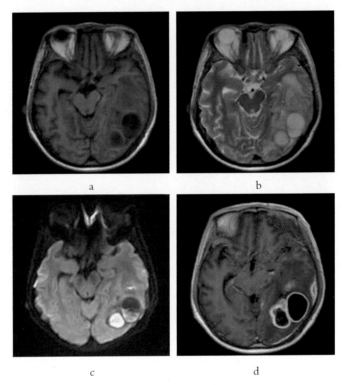

左侧颞叶脑脓肿　脑部 MRI 横断面 T1WI（图 a）可见病灶中心呈低信号，边缘呈稍高信号；横断面 T2WI（图 b）可见病变呈混杂等高信号，边缘呈低信号，病灶周围可见大片水肿；DWI（图 c）可见病变中心部分弥散受限呈明显高信号；增强延迟期横断面 T1WI（图 d）可见病变呈明显环形强化，邻近脑膜亦可见强化

16.颅内结核

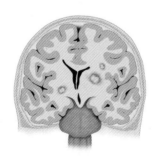

临床小贴士

颅内结核常为肺结核或体内其他部位结核经血行播散所致的继发性感染，可见于任何年龄，多见于儿童和青年人，发病率上无性别差异。根据病理改变可分为结核性脑膜炎、脑结核球和结核性脑脓肿，单发或合并存在，其中结核性脑膜炎最为常见，主要累及柔脑膜，好发于基底池，也可发生在脑凸面。脑结核球为局限性脑实质感染，伴有中心干酪样坏死，周边为肉芽肿性边缘。结核性脑脓肿最少见，多数不含脓液和中性粒细胞，为"假性脓肿"或"冷脓肿"。

活动性结核最常见的表现形式是结核性脑膜炎，多有发热、头痛、全身中毒表现等，以及脑膜刺激征和颅内压增高征象，也可出现意识模糊、嗜睡和癫痫发作，且患者常有颅神经受累症状。颅内结核的常见并发症有脑积水和脑卒中。脑脊液涂片查找抗酸杆菌、PCR检测或结核杆菌培养是诊断颅内结核的金标准，但阳性率较低。患者预后与其自身的免疫状态、治疗情况相关，总体死亡率高达25%～30%。存活下来的患者多有癫痫发作和神经功能缺损症状。

影像检查咨询台

颅内结核的常用影像检查方法为CT和MRI，其中MRI能很好地显示结核性脑膜炎、脑结核球和结核性脑脓肿，评估病变范围和程度，对继发脑积水以及脑梗死的显示也优于CT，是颅内结核的首选检查。但对于钙化的显示，CT检查较MRI简便、直观。对于结核性脑膜炎，MRI较CT能更早地发现病灶受累区域蛛网膜下腔内的脑脊液异常改变，平扫检查中以FLAIR序列最为敏感，增强扫描可发现线性或结节状的脑膜强化以及受累颅神经的异常强化，DWI可显示沿血管周围间隙蔓延的结核性渗出物和继发脑梗死。对于脑结核球，CT和MRI均可显示病灶的位置、数目、范围和灶周水肿，但MRI对病变早期的诊断和鉴别诊断更有价值，结合DWI、PWI和MRS等序列更有助于结核球和其他肿瘤性病变的鉴别。结核性脑脓肿多表现为多房性脓肿，在常规影像学检查上难以与化脓性脑脓肿鉴别，MRI检查的MRS技术有助于二者鉴别，结核性脑脓肿在MRS上可见脂质峰和乳酸峰，缺乏化脓性脑脓肿的典型氨基酸峰。

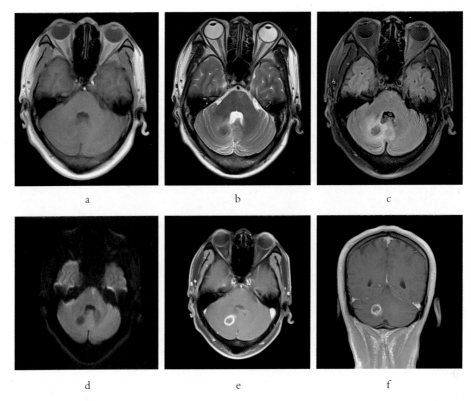

a   b   c

d   e   f

脑结核瘤 脑部 MRI 横断面 T1WI（图 a）可见右侧小脑半球类圆形稍低信号影；横断面 T2WI（图 b）、FLAIR（图 c）、DWI（图 d）可见病变中心呈低信号，壁呈相对稍高信号，灶周可见水肿；增强延迟期横断面（图 e）、冠状面（图 f）可见病变呈明显环状强化

17.脑囊虫病

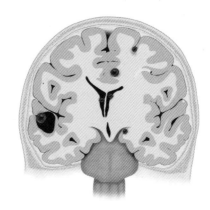

临床小贴士

　　脑囊虫病是猪绦虫幼虫寄生于脑部所致的一种颅内寄生虫病，是最常见的颅内寄生虫感染，发病率约占囊虫病的80%，多经粪－口途径感染，可见于各个年龄段，15～40岁为发病高峰，发病率上无性别和种族差异。病理上根据发病部位分为脑实质型、脑室型、蛛网膜型。脑囊虫病的临床表现多样，症状和体征取决于幼虫的数目、部位、发展阶段、感染持续时间以及是否存在宿主免疫应答等，其中以癫痫发作最为常见。此外常有头痛、局灶性神经功能障碍和颅内压增高症状。脑囊虫病还可引起脑梗死、短暂性脑缺血发作和脑出血等脑血管疾病。查体可见皮下结节，囊虫补体结合试验可为阳性。部分患者也可多年无症状。

影像检查咨询台

　　脑囊虫病的常用影像检查方法为CT和MRI。与CT相比，MRI对显示活动期脑囊虫有很大优势，且MRI在病灶的检出率、定位、头节的显示和疾病分期等方面均优于CT，是脑囊虫病的首选检查，其中FLAIR序列和CISS序列是显示脑室内囊虫囊泡的敏感序列。MRI还可显示脑囊虫病导致的梗阻性脑积水和具体梗阻部位，增强扫描可显示单个或多发的环形或结节状强化病灶以及颅底的软脑膜异常强化。但MRI对钙化病灶不敏感，CT可显示典型的脑实质钙化。

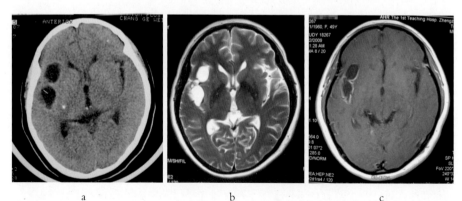

脑膜型脑囊虫　脑部CT横断面平扫（图a）可见左侧额叶及右侧颞叶钙化灶，提示钙化型脑囊虫，右侧外侧裂池内囊状低密度影；脑部MRI横断面T2WI（图b）可见右侧外侧裂池内囊状高信号影，内未见头节显影，增强延迟期横断面T1WI（图c）显示囊壁及邻近脑膜强化

18.病毒性脑炎

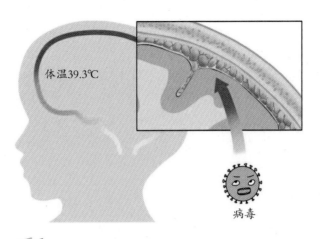

体温39.3℃

病毒

临床小贴士

　　病毒性脑炎是常见的中枢神经系统感染性疾病，是病毒入侵神经系统及相关组织引起的炎性或非炎性改变。临床表现为精神行为异常、抽搐、发热及神经系统定位体征等。中枢神经系统病毒感染包括病毒性脑炎和病毒性脑膜炎，两者同时受累则称为病毒性脑膜脑炎。多种病毒可引起病毒性脑炎，以单纯疱疹病毒1型最常见。单纯疱疹病毒性脑炎可发生在任何年龄，且无性别倾向。相对成人而言，儿童的免疫系统和血-脑脊液屏障发育尚未成熟，因而病毒性脑炎更好发于儿童。炎症和组织破坏主要见于皮层，但也可蔓延至皮层下白质。晚期可有脑组织严重稀疏或软化灶形成。病毒性脑炎是临床上的急症，患者预后取决于特异性的病原体和人体的免疫状态。及时、准确的诊断和治疗，可提高存活率并降低脑损伤程度。

影像检查咨询台

　　影像学检查是诊断病毒性脑炎的重要手段，但缺乏特异性，确诊仍需结合临床和脑脊液检查。目前常用的影像学检查方法包括MRI和CT，其中MRI的特异性及敏感性均高于CT，能够较早发现病灶及其侵犯范围，为早期诊断和治疗提供直观依据，可作为首选检查方法。病毒性脑炎的好发部位主要是额、颞、枕叶的近皮层区，有时可同时累及灰白质。CT和MRI增强扫描可显示病灶呈线状或条片状强化，治疗后如强化区域减少，则提示病情好转。MRI 检查的 DWI 和 SWI 技术可为本病提供更多诊断信息。DWI 可比常规 MRI 更早发现病灶。SWI 可显示病灶内点状微出血。

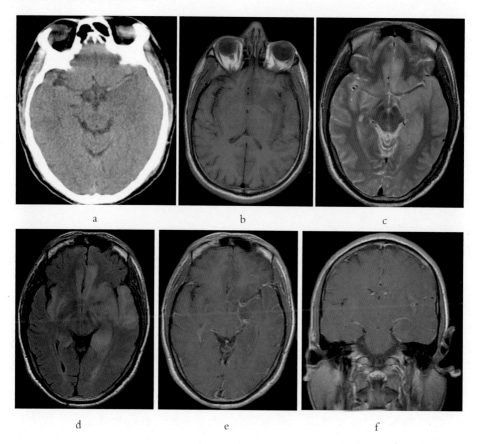

单纯疱疹病毒性脑炎 脑部 CT 横断面平扫（图 a）示左侧颞叶片状略低密度影，边界不清；脑部 MRI 横断面 T1WI（图 b）可见双侧额叶、颞叶、海马片状低信号；横断面 T2WI（图 c）病变则呈高信号，双侧不对称，左侧为著；横断面 FLAIR（图 d）显示病变呈高信号；增强延迟期横断面 T1WI（图 e）、冠状面 T1WI（图 f）可见左侧颞叶与岛叶病变区条片状轻度强化，局部柔脑膜也有强化

19.阿尔茨海默病

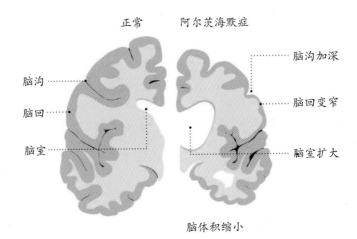

脑体积缩小

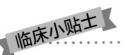

　　阿尔茨海默病俗称老年痴呆，是一种进行性神经退行性疾病，可导致认知能力下降、日常活动能力障碍和一系列行为、心理损害。阿尔茨海默病的病因尚未完全明确。约 10% 的阿尔茨海默病患者有明确家族史。年龄是罹患阿尔茨海默病的最大危险因素，大多数患者 65 岁以后起病，且随年龄增加，患病率也逐渐增加。本病女性发病率约为男性的 1.5~3倍，早期表现为短期记忆障碍，随后症状逐渐加重，记忆能力受损加重，表现为语言障碍、定向困难、执行能力下降、无法自理等。确诊后患者的平均存活期为 8~10 年。每年约有 5%~10% 的轻度认知功能障碍患者进展为阿尔茨海默病。

影像检查咨询台

　　常规 CT 和 MRI 检查最主要的目的是找出可能支持阿尔茨海默病临床诊断的特异性表现，并排除一些临床上与阿尔茨海默病有类似表现的其他疾病。MRI是诊断阿尔茨海默病的首选检查方法，除了能显示脑萎缩外，与海马长轴垂直的斜冠状位扫描可进行径线测量，早期发现颞叶内侧（包括海马）萎缩和颞顶叶皮层萎缩。CT 平扫有助于本病的筛查，可排除潜在的可逆性或可治疗的痴呆病因，如硬膜下血肿或正常颅压性脑积水，但 CT 检查常难以提供更多有价值的信息，尤其是在阿尔茨海默病的早期阶段。常规 MRI 的 T1WI 可评价脑结构改变，

T2WI 和 FLAIR 序列可评价脑实质异常信号。随着影像新技术和数据计算方法的发展，MRI 已能够实现更精准地量化大脑结构和功能信息，为揭示阿尔茨海默病的病理改变提供全新视角。3D-T1WI 序列可进行脑容积分析，量化区域性脑萎缩。SWI 能更敏感地显示脑淀粉样血管病的微出血灶，并能更好地显示脑内铁沉积。DTI 检查能显示多个脑区的 FA 值减低，尤其在上纵束和胼胝体压部，反映白质早期微结构改变。PWI 可显示颞叶和顶叶 rCBV 轻度减低。此外，^{18}F-FDG-PET 检查可发现双侧海马区的局部代谢减低，有助于阿尔茨海默病与其他脑叶为主的痴呆（如额颞叶变性）的鉴别。

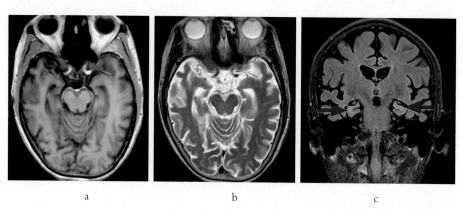

a   b   c

阿尔茨海默病 脑部 MRI 横断面 T1WI（图 a）和 T2WI（图 b）示弥漫性脑萎缩，双侧海马体积缩小，双侧脑室颞角扩大；冠状面 FLAIR（图 c）可见双侧海马萎缩并信号增高（箭头）

20.帕金森病

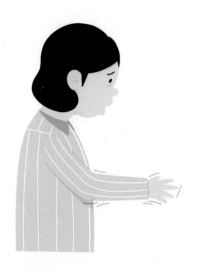

临床小贴士

帕金森病是一种神经系统变性疾病，可影响不同的神经通路和多种神经递质回路，主要累及运动系统，常见于中老年人。其发病与遗传、环境等多种致病因素有关，老化是已知的最重要危险因素。原发性帕金森病好发于 40~70 岁，女性多见。继发性帕金森病又称帕金综合征，多继发于脑炎、脑血管病、脑外伤、脑肿瘤、药物或中毒性脑病之后。帕金森病的三大临床特征包括：静止性震颤、强直和运动迟缓（即执行运动缓慢）。近半数的患者最终进展为痴呆，其他不常见症状包括自主神经功能障碍、行为异常、抑郁和睡眠障碍等。本病常持续进展十余年，跌倒和冻结步态是常见的致残原因。

影像检查咨询台

CT 和 MRI 都可显示帕金森病的脑部改变，但缺乏特异性，且部分病例可表现正常。CT 可显示帕金森病的基底核区变性、大脑皮层和中央灰质萎缩，但软组织分辨率低，不作为本病的首选检查，目前主要用于脑深部电刺激治疗后电极位置的评估，以及确认有无手术并发症。相比而言，MRI 对病变的显示优于 CT，还可进行多种定量测量和功能评估。常规 MRI 检查可通过定量测量皮质厚度或基于体素的形态学测量评估锥体外系萎缩和弥漫性脑皮质萎缩的萎缩程度。帕金森病可出现黑质致密带萎缩。当黑质短 T2 信号消失时，可通过对黑质致密带宽度、黑质致密带宽度 / 中脑直径比值测量评估疾病进展。SWI 对显示黑质的形态和边界优于其他序列，当黑质边界模糊，形态不规则呈"锯齿"状时，则提示本病。SWI 还能够显示病灶中的静脉分布和出血灶，对铁沉积进行定量测量，进一步提高本病诊断的正确率。MRS 可显示脑内代谢物变化和监测药物治疗反应，未经药物治疗的帕金森病患者其纹状体区的 NAA/Cho 值明显减低，药物治疗后 NAA/Cho 比值恢复。3D T1WI 序列可进行脑容积测量，发现帕金森病患者脑内存在的双侧半球广泛脑区灰质体积减小。

对帕金森综合征的早期诊断，SPECT 和 PET 是目前最敏感的影像检查手段。多巴胺转运体 SPECT 成像，可用于评估运动障碍患者的突触前多巴胺能神经细胞的完整性，[123]I-FP-CIT-SPECT 摄取减少，高度提示为帕金森病。[18]F-FDG PET/CT 可用于帕金森病的病情评估和脑深部刺激术后的疗效评估。PET/MRI 检查将 PET 的分子功能成像与 MRI 的软组织成像结合，可以在一定程度上减少

PET/CT 带来的放射性损害，同时克服了 CT 对软组织成像能力的不足，临床价值较高。

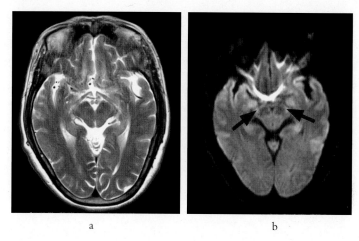

a   b

帕金森病的 MRI 表现 脑部 MRI 横断面 T2WI（图 a）可见双侧中脑红核和黑质呈稍低信号，DWI（图 b）可见双侧红核、黑质呈低信号（箭头）

21.多发性硬化

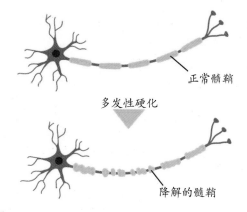

正常髓鞘

多发性硬化

降解的髓鞘

临床小贴士

　　多发性硬化是一种以中枢神经系统炎性脱髓鞘病变为主要特点的免疫介导性疾病，病变主要累及白质，其病因尚不明确，可能与遗传、环境、病毒感染等多种因素相关。本病好发于青壮年，女性更为多见，男女患病比例为 1 : 1.5~1 : 2，病理上表现为中枢神经系统多发髓鞘脱失，可伴有神经细胞及其轴索损伤。病变具有时间多发和空间多发的特点，可累及大脑、小脑、脑干、脊髓和视神经，以白质受累为主，多位于脑室和脊髓周围白质，灰质结构也可受累，但较少见。本病临床表现多样，常见症状包括视力下降、复视、肢体感觉障碍、肢体运动障碍、共济失调、膀胱或直肠功能障碍等。临床分为复发缓解型、继发进展型、原发进展型和其他类型。多数患者病程迁延，病情逐步恶化，残疾程度加重。约 1/3 的患者首次发作后神经功能正常或接近正常。

影像检查咨询台

MRI 是多发性硬化的首选检查手段，无论是首次发病还是慢性病程的复查。MRI 能清晰显示病灶的分布、范围，以及早期的多发性硬化斑块，为寻找多发性硬化在时间和空间上播散的临床证据提供重要参考信息，T2 FLAIR 是显示病灶最敏感的扫描序列。若患者有 MRI 检查禁忌时可选择 CT 检查，但其诊断价值不及 MRI。多发性硬化斑块常常多发，多数直径在 5~10mm，主要位于侧脑室周围及深部脑白质，病灶的长轴与侧脑室壁垂直，无占位效应。脑萎缩可见于疾病早期，并贯穿于整个疾病病程，典型影像学征象包括脑室扩大、脑沟增宽、脑白质体积减小和胼胝体变薄。推荐注射对比剂后延迟 5 分钟行增强扫描，多发性硬化的脱髓鞘斑块多在活动期表现为明显强化，呈斑点状、结节状或环状强化。脊髓MRI 检查对于所有患者并非必要，但在脊髓受累为首发症状、原发性进展性病程以及多发性硬化少见人群中考虑本病时，或者需要进一步检查增加诊断的可靠性时，应行脊髓 MRI 检查。

先进的影像学检查技术比传统 MRI 在提供病灶信息上更具敏感性，或可增加诊断的特异性。MRS 有助于早期鉴别复发缓解型与继发进展型多发性硬化。继发进展型多发性硬化，表现为正常灰质区 NAA 下降，提示轴突/神经元缺失或功能障碍。肿瘤样多发性硬化的 MRS 表现不具特征性，可见 Cho 升高、NAA 下降和 Lac 升高。DTI 能显示轴突损伤区域的纵向扩散减低。磁化传递成像（magnetization transfer imaging, MTI）可发现非病变组织（即常规 MRI 表现正常的白质区）内的轻微髓鞘脱失。

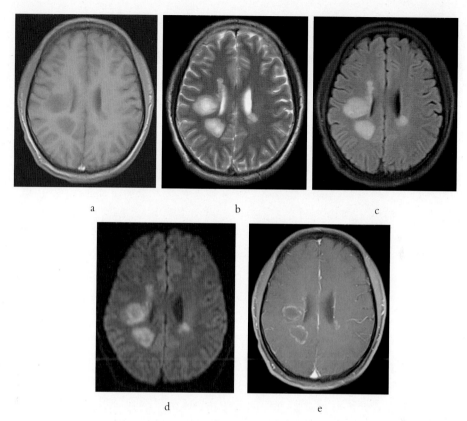

a　　　　　b　　　　　c

d　　　　　e

急性期多发性硬化　脑部 MRI 横断面 T1WI（图 a）可见双侧侧脑室旁多发椭圆形低信号病变，垂直于侧脑室分布；横断面 T2WI（图 b）、横断面 FLAIR（图 c）可见病变呈高信号；横断面 DWI（图 d）显示病变弥散受限呈高信号；增强延迟期横断面 T1WI（图 e）显示病变呈开环状、斑点状强化

22.癫痫

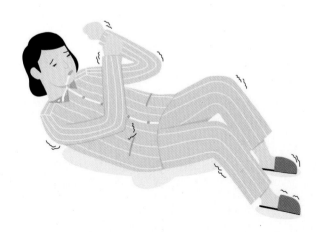

临床小贴士

癫痫是由一组脑神经元高度同步化异常放电所致的慢性疾病和综合征，临床以反复性、发作性、短暂性神经功能失常为特征，可由已知或未知病因引起，是中枢神经系统中仅次于脑卒中的第二大常见病。癫痫可发生于任何年龄，儿童和青少年发病率较高，分为原发性癫痫和症状性癫痫。通过详细询问病史、体格检查以及各种辅助检查未能找到引起癫痫发作的确切原因者称为原发性癫痫或特发性癫痫，可能与遗传因素有关，约占全部癫痫的 2/3。症状性癫痫由局灶性或弥漫性脑部疾病、某些全身性或系统性疾病引起，如先天畸形、颅脑外伤、脑肿瘤、炎症、脑血管病、遗传代谢性疾病、高热、中毒等，癫痫发作只是相关疾病的症状。癫痫的诊断主要依靠临床表现、脑电图、神经影像检查和抗癫痫药物的效应综合判断。

影像检查咨询台

在癫痫的诊断中，神经影像学发挥着重要作用，其主要目的是寻找最可能与最重要的潜在病因。可用于癫痫诊断的影像学检查方法有 CT、MRI、脑血管造影、SPECT 和 PET 检查，其中 MRI 为首选检查。对于不能接受 MRI 扫描、情况紧急的患者可选择 CT 检查。CT 有助于发现导致症状性癫痫的脑部疾病或结构性改变，但大多数癫痫患者的 CT 检查结果阴性，因而诊断价值有限。PET 和 SPECT 除用于癫痫灶定位外，在癫痫机制及抗痫药物疗效研究中有很好的应用前景。

MRI 是癫痫诊断最重要的影像学检查方法，能对行手术治疗的低级别胶质瘤、血管畸形、脑损伤或胶质增生、局限性脑皮层发育不良等绝大多数导致癫痫的脑部器质性病变进行手术定位。高分辨 T2 FLAIR 序列、MRS、DTI、海马体积测量以及 BOLD-fMRI 等 MRI 新技术对明确致痫灶的部位、范围和性质等具有重要价值，有助于提高诊断的敏感性和准确性。高分辨 T2 FLAIR 序列和海马体积测量可用于海马硬化诊断。MRS 能显示常规 MRI 表现正常的海马区域的代谢改变，对海马硬化的敏感性较常规 MRI 高。DTI 技术通过测量组织内水分子的平均弥散系数和各向异性值，分析致痫灶引起的白质束改变。BOLD-fMRI 可通过一系列的快速扫描捕获瞬间的局部血流动力学变化，对癫痫灶的定位有很高的价值。癫痫的长期发作可造成脑组织实质性和潜在实质性损害，导致相应部位血氧代谢水平下降,因而 BOLD 活动减少侧半球即癫痫侧。BOLD-fMRI 还可用于癫痫患者的术前评估,确认语言优势半球以及记忆功能的定位。

PET 和 SPECT 属功能显像范畴,对癫痫灶的定位诊断准确性较高,发作间期 PET 的准确率可达 90%,SPECT 可达 70%,SPECT 对发作期的诊断准确率可达 90% 左右。癫痫患者发作间期,癫痫灶表现为低代谢和低灌注,可能与神经元缺失和皮层萎缩有关。SPECT 主要用于癫痫灶的手术定位、治疗后评估等。相比于反映形态学变化的 CT 或 MRI 检查,对仅有脑功能或代谢改变而无形态学改变的致痫灶,PET 及 SPECT 具有明显的诊断优越性。此外,对复杂部分性发作的癫痫灶,PET 或 SPECT 优于 MRI,与脑电图吻合度更高。对 MRI 无异常发现,发作间期脑电图没有定位价值的病例,可进行 PET 或 SPECT 检查。但 PET 或 SPECT 检查设备普及性相对不高,限制了其临床应用。

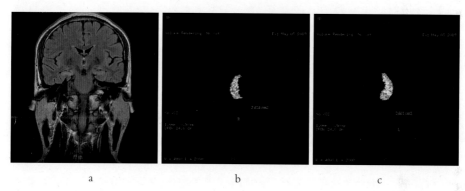

海马硬化癫痫 脑部 MRI 斜冠状位 T2 FLAIR 序列(图 a)显示右侧海马呈高信号(箭头),3D-FLAIR 海马体积测量 VR 图像(图 b、图 c)显示右侧海马体积为 2.634cm³,左侧海马体积为 3.661cm³,提示右侧海马体积减小

23.精神疾病

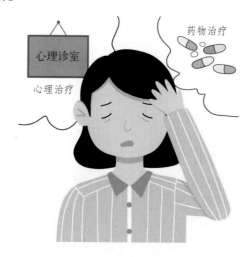

临床小贴士

精神疾病指在生理、心理以及社会环境因素影响下大脑功能失调，导致认知、情感、意志和行为等精神活动出现不同程度障碍的一组疾病，患者的社会功能常受损严重，表现于工作、社交和家庭生活等多个方面，给家庭和社会带来沉重负担。精神疾病多呈亚急性或缓慢进展，病情迁延，复发率高，致残率高。好发于青壮年，以抑郁症、精神分裂症、双相情感障碍和强迫症最为常见。目前，各类精神疾病的病因和发病机制尚不明确，可能与遗传、神经病理、神经生化、家庭及社会心理等多种因素有关，临床上尚无确切有效的治疗和康复措施，主要采取药物治疗、行为治疗、工作治疗、娱乐治疗、心理治疗及各方面疏导，以消除或减轻患者的种种障碍，提高生活质量。

影像检查咨询台

在精神疾病的诊断与研究中，神经影像有着重要作用，首先是排除器质性疾病，其次是对精神疾病神经病理基础及发病机制的探讨。目前应用于精神疾病的神经影像检查方法主要包括 CT、MRI、PET 和 SPECT 检查。传统 CT 和 MRI 检查主要用于显示脑结构的改变，如脑室容积扩大、皮层体积变化、海马体积缩小等，MRI 诊断价值高于 CT。PET 和 SPECT 主要用于精神疾病所致的脑血流状态改变和抗精神病药物的研究。

精神疾病相关的脑功能研究是目前的研究热点，以 MRI 的功能成像技术最为火热。^{1}H-MRS 可用于精神疾病的评估和随访，如精神分裂症患者额叶和颞叶 NAA/Cr 比值和 NAA 绝对值降低，抑郁症患者扣带回 Glu 浓度降低且重症患者降低更加明显，多动症患者额叶 NAA/Cr、Cho/Cr 和 MI/Cr 比值均增高。DTI 能显示精神疾病的脑白质异常，如精神分裂症患者可见颞叶和额叶白质、胼胝体、上下纵束、弓形束、钩束、扣带束、内囊、小脑脚等白质束的 FA 值降低。弥散峰度成像（DKI）的平均峰度值在评价脑白质纤维束完整性方面较 DTI 更加敏感。PWI 可显示精神疾病所致的脑血流状态改变，主要有 DSC-PWI 和 ASL-PWI 技术，尤其是 ASL 技术无须对比剂、可重复性高，在精神疾病应用中具有更大优势。可表现为神经细胞功能异常兴奋所致部分区域脑血流量增加，也可存在功能受损区域的脑血流灌注减低。BOLD-fMRI 是精神疾病研究中的技术热点，目前的静息态 BOLD-fMRI 主要研究各脑区功能，以及不同脑区间的功能连接。大量研究均发现精神疾病存在神经系统特定脑区异常或整合不良，fMRI 能较好地显示这种异常，为其神经病理学研究提供影像依据。

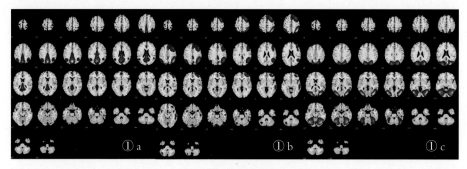

首发强迫症组与对照组共同进行独立成分分析所分离的部分静息态网络，①a 为后默认网络，①b 为右额顶网络，①c 为外侧视觉网络

首发强迫症患者相较于正常人的异常脑区，首发强迫症组与正常对照组比较后，发现后默认网络内双侧楔叶功能连接增强，右额顶网络内右侧顶下小叶功能连接增强，外侧视觉网络内右侧枕中回功能连接增强，未发现功能连接减低的脑区

24.小脑扁桃体下疝畸形

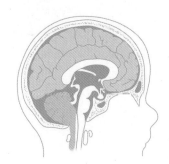

临床小贴士

　　小脑扁桃体下疝畸形又称 Chiari 畸形，是常见的后颅窝畸形，为小脑先天性发育异常，表现为小脑扁桃体下降至枕骨大孔以下及颈段椎管内，部分延髓和第四脑室同时向下延伸，常伴脊髓空洞、脊髓纵裂、脑积水和颅颈交界区畸形等。一般认为小脑扁桃体低于枕骨大孔 3mm 为正常，低于 3~5mm 可疑异常，低于 5mm 以上才可诊断为小脑扁桃体下疝畸形。常分为三个亚型。Chiari 畸形 1 型最为常见，表现为小脑扁桃体变长变尖，向下疝入上颈段椎管。Chiari 畸形 2 型为复杂的后脑畸形，常伴脊髓脊膜膨出和幕上发育畸形，小脑扁桃体合并延髓、第四脑室和

小脑蚓部下移。Chiari 畸形 3 型的典型特征为后颅窝内容物经低位的枕颈部骨质缺损疝出，较罕见。小脑扁桃体下疝畸形的主要表现为锥体束征、深感觉障碍和共济失调，合并脑积水时有颅内压增高症状。Chiari 畸形 1 型的症状最轻，约 1/3 以上的患者不合并临床症状，且多在成年后才表现出运动感觉障碍、锥体束征、小脑和脑干症状、肢体乏力等，合并脊髓空洞症者，可有肢体肌肉萎缩。Chiari 畸形 2 型多见于新生儿或婴幼儿，胎儿出生时同时存在脊髓脊膜膨出与脑积水是其显著的临床特征，主要表现为发育迟缓、癫痫、呼吸暂停、下肢运动障碍和小脑症状，并发症多，病情进展快。Chiari 畸形 3 型患儿常有小头畸形，出生时表现有延髓征与长束征、癫痫发作和发育迟滞。

影像检查咨询台

　　小脑扁桃体下疝畸形的常用影像检查方法为 CT 和 MRI，其中 MRI 是首选检查方法。与 CT 相比，MRI 具有多平面、多参数成像、软组织对比度高、无骨质伪影的优势，对后颅凹畸形的检出率明显高于 CT。MRI 能清晰显示后颅凹结构，更好地显示各种异常改变与伴发畸形，矢状位可直观显示小脑扁桃体、延髓及颈髓的形态与位置关系，可对小脑扁桃体下疝畸形进行准确分型，结合脊柱 MRI 能清楚显示脊髓空洞范围。

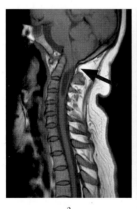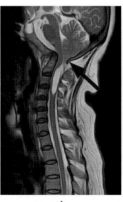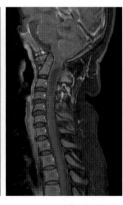

　　　　　a　　　　　　　　　　b　　　　　　　　　　c

小脑扁桃体下疝畸形　头颈部 MRI 矢状面 T1WI（图 a）、矢状面 T2WI（图 b）显示小脑扁桃体变尖呈舌状，疝入颈椎管内，延髓及四脑室位置下移（箭头），颈 2~4 椎体水平脊髓空洞呈条状长 T1 长 T2 信号，增强延迟期矢状面 T1WI 显示病变（图 c）无强化。同时可见颅颈交界复合畸形（寰枢关节脱位、寰枕融合、颅底凹陷）

超声检查是孕期胎儿后颅窝畸形的首选筛查方法，但 MRI 对后颅窝畸形的评估较超声有更大优势，尤其是针对妊娠晚期的胎儿。MRI 能较好地显示小脑半球和小脑蚓部的发育，以及延髓、第四脑室和小脑延髓池的位置，有助于判断预后，可作为超声检查的重要补充手段。

25.胼胝体发育不全

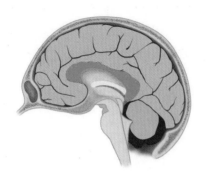

临床小贴士

胼胝体发育不全包括胼胝体完全缺如和部分缺如，是常见的中枢神经系统畸形，可为先天遗传，亦可因胚胎在 12~20 周内受代谢、机械等因素影响所致。胼胝体完全缺如时，扣带回缺失，大脑半球的脑回呈放射状或辐轮状垂直延伸至第三脑室顶部，第三脑室上移并与纵裂池相通，呈囊肿样改变。双侧侧脑室分离，平行排列，且枕角常明显扩大。胼胝体部分缺如时，常表现为胼胝体膝部和体部存在，压部及嘴部缺如或发育不良。此外，胼胝体发育不全常合并中线脂肪瘤和其他颅脑发育畸形。胼胝体发育不全的临床症状、体征与合并的其他脑畸形有关，轻度的胼胝体发育不全，多无明显症状，在行影像学检查或尸检时偶然发现。严重者临床可表现为智力低下、癫痫发作、精神发育迟滞、痉挛、锥体束受损、继发于下丘脑 - 垂体轴破坏的表现。

影像检查咨询台

产前超声是胎儿胼胝体发育不全的首选检查方法，但因冠状位和矢状位很难显示，而难以获得胼胝体发育不全的直接征象，主要从轴位像的间接征象进行诊断。当间接征象不典型时，容易误诊为单纯的脑室扩大，或是将部分缺如误诊为完全缺如或是漏诊。MRI扫描视野大，软组织分辨率高，不受胎位和孕期影响，能直观显示胼胝体是否缺如以及缺如的部位，同时还能直观显示伴有的其他神经系统畸形。因此，当产前超声提示一些异常征象，如侧脑室增宽、透明隔腔变窄，或有其他神经系统畸形导致胼胝体显示不清或怀疑有胼胝体发育不全时，推荐使用MRI对胎儿行进一步检查，以便能更直观地观察胎儿是否患有胼胝体发育不全，以及胼胝体缺如的具体情况，或其他神经系统的畸形，为胎儿的处理方式和预后评估提供更准确的产前依据。

成人和儿童胼胝体发育不全的常用影像检查方法为CT和MRI检查。MRI能发现CT不能显示的轻微胼胝体发育不全，是诊断胼胝体发育不全的首选检查手段。MRI具有多维成像和软组织分辨率高的优势，矢状位T1WI和T2WI是显示胼胝体发育不全的最佳序列，能直接显示胼胝体形态。CT平扫上胼胝体与脑实质密度一致，不易直接显示胼胝体的形态，而是通过间接征象进行诊断。此外，胼胝体完全缺如者多合并单支大脑前动脉畸形，MRA、CTA或DSA可直接显示单支大脑前动脉在大脑纵裂内向上的走行情况。

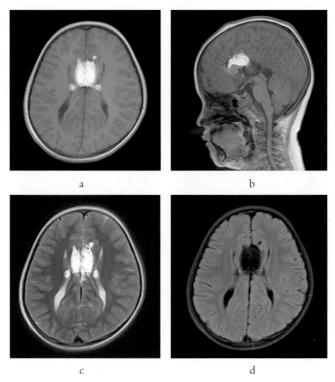

胼胝体压部、体部缺如伴脂肪瘤　脑部MRI横断面T1WI（图a）、矢状面T1WI（图b）显示胼胝体压部、体部缺如，双侧侧脑室分离，形态失常，前部呈"抱球状"，且双侧侧脑室间见团块状高信号；横断面T2WI（图c）可见肿块呈高信号；横断面压脂T2 FLAIR（图d）显示该中线区肿块呈低信号

26.脑膜膨出和脑膜脑膨出

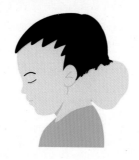

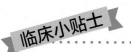

　　脑膜膨出和脑膜脑膨出是指颅内的内容物经颅骨缺损处疝出颅外，多为先天性病变，但也可为获得性病变。疝出物内包含有脑组织、脑膜和脑脊液时，称为脑膜脑膨出，如仅为脑膜伴随脑脊液疝出，而不伴有脑组织，则称为脑膜膨出。疝囊内有时可含有部分扩张的脑室，局部脑组织受压变薄。本病多好发于中线部位，少数偏于一侧。先天性脑膜膨出和脑膜脑膨出多伴发其他颅内异常，严重程度表现不一，发病率约占新生儿1/1 000，可能与胚胎时期神经管发育不良，中胚叶发育停滞，使颅骨、脑膜形成缺陷有关。本病的临床表现为囊性肿物与头部相连，出生时即可发现，也可于生后几个月或几年发现，哭闹或咳嗽时肿物增大。局部可扪及骨缺损的边缘。患儿神经系统发育程度与疝囊大小和内容物、膨出类型、是否存在其他伴发异常等因素有关，可无明显神经系统症状，也可有智力低下、癫痫发作等。

影像检查咨询台

　　脑膜膨出和脑膜脑膨出的诊断要点是颅骨缺损和通过缺损疝出于颅腔之外的肿物，诊断并不困难。CT对颅骨缺损的显示更佳，MRI对膨出内容物的显示更具优势，对合并的其他异常，如胼胝体发育不全、灰质异位、Chairi畸形、Dandy-Walker畸形、单干型大脑前动脉等的显示优于CT。本病进行影像学检查的目的为：①显示骨质缺损；②显示疝囊并确认其内容物；③确定毗邻动脉走行及硬脑膜静脉窦的完整性；④识别并存的其他异常。CT能清晰显示颅骨缺损，尤其是骨窗三维重建图像，并可见由颅骨缺损向外膨出的肿物。脑膜膨出时为脑脊液密度的囊性肿物，脑膜脑膨出时，表现为软组织密度，可见脑室受牵拉、变形，移向病侧。MRI可见经颅骨缺损处疝出的软组织肿物，能清晰显示疝囊内容物。表现为脑脊液样信号强度的囊性物向外膨出，如有脑膨出则可见结构紊乱、发育不良的脑组织，可同时伴有脑室疝出或见病侧脑室受牵拉、变形。顶部脑膨出时，MRI可明确邻近静脉窦情况，如永存镰状窦、上矢状窦分裂。颅底脑膨出时，MRI可显示垂体、视神经和视交叉、下丘脑、第三脑室等结构是否进入疝囊内。

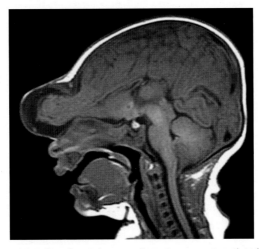

脑膜脑膨出并胼胝体发育不良 脑部MRI矢状面T1WI显示前额部中线区骨质缺损，脑组织自颅骨缺损处向外膨出，同时可见胼胝体缺如

27.蛛网膜囊肿

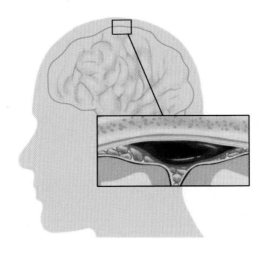

临床小贴士

　　原发性蛛网膜囊肿属于先天性良性脑囊肿病变，是由发育期蛛网膜分裂异常所致，多见于小儿。囊壁多为蛛网膜、神经胶质及软脑膜，囊内有脑脊液样囊液。继发性蛛网膜囊肿少见，多由外伤、感染、手术等原因所致，少数脑肿瘤也可合并蛛网膜囊肿，如脑膜瘤。继发性蛛网膜囊肿可见于任何年龄，多见于成人。原发性蛛网膜囊肿与蛛网膜下腔不交通，好发于侧裂池、大脑半球凸面，少数可发生于脑室内。继发性蛛网膜囊肿多与蛛网膜下腔之间有狭窄的通道相通，囊腔实际上是蛛网膜下腔的局部扩大，多见于鞍上池、枕大池、侧裂池和四叠体池等。本病多无症状，体积大者可同时压迫脑组织及颅骨，产生神经症状及颅骨发育改变。

影像检查咨询台

　　CT 和 MRI 可明确显示囊肿的部位、大小、形态，了解病灶与周围结构的关系，是蛛网膜囊肿的常用影像检查方法。较大的蛛网膜囊肿可导致邻近颅骨的骨质重塑，但并不造成明显的骨质侵蚀，并可导致邻近脑组织推压移位，甚至脑萎缩。增强扫描后蛛网膜囊肿不强化。相比而言，MRI 具有软组织分辨率高、多序列、多方位成像的特点，且无骨质伪影干扰，诊断价值优于 CT。DWI 序列有助于蛛网膜囊肿与表皮样囊肿的鉴别，蛛网膜囊肿弥散不受限呈低信号，表皮样囊肿多弥散受限呈高信号。鞘内注射对比剂的 CT 脑池造影有助于显示病变与蛛网膜下腔是否沟通，但该检查为有创检查，已很少应用。相较而言，MR 脑脊液流动成像简单安全，无须注射对比剂即可显示囊肿与邻近蛛网膜下腔是否相通。

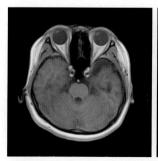
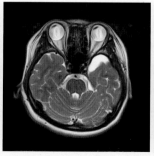
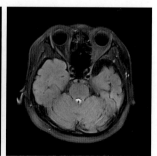

a　　　　　　　　　　b　　　　　　　　　　c

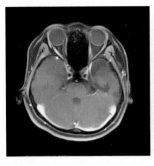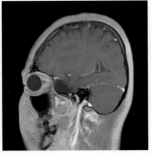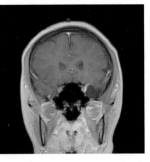

| d | e | f |

蛛网膜囊肿 脑部 MRI 横断面 T1WI（图 a）、T2WI（图 b）和 FLAIR（图 c）可见左侧颞极前方囊状异常信号，与脑脊液信号一致，边界清晰，邻近脑组织受压。增强延迟期横断面、矢状面、冠状面 T1WI（图 d～图 f）扫描病变无强化

28.急性脊髓炎

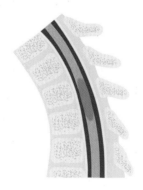

临床小贴士

急性脊髓炎是指由超敏反应引起的脊髓炎症，病因尚不十分清楚，可能与病毒感染或感染后引起的自体免疫反应、继发性脱髓鞘有关。以冬末春初或秋末冬初较为常见，典型病例在发病前数天或1~2周常有上呼吸道或消化道感染等先驱症状，也可发生于疫苗接种后。多见于青壮年，发病率无性别差异。临床上多急性起病，常先有背部疼痛或胸部束带感，随后出现双下肢麻木、无力和大小便障碍，发展迅速，多数患者于发病数小时或1~2天内发展至高峰，出现脊髓完全性横贯性损害症状。临床症状取决于脊髓受累节段，颈段脊髓受累时可发生四肢瘫痪，胸段受累时表现有运动障碍、感觉障碍，以及膀胱、直肠和自主神经功

能障碍。脑脊液检查可出现细胞数增高，以淋巴细胞和单核细胞为主，蛋白质含量正常或轻度升高。

影像检查咨询台

MRI 能直接显示急性脊髓炎的病变范围，是首选影像检查手段。全脊柱成像技术能一次性全脊柱一体化成像，对脊髓病变范围的显示更具优势。CT 的软组织对比度较低，对脊髓病变的显示不及 MRI。脊髓炎病变多位于胸段或颈段，范围较大，常累及 5 个椎体平面以上。病变区脊髓肿胀，与正常脊髓间逐渐过渡，呈 T1WI 等或低信号，T2WI 高信号，病变内可有出血。矢状位 T1WI 能很好地观察脊髓肿胀情况，矢状位 T2WI 对显示病变范围最为理想。轴位 T2WI 上，病变可累及脊髓的全部或大部，呈均匀高信号或不均匀高信号。增强扫描上多无强化，少数病例可有轻度斑片状强化。晚期可见脊髓萎缩变细，脊髓中央管扩张。

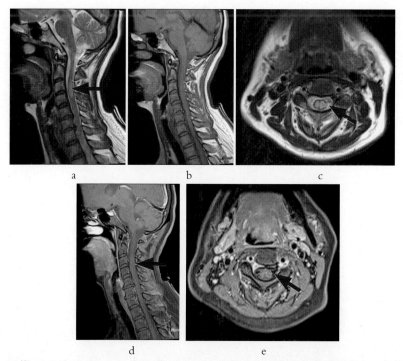

脊髓炎　颈椎 MRI 矢状面 T2WI（图 a）显示颈 3~4 椎体水平脊髓内高信号病变，相应水平脊髓稍显肿胀（箭头），矢状面 T1WI（图 b）上呈等信号，横断面 T2WI（图 c）可见病变累及脊髓大部分（箭头）；增强延迟期矢状面 T1WI（图 d）、横断面 T1WI（图 e）显示病变区轻度条片状强化（箭头）

29.椎管内肿瘤

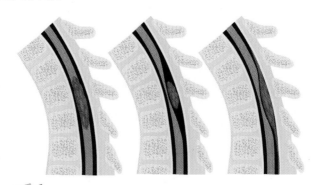

临床小贴士

　　椎管内肿瘤是指发生于脊髓、脊神经根、脊膜和椎管壁组织的原发或继发性肿瘤，约占神经系统肿瘤的 15%，可发生在各个脊椎节段，根据发病部位可分为脊髓内、脊髓外硬膜内、脊髓外硬膜外三类，其中以脊髓外硬膜内肿瘤最为常见。髓内肿瘤以室管膜瘤和星形细胞瘤多见。髓外硬脊膜内肿瘤多为神经鞘瘤和脊膜瘤。硬脊膜外肿瘤多为恶性，如转移瘤和淋巴瘤，也可为肉瘤、脂肪瘤、血管瘤、骨瘤、软骨瘤、神经鞘瘤和脊索瘤等。椎管内肿瘤的主要表现包括：①疼痛，大多数由髓外肿瘤刺激神经根和脊膜引起，常为首发和定位表现；②感觉障碍，如麻木感、蚁走感、灼热感、束带感等，也可出现感觉过敏；③运动障碍，主要表现为病变水平以下肢体力量减弱，动作不准确，站立不稳；④大小便功能障碍，多见于髓内病变，如室管膜瘤、星形细胞瘤以及马尾肿瘤。

影像检查咨询台

　　椎管内肿瘤的诊断主要依靠 CT 和 MRI 检查，X 线平片对本病诊断价值有限。MRI 能清晰显示肿瘤的部位、范围、内部特征、脊髓和蛛网膜下腔改变，包括显示脊髓和神经根的移位、受压和肿胀征象，还可观察椎旁软组织，有助于进一步了解肿瘤的范围和性质，是椎管内肿瘤的定位和定性诊断的首选影像检查方法。在 CT 上，大部分椎管内肿瘤与周围软组织密度差别不大，多根据不同肿瘤的好发部位、好发年龄和性别，以及 CT 显示的影像特征如坏死囊变、钙化和瘤内出血来推断肿瘤的性质，诊断价值不如 MRI。但 CT 对骨质改变的显示较佳。

脊髓造影是利用水溶性碘对比剂等显影剂，注入蛛网膜下腔并行 X 线片或 CT 等检查以显示病变的检查方法，对病灶定位和显示骨性改变有一定价值，但属于有创伤性检查，目前已很少使用。

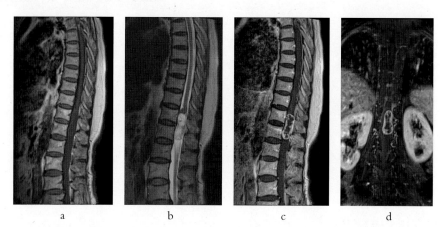

a   b   c   d

椎管内神经鞘瘤 胸腰段 MRI 矢状面 T1WI（图 a）显示胸 12～腰 1 水平椎管内稍低信号占位，信号欠均匀；矢状面 T2WI（图 b）显示病变呈不均匀高信号，囊性为主，边界清晰，推压邻近脊髓组织；增强延迟期矢状面 T1WI（图 c）、冠状面 T1WI（图 d）显示病变明显不均匀强化，实性部分强化，囊变区无强化，脊髓受压右移

30.椎管内硬脊膜动静脉瘘

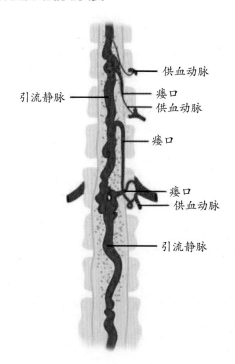

临床小贴士

硬脊膜动静脉瘘是各种原因导致硬脊膜内的动静脉之间形成瘘口，所致的脊髓血管畸形，是椎管内血管畸形最常见的一种类型，多见于中老年男性，常见于下胸段和腰段。供血动脉常有一支或数支，引流静脉为单支，瘘口常为一个，可位于胸腰段的任何平面，多位于椎间孔附近的硬脊膜外侧或下方。病变可导致静脉压升高、血液淤滞，出现脊髓水肿及缺血性变化。本病早期症状不典型，与脊髓受压表现类似，出现运动、感觉功能或括约肌功能障碍，比如下肢灼烧感、蚁走感、间歇性跛行、肌肉萎缩、大小便及性功能障碍等，晚期患者可出现痉挛性截瘫。

影像检查咨询台

椎管内硬脊膜动静脉瘘的常用影像检查方法为 CT、MRI 和 DSA 检查。DSA 可明确病变部位、范围和类型，确定供血动脉来源和引流静脉，判断瘘口位置以及循环时间，并能同时进行介入治疗，仍是目前诊断椎管内硬脊膜动静脉瘘的金标准。CT 平扫对脊髓水肿或缺血性改变的诊断价值有限，偶可显示病变节段脊髓增粗。CTA 可显示粗大的供血动脉、迂曲扩张成团的引流静脉。MRI 对椎管内

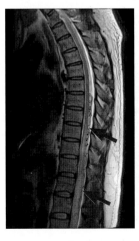 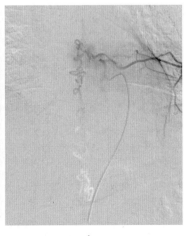

a   b

硬脊膜动静脉瘘　胸椎MRI矢状面T2WI（图a）显示胸7~腰3椎体水平椎管内脊髓表面迂曲流空血管影（箭头），同时可见胸8~腰1椎体水平脊髓内条片状高信号影（箭头）；DSA（图b）可见左侧胸7肋间动脉发出侧支动脉与胸7椎体上缘水平硬脊膜动静脉瘘口相通，并可见向下走行迂曲增粗静脉

血管畸形的诊断价值优于 CT。MRI 能清晰显示硬脊膜动静脉瘘所致脊髓病变的部位和程度，矢状位有利于显示脊髓受损的纵向范围，可见受累节段的脊髓局限性增粗及脊髓水肿。由于流空效应，无须对比剂即可显示脊髓周围的畸形血管，在高信号脑脊液的衬托下，畸形血管更易识别，表现为粗大、迂曲，呈蚯蚓状的条状低信号影。MRA 对畸形血管的显示与 CTA 相似。MRI 与 DSA 结合，能为患者治疗和预后评估提供更多有价值的信息，可作为疑诊患者的首选检查手段和 DSA 检查的有益补充。

第二节 头颈部疾病

1.特发性眼眶炎症

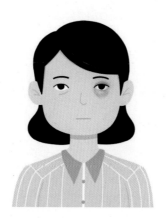

临床小贴士

　　特发性眼眶炎症是发生于眶内软组织的非特异性免疫性炎症，常被称为炎性假瘤，至今病因未明，可能与自身免疫系统异常相关，发病率约占眼眶疾病的 6%，仅次于甲状腺相关性眼病和淋巴增生性疾病，单眼发病多见，无性别和种族差异，可见于任何年龄，中年人群高发。依据侵犯部位分为七型：眶隔前型、泪腺炎型、巩膜周围炎型、神经束膜炎型、肿块型、肌炎型及弥漫型。依据组织病理学特征可分为三型：弥漫性淋巴细胞浸润型、纤维组织增生型及混合型。本病为急性、亚急性、慢性或复发性病程，临床表现随炎症累及部位和病程不同而有所差异，主要表现为眼部疼痛、眼球突出、球结膜充血水肿、眼部肿物、眼睑肿胀、眼压增高、视力下降和眼运动受限等，严重者可出现视力进行性下降。

影像检查咨询台

特发性眼眶炎症的主要影像检查方法有超声、CT 和 MRI 检查。X 线检查应用价值有限，目前已极少应用。超声检查具有简便、经济、快捷的特点，可显示病变形态、范围、内部回声、透声性、可压缩性以及病变区域内的血流情况，但对于部分肿物仅能探及其前部，后界难以显示，临床应用有一定局限性。CT 对密度改变非常敏感，可以较好地显示病变的空间位置、大小及其与周围组织关系。MRI 可清楚显示眼睑、眼球、视神经、眼外肌、泪腺、球后脂肪等软组织结构，对特发性眼眶炎症及其周围软组织的侵犯范围较 CT 显示清楚。

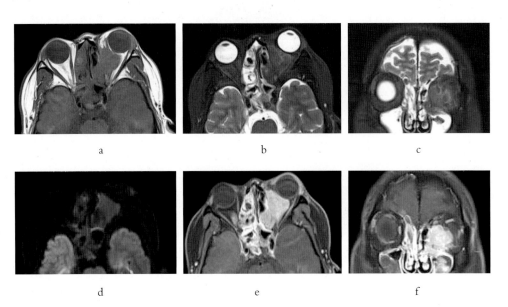

左眼眶炎性假瘤　眼眶 MRI 横断面 T1WI（图 a）、横断面脂肪抑制 T2WI（图 b）、冠状面脂肪抑制 T2WI（图 c）可见左侧眼球突出，左侧筛窦、左侧鼻腔及左侧眼眶球后至眶尖部团块状等 T1 混杂稍短 T2 信号影；横断面 DWI（图 d）可见病变呈等信号；横断面脂肪抑制增强 T1WI（图 e）、冠状面脂肪抑制增强 T1WI（图 f）可见病变明显强化，病变包绕左侧内直肌、下直肌及视神经呈受压改变

2.甲状腺相关眼病

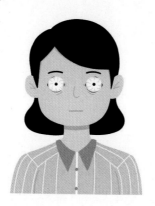

临床小贴士

　　甲状腺相关眼病又称 Graves 病，是一种影响甲状腺、眼眶软组织和四肢皮下组织的自身免疫性疾病，甲状腺功能异常伴有眼征者称为 Graves 眼病，具有眼部症状而甲状腺功能正常者称为眼型 Graves 病，男女均可发病，中年女性居多，是眼球突出的常见病因之一。Graves 病发病缓慢，主要表现为眼睑、结膜充血水肿，眼球突出，上睑退缩、迟落，部分患者可出现复视症状。部分轻症患者在甲状腺功能恢复正常后，眼部症状和体征可自行缓解或消失。

影像检查咨询台

　　眼球突出伴有甲状腺功能亢进的 Graves 眼病，临床即可确诊，影像检查主要用于评估疾病进展程度和治疗后随访。对于甲状腺功能正常的眼型 Graves 病则主要依靠影像学诊断，诊断依据为眼外肌肌腹增粗而附着于眼球壁的肌腱不增粗，多为双侧受累。Graves 病的常用影像检查方法包括 CT 和 MRI 检查。超声可评估和测量部分眼外肌，但由于解剖学关系，难以区分上睑提肌和上直肌，对下直肌也显示欠佳。CT 可显示眼外肌增粗，横断面上眼外肌增粗可表现为椭圆形肿块，易误诊为肿瘤，需行冠状面或矢状面重建加以区别。MRI 软组织分辨率高，可通过眶内眼外肌的信号变化反映疾病的活动性，在评估疾病进展程度方面优于 CT，对于治疗决策的选择和随访意义重大，是首选影像检查。水－脂分离成像（dixon）技术是一种可定量分析脂肪含量的 MR 成像技术，在一定程度上可以预测 Graves 病的治疗效果，为临床提供更多有价值的影像信息。

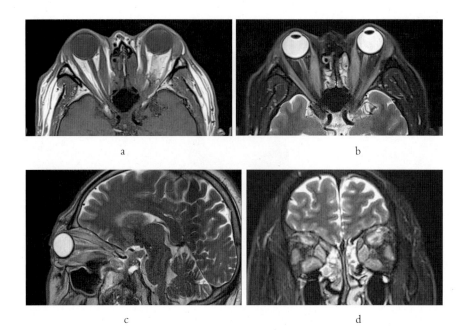

a b

c d

Graves眼病 眼眶MRI横断面T1WI（图a）、横断面脂肪抑制T2WI（图b）、矢状面T2WI（图c）可见双侧眼球突出，双侧上直肌、下直肌、内直肌、外直肌不同程度增粗，以肌腹增粗为主，呈长T2信号；冠状面脂肪抑制T2WI（图d）可见增粗的眼外肌呈高信号

3.眼眶蜂窝织炎

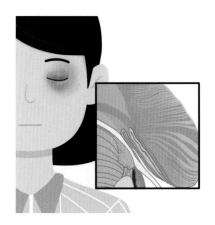

临床小贴士

　　眼眶蜂窝织炎是由细菌性感染引起的眶内软组织急性化脓性炎症。眼眶蜂窝织炎主要发生于春秋两季，常见于儿童。眼眶周围蜂窝织炎多

由邻近组织的炎症扩散蔓延所致，以鼻窦、鼻腔及牙齿最为常见，也可发生于眼眶外伤伴眶内异物存留、手术后感染、全身感染、免疫力下降等。该病临床进展快，可迅速出现发热、眼睑红肿、球结膜及视盘水肿、充血，眼球疼痛，眼球突出，眼球运动受限和全身不适，严重者可播散至颅内引起中枢神经系统并发症。

影像检查咨询台

CT 和 MRI 检查在眼眶蜂窝织炎的临床评价中有重要价值，X 线和超声检查诊断价值有限。CT 可显示眼眶内软组织肿胀、眼外肌和视神经的炎性改变，同时还可显示是否有异物残留、眼眶内脓肿、海绵窦血栓或炎症向颅内蔓延等，CT 的后处理技术也有助于眼眶蜂窝织炎的诊断。MRI 软组织分辨率明显高于 CT，可更加准确地显示病变部位和炎症进展程度，对眼眶蜂窝织炎的诊断和鉴别诊断有重要价值，对继发的颅内脑膜炎和硬膜下脓肿也可清晰显示，是眶内蜂窝织炎的首选检查方法。

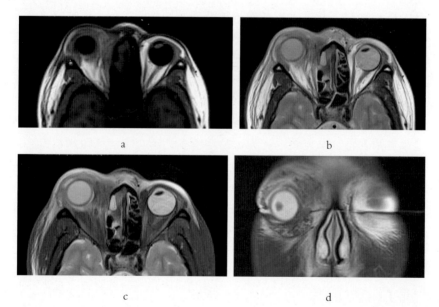

眼眶蜂窝织炎 眼眶 MRI 横断面 T1WI（图 a）、横断面 T2WI（图 b）、横断面脂肪抑制 T2WI（图 c）、冠状面脂肪抑制 T2WI（图 d）可见右侧眼球突出，双侧眼睑肿胀增厚，双侧眼睑、右眼球壁周围、右侧额颞部皮下、鼻周片状长 T1 长 T2 信号，脂肪抑制序列呈高信号

4.眼部肿瘤

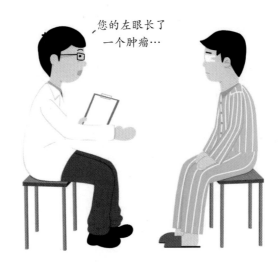

眼部肿瘤是指来源于眼球/眼眶不同结构的良/恶性肿瘤,来源于视神经者有视神经胶质瘤、视神经鞘脑膜瘤,来源于眼眶内神经者有神经鞘瘤、神经纤维瘤等,来源于泪腺者有多形性腺瘤、腺样囊性癌等,来源于眶壁者有眶壁骨瘤、骨纤维异常增殖症等,来源于眼球者有视网膜母细胞瘤、黑色素瘤等,来源于眼眶者有海绵状血管瘤、横纹肌肉瘤、转移瘤、绿色瘤等。眼部肿瘤的发病率与患者年龄有一定关系,视网膜母细胞瘤、横纹肌肉瘤、视神经胶质瘤多见于儿童,视神经鞘瘤、视神经脑膜瘤、转移瘤、脉络膜黑色素瘤多见于成人。视力下降、眼球突出是眼部肿瘤最常见的临床表现,此外,还可能有斜视、眼球震颤。部分患者由于眼压升高可导致眼红、眼痛、头痛、恶心等。肿瘤较大明显压迫眼外肌时,可出现眼球运动障碍。

影像检查咨询台

眼部肿瘤的常用影像检查方法包括超声、CT 和 MRI 检查。超声检查简便、经济、及时,能够观察到眼部表浅肿瘤的形态、位置、范围,彩色多普勒血流成像技术可进一步评估肿瘤的血供情况,但超声检查对于眼眶深部肿瘤或骨质病变的显示不如 CT 和 MRI。CT 可显示骨骼和软组织异常，在显示肿瘤大小、位置、形态的同时，可清楚显示骨质受累情况，对检出钙化敏感。MRI 具有软组织分辨率高，多序列多方位的成像优势，可更加准确地显示眼部解剖结构，有助于肿瘤的定位和定性诊断，尤其对较小肿瘤的显示优于 CT。

CT 是诊断视网膜母细胞瘤的首选影像学检查方法，对于显示肿块内的钙化非常敏感。MRI 对评估肿瘤浸润程度有一定优势，对显示肿瘤向球外、颅内侵犯以及显示视神经、视交叉效果较好，但 MRI 显示钙化能力较差。

MRI 是诊断大部分眼部肿瘤，尤其是脉络膜黑色素瘤和海绵状血管瘤的首选影像学检查方法，在显示肿瘤眼球外扩散方面优于 CT。动态增强 MRI 可以动态观察肿瘤血供，有助于鉴别良、恶性肿瘤并预测肿瘤组织学类型，在显示海绵状血管瘤的信号特点及"渐进性强化"征象上均优于 CT。

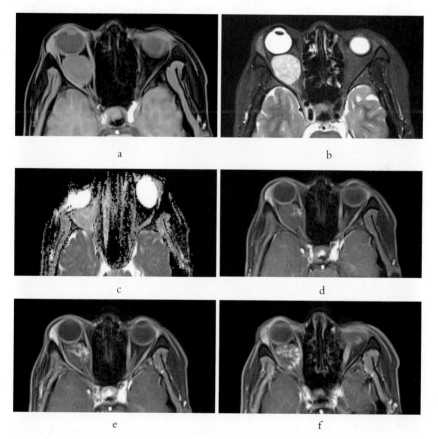

右眼眶海绵状血管瘤　眼眶 MRI 横断面脂肪抑制 T1WI 序列（图 a）可见右侧眶内球后椭圆形肿块，呈均匀低信号；横断面脂肪抑制 T2WI 序列（图 b）病变呈高信号，内部见点条状稍低信号，病变边界清晰；ADC 图（图 c）显示病变呈高信号；横断面动态增强脂肪抑制 T1WI 序列显示病变呈填充式渐进性强化（图 d~ 图 f）

5.眼外伤

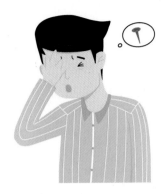

临床小贴士

　　眼外伤是指外界暴力或其他物理、化学性伤害直接或间接作用于眼部所造成的损伤，是常见致盲原因之一，可导致眼部重要结构和功能的持久性改变。眼外伤可分为机械性损伤和非机械性损伤两大类，前者包括挫伤、穿孔伤和异物伤等；后者有热烧伤、化学伤、辐射伤和毒气伤等，其中机械性损伤占眼外伤的首位，常见于青壮年男性和有劳动能力者，20~40岁发病率较高。眼外伤的临床表现由损伤部位和严重程度决定，可出现不同程度的眼部异物感、疼痛、视力下降或丧失、睁眼困难、眼前闪光感、眼前黑影等症状。根据病史、临床症状、眼科常规检查，部分病例可明确诊断。但对眼部异物、眼眶骨折、玻璃体积血、晶状体脱位、眼球破裂及其他复杂的眼外伤，仅靠病史、临床症状、眼科常规检查往往不够，需借助影像学检查以明确诊断。

影像检查咨询台

　　影像学检查在眼外伤的诊断、治疗及预后评估中均具有重要作用，可用于眼外伤的影像学检查方法包括X线平片、CT、MRI和超声检查。CT具有较高的密度分辨率，在眼部异物、眼球破裂、眼眶和视神经管骨折等复杂性眼外伤的诊断上优于X线平片，应作为常规检查。MRI可显示X线和CT不能显示的植物性异物，对显示异物的并发症优于CT，可作为有效补充检查，考虑到磁性异物移动可能造成二次损伤，MRI检查前应常规行X线或CT检查除外金属异物。超声检查时其探头直接接触眼睑和眼球，不适于急性眼外伤中有新鲜伤口的外伤眼。

由于 X 线平片是颅面骨和软组织重叠后的影像，仅能显示眶骨和眶内高密度异物，对眼内异物的敏感度相对较低，能够发现部分玻璃、铁质和含铅等金属异物，不能发现塑料和木质异物。X 线视神经孔位还能发现视神经管骨折，而眼眶正侧位和切线位片仅能发现眶壁骨折，不能诊断视神经管骨折。

CT 检出异物敏感性和准确性优于 X 线平片，是检测眶部异物及异物定位的主要检查方法，同时也是排除眼眶骨折的理想选择。CT 横断面和冠状面可清晰、准确定位眶内异物，以及异物与眼球、眼外肌、视神经的关系。同时，CT 检查还能为眼球破裂伤提供非常重要的诊断依据，眼环不连续、眼球变形、晶状体缺如或脱位、眼球内积气和眼球突出等都是眼球破裂伤的 CT 征象。

MRI 能显示在 CT 上不能显示的较小的木质异物或其他低密度非金属异物，能准确显示异物位置、数目以及产生的并发症等，但磁性异物禁用 MRI 检查。

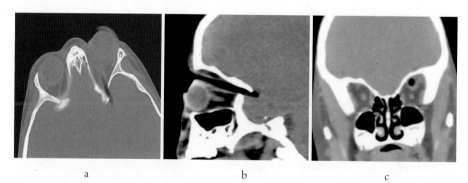

a   b   c

颅眶沟通木质异物 头颈部 CT 横断面平扫（图 a）、CT 矢状面重建（图 b）、冠状面 CT 重建（图 c）可见左侧眶上裂至颅内条状低密度影，眶上裂稍扩大，异物位于上直肌上方，上直肌明显受压

6.颈动脉海绵窦瘘

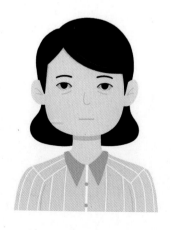

颈动脉海绵窦瘘是指由于外伤或其他因素导致颈内动脉海绵窦段或其在海绵窦内的分支与海绵窦形成的异常动静脉短路，继而导致以眼部异常表现为主的临床综合征。少数颈动脉海绵窦瘘由颈外动脉供血，特称为颈外动脉海绵窦瘘。75% 以上的颈动脉海绵窦瘘由外伤引起。颈动脉海绵窦瘘的临床表现与海绵窦充血、压力增高以及血液引流异常有关，最常见的症状是搏动性突眼和球结膜充血、水肿，其次可出现眼球运动障碍、巩膜血管迂曲增粗、视力下降、患侧眶周及头部血管杂音、眼压升高、眼底异常、头痛及鼻出血等，极少数可引起对侧眼部症状。

影像检查咨询台

颈动脉海绵窦瘘的常用影像学检查方法包括 CT、MRI 和 DSA 检查。CT 和 MRI 可显示眼上静脉增粗和海绵窦扩大，结合临床有外伤史，可做出初步诊断。CTA 和 MRA 还可显示海绵窦血液的其他引流途径，如岩上窦、岩下窦、蝶顶窦或颅底岛静脉的扩张。DSA 可以明确供血动脉的来源、瘘口的位置和大小、血流速度、脑动脉和眼动脉的盗血情况、静脉引流方向以及对侧脑动脉的代偿情况，是诊断本病的"金标准"，还可以同时进行血管内栓塞治疗。

颈动脉海绵窦瘘在 CT 和 MRI 上表现为眼上静脉增粗扩张，海绵窦增大，还可继发眼球突出、眼外肌增粗、眶内软组织肿胀，增强扫描可见增粗的眼上静脉和增大的海绵窦明显强化，部分病例可出现患侧颅内引流静脉的增粗。3D-TOF-MRA 在不用注射对比剂的情况下即可显示供血动脉、引流静脉及脑循环代偿情况，但瘘口较小、动静脉短路程度较轻时，可能显示欠佳。CTA 和 CE-MRA 需要注射相应对比剂，可显示患侧海绵窦动脉期提前显影、窦腔扩大，少数可见岩上窦、岩下窦或翼静脉丛扩张。

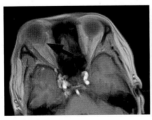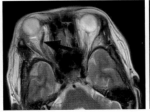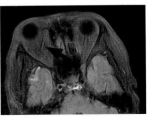

a b c

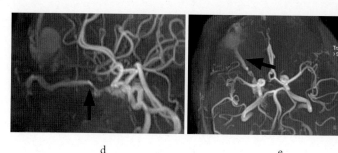

d   e

颈动脉海绵窦瘘 眼眶 MRI 横断面 T1WI（图 a）、横断面 T2WI（图 b）、横断面脂肪抑制 T2WI（图 c）可见右侧海绵窦扩大，内见短 T2 信号，右侧眼上静脉明显增粗、迂曲（箭头），右侧眼球突出；脑部 MRA（图 d、图 e）可见右侧海绵窦内迂曲杂乱血流信号，右侧眼眶内见一粗大血管与之相连（箭头）

7.鼻窦炎

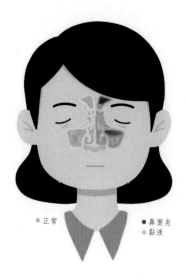

■正常   ■鼻窦炎
■黏液

临床小贴士

  鼻窦炎是鼻窦黏膜的炎症性疾病，多与鼻炎同时存在。按照病程可以分为急性鼻窦炎、慢性鼻窦炎，症状在12周以内为急性鼻窦炎，超过12周为慢性鼻窦炎。本病的发病率约15%，感染是鼻窦炎发病的重要因素，包括细菌性、真菌性和病毒性，此外鼻中隔偏曲、鼻甲肥大等解剖因素以及超敏反应等均是本病的致病因素。临床上主要表现为鼻塞，黏性或黏脓性鼻涕。部分患者伴有头面部胀痛、嗅觉减退或丧失、张口呼吸、记忆力减退、注意力不集中等症状。

影像检查咨询台

鼻窦炎的常用影像学检查方法包括 CT 和 MRI 检查。X 线平片的华氏位、柯氏位也可用于鼻窦炎的检查，但由于敏感性低，目前已较少应用。CT 平扫和三维重建是鼻窦炎的常用检查方法，能够明确显示诸鼻窦气化情况、黏膜情况、鼻腔、鼻窦骨质改变、诸窦腔开口情况以及明显的解剖变异，有利于鉴别真菌性和化脓性鼻窦炎。MRI 检查对轻度鼻窦炎敏感性高，有利于复杂鼻窦炎与其他鼻窦病变的鉴别诊断。由于 MRI 检查病变的敏感性高，以及其强大的鉴别诊断能力和无电离辐射，在鼻与鼻窦病变的诊断中应用得越来越多。

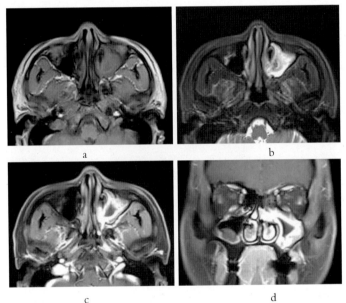

真菌性鼻窦炎　颌面部 MRI 横断面 T1WI（图 a）可见左侧上颌窦内片状混杂等信号影；横断面脂肪抑制 T2WI（图 b）可见病变呈混杂高信号，内可见斑片状低信号；横断面脂肪抑制增强 T1WI（图 c）、冠状面脂肪抑制增强 T1WI（图 d）可见病变呈明显环形强化

8.鼻息肉

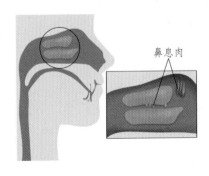

鼻息肉

临床小贴士

　　鼻息肉是一种临床常见的鼻腔或鼻窦黏膜组织良性增生性病变，好发于鼻腔外侧壁及鼻顶部，其次为筛窦、上颌窦，具体病因尚不清楚，可能由超敏反应和鼻黏膜的慢性炎症所致。鼻息肉可见于任何年龄段，但好发于成年人，男性多于女性。临床表现与息肉的大小、部位有关，主要症状包括鼻塞、流涕、面部疼痛或肿胀、嗅觉减退或丧失以及呼吸困难等，病变堵塞咽鼓管口时，可有耳鸣和听力障碍。

影像检查咨询台

　　CT 是鼻息肉的首选影像学检查方法，通过三维重建技术将横断面与冠状面结合观察有利于显示窦口–鼻道复合体以及鼻道、鼻窦的解剖变异，将骨窗与软组织窗结合观察可以明确鼻息肉的密度特点和邻近骨质的改变。对于部分难以定性的病变，如出血坏死性鼻息肉，需加行 MRI 协助诊断病变性质以及判断病变累及范围。

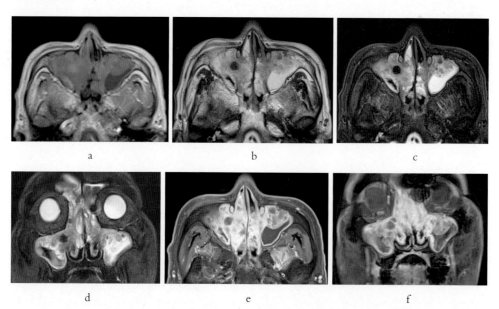

鼻息肉　鼻部 MRI 横断面 T1WI（图 a）可见双侧鼻腔、双侧上颌窦内多发斑片状低信号，内信号不均匀；横断面 T2WI（图 b）、横断面脂肪抑制 T2WI（图 c）、冠状面脂肪抑制 T2WI（图 d）可见病变呈高信号，内可见多发斑片状低信号；横断面脂肪抑制增强 T1WI（图 e）、冠状面脂肪抑制增强 T1WI（图 f）可见病变不均匀明显强化，内可见片状低信号区

9.鼻腔鼻窦肿瘤

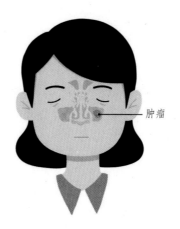

肿瘤

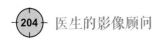

临床小贴士

　　鼻腔鼻窦肿瘤指鼻与鼻窦在各种致瘤因子作用下，局部组织细胞增生所形成的新生物。鼻腔鼻窦的良性肿瘤病变种类颇多，相对常见的良性肿瘤包括乳头状瘤、血管瘤、多形性腺瘤、神经源性肿瘤、脑膜瘤等。鼻腔鼻窦恶性肿瘤以鳞状细胞癌最为多见，占70%~80%，好发于上颌窦，腺癌次之，多见于筛窦。此外还有淋巴上皮癌、移行细胞癌、基底细胞癌、黏液表皮样癌和恶性黑色素瘤等。鼻腔鼻窦肿瘤的临床表现有鼻塞、流涕、鼻部出血、失嗅、溢泪、头痛、面部肿胀不适等。侵犯下牙槽骨时可引起牙痛、牙齿松动，侵犯眼眶时可引起突眼、复视、充血或眼球运动受限等症状。

影像检查咨询台

　　鼻腔鼻窦肿瘤的常用影像学检查方法包括 CT 和 MRI 检查，X 线平片因诊断价值有限，目前已不作为诊断检查手段单独使用。CT 可清楚显示鼻腔鼻窦肿瘤周围的骨质改变、病变内的异常高密度以及鼻区结构的变异，是指导鼻内镜手术的重要影像检查方法。MRI 可明确病变发生的部位、范围和肿瘤信号特点，尤其在显示肿瘤对周围间隙浸润、沿周围神经扩散，以及颅内侵犯方面具有更大优势，为本病的首选影像学检查方法。MR 动态增强检查还能够评估鼻腔鼻窦肿瘤的血流动力学改变。DWI 和表观弥散系数（ADC）值有利于鼻腔鼻窦肿瘤的良恶性鉴别，从而为治疗方案的选择和手术计划的制订提供重要参考信息。

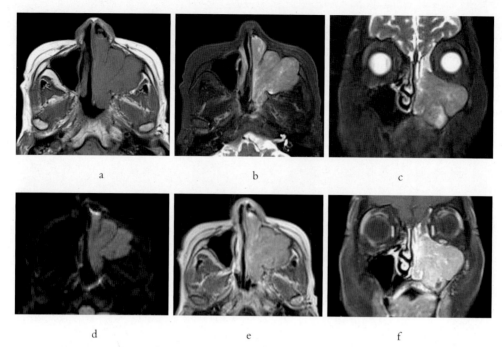

a b c

d e f

左侧鼻腔鼻窦内翻乳头状瘤　颌面部 MRI 横断面 T1WI（图 a）可见左侧鼻腔、左侧上颌窦内团块状稍低信号（与脑实质相比），信号较均匀，窦腔扩大；横断面脂肪抑制 T2WI（图 b）、冠状面脂肪抑制 T2WI（图 c）可见病变呈稍高信号，信号欠均匀；横断面 DWI（图 d）可见病变呈等信号；横断面增强 T1WI（图 e）、冠状面脂肪抑制增强 T1WI（图 f）可见病变呈明显强化

10.鼻部外伤

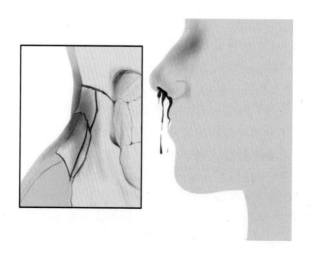

临床小贴士

鼻部外伤是指外界暴力或其他物理、化学性伤害直接或间接作用于鼻部所造成的损伤，病因以打架、交通事故、坠落多见，外伤往往造成复合多发骨折，可合并眼眶、颅脑等损伤，导致颅面部畸形及相应器官的功能异常。鼻部外伤好发于中青年，男性多于女性，临床表现为鼻背部软组织青紫肿胀，鼻出血，鼻部压痛明显，累及眼眶时伴有眼球运动受限等眼部症状，累及颅底时容易发生脑脊液鼻漏。

影像检查咨询台

鼻部外伤应首选 CT 检查，HRCT 能客观显示外伤后骨质细微改变，结合三维重建技术有助于显示骨折及移位情况。MRI 软组织分辨率高，对外伤后软组织改变较为敏感，但由于对骨质的显示不如 CT，可作为有效补充检查。鼻骨骨折直接征象为骨质和 / 或骨小梁断裂，间接征象为邻近软组织肿胀。CT 检查可明确骨折部位、类型、骨折片数量及移位情况，有无压迫周围结构，明确鼻腔、鼻窦有无血肿（出血），鼻周软组织损伤情况。合并鼻窦异物时，CT 可显示金属、弹药、玻璃等高密度异物的位置、大小、形状，但对木质、塑料异物显示不佳。

合并脑脊液鼻漏时可选择的影像学检查方法包括 CT 脑池造影、MR 脑池造影检查和常规 MRI 检查。CT 脑池造影检查费时、有创，需要向椎管内注射对比剂，对于蛛网膜粘连患者有一定的限制。常规 MRI 检查容易受鼻窦内黏膜增厚或炎性反应等干扰产生假象，诊断脑脊液鼻漏的特异度和敏感度不够高。仰、俯卧位 MR 多平面扫描在脑脊液鼻漏诊断中发挥重要作用，具有可操控性好、无创、无须使用对比剂等优点，可较准确地定位脑脊液漏口所在位置，并同时显示并发的脑疝，有助于活动性脑脊液鼻漏的诊断和术前评估。MR 脑池造影包括鞘内注射对比剂的 3D T1 扫描和无须注射对比剂的 3D 重 T2 扫描两种。鞘内注射对比剂的脑池 MRI 造影检查特异度和敏感度较高，但作为有创检查，临床应用有一定限制性。无须注射对比剂的 MR 脑池造影采用 3D 重 T2 加权水成像，脑脊液在此序列上表现为高信号，通过图像后处理能多角度展示脑脊液鼻漏漏口的确切位置，对诊断脑脊液鼻漏准确性较高，并且有利于脑内小病灶的显示。该检查扫描时间短，操作简单，在脑脊液鼻漏的诊断中有较大的临床应用价值。

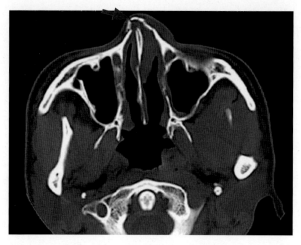

鼻部外伤　颌面部 CT 横断面骨窗可见鼻骨连续性中断（箭头）

11.中耳炎

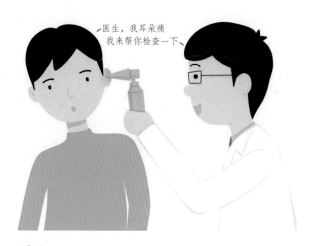

临床小贴士

　　中耳炎是累及中耳（包括咽鼓管、鼓室和鼓窦）全部或部分结构的炎性病变，好发于儿童，可分为非化脓性及化脓性两大类。非化脓性中耳炎包括分泌性中耳炎、气压损伤性中耳炎等，化脓性中耳炎有急性和慢性之分。特异性炎症如结核性中耳炎少见。急性化脓性中耳炎由化脓性细菌感染引起，临床表现主要有耳痛、听力减退、耳鸣、鼓膜穿孔、耳溢液流脓等，可伴有发热、呕吐等全身症状。其他并发症有迷路炎、面神经麻痹，严重者可出现脑膜炎、脑脓肿等颅内并发症。慢性化脓性中耳炎是指中耳黏膜、骨膜或深达骨质的慢性化脓性炎症，在临床上较为常见，常以耳内间断或持续性流脓、鼓膜穿孔、听力下降为主要临床表现，严重时可引起颅内、颅外并发症。

影像检查咨询台

中耳炎的常用影像学检查方法包括 CT 和 MRI 检查。HRCT 可清晰显示颞骨气化程度，观察炎症累及范围，是否侵及耳蜗、前庭、半规管等结构，是否破坏蜂房间隔、听小骨、面神经管，是否合并胆脂瘤等，是中耳炎的首选影像学检查方法。当炎症向后、向上蔓延，引起乙状窦栓子和颅内感染时，需要采用增强CT 和 MRI 检查。MRI 在显示骨膜下脓肿、脑内脓肿、脑膜炎以及乙状窦血栓等颅内并发症方面优于 CT，对中耳炎本身也能很好显示。

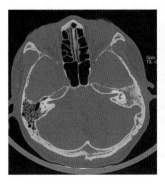
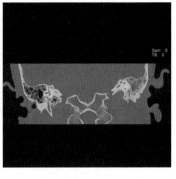

a   b

左侧乳突炎　颞骨CT横断面（图a）、冠状面重建（图b）可见左侧乳突小房内透亮度减低

12.耳部肿瘤

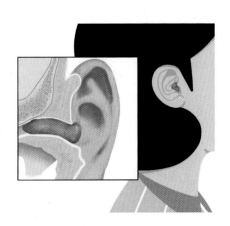

临床小贴士

　　耳部肿瘤按所在位置，分为外耳肿瘤、中耳肿瘤和内耳肿瘤。一些耳周围邻近区域的肿瘤，如副神经节瘤、听神经瘤等，考虑到临床诊治，也归入耳部肿瘤范围之列。耳部肿瘤发生率较低，绝大多数发生于外、中耳，良性较恶性多见。常见的良性肿瘤有外耳道骨疣、外耳道骨瘤、外耳道乳头状瘤、听神经瘤、血管瘤、副神经节瘤等，恶性肿瘤有外耳道黑色素痣与黑色素瘤、外耳道癌、中耳癌、横纹肌肉瘤等。耳部肿瘤可表现为听力下降、耳部阻塞感、耳鸣、眩晕、周围性面瘫、疼痛、外耳道出血等。

影像检查咨询台

　　由于耳部结构位于颞骨密质骨之内，临床检查很难完全探及，影像检查技术在耳部肿瘤的诊断中起到了不可替代的作用，常用的影像学检查方法包括 CT 和 MRI 检查。X 线检查对于未引起骨质改变的肿瘤难以显示，且由于结构重叠，分辨能力差，目前已较少使用。HRCT 是耳部多数肿瘤性病变的首选检查方法，可明确显示外耳、中耳病变。对于伴有感音神经性耳聋的患者，软组织分辨率高的 MRI 检查应作为首选检查方法，除了对内听道及颞骨的肿瘤性病变有较高敏感性外，还能准确评估病变累及范围及其周围情况。

　　CT 可清楚显示外耳道骨疣、外耳道骨瘤的形态、基底部来源以及与周围组织的关系，为外耳道骨性肿瘤的首选检查方法。对于外耳道乳头状瘤，CT 检查可明确肿瘤位置、大小及其与外耳道骨壁的关系，为耳镜检查的补充手段。对于血管瘤，术前行 CT 检查可确定肿瘤的大小、位置，以及是否伴有周围骨质缺损情况，MRI 对本病的确诊也具有重要提示作用。对于外耳道黑色素痣与黑色素瘤，CT 可提示病灶在外耳道位置及是否伴有邻近骨质破坏，当 MRI 出现极具特征性的影像表现时有确诊价值，并且 MRI 在判断病变与周围组织结构关系方面优于 CT。对于外、中耳癌，CT 和 MRI 互为补充，CT 可观察肿瘤对周围骨质的破坏情况，MRI 能更好地显示肿瘤的侵犯范围，尤其是增强扫描，更易于显示肿瘤轮廓。对于颞骨副神经节瘤、听神经瘤，MRI 可观察肿瘤的位置、范围及对周围结构的侵犯情况，是首选影像学检查方法，CT 可显示病变区骨质改变，尤其能发现早期的轻微骨质破坏，可作为重要辅助检查手段。

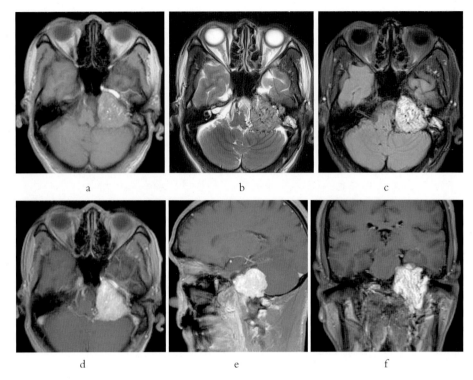

a b c

d e f

颈静脉球瘤 耳部 MRI 横断面 T1WI（图 a）可见左侧桥小脑角区团块状混杂稍高信号；横断面 T2WI（图 b）、横断面脂肪抑制 T2WI（图 c）可见病变呈稍高信号，内见点状低信号，呈"盐和胡椒"征；横断面脂肪抑制增强 T1WI（图 d）、矢状面脂肪抑制增强 T1WI（图 e）、冠状面脂肪抑制增强 T1WI（图 f）可见病变呈明显强化

13.颞骨骨折

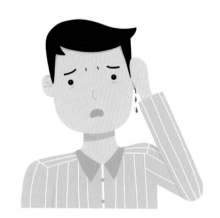

临床小贴士

颞骨骨折是指在受到巨大外力冲击时，颞骨中薄弱结构所发生的骨折，占颅骨骨折的 14%~22%，多为单侧，以男性多见。颞骨骨折通常是由高强度的头部钝、挫伤引起，主要原因依次是车祸、高空坠落、斗殴、摔伤、外物砸落和机器作业伤等。骨折类型通常以骨折线与岩骨长轴的关系，将颞骨骨折分为纵行骨折、横行骨折、混合型骨折和岩尖骨折四种类型，可累及中耳、内耳及面神经。临床表现包括耳出血、耳聋、眩晕、自发性眼震、面瘫和血鼓室等，还可出现头痛、昏迷、休克等全身症状，可伴有脑脊液耳漏。

影像检查咨询台

颞骨骨质重叠较多，X 线平片易遗漏多数骨折，已被弃用。HRCT 能够横断面、冠状面和多种特殊的斜面观察颞骨内中耳、内耳结构及面神经管是否受累及受累程度，是诊断颞骨骨折的首选检查方法。怀疑颅内并发症时可进一步行 MRI 检查。颞骨骨折的直接征象是发现颞骨内骨折线，间接征象是中耳乳突积液，可伴听小骨脱位。HRCT 在清晰显示骨折线的同时，还可明确听小骨脱位、听小骨骨折等听骨链损伤。伴发外伤性脑脊液耳漏时，CT 脑池造影可明确显示颅内脑池或蛛网膜下腔内高密度对比剂直接从骨质缺损区进入中耳腔；或从骨质缺损区进入前庭或耳蜗内然后进入中耳腔，此骨质缺损区即漏口。但 CT 脑池造影作为有创检查，目前已很少应用。MRI 的 T2WI 和水成像是目前诊断脑脊液耳漏的主

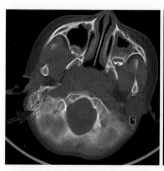
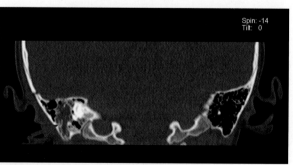

a   b

右侧颞骨骨折并右侧乳突积液　颞骨 CT 横断面骨窗图像（图 a）显示右侧颞骨局部骨质不连续，可见线状低密度影（箭头）；颞骨 CT 重建冠状面骨窗图像（图 b）可见右侧乳突片状稍低密度影（箭头）

要影像学检查方法，可显示鼓室内脑膜膨出和颅腔脑脊液高信号影与耳内高信号影直接相连，明确漏口位置和大小。

14.外、中耳畸形

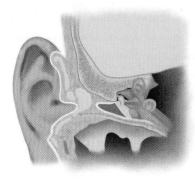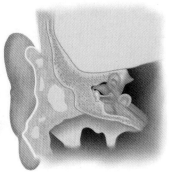

临床小贴士

外、中耳畸形是指发生于外耳道或中耳的先天性发育异常。外耳道畸形主要包括外耳道狭窄或闭锁、耳前瘘管或耳下第一鳃裂瘘管和囊肿，常合并中耳畸形，很少伴发内耳畸形。外耳道闭锁可分为骨性、膜性或混合性闭锁，其中骨性闭锁多见。中耳畸形存在多种形式，通常发生于耳咽管、鼓室、乳突气房系统及面神经鼓室部，可合并出现，也可单独发生。外、中耳畸形临床上主要表现为传导性耳聋，听力损失程度根据病变部位和类型不同而表现各异。

影像检查咨询台

HRCT 是诊断外、中耳畸形的有效影像学检查方法，可清晰显示骨迷路、内听道、前庭水管等结构，判断有无外耳道闭锁，鼓膜畸形、鼓室壁畸形、鼓室腔畸形、听骨畸形、两窗畸形、咽鼓管畸形、中耳肌畸形、乳突畸形、鼓窦畸形、中耳血管畸形和先天性胆脂瘤等中耳畸形，是外中耳畸形的最佳影像学检查方法。使用 HRCT 三维重建技术有利于对各听小骨形态、关节关系进行显示，可对听骨链的完整性进行评价。同时还可全面了解是否伴发内耳畸形和面神经走行异常，有助于手术方案制订，提高手术成功率。

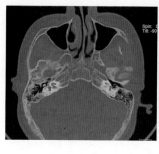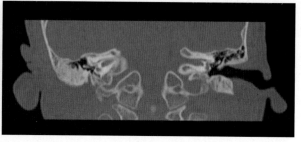

a   b

右侧外耳道闭锁合并中耳畸形 颞骨CT横断面平扫（图a）可见右侧砧骨变小；CT冠状面重建图像（图b）可见右侧外耳道骨性闭锁

15.内耳畸形

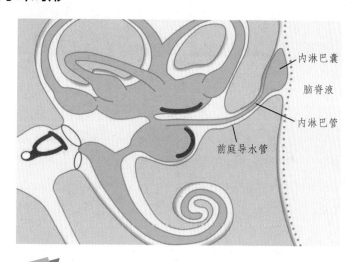

内淋巴囊

脑脊液

内淋巴管

前庭导水管

临床小贴士

内耳畸形是指发生于半规管、前庭和／或耳蜗的先天性发育异常，可能与妊娠早期母体病毒感染或使用某些药物有关，可与外、中耳畸形同时存在。本病多为双侧性，出生后均有轻重不等的感音神经性耳聋，严重耳聋或全聋时常表现为聋哑。常见的内耳畸形包括Mondini畸形、Michel畸形、大前庭水管综合征等。

影像检查咨询台

HRCT是内耳畸形的首选影像学检查方法，通过薄层扫描、大矩阵、骨算法等，大幅提高了空间分辨率，特别适用于细小骨性解剖结构的显示，对畸形的类型、程度和部位可做出准确判断。结合多平面重建、容积再现技术和仿真内窥镜等重建技术能够更加直观地显示内耳畸形的整体结构和迷路腔、内耳道情况，但不足之处是只能显示骨迷路和内听道的骨性结构，对于耳蜗、膜迷路的显示存在一定的困难。MRI 对骨质结构异常的显示不如 CT，但其软组织分辨率高，可清晰显示听神经缺如和发育异常。采用 MR 内耳水成像，可重建膜迷路三维图像，以任意角度、多方向清晰显示膜迷路、内听道等结构，有利于发现畸形和迷路形态改变，了解内耳发育不良的程度和部位，在对淋巴囊的显示上也明显优于 CT。

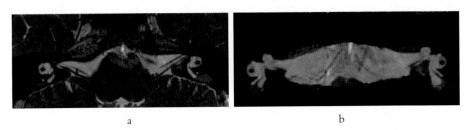

a   b

大前庭水管综合征 MRI 内耳水成像 3D 成像原始图像（图 a）、三维 MIP 重建图像（图 b）可见双侧内淋巴管扩大，与总角相通

16.牙源性囊肿

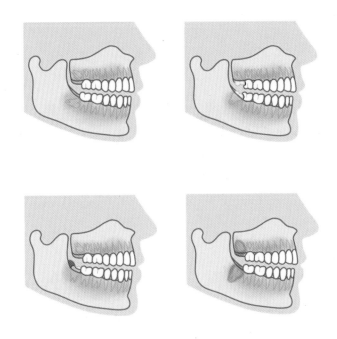

临床小贴士

　　牙源性囊肿是与成牙组织或牙齿有关的、发生于颌骨内的囊肿。其中，根端囊肿、角化囊肿、含牙囊肿临床较常见，约占牙源性囊肿的94.5%。10~49岁为各型囊肿的高发期，好发于青壮年，男性较女性多见。根端囊肿好发于上颌切牙区，常表现为渐进性增大的颌骨膨隆，合并感染时出现疼痛，也可无明显症状。角化囊肿好发于下颌第三磨牙区及下颌支升部，可出现疼痛、肿胀、不适等症状，偶可伴有下唇或牙齿的麻木，可伴局部瘘管、溢脓等感染症状。含牙囊肿好发于上颌尖牙区，多无明显自觉症状，常因牙未萌、牙缺失或牙斜片摄片而被发现，或缓慢生长至颌骨明显膨隆时被发现。偶伴有疼痛症状，合并感染时疼痛明显。

影像检查咨询台

　　影像学检查是诊断牙源性囊肿的有效方法，常用的影像学检查方法包括X线平片、CT和MRI检查。X线平片是牙源性囊肿的常规检查手段。CT对囊肿的部位、边缘及骨质显示更具优势，为最佳检查手段。CT冠状扫描或螺旋CT多层面重建可显示牙源性囊肿与高密度根尖的关系，对显示低密度病灶及其内的高密度牙齿这一病理特点也很有价值。MRI对于囊内液性组织成分的显示优于CT，有助于与其他囊性肿瘤性病变的鉴别，是重要的补充检查手段。

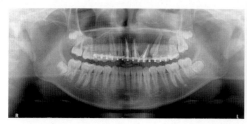
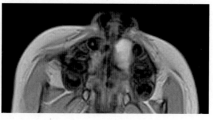

a　　　　　　　　　　　　b

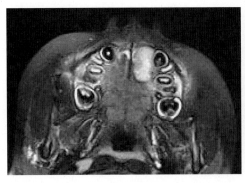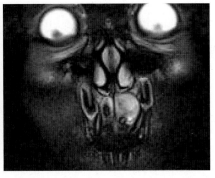

c　　　　　　　　　　　　　　　　　d

牙源性囊肿　颌骨全景片（图 a）可见上颌骨正中偏左低密度区，有硬化边；颌面部 MRI T1WI（图 b）可见上牙槽区左份中线旁椭圆形高信号，边界清，与邻近牙根关系密切；横断面脂肪抑制 T2WI（图 c）、冠状面脂肪抑制 T2WI（图 d）可见病变呈高信号

17.颌骨肿瘤

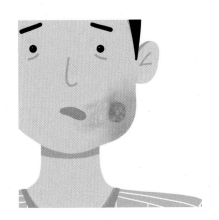

临床小贴士

　　颌骨肿瘤是指颌骨骨骼内细胞异常增殖分裂形成的异常增生组织，病理种类繁多，包括良性肿瘤和恶性肿瘤。按起源可分为牙源性肿瘤、颌骨源性肿瘤、继发性肿瘤。常见的良性肿瘤有造釉细胞瘤、骨化性纤维瘤、颌骨中央性血管瘤等。恶性肿瘤有原发性颌骨内癌、颌骨骨肉瘤、颌骨软骨肉瘤、颌骨纤维肉瘤、颌骨骨髓瘤等。颌骨肿瘤最常见的临床症状是渐进性颌面部肿胀、肿块形成及面部畸形，部分患者可有开口受限、咬合紊乱，恶性肿瘤侵犯神经时可表现为口唇麻木感以及疼痛。

影像检查咨询台

　　颌骨肿瘤的常用影像学检查方法包括X线、CT和MRI检查。由于多数肿瘤位置表浅，以良性为主，X线即可清晰显示大多病变，为常规检查手段，但X线显示的是重叠影像，影响了对病变的精细观察。CT能很好地显示骨质破坏、骨膜改变以及软骨基质的钙化和骨化，可完整显示病变形态特征、范围及其与邻近结构的关系。MRI可清晰显示肿瘤的侵犯范围，特别是对于软组织受侵情况有很好的显示，能较好地反映病变的大体形态及内部结构，有助于良恶性肿瘤的鉴别，提高定位、定性诊断率，是确定病变范围及术前评估的最佳影像学检查。

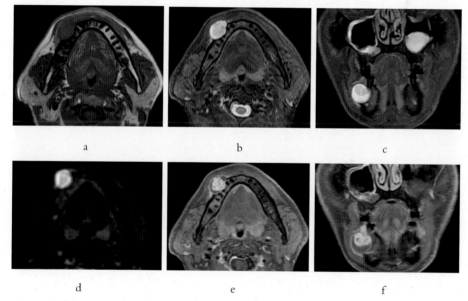

右侧下颌骨成釉细胞瘤　颌面部MRI横断面T1WI（图a）可见右下颌骨团块状等信号；横断面脂肪抑制T2WI（图b）、冠状面脂肪抑制T2WI（图c）可见病变呈高信号，边界尚清，信号欠均匀；横断面DWI（图d）可见病变呈高信号；横断面脂肪抑制增强T1WI（图e）、冠状面脂肪抑制增强T1WI（图f）可见病变呈明显不均匀强化

18.涎腺肿瘤

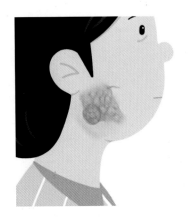

涎腺肿瘤是指来源于涎腺的良/恶性肿瘤，约占全身肿瘤的 1.2%~3%，70%~80% 的肿瘤位于腮腺，10% 位于颌下腺，1% 位于舌下腺，9% 位于小涎腺。涎腺肿瘤以良性为主，多见于青壮年，表现为颌面部无痛性肿物，圆形或卵圆形，边缘规则，质地较软或中等硬度，生长缓慢。常见的良性肿瘤有多形性腺瘤、Warthin 瘤、基底细胞腺瘤、肌上皮瘤等。涎腺恶性肿瘤好发于中老年人，表现为不规则肿块，质硬，生长较快。可出现自发性疼痛、面部麻木和面神经麻痹等症状，常见的恶性肿瘤有黏液表皮样癌、腺样囊性癌、腺泡细胞癌、淋巴瘤等，可发生远处转移。

影像检查咨询台

涎腺肿瘤的常用影像学检查方法包括超声、CT 和 MRI 检查。超声价格低廉，操作简便，对涎腺肿瘤的诊断有一定价值，尤其对囊实性病变的鉴别有较高敏感性，还可以进行超声引导下的穿刺活检。CT 是诊断涎腺肿瘤的常用影像学检查方法，能明确显示肿瘤的部位、形态、大小、密度特征，确定肿瘤与周围结构的关系，还能进一步评估肿物是否侵犯面神经、破坏颅底骨质、侵犯颈动脉间隙及咽旁间隙。MRI 是诊断涎腺肿瘤极有价值且极具潜能的影像学检查方法，同样能显示肿瘤的部位、形态、大小、信号特征以及与周围结构的关系，尤其在评估病灶内部复杂性、病灶与颅底关系、定位颈部间隙、判断邻近骨质破坏及范围、鉴别瘤周情况方面优于 CT 和超声，且无电离辐射，无须应用碘对比剂，更易于被临床医生和患者接受。DWI 作为一种功能 MR 成像技术，能够无创获得涎腺肿瘤的病理学和分子生物学方面的微观信息，有助于涎腺肿瘤的诊断与鉴别诊断，避免病变的遗漏和误诊。动态增强 MRI 的定量与半定量分析可以提供关于肿瘤血管生成方面的信息，能够用于不同病理类型涎腺肿瘤的鉴别诊断和恶性肿瘤的疗效评估。

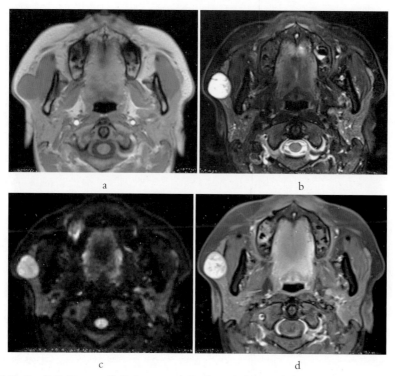

多形性腺瘤　颌面部 MRI 横断面 T1WI（图 a）可见右侧腮腺浅叶类圆形稍低信号病变；横断面脂肪抑制 T2WI（图 b）病变呈高信号，边界清；横断面 DWI（图 c）病变呈高信号；横断面脂肪抑制增强 T1WI（图 d）病变明显强化

19.舌与口底肿瘤

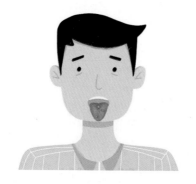

临床小贴士

　　舌与口底肿瘤是指起源于舌部和口底区的良／恶性肿瘤。口底又称舌下部，是位于下牙龈和舌腹面之间的新月形区域，组成口腔的底部。口底区结构复杂，主要有唾液腺、舌神经、肌肉、淋巴和血管等组织。舌与口底良性肿瘤多见血管瘤、神经鞘瘤，恶性肿瘤有鳞癌、腺样囊性癌、黏液表皮样癌、淋巴瘤等。肿瘤较小时多无自觉症状；肿瘤较大时，可出现异物感，舌部肿胀和抬高，吞咽、发音障碍等。良性肿瘤多生长缓慢、无疼痛。恶性肿瘤多生长迅速并侵犯周围组织，可伴有疼痛。

影像检查咨询台

　　舌与口底肿瘤的常用影像学检查方法包括 MRI 和 CT 检查。MRI 具有较高的软组织分辨率，显示解剖结构清晰，可很好地观察舌与口底肿瘤的大小、形态、部位及范围，可作为舌与口底肿瘤的首选影像学检查方法。DWI 对鉴别舌与口底良恶性肿瘤具有一定价值，动态增强扫描可提供病变的血流动力学信息。常规 MRI 检查结合 DWI 和动态增强扫描能够为舌与口底疾病的诊断与鉴别诊断、疗效随访提供精准的影像学依据。CT 对骨质破坏显示清晰，可作为 MRI 检查的补充。超声可用于判断头颈部区域淋巴结有无转移，并可用于引导穿刺活检。PET/CT 与 PET/MR 适用于评价舌与口底恶性肿瘤的性质、全身转移情况及术后随访。

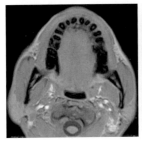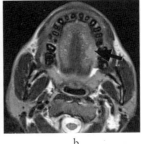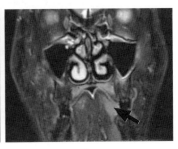

　　　　a　　　　　　　　　　b　　　　　　　　　　c

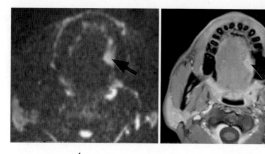
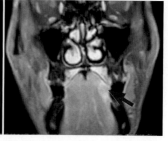

舌鳞状细胞癌　舌部 MRI 横断面 T1WI（图 a）可见左侧舌缘团片状稍低信号病变；横断面 T2WI（图 b）病变呈稍高信号（箭头）；冠状面脂肪抑制 T2WI（图 c）病变呈高信号；横断面 DWI（图 d）病变呈高信号（箭头）；横断面脂肪抑制增强 T1WI（图 e）、冠状面脂肪抑制增强 T1WI（图 f）可见病变较明显强化（箭头）

20.颌骨骨折

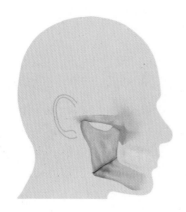

临床小贴士

　　颌骨骨折是指发生于上颌骨和下颌骨的骨折，多为外伤所致，也有病理性骨折。按照骨折创伤是否暴露，可分为开放性骨折和闭合性骨折。上颌骨骨折常发生于骨质比较薄弱的部位，单侧或双侧。下颌骨为面部最大、最突出的骨骼，骨折较上颌骨和面部其他部位骨折常见，可分为单发性和多发性，常见的骨折部位包括颏孔区、正中联合部、下颌角及髁状突，表现为骨折部位软组织肿胀、疼痛、下齿槽神经分布区麻木、口腔出血、咬合错乱、张口受限、吞咽及咀嚼功能障碍等。

影像检查咨询台

颌骨骨折的主要影像学检查包括 X 线平片、CT 和 MRI 检查。X 线平片可显示骨折整体表现和类型，但由于是重叠影像，对诊断隐匿性骨折、复杂性骨折较为困难。CT 以其密度分辨率高和断层成像无重叠的优势，对显示多发性骨折、隐匿性骨折和骨折碎块移位方向优于 X 线平片，还可显示平片上难以发现的上颌窦后壁断裂和颞下间隙肿胀、积气等征象。眶下神经管损伤、眼眶内积血以及合并的颅内损伤 CT 亦可敏感显示。CT 的多方位重建对于显示复杂性骨折具有显著优势，三维重建技术能立体显示颌骨骨折的形态特点，有利于颌面矫形手术方案的制订。MRI 对伴有骨髓水肿的新鲜骨折较为敏感，在显示小的不明显的线性骨折方面，敏感性不如 CT。MRI 对软组织损伤，鼻窦积液、积血，眼眶内出血以及颅内损伤等合并症的评估优于 CT。

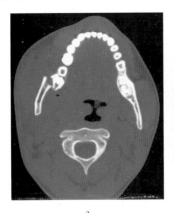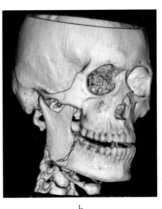

a   b

下颌骨骨折 颌面部 CT 横断面平扫骨窗（图 a）可见右侧下颌骨局部中断，周围软组织肿胀并可见少量气体影；三维成像（图 b）可见右侧下颌骨局部中断

21.咽旁间隙感染

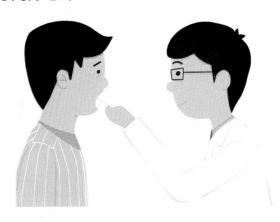

临床小贴士

　　咽旁间隙感染是指发生在咽旁间隙的化脓性感染。咽旁间隙形如倒置的三角形，起自颞骨岩部，下达舌骨大角处；内侧界为咽侧壁，外侧界为腮腺深叶；后缘为椎前筋膜，前缘为翼内肌，主要内容物为脂肪、小涎腺、腮腺残余、三叉神经下颌支等。咽旁间隙感染常继发于鼻咽和口咽部的急性炎症，尤其是扁桃体周围肿胀扩散至咽旁间隙。临床起病急且症状重，均有发热、咽痛，甚至吞咽困难、胸痛等症状。查体可见颈部软组织红肿、压痛。感染扩散时可合并有脓毒血症、颈静脉血栓性静脉炎、霍纳氏综合征、纵隔脓肿及心包炎等并发症。

影像检查咨询台

　　CT 和 MRI 不仅能观察咽腔表面变化，还可对病变的部位、范围以及病变与周围重要结构的关系准确评价，是诊断咽旁间隙感染的常用影像学检查方法。CT 可显示咽旁间隙软组织弥漫性肿胀、密度改变以及病变周围脂肪间隙模糊。当肿胀的软组织内出现均匀低密度区时提示脓肿形成，CT 增强扫描对病变范围和脓肿的显示更为确切。MRI 具有良好的软组织分辨率，对于病变范围的显示优于 CT，是诊断咽旁间隙感染的首选影像学检查方法。DWI 对微小脓肿十分敏感，结合 MR 增强扫描有助于与邻近部位炎症和咽旁肿瘤相鉴别。

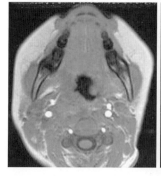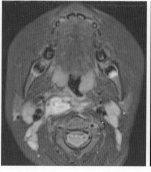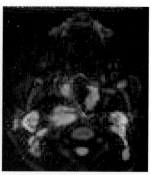

　　a　　　　　　　　　　b　　　　　　　　　　c

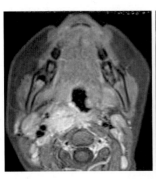 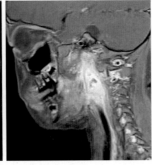 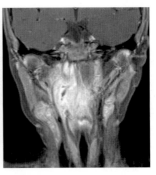

| d | e | f |

咽旁间隙脓肿　颈部MRI横断面T1WI（图a）可见右咽旁间隙斑片状等稍低信号病变，组织结构分界不清；横断面脂肪抑制T2WI（图b）病变呈高信号，边界不清，双侧颈部可见多发肿大淋巴结；横断面DWI（图c）病变呈高信号；横断面脂肪抑制增强T1WI（图d）、矢状面脂肪抑制增强T1WI（图e）、冠状面脂肪抑制增强T1WI（图f）可见病变明显强化，内见斑片状不强化区

22.鼻咽癌

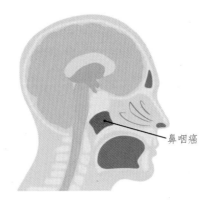

鼻咽癌

临床小贴士

　　鼻咽癌指发生于鼻咽黏膜上皮的恶性肿瘤，分为鳞癌、腺癌、泡状核细胞癌和未分化癌，大多起源于咽隐窝，其发病具有独特的地理分布特征，以中国南部及香港发病率最高，已知的发病因素有种族、遗传、EB病毒感染和环境致癌因素。鼻咽癌最常发生于中年人，男性较多见，早期表现不明显，中、晚期因肿瘤侵犯范围和程度不同而表现各异，可表现为回吸性血痰、鼻衄、鼻塞、耳鸣、听力下降、无痛性颈部淋巴结肿大等症状，侵犯颅神经时可有相应神经麻痹症状。

影像检查咨询台

    影像学检查用于确定鼻咽癌的范围、与周围重要结构尤其是与颅底及颅内结构的关系。X线检查现已很少使用，CT和MRI两者结合是评估鼻咽癌的最佳选择。MRI的软组织分辨率高，可用于鼻咽癌的分期诊断、疗效评估和复发监测，为鼻咽癌最有价值的影像学检查方法，在显示肿瘤黏膜下浸润、深部软组织侵犯、神经播散方面远优于CT，对血管受侵程度的判断亦有明显价值。CT作为鼻咽癌的常用影像学检查方法，可显示肿瘤的位置、范围、侵犯程度及与周围组织的关系。当肿瘤较大时，对骨质破坏的显示优于MRI。PET/CT与PET/MR适用于鼻咽部良恶性肿瘤性质的鉴别及恶性肿瘤的分期。

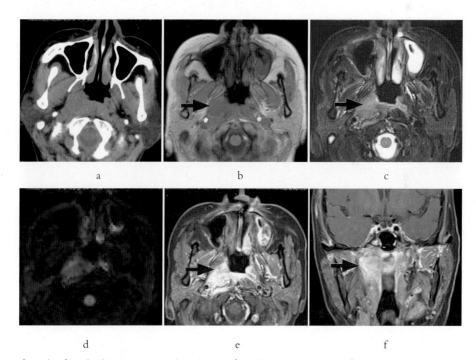

鼻咽癌 鼻咽部横断面CT平扫（图a）可见鼻咽部右后壁及右侧咽旁软组织密度肿块，右侧咽隐窝变浅，骨质未见明显异常；鼻咽部MRI横断面T1WI（图b）可见鼻咽部右后壁及右侧咽旁软组织增厚，呈低信号（箭头）；横断面脂肪抑制T2WI（图c）病变呈高信号（箭头），右侧头长肌受累；横断面DWI（图d）病变呈高信号；横断面脂肪抑制增强T1WI（图e）、冠状面脂肪抑制增强T1WI（图f）可见病变呈明显强化，信号欠均匀（箭头），右侧头长肌明显强化

23.茎突综合征

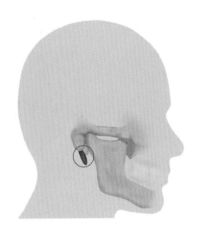

临床小贴士

茎突综合征又称茎突过长症、症状性过长茎突，是茎突过长或形态、方位异常，刺激邻近血管、神经所致的咽部异物感、咽痛、头颈痛及涎液增多等症状的总称。常见于成年人，单侧患病多见。茎突发育过程中发生异常骨化导致茎突过长、茎突形态异常、方位异常、连接异常及其他因素均可引起茎突综合征。本病起病缓慢，临床表现多样，典型表现为咽痛、咽部异物感以及头痛、颈痛为主的颈动脉压痛症，还可伴有感觉异常、神经痛、耳鸣、流涎、失眠等。

影像检查咨询台

X线平片为诊断茎突综合征最早使用的影像学检查方法，目前本病的最佳检查方法为CT。CT横断面扫描与三维重建图像结合有助于茎突综合征的诊断。茎突正侧位X线平片可显示茎突长度、粗细、行径及方位等情况。茎突 > 3cm 为茎突过长，倾斜角 > 40° 或 < 20° 为方位异常，形态异常包括茎突过长、茎突增粗、茎突弯曲、茎突偏斜和韧带钙化。CT三维容积重建技术能直观、清晰、形象地显示茎突的形态、长度、走向，结合横断面测量茎突长度更精确，软组织窗可用于观察茎突与周围肌肉、韧带、血管、扁桃体等软组织的毗邻关系。本病一般无须增强CT检查。

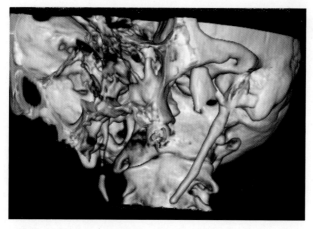

茎突综合征 CT三维图像可见左侧茎突过长，长约6.5cm

24.喉部肿瘤

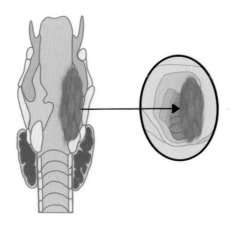

临床小贴士

　　喉部肿瘤是指来源于喉部的良／恶性肿瘤。常见良性肿瘤包括乳头状瘤、血管瘤、脂肪瘤、副神经节瘤、平滑肌瘤等，恶性者以喉癌最为多见，约占头颈部肿瘤的 25%，组织学类型以鳞癌为主。乳头状瘤是喉部最常见的良性上皮性肿瘤，可发生于任何年龄，10 岁以下儿童多见，好发于真或假声带前端、喉室等处，成人病变常见于声带。小的乳头状瘤无症状，或有间歇性声嘶，吞咽不适或异物感，较大者可有喉鸣、吞咽困难和呼吸困难等。喉癌是头颈部常见的恶性肿瘤，男性较女性多见，多表现为声音嘶哑、咽喉部不适、吞咽困难和呼吸困难，部分患者可扪及包块，为颈部淋巴结转移所致。

影像检查咨询台

　　喉部肿瘤的影像学检查价值在于确定肿瘤的有无，大致判定病变良恶性、确定肿瘤范围、显示与周围重要结构关系以及评价有无颈部淋巴结转移，为肿瘤分期及临床制订治疗方案提供依据。根据影像征象一般可做出定性诊断，但对于较小的良性肿瘤与早期喉癌以及多数肿瘤之间的组织学类型，仍需要喉镜活检确诊。CT 和 MRI 是无创检出喉部肿瘤的常用影像学检查方法。CT 检查可准确定位病灶，通过多平面重建技术能够进一步观察病灶的生长特点和侵犯范围，扫描速度快，受呼吸运动影响小，是首选影像学检查方法。MRI 软组织分辨率高，通过多序列、不同方位扫描可全面观察喉部各个解剖结构的信号和形态变化，明确肿瘤的部位、范围和浸润深度，在喉部肿瘤的良恶性鉴别方面优于 CT，为本病最有价值的影像学检查方法。

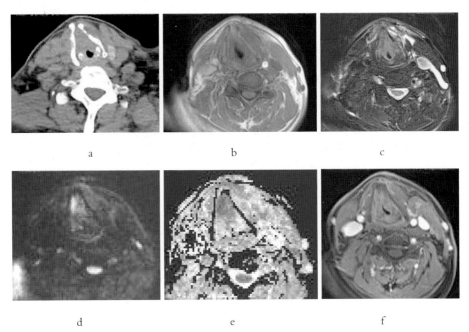

　　　　a　　　　　　　　　　b　　　　　　　　　　c

　　　　d　　　　　　　　　　e　　　　　　　　　　f

　　喉癌　颈部CT横断面平扫（图a）可见喉咽腔变窄，形态失常，双侧声带及前联合均增厚，呈软组织肿块影，跨喉壁生长，甲状软骨局部可破坏；颈部MRI横断面T1WI（图b）可见双侧声带及前联合软组织增厚呈稍低信号；横断面脂肪抑制T2WI（图c）病变呈稍高信号；横断面DWI（图d）病变呈高信号；ADC图（图e）呈低信号；横断面脂肪抑制增强T1WI（图f）可见病变轻度强化

25.喉外伤

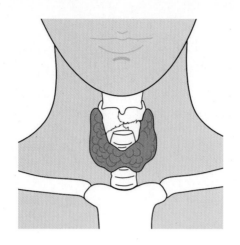

临床小贴士

喉外伤是指被暴力、物理或化学因素损伤喉部及喉周围重要的器官或组织，包括喉外部伤和喉内部伤两类。喉外部伤包括闭合性喉外部伤和开放性喉外部伤，喉内部伤包括喉烫伤、烧灼伤和器械损伤。喉外伤常导致喉软骨骨折、脱位、血肿，甚至上位气管环断裂，出现皮下气肿，也可表现为出血、呼吸困难、声音嘶哑或失声等。

影像检查咨询台

本病有明确外伤史，临床诊断不难，影像学检查的作用在于判断损伤范围、程度和血肿、软组织肿胀、软骨骨折及愈合后的喉畸形情况。多层 CT 扫描速度快，且能进行三维重建，可直观、准确地显示喉壁的破损、软骨的脱位及骨折、喉内及喉旁血肿及其相互关系等。因此，对于喉外伤患者，如果病情容许应尽早行 CT 检查，如需进一步了解血肿时期、黏膜水肿和软组织损伤等情况可进一步行 MRI 检查。

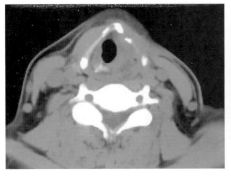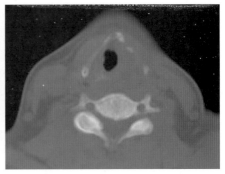

a   b

喉外伤 喉部CT横断面平扫软组织窗（图a）、骨窗（图b）可见甲状软骨骨质连续性中断，声门部软组织肿胀

26.甲状腺炎

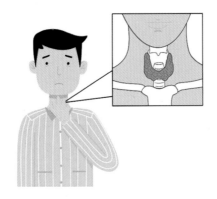

临床小贴士

　　甲状腺炎是一类累及甲状腺的异质性疾病，由自身免疫、病毒感染、细菌或真菌感染、慢性硬化、放射损伤、肉芽肿、药物、创伤等多种原因所致甲状腺滤泡结构破坏。病因不同，组织学特征各异，临床表现及预后差异较大，可以表现为甲状腺功能正常、一过性甲状腺毒症或甲状腺功能减退症，有时在病程中三种功能异常交替发生，部分患者最终发展为永久性甲状腺功能减退。甲状腺炎按发病缓急可分为急性、亚急性及慢性甲状腺炎；按组织病理学可分为化脓性、肉芽肿性、淋巴细胞性、纤维性甲状腺炎；按病因可分为感染性、自身免疫性、放射性甲状腺炎等。

影像检查咨询台

超声检查方便、快捷，可显示甲状腺大小、回声及血流状况，对甲状腺良恶性结节进行鉴别诊断，是甲状腺炎的最常用影像学检查方法。CT 和 MRI 适用于伴有较大甲状腺占位时，对病变范围及其与周围重要结构关系的评估。放射性核素检查对甲状腺炎的诊断和鉴别诊断也具有一定价值。

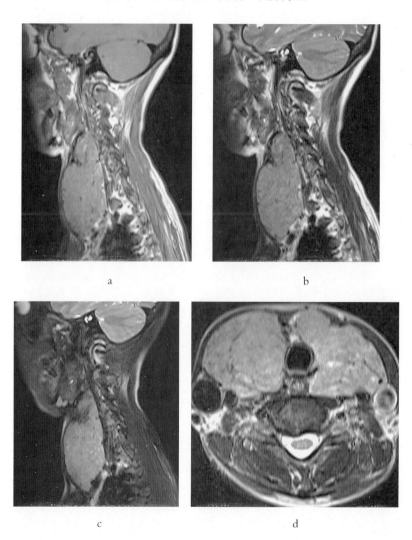

桥本甲状腺炎 颈部 MRI 矢状面 T1WI（图 a）可见甲状腺体积增大，呈稍高信号，信号欠均匀；矢状面 T2WI（图 b）、脂肪抑制 T2WI（图 c）和横断面 T2WI（图 d）可见双侧甲状腺体积增大，边界清，信号增高且不均匀

27.甲状腺肿瘤

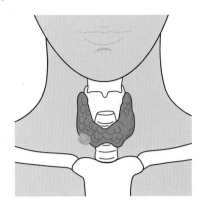

临床小贴士

甲状腺肿瘤是指发生于甲状腺的良／恶性肿瘤。良性肿瘤最常见的是甲状腺腺瘤，约占甲状腺上皮性肿瘤的60%，好发于30岁以上妇女，常为单发。恶性肿瘤95%以上为原发性甲状腺癌，少数为恶性淋巴瘤和转移瘤。引起甲状腺肿瘤的可能原因有内分泌紊乱、缺碘与高碘、甲状腺增生性疾病、放射线损伤等。甲状腺腺瘤主要表现为颈部结节，光滑、质硬，可随吞咽运动。甲状腺癌可无症状，仅表现为质硬、固定的颈部肿块。部分患者表现为颈部迅速增大的肿块，可合并邻近组织结构受累的症状，如有气管受压可出现呼吸不畅与咳嗽，食管受压可出现吞咽困难以及喉返神经压迫造成声音嘶哑等症状，部分有甲状腺功能亢进表现。

影像检查咨询台

甲状腺肿瘤的主要影像学检查方法包括超声、CT、MRI和放射性核素检查，其中超声是诊断甲状腺肿瘤的首选检查方法，可明确病变部位、范围，对于病灶内部结构及血流显示清晰，尤其对微小病灶的检出有明显优势，对于良、恶性病变的鉴别也具有重要参考价值。对甲状腺肿物较大，需评估病变与周围重要器官关系时，可采用CT检查。CT能明确多数甲状腺病变的性质，对颈部和上纵隔淋巴结转移的评价亦有很高的准确性。MRI主要应用于评价较大肿瘤的范围及其与周围血管、气管、食管及软组织的关系。甲状腺核素扫描是检查甲状腺的功能及甲状腺病变的有效方法，热结节提示功能增高，多为良性病变；温结节提示病变吸收碘功能与周围正常甲状腺相似，多见于腺瘤和结节性甲状腺肿；凉结节和冷结节多见于甲状腺癌。PET/CT 可用于判断甲状腺肿瘤的良、恶性和恶性肿瘤的分期。

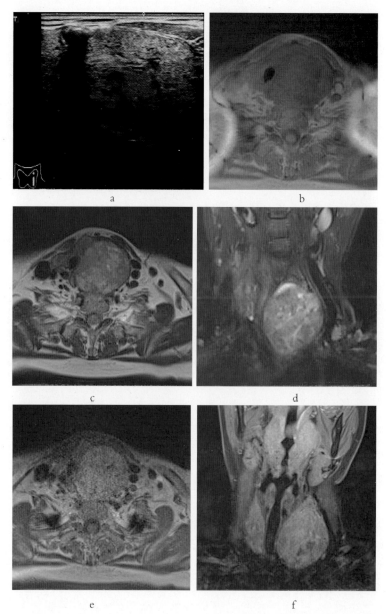

甲状腺腺瘤 甲状腺超声声像图（图 a）可见甲状腺左侧叶增大，形态失常，内充满实性结节，边缘欠光整；甲状腺 MRI 横断面 T1WI（图 b）可见甲状腺左侧叶较大团块状稍低信号，信号不均匀，气管受压右移；横断面 T2WI（图 c）、冠状面脂肪抑制 T2WI（图 d）病变呈混杂较高信号，边界清；横断面增强 T1WI（图 e）、冠状面脂肪抑制增强 T1WI（图 f）可见病变轻中度强化，信号不均匀

28.颈部肿瘤

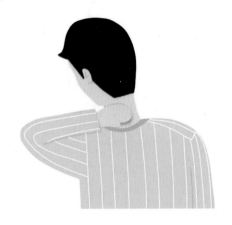

临床小贴士

颈部肿瘤是指发生于颈部各种神经、血管、淋巴管、淋巴结及结缔组织的良 / 恶性肿瘤，最常见的是发生于颈部淋巴结的转移瘤和淋巴瘤。此外，神经鞘瘤、神经纤维瘤、副神经节瘤等神经源性肿瘤和淋巴管瘤、血管瘤等脉管源性肿瘤也较为常见。颈部肿瘤早期多无明显症状，良性肿瘤病程缓慢，恶性肿瘤一般进展较快，主要表现为颈部无痛性肿物，当瘤体增大时可出现疼痛、Horner 征、呼吸或吞咽困难等局部压迫症状。

影像检查咨询台

传统 X 线检查对颈部肿瘤无大的诊断价值。CT 和 MRI 为颈部肿瘤的主要检查方法，超声可作为常规筛查方法。CT 可显示病变的部位、密度、大小、形态、范围以及有无肿大淋巴结，对恶性肿瘤的分期和疗效评估具有重要意义。对于肿瘤性病变，CT 平扫难以全面显示病变的特点及病变性质，如无碘剂使用禁忌证和主要器官严重功能损害，应常规行增强扫描，以增加肿瘤的诊断信息，有助于了解病变血供和鉴别诊断。

MRI 软组织分辨率高，可任意断面直接成像，清楚显示颈部复杂解剖结构，是颈部病变最有价值的检查方法，尤其适宜于了解病变与肌肉、神经及血管的关系，在颈部良恶性病变鉴别、放射治疗后纤维化和复发鉴别方面也明显优于 CT。MRI 能直接显示颈部神经源性肿瘤的病变范围、信号特点，对于显示肿瘤内流空的血管，肿瘤与椎管、神经根、硬膜囊及脊髓的关系，有无包膜等方面均优于CT，是颈部神经源性肿瘤的首选影像检查。此外，DWI 和 ADC 值对于鉴别颈部淋巴瘤与淋巴结转移癌也有一定帮助。

超声是颈部软组织病变初查的首选检查方法，对于诊断颈部淋巴结病变及其他颈部肿瘤性病变有重要价值，超声引导下的细针穿刺活检是最经济可靠的诊断方法。

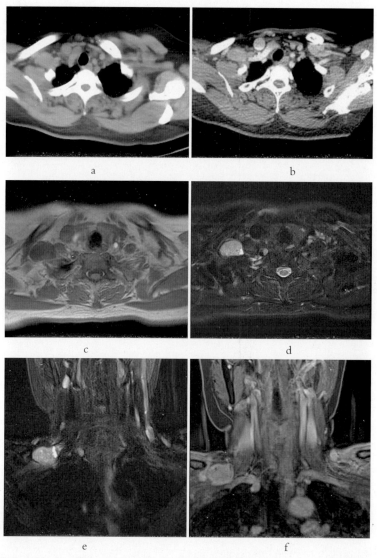

颈部神经鞘瘤　颈部 CT 横断面平扫（图 a）可见右侧颈部臂丛神经走行区椭圆形低密度；CT增强扫描（图 b）病变轻度强化；颈部 MRI 横断面 T1WI（图 c）病变呈低信号；横断面脂肪抑制 T2WI（图 d）、冠状面脂肪抑制 T2WI（图 e）病变呈混杂高信号，边界清；冠状面脂肪抑制增强 T1WI（图 f）病变呈中等程度强化，内可见小片状低信号

29.甲状舌管囊肿

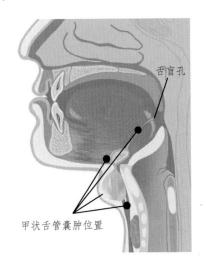

舌盲孔

甲状舌管囊肿位置

临床小贴士

　　甲状舌管囊肿是舌根盲孔和舌骨下颈部的甲状腺床之间的甲状舌管残留，可在舌甲导管行经途中不同部位形成囊肿，是最常见的先天性颈部肿物，多见于儿童和青少年，约占颈部非牙源性先天性囊肿的90%。甲状舌管囊肿90%位于中线，10%偏于一侧，最常发生在舌骨周围，表现为在颈前中线区逐渐增大的圆形肿块，边界清楚，表面光滑，有囊性感，并能随吞咽或伸、缩舌而上下移动。

影像检查咨询台

　　超声、CT和MRI均可清楚显示甲状舌管囊肿的大小、部位及囊性结构，是其主要的影像学检查方法。依据肿块的部位、与甲状舌骨的关系、超声影像特征、内无血流信号的特点，超声诊断甲状舌管囊肿具有较高的准确性，可为手术治疗提供重要信息。CT和MRI对于显示囊肿与周围组织结构关系上优于超声，但CT具有电离辐射，不适于尚在发育中的儿童和青少年。此外，MRI对合并感染的囊肿与其他占位性病变的鉴别方面优于其他检查。

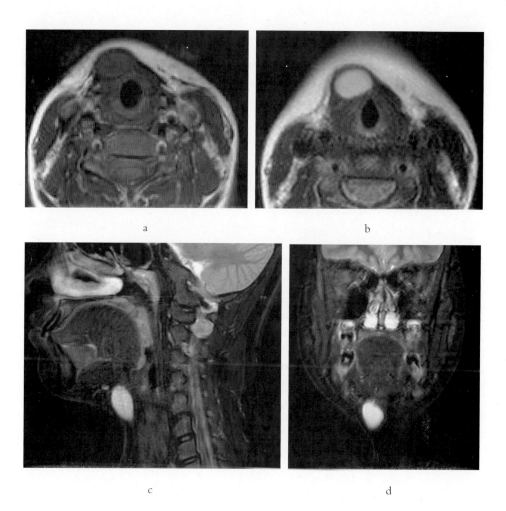

a   b

c   d

甲状舌管囊肿 颈部 MRI 横断面 T1WI（图 a）可见甲状软骨右前方类圆形低信号；横断面 T2WI（图 b）、矢状面脂肪抑制 T2WI（图 c）、冠状面脂肪抑制 T2WI（图 d）病变呈高信号，边界光整，内信号均匀

第三节　呼吸系统疾病

1.先天性支气管囊肿

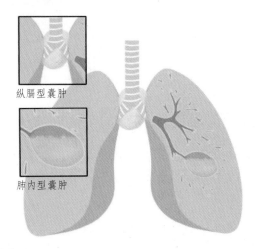

纵隔型囊肿

肺内型囊肿

临床小贴士

先天性支气管囊肿是一种由胚胎发育障碍引起的先天性疾病。囊肿可位于肺内或纵隔内，发生于肺内者又称肺囊肿，多位于肺门周围肺组织或两下肺，可单发或多发，呈单房或多房。含液囊肿可为澄清液体或血液。若囊肿和支气管相通可成为含气囊肿或液气囊肿。本病多见于青少年，男性发病率高。部分患者可无症状，多体检发现。如囊肿较大则可压迫邻近肺组织或纵隔，产生呼吸困难和发绀等症状，少数患者有咯血症状。继发感染时可有发热、咳嗽、胸痛等症状。张力性囊肿如溃破，可出现胸闷、气促等自发性气胸症状。

影像检查咨询台

先天性支气管囊肿的常用影像学检查方法为CT检查。胸部CT可明确显示肺和纵隔内囊肿的位置、性质、是否合并出血和钙化，以及邻近组织的受压情况，为临床治疗方案的制订和随访提供全面的影像学信息。对于合并感染的先天性支气管囊肿，CT还可明确肺或纵隔组织受累范围，有助于与其他囊性病变的鉴别。X 线平片不能直接显示纵隔内病变，纵隔支气管囊肿多与肺门血管影或纵隔阴影相重叠而显影不清楚，囊肿较大时可显示气管和食管移位。食管钡餐 X 线检查对纵隔支气管囊肿的诊断有一定帮助，可发现食管和气管移位，但对明确病变的位置仍有较大限度。MRI 对先天性支气管囊肿也有较高的诊断价值，可确定囊肿性质及囊液成分。

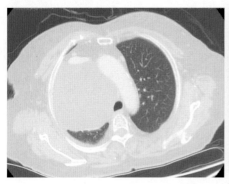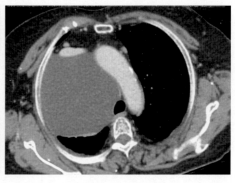

a   b

右侧支气管囊肿（含液囊肿） 肺部 CT 横断面肺窗（图 a）、纵隔窗（图 b）可见右侧胸腔囊性密度影，边界清，右主支气管及血管受压

2.呼吸道异物

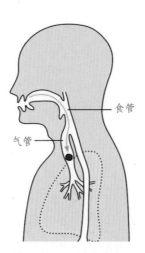

食管

气管

临床小贴士

呼吸道异物是指外来异物存留在喉咽腔、喉腔、气管和支气管树内的异常情况，右主支气管较粗短，故异物易落入右主支气管。呼吸道异物可见于任何年龄，以 6 个月至 3 岁的儿童好发。主要临床表现为刺激

性呛咳、呼吸困难和喘鸣等。并发症有肺炎、肺不张和支气管扩张等。因多数患儿年龄小，不能准确表述异物误吸史，加之因异物吸入的位置和梗阻程度不同，症状表现多样，给临床诊断带来一定困难。异物可分为不透X线异物和可透X线异物，前者常见为金属、石块、玻璃球、牙齿等，较易发现。后者常为食物颗粒和木质、塑料等有机物，一般不容易发现，临床上以后者居多。

影像检查咨询台

常规X线检查仍为呼吸道异物的最基本检查方法。胸部透视或拍摄吸气 - 呼气双相胸片，为诊断本病最基本的筛查方法，可发现部分气道异物的直接征象及间接征象。胸部透视、X线平片容易发现不透X线异物，可直接显示位于气道内的异物形态、位置以及引起的相关肺内并发症。对于可透X线异物，透视和X线平片不能直接显示异物的形态及部位，根据异物所在的部位、大小、气流动力学和异物吸入时间的长短可有不同的间接征象。

多层螺旋CT结合多种后处理方法多能直接显示异物，对肺不张、肺气肿、阻塞性肺炎等并发症的显示也明显优于胸部透视和X线平片，比较适合儿童呼吸道异物的急诊检查。结合多平面重建（MPR）、曲面重建（CPR）、最小密度投影（MinIP）、容积显示（VR）等后处理技术可实现单独或联合显示气管、支气管树等结构，更清楚、直观地显示呼吸道异物的位置、形态、性质及其与周围气管、支气管间的关系。对于不透X线异物，CT检查一般可明确诊断。对于可透X线异物，根据单侧支气管内异常影像及不全阻塞的间接征象，结合临床病史，CT检查也常可做出诊断。

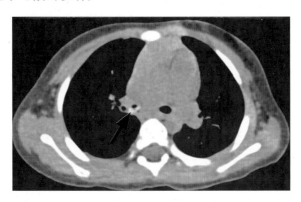

右主支气管异物 肺部CT横断面纵隔窗图像可见右主支气管内不规则状高密度影（箭头）

3.支气管扩张

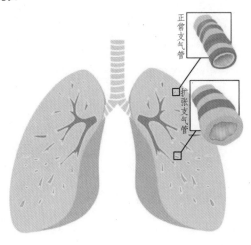

正常支气管

扩张支气管

临床小贴士

　　支气管扩张症是指支气管内径不可逆的异常增宽。好发于儿童及青壮年，男女发病率无明显差异。本病根据病因可分为先天性和后天性，多数为后天性。根据扩张形态可分为：①柱状支气管扩张；②曲张型支气管扩张；③囊状支气管扩张。三种类型可同时混合存在或以其中某一种类型为主。支气管扩张一般发生在3~6级分支，以两肺下叶、左肺舌段及右肺中叶支气管多见，可两侧同时存在。临床上，患者常出现咳嗽、咳脓痰和咯血等症状。尤其是反复感染后，常咳大量腥臭味脓痰。约半数患者出现咯血，多为成人，咯血量为少量痰中带血或大咯血，反复大咯血可危及生命。继发感染时可有发热、胸痛等症状。如病变广泛，可出现呼吸困难、发绀及杵状指等。

影像检查咨询台

　　支气管扩张的常用影像学检查有X线和CT检查，其中CT是首选影像学检查。X线的密度分辨率低，对支气管扩张检出率低。轻度支气管扩张在X线平片上常无异常发现，较严重者可出现局部肺纹理增多、增粗、排列紊乱。胸部CT特别是高分辨CT（HRCT），能直观显示支气管管壁增厚、管腔增宽，支气管远端的囊状或簇状扩张，诊断价值明显优于X线，因此，高分辨CT是诊断与随访支气管扩张的首选检查。MRI 检查可显示支气管扩张的条索状或蜂窝状信号影，在 T1WI 上显示最清晰，但对细小气管分支的显示不如 CT，因此一般不用于支气管扩张的诊断。支气管造影是既往诊断支气管扩张的有效检查方法，但检查过程中患者痛苦，副作用较大，不利于病变复查，已不作为该病的常用检查手段。

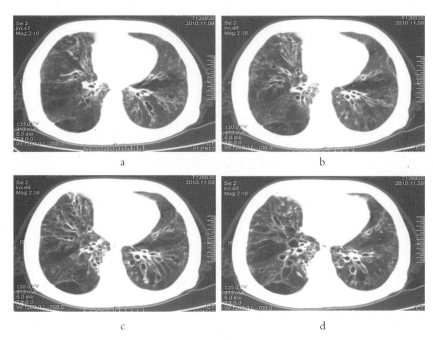

双肺多发支气管扩张　肺部 CT 横断面肺窗图像（图 a~图 d）见两肺多发支气管壁增厚、扩张，可见"轨道征""印戒征"

4.慢性支气管炎

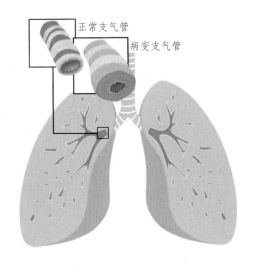

临床小贴士

　　慢性支气管炎是指支气管黏膜及其周围组织的慢性非特异性炎症，为一种多病因的呼吸道常见疾病，多见于老年人。临床表现早期主要是咳嗽、咳痰，痰为白色黏液泡沫状，黏稠不易咳出。并发感染时，痰量增多且呈黄色脓性，有时可带血丝，多在冬季发病，咳嗽、咳痰反复发作而病情加重。晚期因阻塞性肺气肿和（或）肺源性心脏病可出现气急、呼吸困难、心悸，甚至不能平卧等症状。临床诊断标准为慢性咳嗽、咳痰或伴有喘息，连续 2 年或以上，每年发病至少持续 3 个月，排除其他心肺疾病方可诊断。

影像检查咨询台

　　慢性支气管炎的首选影像学检查是 X 线胸片。X 线检查简单方便，多能较清楚地显示病变。支气管炎早期无异常 X 线征象，但可通过胸部 X 线检查排除其他疾病。慢性支气管炎在 X 线胸片上有一定特异性，但需要结合临床病史做出诊断，X 线检查还可用于本病的动态观察，随诊复查了解疾病的变化，判断疗效。胸部 CT 检查具有良好的密度分辨率，解剖关系明确，能提供没有组织重叠的横断面图像，因此能获取更多的影像诊断信息。CT 可清楚显示支气管壁增厚，管腔不同程度狭窄或扩张，易显示轨道征。在显示伴发的肺气肿、肺间质纤维化和肺动脉高压方面也优于 X 线胸片。因此，胸部 CT 可作为 X 线胸片的有效补充检查手段。

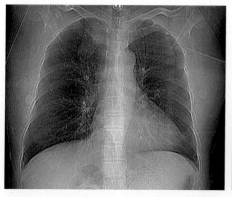
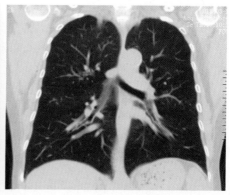

a　　　　　　　　　　　　　　b

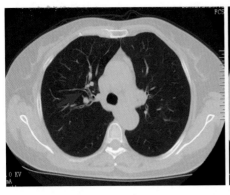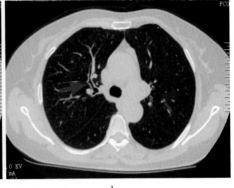

c   d

慢性支气管炎合并肺气肿 X线胸片（图a）、肺部CT冠状面重建肺窗图像（图b）、横断面肺窗图像（图c、图d）可见双肺含气量增加，双肺纹理紊乱，双肺门区支气管壁增厚，可见"轨道征"（箭头）

5.肺隔离症

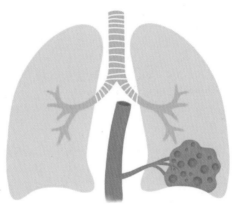

临床小贴士

    肺隔离症又称支气管肺隔离症，为胚胎时期一部分肺组织与正常肺分离而单独发育而成，可分肺叶内型和肺叶外型。临床上以肺叶内型常见。肺叶内型与邻近正常肺组织为同一脏胸膜所包裹，解剖关系密切，隔离肺组织为大小不等的囊样结构，部分为实性肺组织，与正常肺组织分界不清。此型多见于下叶后基底段，位于脊柱旁沟，以左侧多见。肺叶外型者为副肺叶或为副肺段，被独立的脏胸膜所包裹，病变组织多为无功能的实性肺组织块，少数呈囊样改变，不易引起感染。此型多见于肺下叶与横膈之间，偶见于膈下或纵隔内。肺叶外型约50%可合并其他畸形，如膈疝、心血管畸形、肺发育不全、脊柱畸形、食管畸形等。肺隔离症可见于各年龄组，以青年居多，男女发病无明显差别。多数患者无症状，在体检时偶然发现。如合并感染则表现为呼吸道感染的症状，可有发热、咳嗽、咳痰、胸痛，甚至痰中带血等症状，合并感染时白细胞计数升高。

影像检查咨询台

尽管 X 线平片对肺隔离症的检查特异性较低，由于其检出率较高，在未知肺部疾患的情况下，X 线胸片仍是一种简单廉价的首选影像学检查方法，可较直观地发现病灶及定位，为进一步明确诊断提供必要的依据。CT 检查可清楚显示病灶的位置、范围、有无合并感染以及病灶是否与邻近支气管相通等情况，在病变细节的显示上优于 X 线平片，在本病的治疗随访中也可提供更确切的影像学信息。MRI 也可用于本病的诊断和鉴别诊断，MRI 平扫有时还可显示病灶供血动脉的起源处、病灶内的血管结构及静脉引流情况，有助于诊断，但在小气道病灶的评估上仍不如 CT 检查，可作为不愿接受 X 线电离辐射患者的有效替代检查。DSA 对本病诊断准确率高，且能够发现异常的供血动脉和引流静脉，但其是一种有创检查。多层螺旋 CTA 检查可显示肺隔离症来自体循环的供养动脉，目前已基本替代 DSA 检查。

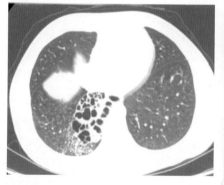 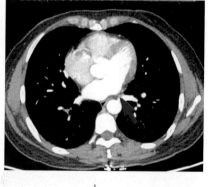

a b

右肺隔离症（肺叶内型）肺部 CT 横断面肺窗图像（图 a）可见右下肺脊柱旁不均匀蜂窝状影，其内可见囊状透亮影及条索影；肺部增强 CT 横断面纵隔窗图像（图 b）可见供血动脉起自胸主动脉（红色箭头）

6.肺炎

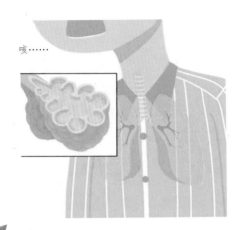

咳……

临床小贴士

　　肺炎主要指肺泡、远端气道和肺间质的感染性炎症。根据累及部位与范围可分为大叶性肺炎、小叶性肺炎和间质性肺炎；根据病程可分为急性肺炎、亚急性肺炎和慢性肺炎；根据病原体可分为细菌性肺炎、病毒性肺炎、真菌性肺炎、支（衣）原体肺炎、寄生虫性肺炎。临床上通常以发热、寒战、胸痛、咳嗽和咳脓痰为主要表现。病理特征为炎症主要累及支气管和血管周围、肺泡间隔、肺泡壁、小叶间隔等肺间质，肺泡则很少或不被累及。慢性者除炎症浸润外多有不同程度的纤维结缔组织增生。

影像检查咨询台

　　肺炎的常用影像学检查方法为 X 线胸片和 CT 检查。X 线胸片易遗漏小病变和早期病变，CT 对小病变显示更清晰。因此，X 线胸片可作为肺炎的初筛检查，CT 应作为肺炎的首选和常规检查，结合薄层 CT 矢状面和冠状面重建更有利于病灶的早期检出，评估病变性质和范围，发现 X 线胸片不易观察的细微变化，有利于不同类型肺炎的鉴别诊断，其中高分辨 CT（HRCT）尤其适用于间质性肺炎的诊断。X 线胸片和 CT 还可用于肺炎的治疗后随访，根据对比前后病变的变化，评估治疗疗效，调整治疗方案。肺炎的 CT 检查一般平扫即可，不需要进行增强扫描。MRI 和超声检查虽然无辐射危害，但对肺炎的诊断价值有限，不推荐使用。在大咯血时，可选择 DSA 检查，确定出血责任血管并针对性地进行栓塞止血治疗。

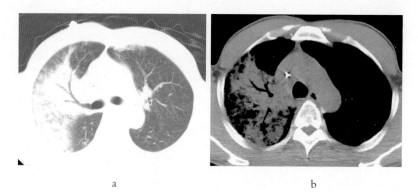

a   b

大叶性肺炎（实变期）肺部CT横断面肺窗（图a）、纵隔窗（图b）图像可见右肺大面积实变影，内可见典型的"空气支气管征"

7.肺结核

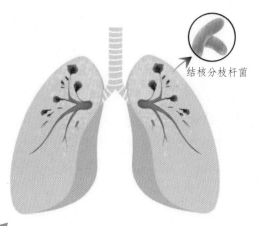

结核分枝杆菌

临床小贴士

肺结核是由结核分枝杆菌引起的慢性肺部感染性疾病，占各器官结核病总数的80%~90%，其中痰中排菌者称为传染性肺结核病。结核病分类目前仍采用1998年8月中华医学会结核病学分会制定的结核病分类法。原发型肺结核（Ⅰ型）：为初次结核感染所致的临床病症，包括原发综合征和胸内淋巴结结核；血行播散型肺结核（Ⅱ型）：包括急性粟粒型肺结核和亚急性或慢性血行播散型肺结核；继发型肺结核（Ⅲ型）：为肺结核的主要类型，包括渗出浸润为主型、干酪为主型和空洞为主型肺结核；结核性胸膜炎（Ⅳ型）：为临床上已排除其他原因引起的胸膜炎，包括结核性干性胸膜炎、结核性渗出性胸膜炎和结核性脓胸；其他肺外结核（V型）：按部位及脏器命名，如骨结核、肾结核、肠结核及结核性脑膜炎等。肺结核的主要表现有长期低热、倦怠、乏力、夜间盗汗、食欲减退、体重减轻、妇女月经不调等全身症状，病灶急剧进展扩散时则出现高热。呼吸系统主要症状有咳嗽、咳痰、咯血、胸痛、气急。部分患者可有过敏反应、结核性败血症。

影像检查咨询台

X 线胸片简便、经济，应用广泛，是筛查肺结核最常用、最简单和最有效的检查方法。由于部分肺结核病灶属于长期、慢性发展，需结合多次影像学检查分析比较，了解病灶发展过程，指导临床用药，但肺结核的 X 线表现无特异性，因此，通常情况下仍需完善 CT 检查。CT 检查在肺结核的诊断中准确性较高，特别对少见的粟粒型结核病与支气管内膜结核的诊断价值更大。肺结核有五种类型，不同类型的影像表现不同，需要进行分型诊断，以便后期正规治疗。因此，推荐 X 线胸片作为肺结核的首选与初筛检查，CT 检查应作为肺结核的常规影像检查。由于肺结核可能需做多次 CT 随访检查，应尽量选择低剂量 CT 扫描。胸部 MRI 无辐射性，因此可以作为特殊人群，如儿童、育龄妇女、孕妇（在妊娠前 3 个月应避免做 MRI 检查），或行 CT 增强扫描时发生对比剂过敏患者的替代性检查手段。PET/CT 对区分肺结核活动性与非活动性具有独特价值。但由于 PET/CT 价格昂贵，尚不能常规用于肺结核活动性的判断。

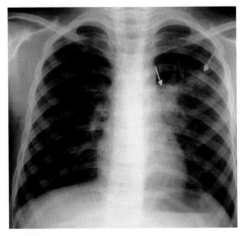

原发综合征 X 线胸片可见左上肺原发浸润灶、淋巴管炎以及肺门肿大淋巴结，呈"哑铃状"

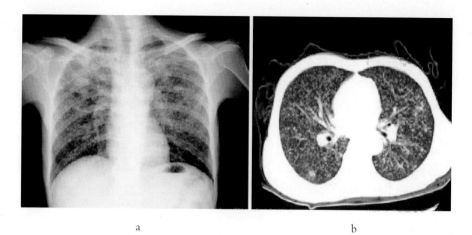

a b

急性粟粒型肺结核　X线胸片（图 a）、肺部 CT 横断面肺窗（图 b）图像可见双肺分布均匀、大小一致、密度一致的粟粒状高密度影，边界清晰

8.肺部肿瘤

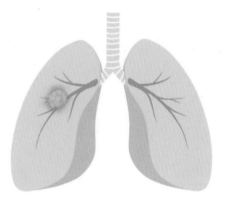

临床小贴士

　　肺部肿瘤包括肺原发性肿瘤与肺转移瘤。肺部原发性肿瘤又分良性和恶性肿瘤，其中以恶性多见，肺部原发性恶性肿瘤包括原发性支气管肺癌（简称肺癌）、癌肉瘤、恶性间叶组织肿瘤及恶性淋巴瘤等；肺常见良性肿瘤包括错构瘤和炎性肌纤维母细胞瘤。肺癌是肺内最常见的原发性恶性肿瘤，起源于支气管、细支气管肺泡上皮和腺上皮，近年来发病率呈逐年增高的趋势，目前已跃居全身各种恶性肿瘤发病之首。根据组织发生和分化特征，可将肺癌分为小细胞肺癌和鳞状细胞癌、腺癌、腺鳞癌、大细胞癌等非小细胞肺癌。根据肺癌发生部位可将其分为中央

型、周围型和弥漫型三型。吸烟仍是公认的主要致病因素，其他因素包括大气污染、遗传等。肺癌早期多无症状，中晚期可出现咯血、刺激性咳嗽和胸痛等。间断性痰中带少量鲜血是肺癌的重要临床表现。部分患者可无任何临床症状而在胸部影像学检查时偶然发现。

影像检查咨询台

目前，肺部肿瘤的常用影像学检查方法包括 X 线胸片、CT、MRI 和 PET/CT 检查。X 线胸片价格便宜、辐射小、使用方便无创，是以往肺癌筛查最常用的检查手段。由于 X 线片检出病灶的敏感度和特异度不高，容易受到组织密度、分辨率等影响而出现漏诊，尤其是肺内小结节病灶。螺旋 CT 检查具有图像清楚、扫描快速等优点，可以明显提高包括肺内小结节在内的阳性病变的检出率和分辨率，对临床早期发现肺部占位，以及对早期肺癌的诊断具有重要临床价值和治疗意义。因而推荐 CT 作为筛查与诊断肺癌等肺部肿瘤的首选检查，X 线胸片仅作为较大肺肿块（≥ 15 mm）的检查手段。CT 引导下肺结节穿刺活组织检查术具有分辨率较高、定位准确的优势，可清晰显示病灶与心脏大血管的解剖关系，穿刺活组织检查的成功率高，穿刺过程不受肺部气体干扰，弥补了纤维支气管镜在周围性病变检查中的缺陷。

MRI 具有无辐射且组织分辨率高等优点，其检测肺实性结节的阈值为 3~4 mm，对 5~8 mm 的肺结节检测率为 60%~90%，对 > 8 mm 的肺结节检测率接近 100%，但对肺磨玻璃结节的检测率较低。MRI 平扫可显示肿块的形态、大小、信号以及支气管狭窄等征象，还可显示邻近支气管、血管受累及纵隔淋巴结肿大等征象，有助于临床分期。MRI 检查肺上沟瘤的冠状及矢状面成像还有助于

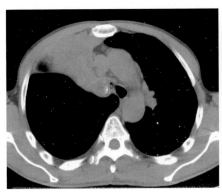
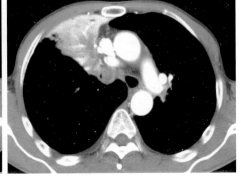

a　　　　　　　　　　　　　　b

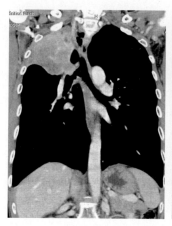
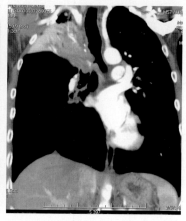

c   d

右肺中央型肺癌伴右肺上叶阻塞性肺不张 肺部 CT 横断面纵隔窗图像（图 a）可见右肺门不规则肿块影，伴右上肺大片状实变影；肺部增强 CT 横断面纵隔窗（图 b）、冠状面纵隔窗（图 c、图 d）图像可见右肺门肿块不均匀强化

判定臂丛神经受侵情况，横断面则用于检查脊椎受侵以及肿瘤向椎间孔延伸的形态。DWI 是检测活体水分子微观运动的功能性 MRI 技术之一，可定量反映肿瘤的病理组织结构。DWI 技术不仅有助于鉴别不同组织类型肺肿瘤，亦可评估肺癌的不同病理分化程度及其侵袭性。PET/CT 常用于肺癌的诊断、分期、治疗疗效和预后评估。

9.胸膜炎

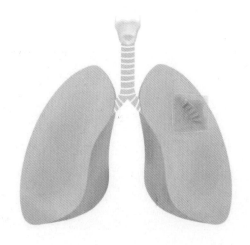

临床小贴士

　　胸膜炎是指由感染（细菌、病毒及真菌）、肿瘤、免疫疾病（风湿热、类风湿关节炎、系统性红斑狼疮）及化学和物理等原因引起的累及胸膜的炎症。其中感染是最常见病因，又以结核性最多见，次为其他细菌感染。结核性胸膜炎多发生于儿童与青少年，可见于原发型或继发型结核，可与肺结核同时发生，也可单独发生。化脓性胸膜炎常为肺脓肿、大叶性肺炎、节段性肺炎等累及胸膜所致。胸膜腔受累后可引起胸腔积脓（脓胸）和（或）胸膜增厚、粘连，甚至钙化，急性期可有高热、气急、胸痛等症状，慢性期中毒症状减轻，多有消瘦、衰弱、患侧胸廓塌陷及呼吸运动受限等表现。

影像检查咨询台

　　胸膜炎的影像学检查方法有 X 线胸片、超声、CT 和 MRI 检查。X 线胸片不能直接显示胸膜炎，但可显示中到大量胸腔积液，其检查简单易行，可了解胸部有无其他疾患，是胸膜病变的一种常规筛查方法。CT 诊断胸膜炎的敏感性和准确性较高。与普通 X 线相比，CT 能发现微小的胸膜增厚钙化，能准确地显示病变范围，明确病变与邻近组织的关系。超声对诊断胸膜炎也有一定的提示作用，且超声探测胸腔积液的灵敏度高，定位准确，并可估计胸腔积液的深度和积液量，提示穿刺部位，也可对胸膜增厚的原因进行鉴别，但对整个胸腔缺乏整体

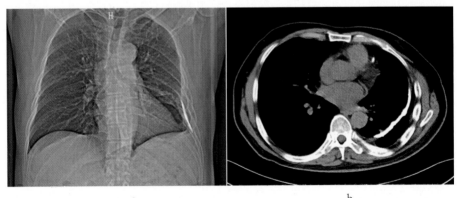

a　　　　　　　　　　　　　　　　b

左侧陈旧性胸膜炎 X 线胸片（图 a）、肺部 CT 横断面纵隔窗（图 b）图像可见左侧胸膜明显增厚及条形钙化影

观。MRI 是显示胸膜炎及胸腔积液的敏感方法，并且在显示胸腔液体成分上优于 CT，由于 MRI 检查无电离辐射，特别适用于儿童、育龄妇女、孕妇等特殊人群以及需多次复查的患者。

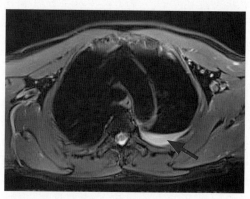

左侧胸腔积液 胸部 MRI 横断面脂肪抑制 T2WI 可见左侧胸腔片状高信号影（箭头）

10.气胸与液气胸

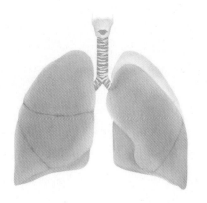

临床小贴士

　　气胸是指脏胸膜或壁胸膜破裂，气体进入胸膜腔造成的单纯积气状态。胸膜腔内气体与液体并存时，称为液气胸。脏胸膜破裂主要是胸膜下肺大疱破裂或胸膜下肺病灶坏死溃破等引起。少数患者并无明显的肺部病变，突然用力（剧烈咳嗽等）时使肺内压升高，肺泡及脏胸膜破裂而形成气胸，称为自发性气胸。若胸膜裂口呈活瓣样，气体只进不出或易进难出，则形成张力性气胸；壁胸膜破裂主要是胸壁外伤所致，气体从外伤通道进入胸膜腔，称为外伤性气胸。液气胸多由外伤引起，也可以是医源性即手术或胸腔穿刺抽液时漏入气体引起。胸膜粘连带撕裂、支气管胸膜瘘和食管胸膜瘘也可引起气胸或液气胸。气胸及液气胸的临床症状与患者有无肺基础疾病、气胸发生的速度及积气积液量的多少等因素有关，主要表现有突发性呼吸困难、胸痛、鼻翼煽动和口唇发绀等。体格检查可表现为患侧胸廓饱满，呼吸活动度降低，气管向健侧移位。

影像检查咨询台

X线平片即可对气胸和液气胸做出诊断，并可判断肺组织被压缩的程度及积液量，但当部分患者不能站立或坐位时，平片检查效果不好，特别是少量积气或少量积液时。CT、超声及MRI检查效果比X线平片好，检出率明显高于平片。超声相对于X线、CT检查无电离辐射，可在床旁检查，尤其对少量胸水的检出更为灵敏。此外超声引导下胸腔穿刺抽液、置管引流等技术也已在临床上广泛应用。CT易于发现少量的气体及液体，还可通过胸部影像表现对引起气胸或液气胸的病因做进一步分析。MRI很少应用于气胸和液气胸的诊断，但在了解胸腔液体成分上优于CT。

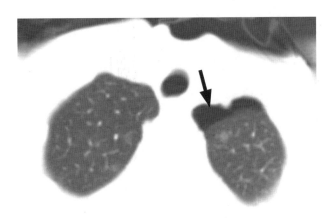

左侧气胸 肺部CT横断面肺窗图像可见左侧前部胸壁下不规则状气体透亮影，邻近肺组织轻度受压（箭头）

11.胸膜肿瘤

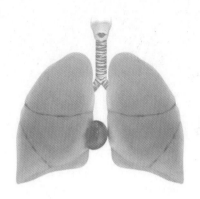

临床小贴士

　　胸膜肿瘤是指起源于胸膜或累及胸膜的良、恶性肿瘤，分原发性和继发性，原发性胸膜肿瘤主要是间皮瘤和纤维性肿瘤，继发性胸膜肿瘤主要是转移瘤。胸膜间皮瘤分为局限性和弥漫性胸膜间皮瘤，可以起源于脏胸膜或壁胸膜，以前者多见。局限性纤维性肿瘤多为良性，约1/3为恶性。弥漫性胸膜间皮瘤均为恶性，可能与接触石棉有关。胸膜间皮瘤可表现为胸痛（多为剧痛）、呼吸困难、咳嗽，部分病例可出现肺性肥大性骨关节病。胸膜转移瘤的原发肿瘤包括肺癌、乳腺癌、胃肠道恶性肿瘤及卵巢癌等，主要症状为持续性胸痛，进行性加重，伴胸腔积液者可有胸闷、呼吸困难等症状。

影像检查咨询台

　　胸膜肿瘤的常用影像学检查为 X 线胸片、CT 检查，疑为恶性病变时可进一步行 MRI 检查。X 线胸片作为常规的胸部影像学检查，可发现部分较大的局限性胸膜肿块，多难以发现较小的胸膜病灶，有时仅见胸腔积液，因此，X 线胸片只能作为胸膜肿瘤的初步检查。CT 可明确显示胸膜肿瘤的大小、位置及密度特点，对病变内的钙化灶敏感，增强扫描还可以了解病变的血供情况，是胸膜肿瘤的首选影像学检查。当 CT 诊断困难，需进一步鉴别诊断时可选择 MRI 检查。MRI 软组织分辨率高，结合 DWI 和动态增强扫描更有助于对肿瘤的良、恶性进行鉴别。

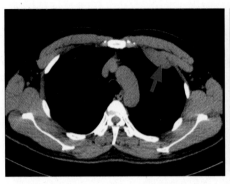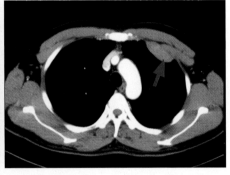

a   b

左侧局限性胸膜间皮瘤 肺部 CT 横断面纵隔窗图像（图 a）可见左上肺胸膜处类椭圆形软组织肿块，边界清，密度均匀，与左侧胸壁间隙分界不清（箭头）；肺部增强 CT 横断面纵隔窗图像（图 b）可见肿块呈中等程度强化（箭头）

12.胸壁肿瘤

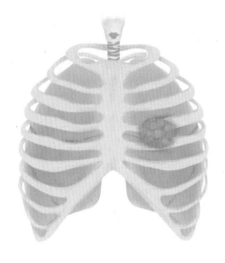

临床小贴士

　　胸壁肿瘤是指发生在骨骼、骨膜、肌肉、血管和神经等胸壁深层组织的肿瘤，不包括皮肤和乳腺肿瘤，分原发性和继发性两大类。原发性胸壁肿瘤较为少见，仅占胸壁肿瘤的5%，分良性和恶性两种。原发良性肿瘤以纤维瘤、神经纤维瘤、神经鞘瘤、骨纤维结构不良、骨纤维瘤、软骨瘤、骨软骨瘤和骨囊肿多见。原发性恶性肿瘤以纤维肉瘤、血管肉瘤、横纹肌肉瘤、骨软骨肉瘤、软骨肉瘤、骨肉瘤和恶性骨巨细胞瘤多见。继发性胸壁肿瘤约占胸壁肿瘤的95%，由其他部位的恶性肿瘤直接侵犯或转移而来，其中肺癌、乳腺癌侵犯或远处转移最为常见。胸壁肿瘤常表现为胸壁肿块，肿块较小者常无自觉症状，肿块体积较大时可有局部胸痛、咳嗽、胸闷及气促等症状。

影像检查咨询台

胸壁肿瘤的影像检查主要包括 X 线平片、CT、MRI、超声和 PET/CT 检查。X 线平片切线位可见肿块与胸壁钝角相交，是胸壁肿瘤的定位诊断征象，还可以显示肿瘤邻近骨骼的改变。但对胸壁肿瘤的定性诊断敏感性和特异性都不高。

CT 检查具有理想的定位效果和较好的定性诊断能力，可明确显示肿块的大小、边界及其与周边相邻组织的关系，对肋骨、胸骨骨质破坏的类型、骨膜反应、病灶内的钙化及骨化、病变边缘、软组织肿块的范围及病变与邻近结构的显示上优于 X 线平片。CT 增强扫描可进一步明确肿瘤范围、边缘和血供情况，并为胸壁肿瘤的术前诊断提供重要参考信息。

MRI 具有较高的软组织分辨率和多层面、多方位成像特点，能明确显示肿瘤的大小、范围、生长方式及其对邻近血管、神经、骨髓、软组织的侵犯情况。MRI 对胸壁脂肪瘤、血管瘤、神经源性肿瘤的诊断具有较大价值，但是对于其他软组织肿瘤和骨肿瘤的定性诊断价值有限。

超声检查可用于对位于胸壁浅表软组织肿瘤的影像学评估，对浅表软组织血管瘤、脂肪瘤和神经源性肿瘤等有较高的诊断价值。

PET/CT 兼具 PET 和 CT 的优势，既可显示肋骨、胸骨的结构、密度改变，又可以显示肿瘤的代谢变化，多用于转移性胸壁肿瘤时寻找原发灶。

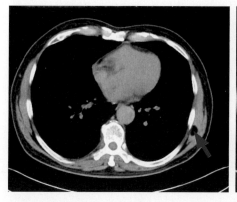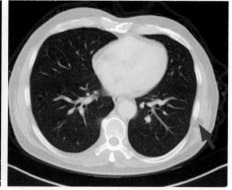

a　　　　　　　　　　　　　　b

左侧胸壁脂肪瘤　肺部 CT 横断面纵隔窗（图 a）、肺窗（图 b）图像可见左侧胸壁肩胛骨下方类圆形脂肪密度影，边界清晰（箭头）

13.纵隔肿瘤

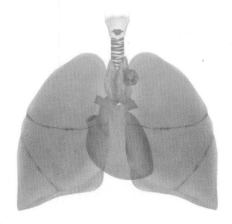

临床小贴士

　　纵隔肿瘤是指发生于纵隔的肿瘤，较常见的有胸腺瘤、神经源性肿瘤、淋巴瘤和畸胎瘤等。纵隔内还可发生肿瘤样病变，如胸内甲状腺肿和各种类型囊肿等。一般而言，纵隔肿瘤和瘤样病变有特定的好发部位：①胸腔入口区：成年人多为甲状腺肿块，儿童常为淋巴管瘤；②前纵隔：常见为胸腺瘤、畸胎瘤和胸内甲状腺肿瘤；③中纵隔：由于淋巴组织丰富，故以淋巴瘤和纵隔淋巴结转移最常见，其次为支气管囊肿；④后纵隔：由于神经组织丰富，故以神经源性肿瘤多见，主要有神经纤维瘤、神经鞘瘤或节细胞神经瘤等。

　　纵隔肿瘤的临床表现与肿瘤大小、部位和良恶性有关。病灶较小时多无明显症状，生长在前、后纵隔者肿瘤很大时才出现症状。恶性肿瘤生长迅速，多于短期内出现症状。纵隔肿瘤所引起的症状以压迫症状为主，常见有上腔静脉受压、气管受压、食管受压和神经受压。神经受压症状多为恶性肿瘤所致，提示预后不良。纵隔内肿瘤样病变很少产生症状，如有也多为轻度压迫症状。

影像检查咨询台

　　纵隔肿瘤的常用影像学检查方法为 X 线、CT、MRI 和 PET/CT 检查。胸部正侧位 X 线平片对于发现中上纵隔肿瘤有一定帮助，特别是横径＞4 cm 的肿瘤。

但整体而言，由于对纵隔解剖结构显示欠佳，X线平片对纵隔肿瘤的诊断价值有限。CT和MRI检查基于横断面和多方位图像，有利于发现纵隔病变，明确病变的部位和鉴别诊断。目前临床多采用多层螺旋CT和MRI对纵隔肿瘤进行定位，通过肿瘤的密度或信号特征、与周围组织的关系及血供情况，对肿瘤的良、恶性进行鉴别。MRI对确定肿瘤是否侵入椎管内有重要帮助，对后纵隔神经源性肿瘤的诊断有较大临床价值，但扫描要求较高，需呼吸配合。MRI结合DWI技术可定量分析纵隔肿瘤的病理特征，有助于组织分型和分期。PET/CT实现了PET和CT的同机图像融合，既可精确定位，又可为定性诊断纵隔肿瘤提供有利帮助；还可筛查全身组织器官有无远处转移。

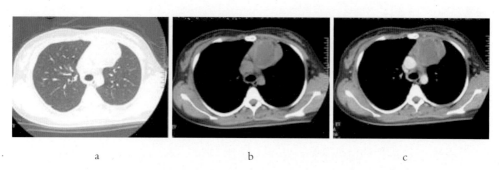

畸胎瘤 肺部CT横断面肺窗（图a）、纵隔窗（图b）图像可见左前上纵隔团块状混杂密度影，内可见液性密度及更低脂肪密度，边缘可见钙化；肺部增强CT横断面纵隔窗（图c）图像可见肿块边缘轻度强化

14.胸部外伤

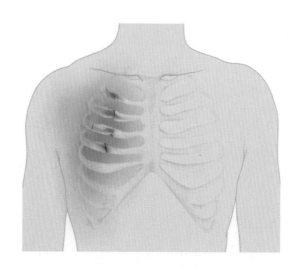

临床小贴士

　　胸部外伤是常见的外科急症，车祸、挤压伤、挫伤、刀伤、火器伤及爆震伤等均可引起胸部创伤，其严重性取决于外伤的程度及方式。无论闭合伤抑或开放伤，均可以引起胸壁的软组织、骨骼、肺、气管、支气管、纵隔及横膈的损伤。

　　气管及支气管裂伤是比较少见的外伤类型，多为较严重的外伤引起，可以发生于气管及支气管各部，以隆突附近多见，大多在隆突下1~2 cm 处发生，左侧多于右侧。临床表现与裂伤的部位和程度有关，主要有胸痛、呼吸困难、发绀、咳嗽和咯血。

　　肺挫伤与肺撕裂伤可由直接撞击伤或高压气浪伤引起，可见于外伤的着力部位，亦可见于对冲部位。肺挫伤是肺部常见的外伤性改变，肺撕裂伤重于肺挫伤，严重者可伴有支气管断裂、膈肌破裂。轻微肺挫伤多无症状，较重的肺挫伤可有咳嗽及咯血。肺撕裂伤常见于下肺，多伴有肋骨骨折，主要临床表现有胸痛、咳嗽及咯血等。

　　肋骨骨折比较常见，可分为完全骨折和不完全骨折，可单发，亦可多发，以第 3 ~10 肋多见，且多见于腋部及背部。临床症状与肋骨骨折的数量、部位及是否移位有关。主要症状是胸痛，呼吸及活动时加重，且持续时间较长。多根肋骨多处骨折时可以引起胸壁呼吸反常运动。

影像检查咨询台

　　由于 X 线检查方便、简单，是胸部外伤的常规影像学检查，对错位性肋骨骨折、胸腔积血、明显的气胸、肺挫伤等都有比较好的诊断效果，但由于其密度分辨率低、影像重叠，也容易出现漏诊和误诊。胸部的重要组织器官多，外伤后多为复合性损伤，通常病情紧急，需要尽快明确诊断，胸部 CT 应作为胸部外伤的首选影像学检查，以有效地提高影像诊断的准确性，为临床抢救以及治疗方案制订提供可靠依据。

　　轻度气管及支气管裂伤 X 线平片可无明显异常。X 线或常规 CT 扫描一般难以直接显示轻、中度气管、支气管裂伤，多呈现气胸、纵隔气肿或皮下气肿等间接征象。多层螺旋 CT 三维重建支气管树成像，可见气管或支气管壁连续性中断、管腔变窄等直接征象。肺挫伤与肺撕裂伤多是胸部复合伤的一部分，可见于外伤的着力部位或对冲部位，胸部 CT 能较 X 线平片更清晰地显示病变位置、范围及其他伴随征象。除此以外，CT还能较X线更加敏感地显示肋骨骨折、气胸、液气胸、纵隔气肿以及胸膜腔和软组织损伤。

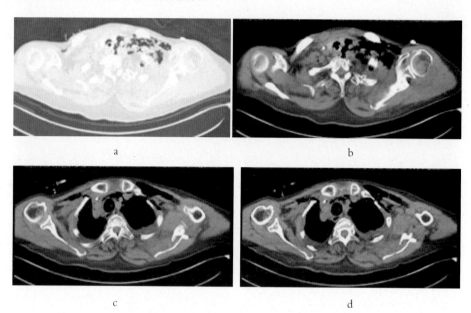

胸部外伤　肺部CT横断面肺窗（图a）、纵隔窗（图b~图d）图像可见颈部及胸壁皮下气肿、纵隔气肿，左侧第2肋骨骨折

第四节　循环系统疾病

1.先天性心脏病

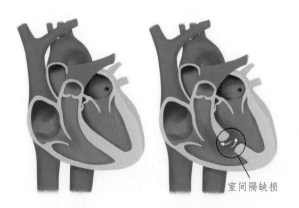

室间隔缺损

临床小贴士

　　先天性心脏病，简称先心病，是在胚胎发育时期心脏及大血管发育异常或形成障碍造成的解剖结构异常，或者新生儿出生后应自动关闭的管道未闭合所致。先心病属于常见病、多发病，是导致儿童死亡的主要原因之一。根据解剖部位，先天性心脏病包括大静脉系统畸形、心房畸形、房室瓣畸形、心室畸形、肺动脉系统畸形、主动脉系统畸形、大动脉系统畸形（动脉导管未闭、主肺动脉间隔缺损）、全心综合畸形（法洛四联症、心内膜垫缺损、大动脉转位、心脏异常位置）和先天性冠状动脉畸形。先心病的临床症状主要取决于畸形的大小及复杂程度，较为严重的畸形如主动脉狭窄、主动脉缩窄、主动脉弓离断、法洛四联症、心内膜垫缺损等，出生后不久即可出现较为严重的临床症状甚至危及生命。较为简单的先心病，早期多无临床症状，但是随着年龄的增长，患者可能会出现乏力、心悸、劳力性气短、甚至下肢水肿、咳血、阵发性呼吸困难等心力衰竭表现。

影像检查咨询台

　　对于先心病可供选择的影像学检查方法包括 X 线胸片、CT、DSA、超声、MRI 和放射性核素心室造影。不同的先心病或同一种先心病的不同时期对影像诊断有不同的要求，了解每种影像学检查的价值和限度，有助于优化选择，合理应用。

　　X 线胸片通常用来观察心脏轮廓及肺循环改变，可用于先心病的初步筛查。CT 不仅能够显示心脏大血管形态、功能和血流状态，还能清晰显示肺循环改变，对于明确肺动静脉、主动脉及腔静脉的合并畸形具有较高的诊断价值。此外，CT 对于外科术后残余分流及介入术后封堵器位置及形状的判断也较具优势。DSA 仅在各种无创性检查技术不能明确诊断、为制订外科手术方案提供确切的形态学及血流动力学评估或进行介入治疗时使用。但无论是 X 线、CT 还是 DSA 均具有电离辐射，多次检查有可能伤害儿童血液及生殖系统。

　　超声是目前无创性检查心脏的最佳成像方法，能够清晰显示心内结构异常改变，但是对于显示心外大血管异常、复杂先心病及先心病的间接征象还有一定限度。MRI 检查能够弥补超声检查的不足，相对于 X 线、CT 的电离辐射及潜在的碘对比剂过敏，MRI 作为无创、无辐射的检查方法最适用于儿童患者检查，在一定程度上起到了替代 DSA 检查的效果。MRI 成像心电门控 SE T1WI 序列或其他黑血序列和 GE 电影成像序列可以清晰显示心内畸形，如心房畸形、心室畸形和房室瓣畸形。对比增强 MRA 成像技术最大密度投影可以直接显示心外畸形，如大静脉、大动脉、肺动脉和主动脉系统畸形的直接征象，以及一些伴随的间接征象。但 MRI 检查时间较长，一般需要 30 min 以上，对患者耐受性、操作者技术、医疗设备要求均较高，所以在一定程度上不如超声检查方便、快捷。

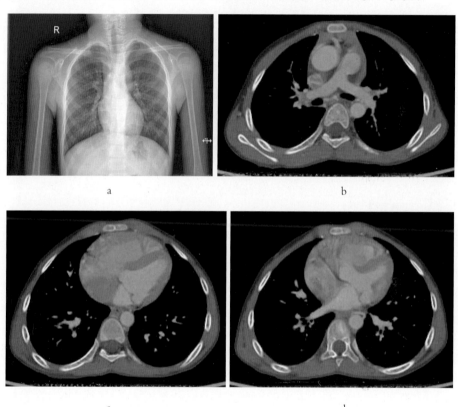

法洛四联症　胸部 X 线正位片（图 a）可见肺动脉段增宽；心脏增强 CT 横断面纵隔窗（图 b～d）图像可见肺主动脉缩窄（b），右心室增大（c）以及主动脉骑跨（d）

2. 冠心病

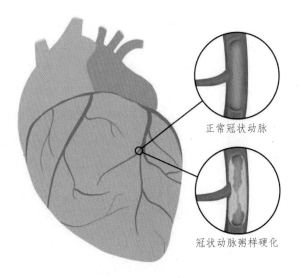

正常冠状动脉

冠状动脉粥样硬化

临床小贴士

　　冠状动脉粥样硬化性心脏病简称冠心病，是冠状动脉血管的任何一处由动脉粥样硬化病变导致的≥50%的管腔狭窄，可导致心肌缺血、缺氧或坏死。世界卫生组织将冠心病分为5大类：无症状心肌缺血（隐匿性冠心病）、心绞痛、心肌梗死、缺血性心力衰竭（缺血性心脏病）和猝死5种临床类型。临床上常常分为稳定性冠心病和急性冠状动脉综合征。冠心病多发生于40岁以上人群，男性多于女性，典型症状为胸痛、胸闷，多活动后加重。心电图是诊断冠心病最简便、常用的方法。血脂、血糖等生化指标可以评估是否存在冠心病的危险因素。心肌损伤标志物是急性心肌梗死诊断和鉴别诊断的重要手段之一。其中，肌钙蛋白检测心肌损伤的灵敏度和特异度较高，被认为是首选的诊断生物标记物。

影像检查咨询台

　　常用于冠心病的影像检查方法包括超声、冠状动脉造影、CT、MRI和核素显像。超声具有无创、操作简单、费用低等优势，可以对心脏形态、结构、室壁运动以及左心室功能进行检查，对显示心肌梗死后合并的室壁瘤、心腔内血栓、心脏破裂和乳头肌功能等有重要的诊断价值，是目前常用的检查手段之一。经胸超声检查不能对冠状动脉的狭窄程度进行评估，血管内超声可以明确冠状动脉内的管壁形态及狭窄程度，但属于有创检查。

冠状动脉造影是诊断冠心病的"金标准"，可以明确冠状动脉有无狭窄、狭窄的部位、程度、范围等，并可据此指导进一步治疗、评估预后，但该检查为有创检查，费用较高，在经无创检查后需确定是否行血运重建时可行此检查。

冠状动脉 CTA 是无创影像学技术中能够对冠状动脉硬化斑块进行显示的最常用手段，但是，其并不能将纤维组织和脂质、血栓或出血等组织明确地进行分辨，仅能根据 CT 值，将斑块划分为钙化斑块、非钙化斑块和混合斑块。适用于：①不典型胸痛症状的患者，心电图、运动负荷试验或核素心肌灌注等辅助检查不能确诊者；②低风险冠心病患者的诊断；③可疑冠心病，但不能进行冠状动脉造影者；④无症状高危冠心病患者的筛查；⑤已知冠心病或介入及手术治疗后的随访。

MRI 可通过对心脏大血管的形态、室壁运动、心肌灌注等做出准确影像学分析，是冠心病的一种无创性诊断方法，具有较高的特异度，但灵敏度相对较差。冠状动脉磁共振成像（Coronary magnetic resonance imaging，cMRI）可抑制血管周围组织和管腔内血流信号，只显示管壁情况，相较于用有创的方法检测血流储备分数，cMRI 可无创性地获得冠状动脉管壁的厚度及截面积，但由于该检查对扫描设备和操作者技术要求较高，尚未广泛应用于临床。另外，不使用对比剂的冠状动脉血管成像可作为冠状动脉疾病的筛查手段。

心肌灌注是指在单位时间内通过心肌微循环的血流量，心肌灌注尤其是负荷心肌灌注检查作为一种评价心肌微循环的方法已被广泛应用于临床冠心病的诊断及预后评价。基于心肌灌注的多种影像学检查方法包括核素心肌灌注成像、CT 心肌灌注成像、MR 心肌灌注成像和心脏声学造影。其中核素心肌灌注成像应用最为广泛，可通过注射 ^{99m}Tc-MIBI 进行 SPECT 显像或者注射 ^{13}N-H$_2$O 行 PET 显像获得。各种心肌灌注成像的方法都有其独特的优势，随着影像诊断技术的发展，心肌灌注成像可不断结合新技术更全面地诊断评估心脏疾病，为临床提供更丰富的诊断信息。MR 心肌灌注成像由于无害，灵敏度和特异性高，或为检查心肌病变的新宠。

^{18}F-FDG PET 心肌代谢显像是鉴别存活心肌或坏死心肌的"金标准"。心肌灌注-代谢不匹配是局部心肌细胞缺血但存活的有力证据，反之灌注-代谢匹配是心肌坏死的标准。

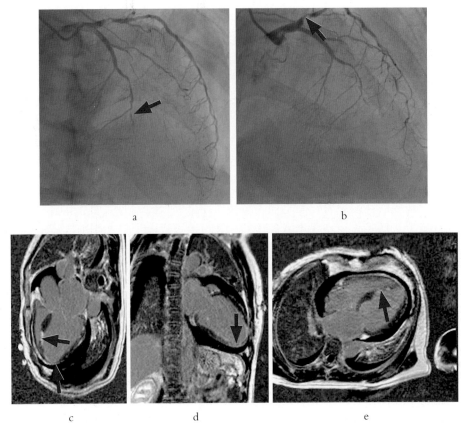

冠心病 冠状动脉 DSA 正位（图 a）、DSA 侧位（图 b）可见左回旋支远端、左前降支近端重度狭窄（箭头）；心脏延迟增强 MRI 长轴三腔心（图 c）、长轴二腔心（图 d）、长轴四腔心（图 e）图像显示左室室间隔远端、心尖部、下壁近中远端广泛强化，提示广泛心肌梗死，部分透壁性梗死（箭头）

3. 心肌病

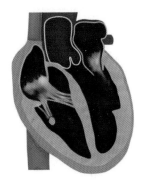

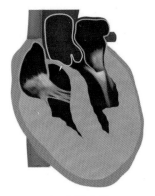

正常心肌　　　　　　　　　肥厚心肌

临床小贴士

　　心肌病系指主要侵犯心肌的原发性或获得性病变。据统计，心肌病占心血管疾病的 0.6%~4.3%。2008 年最新的心肌病分类中，将原发性心肌病分为遗传型、混合型和获得型三类。①遗传型心肌病：该类心肌病的致病原因主要为遗传因素，包括肥厚型心肌病、致心律失常右室心肌病和左室心肌致密化不全等；②混合型心肌病：主要由非遗传因素引起，部分与遗传有关，包括扩张型和限制型心肌病；③获得型心肌病：包括应激性心肌病、围生期心肌病及炎性反应性心肌病等。继发性心肌病是指心肌病变为全身多器官病变的一部分，主要与感染、代谢疾病、内分泌疾病、缺血、过敏等因素有关。心肌病患者临床表现复杂多样，主要表现为与心力衰竭、心律失常及体循环栓塞相关的临床症状，如呼吸困难、乏力、胸痛、头疼、头晕等。实验室检查中心肌酶谱检查可评判心肌损伤程度。

影像检查咨询台

　　心肌病的影像学检查方法主要包括 X 线胸片、超声心动图、DSA、CT、MRI和放射性核素心室造影。胸部 X 线片可用于观察心脏轮廓及肺循环状态，不具有直接诊断心肌病的能力，只可用于心肌病的初步筛查。

　　传统心脏超声是筛查和诊断心肌病的首选影像学方法，可对心肌病患者进行形态、运动及心功能评估。超声心动图新技术，如实时三维超声心动图、二维斑点追踪成像、三维斑点追踪成像以及造影超声心动图，可提供心肌形变、心腔内血流动力学等额外信息。但超声检查也有一定的局限性，易受气体、患者肥胖及声窗等因素限制，对部分病例难以获得清晰图像，使诊断准确性受到影响。

　　CT 能够直接显示心肌、心腔形态变化和功能改变，但是具有辐射性和碘对比剂过敏风险。近年来，CT 细胞外间质容积测定是定量评估心肌组织特性的新技术，能够深化对心肌纤维化相关疾病的了解，在临床心脏疾病评价中已得到初步试用，但其实际应用价值有待进一步验证。

　　心脏 MRI 能够提供心功能和心肌组织特征的三维评估，有助于各种心肌病的鉴别诊断和临床疗效评估，近年来也开始广泛应用于临床。心脏 MRI 功能强大，扫描过程中可以任意角度成像，全面了解心脏解剖结构和射血功能信息。目前，心脏 MRI 在各种心肌病的诊断、预后评估和治疗监测方面，已成为一种非常有价值的影像学检查手段，相较于传统心脏成像方式有突出的优点。此外，MRI 还是量化左心室容积和功能的金标准，可重复性强。对比增强 MRI 还可以准确识别心室血栓，评估心肌活力，进行梗死定量。心脏 MRI 一站式检查包括常规 T1WI、T2WI、心脏电影功能分析、灌注成像和延迟强化扫描。近年来，各种新技术也在不断发展，定量 T1 mapping、细胞外间质容积分数、T2 mapping 技术能够定量测量心肌病变，其中 T1 mapping 和细胞外间质容积分数可以发现普通检查难以发现的弥漫性心肌纤维化，T2 mapping 技术能够定量测量心肌水肿。不过 MRI 检查费用相对昂贵，检查时间较长，图像质量依赖患者呼吸配合及心律情况。

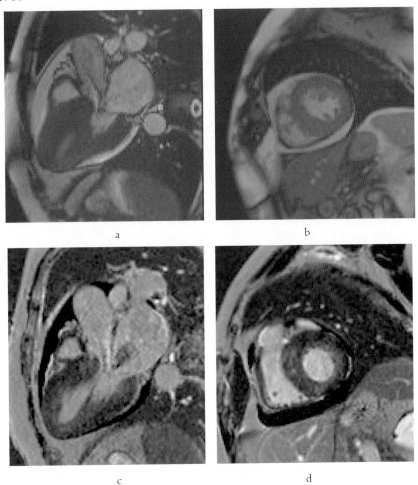

a

b

c

d

肥厚型心肌病　心脏 MRI 长轴电影三腔心（图 a）可见左室流出道狭窄、二尖瓣前叶收缩期前向运动（SAM 征）；心脏 MRI 短轴电影二腔心（图 b）可见左室各壁弥漫性增厚、以室间隔肥厚为著；心脏延迟增强 MRI 长轴三腔心（图 c）、短轴二腔心（图 d）可见增厚心肌肌壁间絮状轻中度强化

4. 心包积液

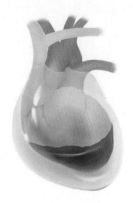

临床小贴士

　　心包积液是指各种原因导致心包腔内液体量增多超过 50 mL 的病理状态。心包积液可以分成漏出液和渗出液，漏出液常见于心功能不全，渗出液常为心包炎的渗出期，常见于结核性心包炎、化脓性心包炎、风湿性心包炎、病毒性心包炎和恶性肿瘤心包转移等。患者可表现为发热、乏力、心前区疼痛等症状，仰卧位时疼痛加重，坐位或俯卧位时减轻。急性心包积液短期内迅速增加可出现呼吸困难、面色苍白、发绀、端坐呼吸等心包填塞症状。心包积液的体征包括心音遥远、颈静脉怒张、静脉压增加、血压及脉压均降低。

影像检查咨询台

　　目前心包积液的影像学检查包括 X 线胸片、超声、CT 和 MRI。X 线检查诊断价值有限，对少、中量积液可显示为阴性。中大量积液表现为心影增大，呈"烧瓶形"。心脏超声成为目前诊断心包积液的首选和最重要的影像学检查方法，其中 M 型超声心动图和二维超声心动图为最佳选择，除能做出定性诊断外，还能做出半定量评价，属于无创、无辐射检查技术。CT 对于诊断心包积液比较敏感，能够准确进行心包积液定位，直接表现为心包腔内液性密度区。CT 还可对部分心包积液的性质进行鉴别，如为左、右心功能不全引起的心包积液，通常为漏出液，呈水样密度；而感染、肿瘤等所致的心包积液通常为渗出液，密度略高于水；若为心包积血，则 CT 值与血液接近。MRI 在心包积液中的应用价值与 CT 相似，不仅能够准确地进行心包积液定位，还可以根据磁共振信号强度进行积液性质判断。

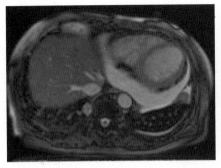
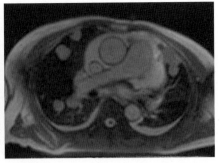

a b

心包积液 心脏 MRI 短轴 trufi 序列（图 a、b）可见心包腔内中等量高信号积液

5. 缩窄性心包炎

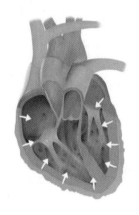

临床小贴士

　　缩窄性心包炎是指各种引起心包脏壁层炎症、纤维素性渗出物沉积，并逐渐机化增厚，甚至钙化，压迫心脏和大血管根部，致心脏舒张期充盈受损从而导致右心房、腔静脉压增高及心输出量降低等一系列循环功能障碍。主要病因包括特发性或病毒性（42%~49%）、心脏外科手术（11%~37%）、放射治疗（9%~31%）、结缔组织病（3%~7%）、结核性或化脓性心包炎（3%~6%）以及恶性肿瘤、外伤、药物、石棉肺、尿毒症等其他原因（10%）。发展中国家中，结核是主要病因。患者的临床表现取决于心包缩窄的范围和程度，其中活动后呼吸困难、水肿是最常见症状。还可伴疲劳、胸闷、心悸、腹胀等。查体可看到颈静脉充盈、怒张、奇脉和 Kussmaul 征。听诊心音减弱，可闻及舒张早期杂音和心包叩击音。

影像检查咨询台

缩窄性心包炎的诊断主要基于右心衰竭的症状和体征，并结合一项或多项影像学检查，包括超声、X线胸片、CT、MRI或DSA检查。若通过以上检查方法仍不能确诊者，可行心包镜或外科手术探查。

超声是目前诊断缩窄性心包炎的首选检查方法，在显示心包增厚、评价心功能、特别对于房室沟缩窄与二尖瓣狭窄的鉴别诊断方面起着重要作用。X线胸片对缩窄性心包炎的诊断灵敏度较低，不能直接显示增厚的心包，但可显示心包钙化和其他间接征象，包括心影扩大、上腔静脉扩张、心脏边缘僵直、肺动脉段膨出等。CT检查是发现心包钙化的最佳方法，结合心房扩大，心脏局部扭曲变形、腔静脉增宽等间接征象，即可明确诊断。MRI可以直接显示心包结构及其异常增厚、黏连，心包增厚＞4 mm是该病典型的MRI表现。MRI还可以同时观察心脏形态和运动功能，是鉴别缩窄性心包炎与限制型心肌病的最佳选择。DSA属于有创检查，仅用于无创性检查结果不能明确诊断时，目前已很少应用。

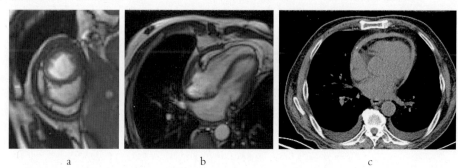

a b c

缩窄性心包炎 心脏MRI短轴电影二腔心（图a）、长轴电影四腔心（图b）可见右房、右室、左室前壁、左室侧壁心包明显增厚；胸部CT横断面纵隔窗（图c）可见心包增厚、心包钙化

6. 心脏肿瘤

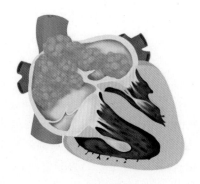

临床小贴士

心脏肿瘤是指起源于心脏组织的原发性肿瘤和由其他部位恶性肿瘤转移至心脏组织的继发性肿瘤，可以影响各个年龄段人群，较为少见，患病率仅为 0.001 7%～0.19%。原发性心脏肿瘤分为良性肿瘤和恶性肿瘤两种，多数为良性肿瘤（70%～80%），其中以黏液瘤居多，其次还包括纤维瘤、脂肪瘤、横纹肌瘤和血管瘤等。恶性肿瘤包括间皮细胞瘤、横纹肌肉瘤、纤维肉瘤、血管肉瘤、淋巴肉瘤等，以间皮细胞瘤和横纹肌肉瘤居多。继发性心脏肿瘤主要为转移瘤，按照发生率依次为肺癌、乳腺癌、淋巴瘤等。心脏肿瘤根据其发生部位又可分为心腔肿瘤（心内膜肿瘤）、心肌肿瘤和心包肿瘤，心腔肿瘤中以黏液瘤最多，心肌肿瘤以纤维瘤、血管瘤和横纹肌瘤居多。心脏肿瘤患者的临床表现多样，缺乏特异性，患者早期常无临床症状，随着肿瘤的生长、浸润，可出现胸痛、昏厥、充血性左心和（或）右心衰竭、瓣膜狭窄或关闭不全、心律失常、传导障碍、心内分流、血性心包积液或心包填塞等相应的临床表现。

影像检查咨询台

目前，可应用于心脏肿瘤的影像学检查主要有超声、X 线胸片、CT、MRI 和 PET/CT 检查。其中，超声诊断心脏占位性病变直观、方便、无创、准确度较高，是心脏肿瘤的首选检查方法，可显示肿瘤的位置、大小、数量、有无蒂及其附着部位、肿瘤与周围组织关系和血流动力学改变。心腔内超声还可以辅助进行心肌活检，减少了手术相关风险。但超声心动图也存在图像质量不理想和声窗较差的情况，对于在壁肿瘤或壁外肿瘤的观察欠佳。

X 线胸片仅能显示心脏外形和肺血改变，对本病的诊断价值不大。CT 可以显示肿瘤与纵隔、大血管的毗邻关系，心外组织受累以及肿瘤的活动状况，有助于早期发现心外种植和鉴别转移瘤，可作为常用的辅助检查手段。根据 CT 值和增强 CT 表现还可以推断肿瘤的血供和组织学特性（钙化、脂肪组织等），提高诊断的准确性，但增强 CT 需注射大剂量对比剂，不适于病情危重和对比剂过敏患者。

心脏 MRI 具有较大的视场和多平面三维成像能力，可准确显示心肌浸润、肿瘤与邻近结构的关系，还可评估心脏功能、流入或流出道阻塞及瓣膜反流状况。对于发现心包积液及心包腔内胂物也具有较大优势，就其诊断价值而言，优于其他影像学检查，但 MRI 检查时间较长、对患者呼吸配合和心律要求较高。

PET/CT 是一种无创的，能反映分子代谢的全身成像检查，已被应用于多种恶性肿瘤的诊断、分期及随访中，可为心脏继发性肿瘤寻找原发灶，为临床治疗提供影像学依据和参考。

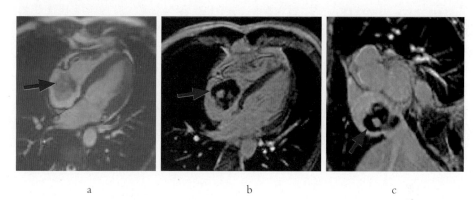

右心房黏液瘤 心脏MRI长轴电影四腔心（图a）可见右心房内团块状异常信号（箭头）；心脏延迟增强MRI四腔心（图b）、二腔心（图c）可见右心房占位呈明显不均匀强化（箭头）

7. 心脏瓣膜疾病

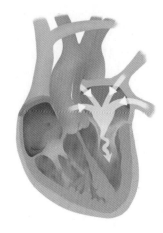

临床小贴士

心脏瓣膜疾病是指由先天性发育或风湿热、黏液变性、退行性变、缺血、感染、结缔组织、创伤等原因引起的心脏瓣膜及其附属结构发生的解剖结构和功能异常，可造成单个或多个瓣膜急性或慢性狭窄和（或）关闭不全，导致心脏血流动力学显著改变。心脏瓣膜疾病分为先天性心脏瓣膜病和后天性心脏瓣膜病两类。先天性畸形主要包括二尖瓣畸形、三尖瓣畸形和三尖瓣叶缺如。后天性心脏瓣膜病主要包括主动脉瓣狭窄、主动脉瓣关闭不全、主动脉瓣叶畸形、二尖瓣狭窄和（或）关闭不全、三尖瓣关闭不全以及联合瓣膜病。心脏瓣膜疾病可累及各个年龄，我国后天性瓣膜病以往最常见的病因为风湿热造成的自身免疫性损伤，但近年来老年退行性瓣膜病发病率趋于增加，尤其多见于75岁及以上人群。心脏瓣膜疾病的临床症状及体征与瓣膜受累部位、狭窄和（或）关闭不全的程度以及是否合并心律失常有关，多表现为循环障碍、心肌结构重塑，心肺功能进行性降低，严重者会出现晕厥、心力衰竭等临床表现，给患者生命健康带来极大危害。

影像检查咨询台

可用于心脏瓣膜疾病的影像学检查包括超声、X线胸片、CT、MRI和DSA检查。超声价格低廉、简单易行，可显示瓣膜的结构和功能，并可直接测量瓣口面积，是心脏瓣膜疾病诊断的首选检查方法。但对于肥胖患者，经胸超声的诊断准确性较低，尽管食管内超声可弥补经胸超声的不足，但其有创性和并发症多的缺点限制了其应用。

X线胸片仅能显示心脏外形和肺循环改变，不能用于瓣膜病的诊断。CT可以显示瓣膜增厚、卷曲、钙化、测量瓣口面积、显示瓣膜赘生物。相对比超声检查，CT在区分钙化和纤维组织上，更具有特异性。心功能分析软件还可测量左心室容积和射血分数，在临床选择治疗方案和评估预后上具有一定价值。

MRI具有无创、无辐射危害、清晰显示心脏瓣膜形态和心脏大血管运动的优点，空间分辨率和对比度显著优于超声心动图，可以直接获取任意角度图像，无显示死角，检查视野大，是测量心功能最准确的影像检查。常规SE序列能够清晰显示瓣膜形态、位置、大小，心脏电影序列能动态显示瓣膜和心室壁运动，半定量测量瓣口面积，采用相位对比技术还可以获得血流经过狭窄瓣口的流速，能够为临床诊断和治疗评估提供更为全面的参考信息。但是相对于超声检查，MRI检查时间长、费用较为昂贵，存在轻微高估瓣口面积的可能，可作为超声检查的有效补充手段。

心血管造影可用于获取心脏血流动力学指标及显示异常血流，是心脏瓣膜反流半定量分级的"金标准"，但由于其有创性，已基本被其他无创影像检查技术取代，目前仅在介入治疗瓣膜病时使用。

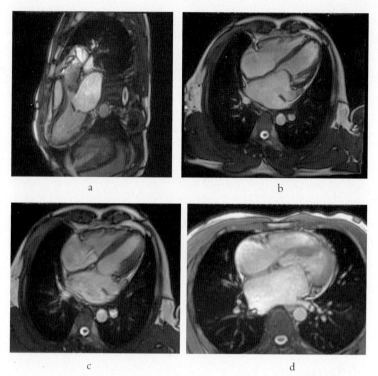

风湿性心瓣膜病 心脏 MRI 长轴电影三腔心（图 a）可见主动脉瓣瓣膜增厚、粘连、开放受限；心脏 MRI 长轴电影四腔心舒张期（图 b）可见二尖瓣狭窄、开放受限；心脏 MRI 长轴电影四腔心收缩期（图 c）可见二尖瓣弓背进入左心房，提示二尖瓣脱垂，三尖瓣瓣口可见少量反流低信号；心脏 MRI 横断面 trufi 序列（图 d）可见心脏大体结构

8. 肺动脉高压

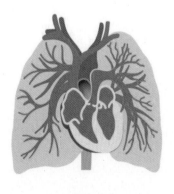

正常肺动脉

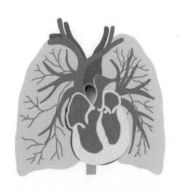

肺动脉高压

临床小贴士

肺动脉高压是各种原因导致肺循环血流受阻和肺血流阻力增加，从而引起一系列病理生理学改变，最终导致右心衰竭的综合征。血流动力学定义为静息状态下右心导管检查测得的肺动脉平均压 ≥ 25mmHg，肺毛细血管楔压、左房压或左室舒张末压 ≤ 15mmHg，肺血管阻力 > 3 Wood 单位。肺动脉高压并不等同于肺高血压。肺高血压主要分为 5 大类，包括特发性和遗传性肺动脉高压和左心疾病、呼吸系统疾病、血栓栓塞性疾病、混合性因素引起的肺高血压。而肺动脉高压只是属于其中的一类。肺动脉高压是内科常见疾病之一，在我国具有较高的发病率，常见病因为先天性心脏病，其次为特发性和结缔组织病相关肺动脉高压，主要的临床症状为劳力性呼吸困难、乏力、胸痛、胸闷、心悸、黑蒙、晕厥等，合并严重右心功能不全时可出现下肢水肿、腹胀、纳差、肝区疼痛等，部分患者还会合并咯血、声嘶和心绞痛等症状。

影像检查咨询台

肺动脉高压的主要影像学检查有：超声、X 线胸片、CT 和 MRI。超声心动图和多普勒超声检查能显示血流方向、速度，较准确地反映肺动脉压力，除估测心室、心房、肺动脉压外，还有助于发现肺动脉高压的病因，并对相关的伴发异常做出评估，是肺动脉高压的首选影像学检查。

X 线胸片能显示肺动脉段凸出、中心肺动脉扩张、外周肺动脉纤细和右心增大，但由于敏感性、特异性较低，仅用于肺动脉高压的初筛或辅助诊断。CT 可以直接测定肺动脉直径，提示肺动脉压力，具有较高的敏感性和特异性，还可以了解是否有肺内间质性病变、占位，以及心脏、纵隔情况，主要用于肺动脉高压的病因诊断、肺血管介入影像学评估以及预后评价。

MRI 对显示主肺动脉和肺动脉分支有优势，对于主肺动脉直径的检测值准确率高于 CT 和 X 线胸片，可作为肺动脉高压形态学诊断的理想检查，还可评估右心室大小和功能、心肌增厚、慢性血栓栓塞性疾病等，同时还能测出主肺动脉血管的顺应值，为临床提供更为准确、全面的监测结果。

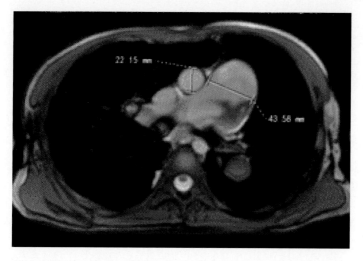

肺动脉高压 心脏 MRI 横断面 trufi 序列显示肺动脉内径 43.58 mm

9. 肺动脉血栓栓塞

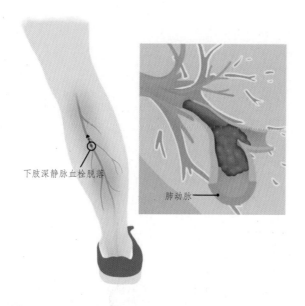

下肢深静脉血栓脱落

肺动脉

临床小贴士

　　肺动脉血栓栓塞简称肺栓塞，是肺动脉主干与其分支被外源性血栓或栓子堵塞后引起的相应肺组织供血障碍。起源于肺动脉原位者称为肺动脉血栓形成。肺栓塞发病率较高，病死率亦较高，年发生率为

100~200/100 000。大多数肺栓塞患者的栓子源自下肢深静脉血栓。久病卧床、妊娠、外科手术后、心肌梗死、心功能不全和抗血栓因子Ⅲ缺乏，可发生深静脉血栓，是发生肺栓塞的主要病因。肺栓塞的临床表现多种多样，主要决定于血管堵塞的多少、发生速度和心肺的基础状态，多表现为呼吸困难、胸痛、咳血、咳嗽、惊恐和晕厥，重者可发生休克或猝死。肺栓塞多无特殊体征，实验室检查D-二聚体、肌钙蛋白、肌红蛋白、脑利钠尿肽、心肌型脂肪酸结合蛋白和肽素等在急性肺栓塞的临床诊断、危险分层和预后评估中有重要意义。

影像检查咨询台

目前多采用X线胸片、超声和下肢深静脉超声检查对可疑肺栓塞患者进行筛查。对疑诊患者采取CT、放射性核素肺通气/血流灌注检查、MRI和肺动脉造影检查以明确诊断。

X线胸片可显示肺动脉高压征、右心扩大及肺组织继发改变等间接表现，但对肺动脉栓塞诊断价值有限。心脏超声在提示肺栓塞诊断和除外其他心血管疾患方面有重要价值，肺栓塞在超声上多表现为肺动脉高压、右心房扩大及右心功能障碍。联合加压静脉超声成像、肺部超声和支气管内超声可为肺栓塞的诊断提供更多支持信息。下肢深静脉超声检查是检测下肢深静脉血栓形成的最简便的方法，检测到阳性指征将对肺栓塞的诊断有重要提示意义。

CT是目前确诊肺栓塞的首选影像学检查，肺动脉CTA能够准确发现段以上的肺动脉血栓，表现为血管内部分附壁的充盈缺损。近年来随着医学影像技术的发展，4D-CTA技术在诊断急性肺栓塞中具有重要价值，可清晰显示栓子数量、来源、肺动脉栓塞部位及影像学特征，为临床诊治提供重要依据。放射学核素肺通气/血流灌注检查对远端肺栓塞的诊断有一定价值，可显示远端肺栓塞的低灌注区域，典型表现是肺段分布的肺血流灌注缺损，并与通气显像不匹配。MR肺动脉血管成像对段以上肺动脉内血栓诊断敏感性和特异性均较高，诊断价值同肺动脉CTA，可适用于碘过敏患者。肺动脉造影是肺动脉栓塞诊断的可靠方法，同时还可了解肺动脉压力及肺循环阻力等指标，但属于有创检查，不做常规检查推荐，在适合溶栓且无禁忌证时可选择使用。

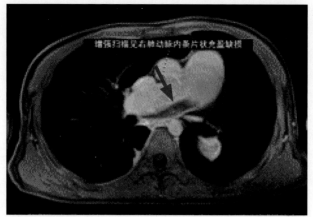

肺动脉栓塞 心脏 MRI 横断面 trufi 序列可见肺主动脉及右肺动脉内条片状低信号充盈缺损影（箭头）

10. 肺源性心脏病

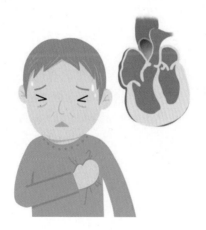

临床小贴士

　　肺源性心脏病简称肺心病，是指由肺组织或肺动脉病变引起肺循环阻力增加，产生肺动脉高压，继发右心室肥厚、扩大，伴随或不伴随充血性心力衰竭的一类病变。按照临床病程可分成急性肺源性心脏病和慢性肺源性心脏病。急性肺心病较为少见，多为肺栓塞所致，还常见于急性呼吸窘迫综合征。慢性肺心病多见，目前是位居冠心病之后的第二常见心脏病，患者多在 40 岁以后发病，多继发于慢性支气管炎、肺实质病变、胸廓畸形等，慢性肺源性心脏病典型病理特点是肺动脉高压和右心室肥厚，病情严重者发生右心衰竭，血流动力学改变主要表现为右心室收缩压升高及肺动脉高压。急性肺心病多表现为突发窒息和呼吸困难，可迅速进展为神志障碍、晕厥、发绀和休克。慢性肺心病代偿期多表现原发性疾病的相应症状，可逐渐出现气短、乏力、心悸等，失代偿期多表现为心慌、气急、呼吸困难、发绀、颈静脉怒张、肝大、腹水、下肢水肿等呼吸和心力衰竭表现。

影像检查咨询台

对于肺心病可供选择的影像学检查方法包括超声、X线胸片、CT和MRI。DSA是慢性肺源性心脏病诊断的"金标准"，但其为有创检查，临床未能广泛开展。

超声心动图操作简单、无创、可重复性强，既能准确测定肺动脉压力，又能观察心脏结构及功能，并对病情严重程度进行分级，能有效指导临床治疗和评估预后，超声诊断肺心病的阳性率为60.6% ~88.2%，是无创性评价心功能的首选检查方法。此外，通过超声多普勒成像和斑点跟踪技术还可分析心肌的局部及整体应变/应变率，该技术能够在疾病早期发现右心室运动功能异常。

X线胸片可显示部分肺部疾患和心影改变，不能评价心肌和心脏功能异常，对轻至中度肺心病不敏感，仅可观察到部分终末期慢性肺心病患者中心肺动脉增粗、右心室扩大等肺动脉高压征象。

CT可以观察肺心病患者肺部改变以及慢性肺心病患者典型的心脏结构、功能和大血管改变，并可随访及评估慢性肺心病患者气道疾病和血管重塑治疗后的疗效。肺动脉CTA可无创性测量右心室径线、肺动脉干、左右肺动脉及其分支动脉的直径，能诊断及评估肺心病的严重程度。高分辨率CT（HRCT）是目前诊断小气道和小血管病变的首选方法，有助于明确肺基础疾病。双源CT双能量肺灌注成像通过识别肺组织中的碘含量获得慢性肺心病患者的肺灌注伪彩图，定量评估灌注缺损区的血流分布情况及组织结构信息。

MRI具有多方位多参数成像、组织分辨率高等优势，不仅能显示心脏的三维立体结构，还可量化评估右心室室壁厚度、右心室心肌质量和射血分数，对评估肺心病严重程度和右心室功能准确性高。MR灌注成像、应变成像、T1 mapping成像和4D-Flow技术能发现早期右心室结构、功能改变和血流动力学异常，能对肺心病患者进行分期，为临床早期诊断、早期治疗及病情监测提供有力指导。

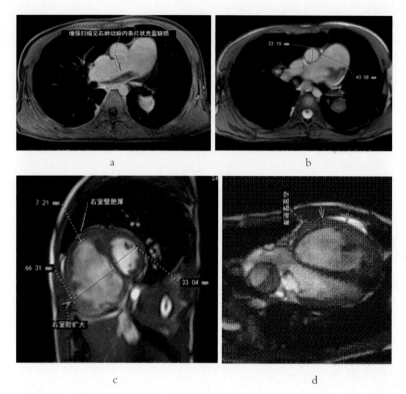

肺源性心脏病 心脏MRI横断面trufi序列（图a）可见肺主动脉及右肺动脉血栓形成；心脏MRI横断面trufi序列（图b）可见肺动脉高压（肺主动脉内径43.58 mm）；心脏MRI短轴电影二腔心（图c）显示右心室增大（右心室内径66.31 mm）；长轴电影四腔心（图d）显示右室壁肥厚

11. 主动脉夹层

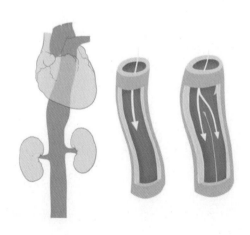

临床小贴士

　　主动脉夹层是指各种原因导致主动脉内膜出现破口，血液由内膜破口进入主动脉壁中层，造成主动脉内膜与中层分离的一种病理状态。按照 Debakey 分型可将主动脉夹层分成四型，按照 Stanford 分型可将其分成 A 型和 B 型。由于主动脉壁间血肿和主动脉穿透性溃疡与主动脉夹层有相似的临床症状，有部分学者提出应将其统称为急性主动脉综合征。高血压、动脉粥样硬化和马方综合征是主动脉夹层的重要致病因素。本病发病率约十万分之一，好发于 40 岁以上男性，最常见的临床表现为突发剧烈胸痛，如刀割样或撕裂样，并向背部、腹部放射，镇静剂难以止痛，严重者可迅速发生休克。急性期可并发急性心包填塞。主动脉重要分支受累者，可出现肢体血压、脉搏不对称、头晕、腹部剧烈疼痛、血压急剧上升、间歇性坡行，甚至脑出血或脊髓缺血等相应临床症状。实验室检查中 D-二聚体对于主动脉夹层的诊断及鉴别诊断至关重要。

影像检查咨询台

　　主动脉夹层可选择的影像学检查主要有 X 线胸片、CT、MRI、超声和 DSA。X 线胸片可识别纵隔增宽或主动脉弓增大等间接征象，敏感性和特异性约为 64% 和 86%，腹主动脉夹层 X 线平片无法显示。主动脉 CTA 是确诊夹层的首选检查方法，可明确夹层累及范围和程度，并进行分型，可逐一显示分支血流受累情况、确定真假腔，还可以鉴别典型夹层和不典型夹层。

　　MRI 可显示夹层的解剖改变和血流动态，大视野、多方位直接成像，无须对比增强即可显示撕脱的内膜片及破口。对比增强 MRA 能清晰显示真、假腔，满足分型的诊断要求，能够评估主动脉分支血管和近端冠状动脉的受累程度，还有助于发现早期壁内血肿、动脉炎等病变。但由于 MRI 检查时间相对较长，不适合急诊检查和危重患者。

　　彩色多普勒超声具有便携、经济、无辐射等优点，易于观察起源于升主动脉的破口位置，并可同时观察心脏形态、瓣膜情况、心功能及心包积液等，可作为诊断升主动脉夹层的有效检查手段。

　　DSA 是诊断主动脉夹层的金标准，可以确定破口位置、累及范围及周围血管受累程度，实时透视图像可为手术提供翔实可靠的影像资料和依据。但由于 DSA 的有创性，目前多应用于主动脉夹层的支架治疗中。

　　主动脉夹层诊断并不困难，急诊首选床旁 X 线和超声检查，可提示诊断，但进一步确诊及手术方案的制订仍需行 CTA 或 MRA 检查。

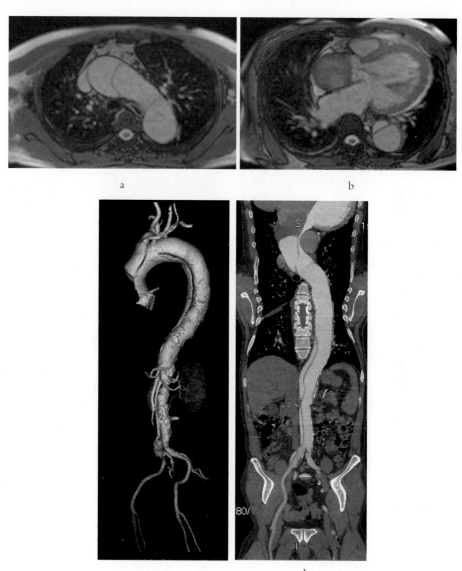

主动脉夹层，Debakey 分型 I 型　心脏 MRI 横断面 trufi 序列主动脉弓层面（图 a）可见主动脉管腔内条状低信号影，提示主动脉夹层，夹层破口始于主动脉弓层面；心脏 MRI 横断面 trufi 序列三腔心层面（图 b）可见主动脉夹层内低信号血栓；主动脉 CTA 三维图像（图 c）和 CTA 原始图像（图 d）显示主动脉夹层向下延伸至腹主动脉

12. 主动脉瘤

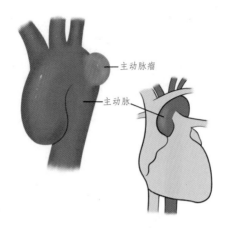

主动脉瘤
主动脉

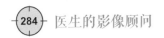

主动脉瘤指各种病因导致的主动脉管腔扩张，其内径大于正常主动脉内径的 1.5 倍以上。按病因分为动脉粥样硬化性主动脉瘤、中层囊性坏死性动脉瘤、先天性主动脉瘤、创伤性主动脉瘤、感染性主动脉瘤以及梅毒性主动脉瘤。按形态分为梭形动脉瘤、囊状动脉瘤以及混合型动脉瘤。按照累及部位分为升主动脉瘤、主动脉弓部动脉瘤、降主动脉瘤。按照病理类型分为真性动脉瘤和假性动脉瘤。真性动脉瘤的病因多为动脉粥样硬化、梅毒、先天、外伤、大动脉炎和马方综合征，常见于老年男性。假性动脉瘤的病因多为外伤、手术并发症，亦可见于动脉粥样硬化或感染。主动脉瘤的主要症状为局部疼痛，多为钝痛，少数为胸腹部剧痛。其次为瘤体压迫症状，压迫气管、食管、脊神经引起的相应临床症状。

影像检查咨询台

主动脉瘤可选择的影像学检查主要有 X 线胸片、DSA、CT、MRI、超声和 PET/CT。X 线可以发现累及升主动脉、主动脉弓和降主动脉的假性动脉瘤，表现为病变处膨凸影，但特异性和敏感性较低，对于腹主动脉的动脉瘤则难以发现，因此，不作为主动脉瘤的首选检查。

DSA 是诊断动脉瘤的金标准，可同时行血管内介入治疗，但 DSA 操作复杂、辐射剂量大，为有创性检查，并可能加重患者血管痉挛，目前，仅用于介入治疗患者或部分大型动脉瘤行动脉结扎术的术前评估。

CTA 已逐渐代替 DSA 成为诊断动脉瘤的首选影像学检查方法，在腔内修复术后的随访复查中也能有效使用。CTA 对小于 3 mm 动脉瘤的敏感性为 61%，对大于 3 mm 动脉瘤的敏感性为 96%。但 CTA 检查有电离辐射并需要静脉注射碘对比剂，对碘剂过敏患者不适用，也不利于患者长期反复监测。

MRI 的优势是无须注射对比剂即可显示动脉瘤的形态、大小、类型、范围、附壁血栓、瘤体与主动脉及其分支的关系，与 CTA 诊断价值相当。在腔内血栓形成时期和成分分析上优于 CTA。但因 MRI 检查时间较长，不适合急诊和危重症患者。

超声具有成本低、无创性、应用广泛等特点，是直径 3~5 cm 腹主动脉瘤的最常用影像学监测手段。但是受到栓子可变性影响，其测量结果常变化幅度较大，对操作人员的依赖度也较高，具有相对不稳定性。当患者较为肥胖或肠管内充满大量气体时，超声图像质量也会受到较大影响而难以做出准确测量。近年来增强超声造影逐渐应用于主动脉瘤的影像学评估中，尤其在诊断动脉瘤破裂后腔内修复术继发内漏方面与 CTA 有相似的敏感度和特异性。此外，血管腔内超声也开始应用于腹主动脉瘤腔内修复术中，该技术能够清晰显示操作通路和病灶区域，并保持图像稳定性，同时导丝和球囊等血管内操作器械在超声图像上能够实

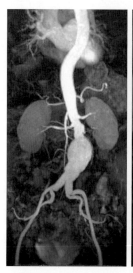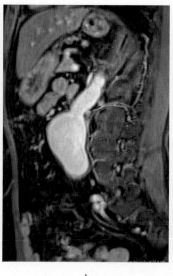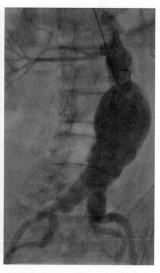

腹主动脉瘤　腹主动脉 CTA 最大密度投影图（图 a）、腹主动脉 CTA 矢状面原始图（图 b）和腹主动脉 DSA 正位（图 c）显示腹主动脉局部管腔明显膨隆、增粗，提示巨大动脉瘤形成

时清晰显示。功能影像学如 PET/CT、一氧化铁示踪的 MRI 等检查可从病理生理学的途径来协助分析动脉瘤壁稳定性。计算分析技术（限定元分析）能够从血流动力学方面来分析腹主动脉的破裂风险，为腹主动脉瘤的诊断和评估做了很好的补充。

13. 大动脉炎

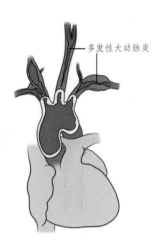

多发性大动脉炎

临床小贴士

　　大动脉炎是指累及主动脉及其主要分支和肺动脉的慢性非特异性炎性疾病，可引起不同部位动脉狭窄、闭塞，少数可导致动脉瘤。大动脉炎是我国北方和东北亚国家的常见大血管疾病，临床呈慢性病程，好发于年轻女性，绝大多数患者年龄不超过 30 岁，可能是一种自身免疫性疾病，但是具体发病原因及机制尚不清楚。病变常为多发，可累及头臂动脉、胸腹主动脉、肺动脉和肾动脉。按照累及部位将其分成 4 种类型：头臂动脉型、胸腹主动脉型、广泛型和肺动脉型。临床上多表现为发热、全身不适、乏力、食欲不振以及关节酸痛等非特异性全身症状，按照受累血管不同，可出现不同器官的缺血症状和体征。实验室检查中血沉和 C- 反应蛋白升高可提示动脉炎，并预示病变处于活动期。

影像检查咨询台

大动脉炎可选择的影像学检查主要有超声、CT、MRI、PET 和 DSA。超声可作为筛查大动脉炎的首选检查手段。二维超声结合多普勒超声可以观察大动脉炎管壁增厚和血流情况，超声造影和超微血管成像技术可观察新生血管情况。超声还可以敏感地监测大动脉炎治疗过程中血管病变的变化情况，可以作为评价大动脉炎患者临床分期、治疗效果及随访复诊的一种高效便捷的手段。

CTA 能够利用多种后处理技术全面显示血管性病变的程度及范围，可清晰显示大动脉炎的动脉壁环形厚度、血管狭窄程度、增厚管壁钙化及附壁血栓，以及侧支循环形成情况，是大动脉炎诊断和随访的首选检查方法，但对于轻微病变诊断效果欠佳，且 CTA 无法清晰分辨动脉内外膜及中膜，尤其是早期受累血管壁增厚不够明显时。

对比增强 MRA 可清晰显示病变部位、狭窄程度、累及范围、数目及侧支循环情况，早期发现病变血管增厚及血管水肿，对本病的早期诊断和治疗后随访有重要意义。

PET 能够显示病变血管管壁对同位素的摄取情况，可用于大动脉炎诊断及鉴别诊断，尤其是早期诊断，另外该检查还可用于评估动脉炎活动度以及疗效。但 PET 空间分辨率有限，中小血管显示不佳，且具有一定辐射危害，在临床中较少采用。

DSA 是诊断大动脉炎的金标准，它能准确反映血管管腔的变化，但对血管壁病变的评估价值有限。病变早期血管未出现明显狭窄时，DSA 可显示正常。作为有创性检查，DSA 一般不用于大动脉炎的诊断，仅在该病患者行介入治疗时使用。

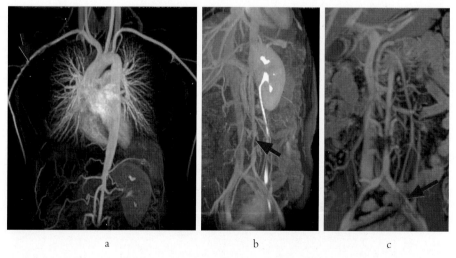

多发性大动脉炎　对比增强 MRA 动脉期最大密度投影图（图 a）、静脉期原始图（图 b）及门脉期原始图（图 c）可见右侧锁骨下动脉、腹主动脉及双侧髂动脉多发狭窄（箭头）

14. 下肢动脉粥样硬化性闭塞症

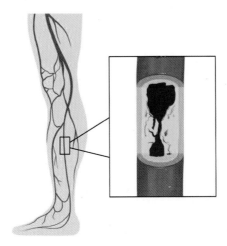

临床小贴士

下肢动脉硬化闭塞症指由于动脉粥样硬化造成动脉血管内膜增厚，血栓形成，导致管腔狭窄或闭塞，引起肢体供血不足的慢性进展性疾病。据流行病学调查，本病在 75 岁以上人群的发病率为 15%~20%，年病死率为 4%~6%。目前多认为动脉内膜损伤及炎症反应是动脉粥样硬化形成的主要机制。血压、高胆固醇血症、糖尿病、吸烟和肥胖被认为是下肢动脉硬化闭塞症的危险因素，其中吸烟与糖尿病是最重要的危险因素。本病的临床表现有皮温降低、疼痛、下肢间歇性跛行、甚至发生溃疡或坏死等。

影像检查咨询台

可用于下肢动脉硬化闭塞症的影像学检查有 DSA、超声、CT 和 MRI。DSA 是诊断下肢动脉硬化闭塞症的"金标准"，不仅能清晰显示血管狭窄或闭塞的位置和病变程度，还能显示侧支循环的建立情况，直观地展现管腔内血流动力学变化，以及清楚地显示病变血管的流入道和流出道，便于临床评估，还可以直接开展治疗。但由于其有创性、费用高昂及易出现并发症等原因，在诊断方面已逐渐被其他无创性影像检查所替代。

下肢动脉彩色多普勒超声无创、灵活、操作方便，可清楚显示血管的狭窄、闭塞情况和严重程度，显示血管内斑块大小、位置，准确分析有无脱落风险，但对细小血管以及整体显示能力不佳。

CTA 的主要技术优势在于信噪比高、成像速度快，可清楚显示血管结构及管腔的病理变化，显示细小血管及血管壁钙化均较好，但钙化有时会影响血管狭窄程度的准确判断。

MRA 检查无创、无辐射，具有较高的软组织分辨率，可以清晰显示病变血管狭窄程度、管壁结构及管腔内血栓情况，不受钙化斑块干扰。高分辨血管壁成像还可清晰显示斑块结构、判断斑块易损性。目前 MRA 技术飞速发展，已出现血流功能测定、立体观察、仿真血管内窥镜等功能，为临床提供更全面的影像学信息。

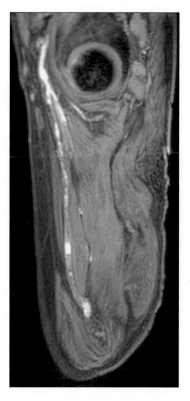 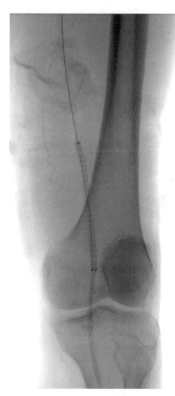

a   b

下肢动脉粥样硬化性闭塞症　下肢动脉 MRA 原始图像（图 a）可见下肢动脉显影断续、腔内多发充盈缺损；术后下肢动脉 DSA（图 b）显示血管支架植入术后下肢动脉血管开通

第五节 乳腺疾病

1.乳腺炎

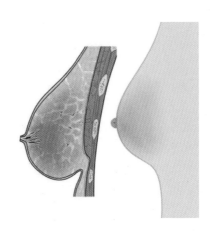

临床小贴士

　　乳腺炎多见于产后哺乳期妇女，尤其是初产妇更多见，而青春期前和绝经期后则较少发病，致病菌常为金黄色葡萄球菌，少数为链球菌。急性乳腺炎初期可无全身反应，严重时可有寒战、高热，患乳肿大，表面皮肤红肿热痛，常有同侧腋下淋巴结肿大、压痛。若治疗不及时可形成慢性乳腺炎或乳腺脓肿。脓肿可向外溃破，亦可穿入乳导管，使脓液经乳导管、乳头排出。少数乳腺脓肿来自囊肿感染。实验室检查常有白细胞总数及中性粒细胞数升高。

影像检查咨询台

　　急性乳腺炎具有典型的症状及体征，很少需行影像学检查。由于 X 线钼靶检查常需对乳房施加一定的压迫，除增加患者痛苦外，也可能促使炎症扩散，使病情加重，故对急性乳腺炎患者应尽量避免 X 线钼靶检查。超声检查无须任何准备，患者检查痛苦小，容易配合。超声能清楚显示部分炎症病灶和脓肿，可用于乳腺脓肿定位穿刺及与其他乳腺疾病鉴别。MRI 检查具有软组织分辨率高、对乳腺病变敏感性高的优势，可明确显示病变的范围及脓肿形成，但检查时间长，费用较高，可用于超声检查难以明确诊断时。

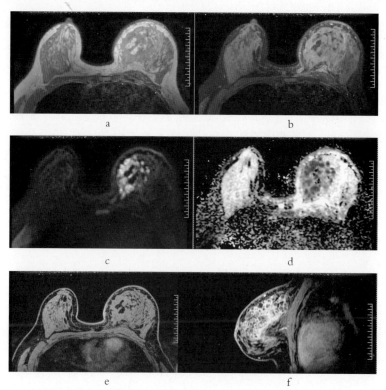

慢性乳腺炎　乳腺 MRI 横断面 T1WI（图 a）、横断面脂肪抑制 T2WI（图 b）可见左乳体积增大、肿胀，左乳内上象限及中央区可见不规则片状混杂长 T1 混杂长 T2 信号，其内可见多发囊状长 T1 长 T2 信号，横断面 DWI（图 c）不均匀弥散受限，ADC 图（图 d）囊性部分明显减低，提示局部脓肿形成；横断面 T1WI 蒙片（图 e）、增强矢状面 T1WI（图 f）可见不均匀区域样强化，其内可见多发环状强化信号

2.乳腺增生

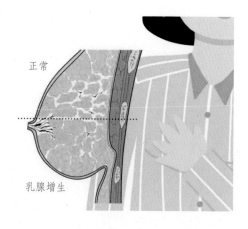

临床小贴士

　　乳腺增生是乳腺组织在雌、孕激素周期性作用下发生增生与退化的过程，是女性乳腺常见的一类临床症候群，多发生在 30~40 岁女性，多为双侧。乳腺增生并非炎症性或肿瘤性疾病，甚至多数情况下是乳腺组织对激素的生理性反应，而非真正的病变。仅有少部分会出现非典型增生或发展成原位癌，甚至最终演变成为浸润性乳腺癌，但这并非为必然的发展过程。乳腺增生的临床症状为乳房胀痛和乳腺内多发性"肿块"，症状常与月经周期有关，以经前期明显。

影像检查咨询台

　　乳腺增生的常用影像学检查方法为 X 线钼靶、超声和 MRI 检查。X 线钼靶可显示增生腺体呈局限性或弥漫性片状、棉絮状或大小不等的结节状影，边界不清。X 线钼靶对乳腺增生组织内的钙化灶非常敏感，但有时与恶性钙化难以区别。部分囊肿密度近似纤维腺瘤，X 线有时难以准确区分乳腺囊肿与纤维腺瘤，需结合临床、超声或 MRI 检查进一步鉴别。

　　对于致密型腺体，超声是首选影像学检查，可以清楚显示乳腺纤维腺体组织的解剖结构，发现增生组织的局部结构或形态学变化。患者行超声检查时无须特殊准备，检查方便快捷，便于随访复查。对于结构复杂和难以鉴别的乳腺增生性肿块可进一步行 MRI 检查。由于乳腺腺体组织随月经周期变化而有所变化，某些妇女在月经前有生理性的乳腺增生改变，因此，最好在月经后 1 周行影像学检查。

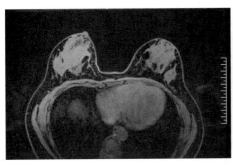
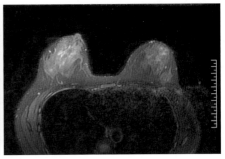

a   b

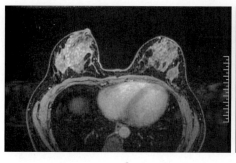
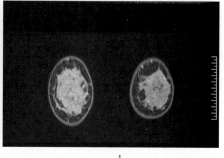

c　　　　　　　　　　　　　　d

双侧乳腺增生，右乳为著　乳腺 MRI 横断面 T1WI（图 a）、横断面脂肪抑制 T2WI（图 b）可见双乳腺体结构稍紊乱以及条片状混杂长 T1 混杂长 T2 信号；增强横断面 T1WI（图 c）、冠状面 T1WI（图 d）可见不均匀点状强化信号

3.乳腺肿瘤

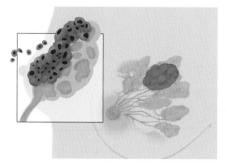

临床小贴士

　　乳腺肿瘤可分为良性肿瘤、叶状肿瘤和恶性肿瘤。乳腺良性肿瘤以纤维腺瘤和导管内乳头状瘤较为常见，恶性肿瘤中约 98% 为乳腺癌。

　　乳腺纤维腺瘤是由乳腺纤维组织和腺管两种成分增生共同构成的良性肿瘤，是最常见的乳腺良性肿瘤，多发生在 40 岁以下妇女，可见于一侧或两侧，单发或多发。其发生与乳腺组织对雌激素的反应过强有关。患者一般无自觉症状，常为偶然发现的乳腺肿块，少数可有轻度疼痛，为阵发性或偶发性。触诊时多为类圆形肿块，质地实韧，表面光滑，边界清楚，活动度好，与皮肤无粘连。

　　导管内乳头状瘤是指扩张的乳腺导管上皮增生突入导管内并呈乳头样生长，发生于乳晕区大导管的良性肿瘤，又称为中央型乳头状瘤，有别于发生在导管系统远端分支及终末导管小叶单位的外周型乳头状瘤。导管内乳头状瘤常见于经产妇，以 40~50 岁多见，发病与雌激素过度刺激有关。主要临床症状为乳头溢液，可为自发性或挤压后出现。溢液性质可为浆液性或血性。约 2/3 患者可触及肿块，多位于乳晕下区域，挤压肿块常可导致乳头溢液。

乳腺叶状肿瘤是一种由间质细胞和上皮两种成分共同组成的肿瘤。其生物学行为既不同于乳腺良性肿瘤，也不同于乳腺恶性肿瘤。叶状肿瘤分为良性、交界性和恶性，临床较少见，可发生于任何年龄的妇女，但以中年妇女居多，平均年龄 45 岁。最常见的临床症状为无痛性肿块，边界清楚，活动性好，少数伴局部轻度疼痛。肿瘤增长缓慢，病程较长，部分患者有肿块在短期内迅速增大的病史。

乳腺癌是女性最常见的恶性肿瘤之一，好发于绝经期前后的 40~60 岁妇女，偶有男性乳腺癌发生。临床症状常为乳房肿块、伴或不伴疼痛，也可有乳头回缩、乳头溢血。肿瘤广泛浸润时可出现整个乳腺质地坚硬、固定，腋窝及锁骨上可触及肿大淋巴结。

影像检查咨询台

乳腺肿瘤性病变的主要影像学检查方法有 X 线钼靶、超声和 MRI 检查。目前乳腺影像学检查主要是以 X 线钼靶和超声检查为主，两者结合是目前国际上广泛采用的检查方法，并被认为是乳腺影像学检查的最佳组合。MRI 因其具有独特的成像优势，已成为 X 线和超声检查的重要补充方法。由于乳腺组织对射线较敏感，普通 CT 进行乳腺检查时，辐射剂量较传统 X 线钼靶检查大，检查费用也比较高，因此，CT 不宜作为乳腺的常规检查手段。

乳腺 X 线钼靶检查是目前常规的乳腺疾病影像学检查方法之一，在乳腺癌早期发现，早期诊断方面发挥着重要作用，被广泛应用于乳腺疾病的诊断和乳腺癌的筛查。乳腺 X 线摄影具有操作简单、设备及检查价格相对便宜，诊断准确率较高的优点，但由于存在潜在的放射性损害，对孕妇、哺乳期妇女及年轻患者尚不能作为首选检查。乳腺 X 线钼靶检查也存在一定的局限性，对位于近胸壁的深部，高位和乳腺尾部的肿块可因投照位置所限未摄入片中而漏诊。在乳腺良恶性病变的鉴别诊断方面，乳腺 X 线钼靶检查亦存在较高的假阳性和假阴性率。近年来，数字乳腺断层 X 线成像（DBT）技术逐渐应用于临床，该技术通过一系列不同角度对乳腺进行连续快速摄影，获取不同投影角度下的小剂量投影数据，重建处于探测器平面平行的乳腺任意层面 X 线密度摄影。DBT 能够明显减少或消除腺体组织的重叠影响，使隐藏在腺体组织中不同位置、不同形态的病灶清晰显示，尤其对致密型腺体内病灶的显示更具优势；同时病灶的轮廓、大小、边缘、数量等特征也能更加清晰地呈现。该检查有效提高了乳腺癌的检出率，适用于常规乳腺 X 线钼靶或（和）超声难以显示的病变和致密型乳腺的筛查或诊断，以及不能行 MRI 检查的患者和乳腺癌高危人群的筛查。此外，DBT 引导下的穿刺活检也有极大的临床应用价值。对比增强能谱乳腺 X 线摄影（CESM）是一项能够提高乳腺病变检出率的新技术，需要注射对比剂，将增强前后低能和高能图像相减，获得双能减影影像，通过观测病变血流供应与正常乳腺组织的差异发现常规乳腺 X 线摄影上难以显示的病灶。特别是在致密性乳腺中，利用双能成像技术能够更加清楚地显示病灶，显著提高诊断准确率。但其缺点是放射剂量较传统乳腺 X 线钼靶有一定程度的增加，检查时间延长，患者检查舒适度减低，需要注射碘对比剂，存在过敏风险。

乳腺超声主要应用于乳腺肿瘤性疾病的检出、诊断和鉴别，其优点是可以显示乳腺纤维腺体组织的断层解剖结构，从而发现组织局部结构和形态的变化，检查方便快捷。因此，超声已经广泛应用在乳腺疾病的筛查、诊断和引导下穿刺等方面。目前可用于乳腺 X 线钼靶检查诊断不清的致密型乳腺、结构扭曲和难以显示的乳腺肿块；既往超声检查发现的乳腺病变，观察肿块稳定性和周期性变化；乳腺癌新辅助化疗中，观察肿瘤大小、血供、引流淋巴结等变化；乳腺外科术前、术后评估；超声引导下介入诊断和（或）治疗。但超声对微小钙化灶的检出率低、准确度不高，对于早期病变、缺乏大体形态学变化的病变，可能产生漏诊。目前，多种超声新技术逐渐应用于乳腺肿瘤的诊断和鉴别诊断。超声造影是利用微泡的散射原理进行血管显像的技术，主要用于关注组织和病灶是否存在微小血管、评估血流量、进行靶向治疗、鉴别乳腺良恶性病变等。与彩色超声和多普勒超声比较，超声造影观察的血管更小、血流速度更低，是评价组织和病灶血流灌注的较为可靠指标。弹性超声成像也可用于乳腺肿瘤的诊断。乳腺内不同组织的弹性系数从大到小排列为：浸润性导管癌 > 非浸润性导管癌 > 乳腺纤维化 > 乳腺 > 脂肪组织。超声光学散射成像是利用超声光散射双模式成像系统对肿块二维超声信息（部位、大小、形态、边界、内部回声、后方回声有无衰减、纵横比）和光学参数（利用多波段光子检测肿块组织中血红蛋白含量和血氧饱和度分布）综合处理得出综合诊断指数，可用以辅助诊断乳腺肿块及其良、恶性。全自动超声容积显像对乳腺肿块显示画面更细腻、客观，鉴别肿块良、恶性价值较肯定，可显示多中心性恶性病灶、辅助术前分期及定位，克服了传统二维超声不可重复及主观性强的缺点，有较好的应用前景，尤其对规范超声检查过程、全面扫查和远程会诊具有较大优势。

MRI 检查因其成像特点和优势已成为乳腺 X 线和超声检查的重要补充方法。乳腺 MRI 检查具有软组织分辨率高、对乳腺病变敏感性高的优势，适用于各种类型乳腺肿瘤的术前诊断和术后随访，特别是对浸润性癌的诊断有很高的敏感性和准确性。MRI 双侧乳腺同时成像方便对比，三维成像使病灶定位更准确，显示更直观，对乳腺高位、深位病灶的显示较好；对多中心多灶性病变的检出、对胸壁侵犯的观察，以及对腋窝、胸骨后、纵隔淋巴结的转移显示较为敏感，可为乳腺癌的准确分期和临床制订治疗方案提供可靠依据。MR 动态增强检查还可了解病变的血流灌注情况，有助于良恶性病变的鉴别。DWI 检查能够检测出与组织内水分子运动受限有关的早期病变，有助于乳腺良恶性病变的鉴别。MRS 是检测活体内代谢和生化成分的一种无创性技术，能显示良恶性肿瘤之间的代谢物差异。在 1H-MRS 上，大多数乳腺癌可检出增高的胆碱峰。但乳腺 MRI 检查设备和检查费用高，检查时间相对较长。对部分有金属植入物的患者和幽闭恐惧症的患者不宜行 MRI 检查。由于 MRI 对钙化不敏感，对于 MRI 表现不典型的患者仍需结合乳腺 X 线钼靶或超声检查。

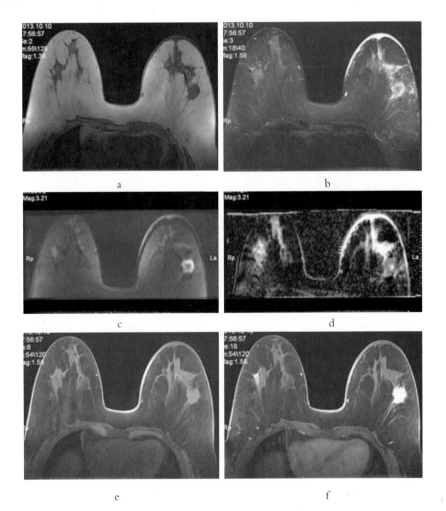

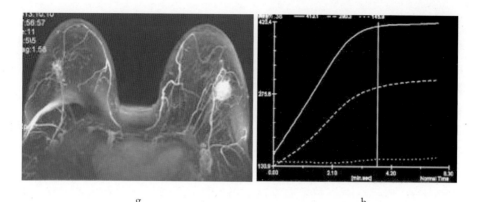

g   h

左乳浸润性癌，非特殊类型　乳腺 MRI 横断面 T1WI（图 a）、横断面脂肪抑制 T2WI
（图 b）可见左乳外侧象限有一不规则团块状长 T1 混杂长 T2 信号，横断面 DWI（图 c）
呈不均匀弥散受限，ADC 图（图 d）上呈明显不均匀低信号；结合蒙片 T1WI（图 e）
和增强 T1WI（图 f）可见病变明显不均匀强化，周围可见毛刺；MIP 图像（图 g）可见
病变呈明显高信号；动态增强扫描曲线（图 h）可见病变呈平台型强化

4.乳腺整形术后

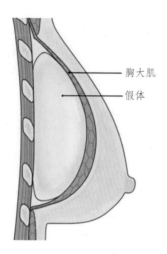

胸大肌

假体

临床小贴士

　　乳腺美容整形手术是一种将平坦的乳腺或外科手术后局部缺如瘪缩
的乳腺经美容手术增加体积，改善乳腺形状和对称性，使其丰满的手术
类型。常用的方法有硅胶囊假体植入、自体真皮－脂肪组织筋膜瓣游离
移植、真皮－脂肪瓣填充植入、直肌的真皮脂肪肌肉瓣转移植入等，其
中最常用的是硅胶囊假体植入。

影像检查咨询台

乳腺整形术后需随诊观察，了解美容效果及有无并发症的发生，影像学检查在乳腺整形术后的随访中发挥着极其重要的作用，常用的检查方法有 X 线、超声和 MRI 检查。三者均可显示假体边缘是否光滑，纤维隔膜是否增厚，有无假体破裂渗漏等。但乳腺 X 线钼靶检查不能确认囊内型乳腺假体破裂，并且对乳房成形术后乳腺组织内有无癌瘤显示不明确，检查时需尽可能将假体推移开进行投照。超声在乳腺整形术的随访中起着重要作用，在探察、定位乳房假体置入术后并发症上有重要价值，可指导临床切除、吸刮，或重新安置移位假体。MRI 也是乳腺整形术后重要的随访手段，能清晰显示假体的范围及所在层，提示乳腺皮下、胸肌筋膜内、胸肌间隙或腋下游离注射物，显示移植区脂肪的变性坏死，尤其对乳房成形术后乳腺组织内有无癌瘤敏感性较高。

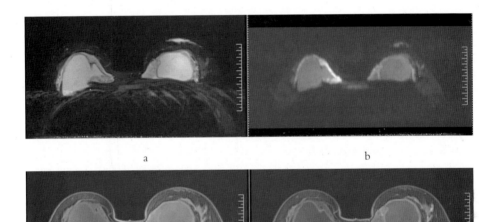

乳腺整形术后假体外渗　乳腺MRI横断面脂肪抑制T2WI（图a）可见双侧乳腺腺体后方胸大肌区域囊状长T2信号，左乳内下象限皮下及假体内下方可见斑片状长T2信号，乳假体形态欠规整，近胸大肌表面可见条片状长T2信号。横断面DWI（图b）呈高信号。结合蒙片T1WI（图c）和增强T1WI（图d）可见双乳腺体后方胸大肌区域异常信号边缘轻度强化，右乳近胸大肌表面异常信号，呈斑片状不均匀强化

第六节　消化系统和腹膜腔疾病

1.食管异物

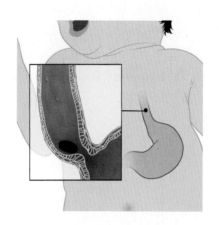

临床小贴士

　　食管异物是指因饮食不慎误咽异物，异物停留或嵌顿于食管，多见于儿童和老年人。通常将食管异物分为动物型、植物型、金属型和化学型四大类，可以是鸡骨、果核、硬币、微型电池、小玩具、义齿、鱼刺等。主要临床表现有异物梗阻感、吞咽困难、胸骨后疼痛、食管反流等，严重者可造成食管瘘、纵隔脓肿、穿破大血管甚至危及生命。异物吞服后，不宜强行吞服饭团、馒头、食醋等方法试图将异物吞下，应该及时到医院就诊。

影像检查咨询台

　　食管异物可以选择的影像检查有X线平片、食管钡餐造影或钡棉检查、胸部CT检查等。首选影像检查因异物性质及大小而定，如果异物较大，首选食管钡餐造影检查，如果异物接近心肺大血管，则需要进一步行CT检查，了解异物的准确位置以及与周边脏器的关系。如果患者有明确异物病史，且异物是金属类、牙齿骨骼类，则首选胸部 X 线平片检查。如果异物为鱼刺、玻璃、枣核、塑料类，胸部 X 线片显示不明确时，可以行食管钡餐造影或钡棉试验帮助诊断，如果仍然未发现明确异物，则需要进行 CT 扫描。

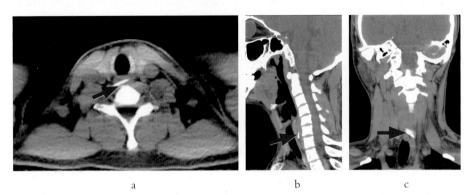

a   b   c

食管金属异物　颈部 CT 横断面平扫（图 a）、重建矢状面（图 b）和重建冠状面（图 c）均可见食管颈段管腔内条状高密度影（箭头）

2.食管肿瘤

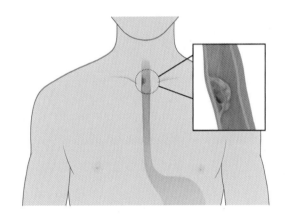

临床小贴士

　　食管肿瘤为起源于食管不同层次（黏膜层、黏膜下层或肌层）的良性或恶性肿瘤。良性肿瘤较少见，主要为平滑肌瘤，其次为脂肪瘤、神经纤维瘤、血管瘤、食管息肉等。恶性肿瘤多见，以食管癌为主。食管癌是发生在食管上皮组织的恶性肿瘤，俗称食道癌，男性多于女性，主要临床表现有进行性吞咽困难、食管反流、呕吐等。早期症状多不明显，偶有吞咽食物哽噎、停滞或异物感、胸骨后闷胀或疼痛。若肿瘤外侵可有持续而严重的胸背疼痛、刺激性干咳、进食呛咳和肺部感染、声音嘶哑、大量呕血等。纤维胃镜检查是食管癌的重要检查方法，特别是早期食管黏膜病变，不仅可以活检定性，还可在胃镜引导下，对早期食管癌进行剥脱治疗。

影像检查咨询台

食管肿瘤的主要影像学检查方法包括 X 线气钡双重造影、CT、MRI、超声和 PET/CT。其中 X 线气钡双重造影是目前诊断食管肿瘤最直接、最便捷、最经济且较可靠的影像学检查方法，但该检查仅能显示肿瘤局部病变，不利于肿瘤的定性和分期。CT 检查可显示食管管腔和管壁情况，观察肿瘤的形态、位置、大小，尤其适合观察恶性肿瘤的食管腔外部分与周围组织、邻近器官的关系，了解有无浸润、包绕和淋巴结转移，是目前最常用的肿瘤分期手段。但由于 CT 仅能从食管壁厚度和局部是否形成肿块来判断肿瘤情况，不能有效区分正常组织和肿瘤组织，因此对于病灶较小肿瘤常漏诊，更难以发现早期食管癌，不能准确分辨早期病灶的浸润深度。MRI 软组织分辨率高，在对食管壁不同组织结构和肿瘤侵犯深度的显示上优于 CT，因而更加适合肿瘤的定性诊断和分期，但由于检查时间较长，图像质量易受心脏、大血管搏动和呼吸运动影响，故一般不作为食管病变的首选或常规检查。超声内镜检查可判断肿瘤侵犯深度，食管周围组织结构有无受累，以及局部淋巴结转移情况，在食管癌 T 分期上具有很高的灵敏度和特异度，但该检查为有创检查，且 30% 患者会由于肿瘤较大引起食管腔梗阻而无法进行该检查。PET/CT 主要用于食管恶性肿瘤的全身评估，判断局部病灶范围、周围淋巴结和远处转移。

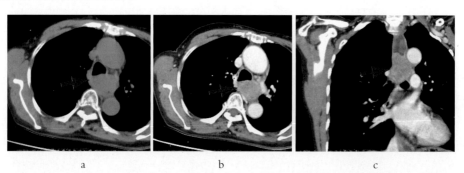

食管癌　胸部 CT 横断面平扫纵隔窗（图 a）、增强延迟期横断面（图 b）和重建冠状面图像（图 c）可见食管中段肿块呈等密度，相应管腔明显狭窄，增强扫描肿块呈中等程度强化，病变与邻近气管关系密切（箭头）

3.食管裂孔疝

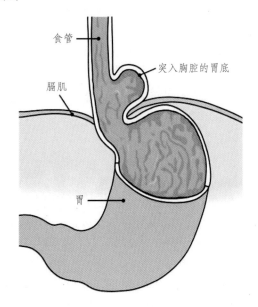

食管

突入胸腔的胃底

膈肌

胃

临床小贴士

　　食管裂孔疝是指腹腔内脏器通过膈食管裂孔进入胸腔的疾病，疝入脏器多为胃，主要病因包括食管发育不全、食管裂孔部位肌肉萎缩或肌张力减弱、长期腹腔压力增高和手术等。本病根据形态可分为滑动型、短食管型、食管旁型和混合型，女性多于男性。临床表现包括泛酸、嗳气、上腹部饱胀、胸骨后或剑突下烧灼感等，还可并发出血、反流性食管炎、疝囊嵌顿。平卧，进食甜食、酸性食物均可诱发本病或加重症状。

影像检查咨询台

　　食管裂孔疝通过胃的 X 线钡餐造影检查结合纤维内镜大多可明确诊断，典型特征为膈上疝囊、疝囊内可见胃黏膜。CT 和 MRI 也可用于食管裂孔疝的诊断。多层螺旋 CT 扫描结合冠状面、矢状面重建图像可清楚显示胸腔疝囊的位置、形态、大小、囊内容物、膈食管裂孔宽度、组织结构毗邻关系以及疝囊类型，其诊断价值已逐渐得到认可。MRI 具有视野大、软组织对比度高、安全无辐射等优点，可进行多序列、多方位扫描，图像清晰，能够全方位显示疝入胸腔的组织结构及周围的解剖关系，可作为 X 线钡餐造影的有效补充检查手段。

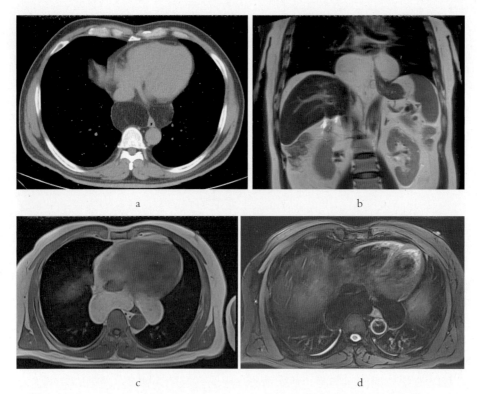

a

b

c

d

食管裂孔疝　胸部 CT 横断面平扫纵隔窗（图 a）可见食管周围团块状脂肪密度影；上腹部 MRI 冠状面 T2WI（图 b）可见腹腔内长 T2 信号影经食管裂孔向上突入胸腔；横断面 T1WI（图 c）和横断面脂肪抑制 T2WI（图 d）可见食管周围团块状脂肪信号影

4.消化性溃疡

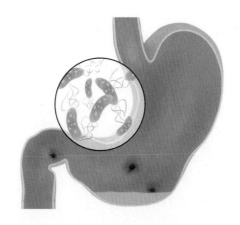

临床小贴士

消化性溃疡是指胃肠道黏膜在某种情况下被胃酸／胃蛋白酶自身消化，损伤深度达黏膜下层时的一类疾病，可发生于食管、胃或十二指肠，也可发生于胃－空肠术后吻合口或含有胃黏膜的 Meckel 憩室内。幽门螺旋杆菌感染和口服非甾体类抗炎药是本病的主要病因。临床上主要表现为上腹部疼痛，具有反复性、周期性与节律性特点。此外还可出现食欲不振、恶心、呕吐与泛酸等表现。上消化道出血、穿孔、胃出口梗阻是本病的主要并发症。纤维胃镜检查显示胃、十二指肠黏膜病变更直观详细，可以直接显示溃疡并进行活检，是诊断胃、十二指肠溃疡的首选辅助检查。

影像检查咨询台

对于无法进行纤维胃镜检查的消化性溃疡患者可首选上消化道钡餐造影检查。该检查操作简便、经济、成像清晰，可灵活利用多体位、多轴位和动态显像的优势，观察胃、十二指肠的局部和全貌，清晰显示溃疡的形状、位置、大小以及溃疡所引起的功能性和瘢痕性改变。通过观察龛影的形状、充钡状态、周围黏膜皱襞情况、邻近胃壁和十二指肠的柔软与蠕动情况有助于良恶性溃疡的鉴别。但该检查对于较小的溃疡敏感性低，仍需结合纤维胃镜检查。站立位腹部 X 线平片在消化性溃疡的诊断上应用价值不大，仅用于溃疡合并穿孔时显示腹腔内游离气体影。超声可分别在空腹、喝水、喝充盈剂三种情况下显示溃疡和邻近胃壁情况，观察胃壁蠕动波，在本病的诊断上具有一定临床应用前景，但准确性不如上消化道钡餐造影和纤维胃镜检查。CT 和 MRI 不作为本病的常规检查，但对溃疡良、恶性的鉴别上有重要价值，可作为补充检查手段。

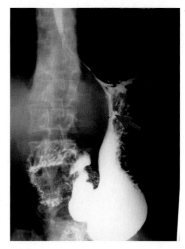

胃良性溃疡 X 线上消化道钡餐造影显示胃小弯侧溃疡龛影位于胃轮廓内（箭头）

5.胃肿瘤

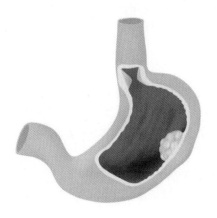

临床小贴士

　　胃肿瘤是起源于胃黏膜、间叶组织的良性或恶性肿瘤，其中良性肿瘤占胃肿瘤的2%，包括胃腺瘤、腺瘤性息肉等起源于胃黏膜的上皮性肿瘤和间质瘤、脂肪瘤、神经纤维瘤等间叶组织肿瘤。恶性肿瘤主要有胃癌、恶性淋巴瘤和恶性间质瘤，以胃癌最常见，其发生率在消化道恶性肿瘤中居首位。胃癌的好发年龄为40~60岁，可以发生于胃的任何部位，但以胃窦、小弯与贲门区最常见。临床多表现为上腹部隐痛、不适、食欲减退、体重减轻、呕血和黑便。部分患者可扪及腹部肿块，位于幽门部较大的肿瘤，还可引起梗阻症状。

影像检查咨询台

　　胃肿瘤的影像学检查方法包括X线上消化道钡餐造影、CT、MRI和PET/CT。X线上消化道钡餐造影可灵活地多体位、加压、动态观察胃壁局限性肿块、溃疡、浸润性改变和周围黏膜皱襞的形态学变化，明确病变的位置、范围，部分进展期胃癌可做出定性诊断，是筛查、诊断及术后随访胃肿瘤的常用影像学检查方法。但该检查对胃外情况提供信息较少，不利于肿瘤的分期。胃双重对比造影可显示黏膜面的微细结构，对小病灶的检出有重要价值，但定性诊断的准确率较低，仍需结合内镜及活检避免误诊。CT和MRI能明确观察胃肿瘤的形态、大小、位置，了解肿瘤组织向腔外累及和浸润的程度，有无突破浆膜面，以及肿瘤与周围脏器、血管的关系，判断有无局部淋巴结肿大及其他脏器有无转移等，主要用于胃肿瘤的定性诊断和恶性肿瘤的术前分期，为治疗计划的制订和治疗效果评估提供影像学信息。PET/CT 可进行全身扫描，主要用于胃恶性肿瘤的分期和治疗后随访。

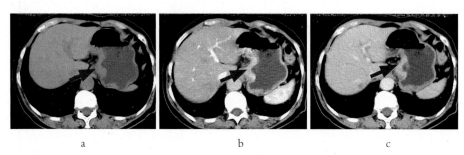

贲门癌　上腹部 CT 平扫横断面（图 a）可见胃贲门壁增厚、僵硬（箭头）；增强横断面动脉期（图 b）、门静脉期（图 c）可见胃贲门病变明显强化（箭头）

6.十二指肠憩室

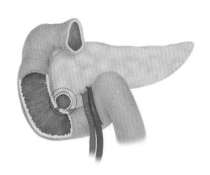

临床小贴士

　　十二指肠憩室为十二指肠肠壁局部向外膨出的囊袋状病变，比较常见，多发生在十二指肠降部的内后壁，尤其是壶腹周围，其次为十二指肠空肠曲交界区，可单发或多发，多见于中老年人。本病分为原发性（假性）憩室和继发性（真性）憩室。临床上多为原发性憩室，憩室壁主要由黏膜、黏膜下层和浆膜构成，肌纤维很少，其形成与先天性十二指肠壁局限性肌层缺陷有关。继发性憩室壁由肠壁全层构成，其成因与邻近器官炎症粘连、牵拉有关，临床上少见。大多数憩室并无临床症状，常体检时发现，部分患者会出现上腹部隐痛不适、腹胀、恶心、呕吐、嗳气、黄疸等症状，严重者可出现继发憩室炎、溃疡、出血、穿孔和胆胰系统疾病。

影像检查咨询台

十二指肠憩室的影像学检查方法有X线钡餐造影、CT和MRI。X线钡餐造影仰卧位或右前斜位可较好地显示十二指肠环，有利于憩室的显示，加压检查可见正常黏膜位于憩室内并与肠壁黏膜相连。CT可显示突入胰腺内的十二指肠憩室，高分辨CT可更清楚地显示十二指肠憩室与胆总管下段的位置关系，反映胆管受压情况，对本病引起的胆道梗阻具有较大的诊断价值。但需要注意的是，当憩室内充满食物残渣或呈等密度影时，可造成胰头增大的假象而误诊为胰头区占位，此时需引入增强扫描鉴别。

MRI具有无创、无辐射、图像客观准确等优点，在不需要引入对比剂的情况下，不仅能检出十二指肠憩室，还能够对憩室的部位、大小、范围、与邻近结构关系进行细致、全面的评估。尤其是MR薄层扫描，对于十二指肠降段、胆总管、胰头部等细微结构的观察更加全面。磁共振胰胆管水成像（MRCP）检查能够进行多方位、多角度图像重建，可清楚显示肠管黏膜皱襞，对本病的诊断灵敏度达90%，且不受肠内容物干扰，尤其适用于评估十二指肠憩室与胆总管、胰管间位置关系，为临床治疗决策的制订提供重要参考信息。

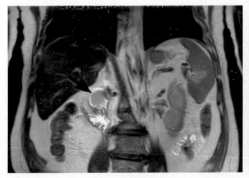
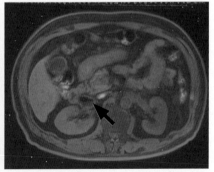

a

b

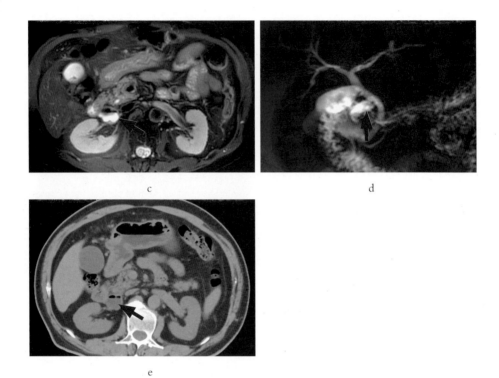

十二指肠憩室　上腹部MRI平扫冠状面T2WI（图a）可见十二指肠降段内侧囊袋状高信号，与十二指肠肠腔沟通（箭头）；横断面T1WI（图b）病变内部可见低信号（箭头），横断面压脂T2WI（图c）上可见气液混杂信号（箭头）；MRCP（图d）可见十二指肠降段内侧囊袋状高信号（箭头）；上腹部CT平扫横断面（图e）可见十二指肠降段内侧囊袋影，内可见气液混杂密度（箭头）

7.小肠肿瘤

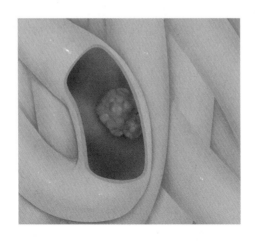

临床小贴士

　　小肠肿瘤是指从十二指肠起始到回盲瓣的小肠肠管所发生的良 / 恶性肿瘤。小肠原发性肿瘤的发生率仅占胃肠道肿瘤的 1%~5%，且恶性肿瘤多于良性肿瘤。小肠良性肿瘤据其发病率由高到低依次为腺瘤、间质瘤、血管瘤和脂肪瘤，恶性肿瘤以腺癌、类癌、恶性间质瘤和非霍奇金淋巴瘤多见。常见症状为腹痛、恶心、呕吐、腹部肿块及不同程度的肠梗阻与肠套叠。

影像检查咨询台

　　小肠肿瘤的常用影像学检查方法为 X 线钡餐造影、CT 和 MRI。其中 X 线钡餐造影，尤其是小肠气钡双重对比造影是发现小肠肿瘤的首选初筛手段，可以了解整个消化道情况，但该检查诊断特异性不高，且不能应用于肠梗阻患者。CT 小肠造影（CTE）及小肠磁共振成像（MRE）均是无创性影像学检查，能够评价内镜技术观察不到的肠腔外病变，较为准确地反映小肠肠壁病变及肠腔外信息，对了解肿瘤的范围、大小、形态及其与肠壁的关系，有无转移及其恶性程度有较高的价值，在小肠疾病诊断中的重要性日益凸显。CT 操作简单，空间和密度分辨率高、检查用时短，但是具有一定的电离辐射危害。MRI 软组织对比度高，有利于病灶显示，肿瘤检测效果更好，没有辐射，适用人群更广，能较为精准地呈现小肠的肠壁、肠腔以及小肠外部解剖结构，但检查时间较长，且要求受检者肠腔处于良好的对比充盈状态。

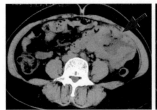 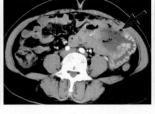 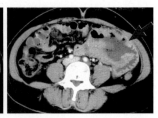

　　　　a　　　　　　　　　　　　b　　　　　　　　　　　　c

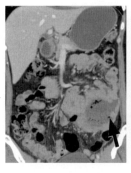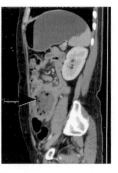

d   e

小肠淋巴瘤 上腹部CT横断面平扫（图a）可见左下腹小肠肠管团块状软组织密度影，管腔扩张，内可见气液平面（箭头）；CT增强横断面动脉期（图b）、门静脉期（图c）、延迟重建冠状面（图d）、延迟重建矢状面（图e）可见病变轻度强化（箭头）

8.克罗恩病

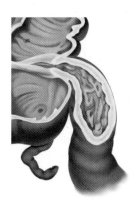

临床小贴士

　　克罗恩病是一种胃肠道慢性肉芽肿性疾病，病因尚不十分清楚，可能与感染、遗传、体液免疫和细胞免疫有关。病变多见于回肠末段和邻近结肠，从口腔至肛门各段消化道均可受累，呈节段性或跳跃式分布。临床上以腹痛、腹泻、腹块、瘘管形成和肠梗阻为特征表现，可伴有发热、营养障碍等全身表现以及关节、皮肤、眼、口腔黏膜、肝等肠外损害。消化内镜检查是诊断克罗恩病最敏感的检查方法，可直接观察病变，对该病的早期识别、病变特征的判断、病变范围及严重程度的评估较为准确，且可以同时进行活检检查。但其只能观察肠腔内结构，无法观察肠壁、肠管外的结构。

影像检查咨询台

　　可用于克罗恩病的影像学检查手段有 X 线钡餐造影、超声、CT 和 MRI，钡剂灌肠检查可用于不宜做结肠镜检查者。CT 小肠造影是给患者口服 2.5% 等渗甘露醇溶液，使肠道充分扩张后进行的 CT 检查，具有扫描速度快、密度分辨率高等优点，可以清楚显示肠腔细节，比较准确地反映肠壁的炎症改变、病变分布的部位和范围、是否存在狭窄及其可能的性质（炎性活动性或纤维性狭窄）、瘘管形成、腹腔脓肿或蜂窝织炎等肠腔外的并发症，还可对本病的活动度进行分级，对于临床治疗具有重要参考价值，是评估小肠炎性病变的标准影像学检查。

　　小肠磁共振检查与 CT 小肠造影对评估小肠炎性病变的精确度相似，小肠磁共振检查时间长，设备和技术要求较高，但无放射性暴露，推荐用于监测疾病的活动度。CT 小肠造影或小肠磁共振检查可很好地扩张小肠，尤其是近段小肠，可能更有利于高位炎症性肠病病变的诊断。

　　小肠钡餐造影的敏感度低，已被 CT 小肠造影或小肠磁共振检查代替，但对无条件行此两种检查者仍是小肠病变检查的重要技术。并且该检查对肠腔狭窄的动态观察可与 CT 小肠造影或小肠磁共振检查互补，必要时可两种检查方法同用。

　　经腹肠道超声可显示肠壁病变的部位和范围、肠腔狭窄、肠瘘、脓肿等。超声造影对于判断狭窄部位的炎症活动度有一定价值。由于超声检查方便、无创，对小肠炎性病变的初筛及治疗后疾病活动度的随访有一定价值。

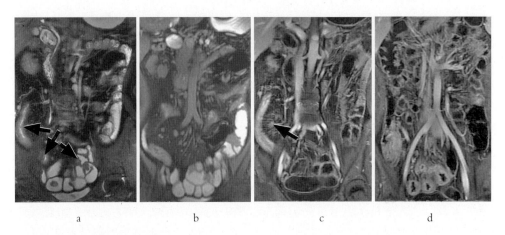

a　　　　　　　b　　　　　　　c　　　　　　　d

克罗恩病　腹部 MRI 冠状面 T2WI（图 a、图 b）可见小肠多节段管壁增厚（箭头），肠系膜周围可见多发肿大淋巴结；延迟增强 T1WI 冠状面（图 c、图 d）可见病变肠管周围出现"木梳征"（箭头），多段肠壁呈分层样强化

9.结直肠癌

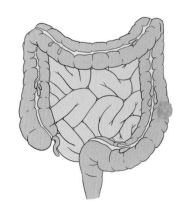

　　结肠癌与直肠癌是原发于结、直肠黏膜上皮的恶性肿瘤，是消化道最常见的恶性肿瘤之一，引起结肠癌和直肠癌的可能原因有结肠息肉、慢性溃疡性结肠炎、饮食习惯和遗传因素等。中老年发病率高，男女发病比例约为 2∶1。结肠癌和直肠癌早期常无明显症状，当肿瘤生长到一定程度时可出现腹痛、腹部肿块、便血、贫血、排便频繁、排便不尽、肛门下坠感等。纤维结直肠镜能直接观察结直肠肿瘤并可钳取组织活检，是确诊结直肠癌的主要方法。结直肠癌出现症状时多为中晚期，建议中老年人每 1~2 年进行一次纤维结直肠镜或 X 线气钡双重灌肠造影检查。一旦出现相关症状，尽快就医。

影像检查咨询台

　　影像学检查能够弥补传统结肠镜的不足，痛苦小且不受肠管狭窄的限制，能够观察整段结直肠的形态学改变。早期采用的影像学检查方法为钡灌肠和气钡双重造影，二者普及率高，可作为结、直肠癌的重要影像学筛查方法，但对低位直肠癌诊断意义不大。CT 和 MRI 是钡灌肠和气钡双重造影必要的补充检查手段。腹、盆腔 CT 扫描结合三维重建、多平面重建、CT 结肠仿真内窥镜等技术，可用于评估原发肿瘤的局部分期，判断有无淋巴结和远处转移，为结直肠癌手术定位和肝转移瘤的治疗提供参考信息，但 CT 对于早期病变和淋巴结转移的正确分期较困难，对于肠道准备不充分者仍存在一定的影响。

MRI 具有极高的软组织分辨率，是结、直肠癌诊断和术前分期的理想影像学检查方法。MRI 不受肿瘤位置及大小的限制，能对整个盆腔进行评估，尤其能准确地评估直肠系膜和环周切缘情况，对直肠肿瘤 T 分期的准确率明显高于 CT。此外 MRI 平扫及增强扫描发现肝转移瘤的敏感度和特异度也高于 CT。

经直肠腔内超声能显示直肠肿瘤浸润肠壁深度、范围和邻近脏器受累程度，以及有无局部淋巴结转移等，可用于直肠癌的早期分期，但由于受设备和操作人员水平限制，难于广泛应用。PET/CT 能检出结、直肠癌原发灶和转移灶，是结、直肠癌分期的重要影像学检查方法。

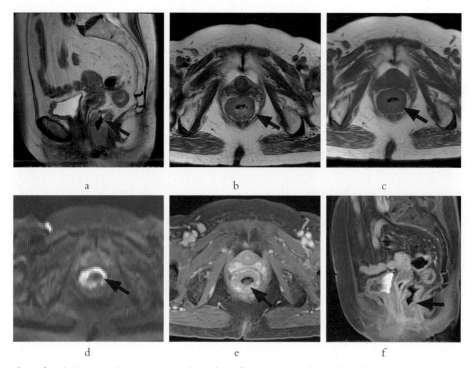

直肠癌 盆腔 MRI 矢状面 T2WI（图 a）、横断面 T2WI（图 b）、横断面 T1WI（图 c）可见直肠下段管壁增厚呈稍长 T1 稍长 T2 信号，相应管腔变窄（箭头）；DWI（图 d）上病变弥散受限呈高信号（箭头）；增强延迟期横断面和矢状面（图 e、图 f）显示病变呈相对低信号（箭头）

10.阑尾炎

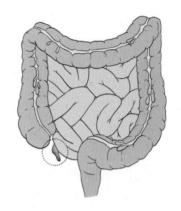

　　阑尾炎是阑尾感染引起的炎症，为外科常见病，可分为急性阑尾炎和慢性阑尾炎。急性阑尾炎根据病理表现分为单纯性、化脓性和坏疽性，典型表现为转移性右下腹痛并反跳痛、恶心、呕吐、发热等，少数可引起重症腹膜炎。慢性阑尾炎可由急性阑尾炎转化而来，也可由于阑尾粪石、异物、寄生虫等引起管腔梗阻与长期刺激所致。慢性阑尾炎反复发作可导致粘连性肠梗阻，还可并发门静脉炎，内、外瘘形成等。

影像检查咨询台

　　阑尾炎的影像学检查包括腹部 X 线平片、超声、CT 和 MRI。X 线平片对诊断阑尾炎价值不大，主要用于排除其他急腹症。

　　超声是一种可靠的初筛检查，诊断急性阑尾炎敏感性和特异性较高，可简化急诊医师或外科医生的快速决策。如果有经验的操作者进行床旁超声检查，则无论成年人、孕妇还是儿童，超声都应被视为最合适的首选诊断工具。

　　CT 检查对阑尾疾病的诊断有重要作用，多层螺旋 CT 薄层及重建技术可提高急性阑尾炎的诊断符合率，减少漏诊，可通过发现患者病变部位周围的炎症或脓肿、结石而进行有效诊断，为临床治疗提供术前指导。通过二维平面、曲面重建技术能够进行多方位、任意角度重组图像，将阑尾拉直，保证层面连续性，消除容积效应伪影。

　　MRI 软组织对比度高，能够对病灶清晰定位，在诊断阑尾炎的敏感性和特异性方面与 CT 相似。T2WI 序列对阑尾壁显示更佳，在阑尾壁异常增厚和阑尾渗出的检出上敏感性较高。对于疑似阑尾炎的孕妇，建议在超声检查难以明确诊断时进一步行 MRI 检查。

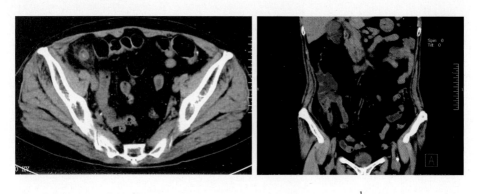

|　　　　　　　　　a　　　　　　　　　　　　　　　　　　b

阑尾炎　腹部 CT 平扫横断面（图 a）及重建冠状面（图 b）可见阑尾壁增厚，管腔变窄，内可见结节状高密度影，周围脂肪间隙模糊

11.肠梗阻

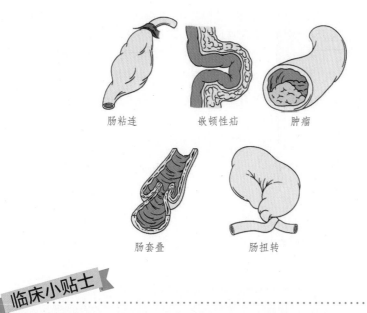

肠粘连　　　　嵌顿性疝　　　　肿瘤

肠套叠　　　　肠扭转

临床小贴士

　　　肠梗阻是指各种原因引起的肠内容物通过障碍，是临床常见的急症，病情复杂多变。引起肠梗阻的主要原因包括肠粘连、肿瘤、嵌顿性疝、肠套叠、肠扭转、腹腔感染、腹腔手术后和肠系膜动脉病变等。根

据发生的原因主要分为机械性肠梗阻、动力性肠梗阻、血运性肠梗阻和假性肠梗阻。机械性肠梗阻临床上最常见，是由于肠内、肠壁和肠外各种不同机械性因素引起的肠内容物通过障碍。动力性肠梗阻是由于肠壁肌肉运动功能失调所致，并无肠腔狭窄，又可分为麻痹性和痉挛性两种。血运性肠梗阻是由于肠系膜血管内血栓形成，血管栓塞，引起肠管血液循环障碍，导致肠蠕动功能丧失，使肠内容物停止运行。肠梗阻主要临床表现有腹痛、腹胀、呕吐和肛门停止排气。

影像检查咨询台

肠梗阻的常用影像学检查方法包括 X 线平片、超声、CT 和 MRI 检查，肠梗阻时一般不做 X 线消化道钡餐造影和 X 线钡灌肠检查。站立位腹部 X 线平片是肠梗阻的常规检查手段，但敏感性和特异性不高，无法可靠区分大肠梗阻或小肠梗阻，且常常无法确定梗阻的程度和病因。超声对小肠梗阻具有高度的敏感性和特异性，临床应用价值较高，且操作简单，实时无创，方便复查。

CT 检查，特别是多层螺旋 CT 增强扫描，不仅能提高肠梗阻诊断的正确率，还可以明确是机械性还是动力性、是否绞窄性、梗阻部位、是否完全梗阻以及梗阻病因，是一种快捷、准确率高、无创的影像学诊断方法。MRI 检查的优势在于软组织分辨率极高，可以多角度、多序列、多参数成像，更有利于鉴别由结直肠癌导致的肠梗阻患者。此外，产前 MRI 对胎儿小肠梗阻也具有一定的诊断价值。

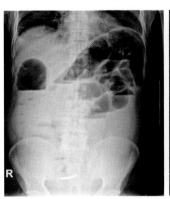
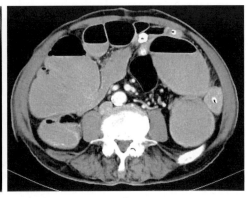

a　　　　　　　　　　　　b

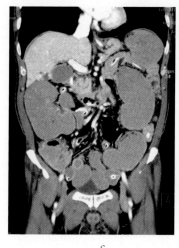
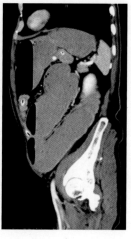

c   d

肠梗阻 站立位腹部X线平片（图a）可见肠腔扩张、积气积液和肠腔内宽大液平面；腹部CT增强延迟期横断面（图b）、重建冠状面（图c）、重建矢状面（图d）可见肠腔扩张、积气积液，以结肠为著

12.胃肠道穿孔

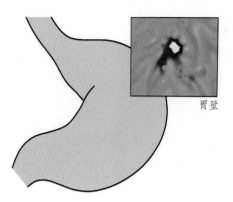

胃壁

临床小贴士

  胃肠道穿孔常继发于溃疡、创伤和肿瘤，是外科较常见的急腹症之一，且病情凶险，如不及时治疗，后果严重。胃及十二指肠溃疡穿孔为最常见的原因，急性胃溃疡穿孔多发生在近幽门的胃前壁，急性十二指肠溃疡穿孔多发生十二指肠球部前壁偏小弯侧。临床上多起病急，表现为持续性上腹部剧痛，不久蔓延至全腹，可出现肌紧张、全腹压痛、反跳痛等腹膜刺激症状。腹腔感染时血常规白细胞升高，腹腔穿刺可抽出

含食物残渣的脓性液体。尽早检出并明确穿孔原因及穿孔部位，对制订合理治疗方案、保障治疗效果具有重要意义。

影像检查咨询台

胃肠道穿孔的常用影像学检查为 X 线平片、超声和 CT 检查。MRI 检查由于扫描速度慢，胃肠道穿孔患者难以保持平静，加之 MRI 表现不特异，临床多不采用。腹部 X 线平片是诊断胃肠道穿孔简便、经济且可靠的检查方法，可观察膈下、腹壁下有无游离气体，但判断穿孔部位尚较困难，并且腹部 X 线平片阴性者也并不能完全排除穿孔。

超声检查可显示腹腔内游离气体和游离液体，对胃肠道穿孔的范围、大小以及原发病变的性质进行初判，不仅能为临床治疗方案的制订提供重要参考意见，还能够对采取保守治疗的穿孔患者进行动态复查，判断穿孔口闭合情况。CT 检查能显著提高胃肠道穿孔患者的阳性检出率，对穿孔原因、穿孔部位的诊断准确率较高。相对于 X 线平片，图像更加清晰，患者舒适度良好，可为临床诊治提供影像参考。CT 和超声还可用于检查胃肠道穿孔后的并发症。

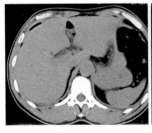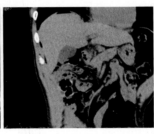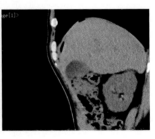

a   b   c

胃肠道穿孔　上腹部 CT 平扫横断面（图 a）、重建冠状面（图 b）、重建矢状面（图 c）可见膈肌与肝脏间隙小斑片状低密度气体影

13.肝囊肿

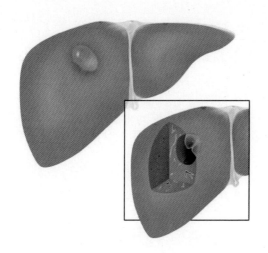

临床小贴士

　　肝囊肿，通常指先天性肝囊肿，病因不清，可能是胆管在胚胎期发育异常形成小胆管丛，出生后逐渐扩大、融合而形成的囊性病变。临床上分为单纯性肝囊肿和多囊肝。前者包括单发、多发性肝囊肿，后者为常染色体显性遗传病，常合并多囊肾。本病临床上症状轻微，多体检发现，较大者可产生腹部不适、右上腹隐痛等压迫症状。偶可出现破裂出血、合并感染等并发症。

影像检查咨询台

　　肝囊肿的影像学检查有超声、CT 和 MRI。超声操作简单、经济实时，是肝囊肿筛查和随访复查的首选检查方法，可提示囊肿的位置、大小、毗邻等信息。CT 检查的准确率亦较高，表现为肝实质内单发或多发类圆形低密度影，边界清楚，增强扫描无强化，有助于与肝脏其他囊性病变进行鉴别。MRI 对肝囊肿具有非常好的诊断能力，T2WI 可明确显示病变的数量、位置、大小及其与周围组织的关系，尤其对于较小病变、囊内成分复杂者具有较大优势。

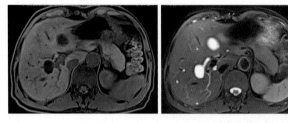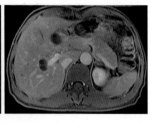

a   b   c

肝脏多发囊肿 上腹部 MRI 横断面 T1WI（图 a）可见肝实质内多发大小不等类圆形低信号；T2WI（图 b）上病灶呈高信号，病灶边缘光滑，内部信号均匀；MRI 增强延迟期横断面 T1WI（图 c）显示病灶未强化

14.肝脓肿

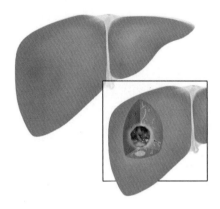

临床小贴士

　　肝脓肿是全身或肝邻近器官化脓性感染的细菌及其脓毒栓子，通过门静脉、肝动脉、胆道或直接蔓延等途径到达肝脏，引起的局限性化脓性炎症。根据致病微生物的不同分为细菌性肝脓肿、阿米巴肝脓肿、真菌性肝脓肿、结核性肝脓肿等，以细菌性肝脓肿多见。临床上一般起病较急，可出现寒战、发热、肝区疼痛和肝大。实验室检查白细胞计数和中性粒细胞百分比明显升高，肝功能血清转氨酶升高。当脓肿进入慢性期，脓肿周边肉芽组织增生、纤维化，肝脓肿亦可向膈下、腹腔或胸腔穿破导致严重的感染并发症。

影像检查咨询台

　　肝脓肿的影像学检查包括超声、CT 和 MRI。超声具有简便、经济、无创等特点，能够发现 1~2 cm 的小病灶，可作为肝脓肿的首选检查方法，对于较大脓肿还可在超声引导下经皮肝穿刺进行治疗。CT 图像分辨率高，清晰度好，特异性较超声高，可发现更小的病灶，结合增强扫描有助于提高诊断的准确度。MRI 软组织对比度高，具有多序列成像和功能成像的优势，可敏感地反映肝组织充血、水肿、坏死、液化、脓腔及脓壁形成等多种病理学信息，对诊断和治疗效果观察具有较高价值，可用于不典型肝脓肿与肿瘤性病变的鉴别。T2WI 序列不仅能显示脓肿早期的点状坏死液化区，还能显示脓肿周围的蜂窝织炎。DWI 序列能从分子水平提供组织水分子的扩散信息，由于脓腔内的细菌、坏死物质、炎性细胞及碎屑限制了水分子的扩散运动，因此肝脓肿在 DWI 上呈特征性明显高信号，该序列在无创条件下明显提高了肝脓肿的检出率。

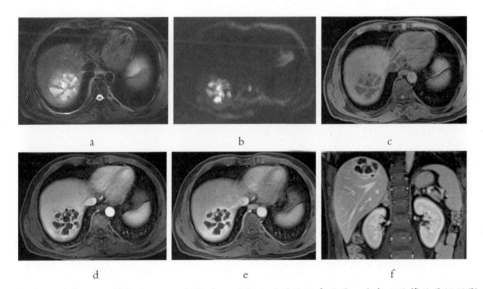

肝脓肿　上腹部 MRI 横断面 T2WI（图 a）可见肝右叶肿块状高信号，内部可见等信号间隔影；DWI（图 b）显示病灶呈不均匀高信号；横断面 T1WI 平扫（图 c）显示病灶呈低信号；增强静脉期横断面 T1WI（图 d）可见病灶边缘及间隔明显强化；增强延迟期横断面（图 e）和冠状面 T1WI（图 f）可见病灶边缘及间隔仍呈高信号，内部囊腔无强化

15.肝包虫病

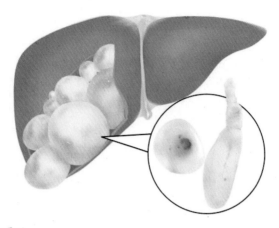

临床小贴士

　　肝棘球蚴病，又称肝包虫病，是棘球绦虫的幼虫寄生于肝脏而发生的寄生虫病。本病常见于畜牧业地区，是人畜共患性寄生虫病。棘球蚴病主要有两种类型，即由细粒棘球蚴绦虫的虫卵感染所致囊型棘球蚴病，较常见；另一种是由多房棘球蚴绦虫的虫卵感染所致肝泡型棘球蚴病。棘球蚴囊肿可分为内囊和外囊，内囊为棘球蚴的本体，由生发层和外层构成。外囊在内囊周围形成一层纤维包膜，常伴有钙化。肝泡型棘球蚴是由约1 mm大小的多发囊泡组成，呈外生浸润性生长。

　　本病临床病程呈慢性经过，早期多数无症状，随着病灶的增大，可出现腹胀、肝区疼痛、恶心呕吐等不适，细粒棘球蚴破入胆道及泡状棘球蚴侵犯胆管可引起梗阻性黄疸。

影像检查咨询台

　　肝包虫病的影像学检查方法包括超声、X线腹部平片、CT和MRI。X线腹部平片对肝包虫病的诊断价值比较有限，对没有钙化的病灶很难做出正确诊断。超声检查简单、方便、经济，常用于肝包虫病的筛查及复查。CT检查快速、简便，具有较高的密度分辨率，可以清楚显示病灶的大小、位置、数量，以及与周围组织、邻近胆管、血管的关系，因此广泛应用于临床，对钙化的显示明显优于其他检查，但CT具有电离辐射，不能应用于妊娠患者，在胆管、小囊泡的显示方面也不如MRI。MRI检查无辐射、软组织分辨率高，具有多序列、多角度成像优势，对病灶的综合评估更全面，在细节显示上也优于其他检查，结合 DWI、MRCP 等多种序列，能够更清楚地显示边缘浸润带、小囊泡和胆管系统，但钙化灶在 MRI 上显示不佳。

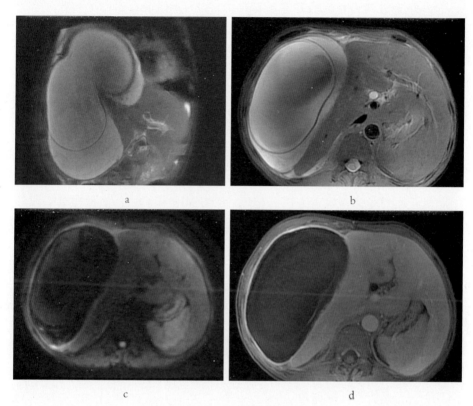

肝包虫病 上腹部 MRI 冠状面 T2WI（图 a）和横断面 T2WI（图 b）可见肝右叶巨大囊状高信号，内部可见环状等低信号影，呈囊内囊改变；DWI（图 c）可见病灶无弥散受限呈低信号；增强扫描延迟期横断面 T1WI（图 d）显示病灶边缘及间隔强化

16.肝血管瘤

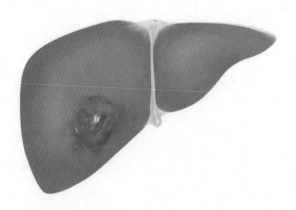

临床小贴士

肝血管瘤由扩展的异常血窦组成，内衬单层的血管内皮细胞，是最常见的肝脏原发性良性肿瘤，临床上以海绵状血管瘤最多见，可发生于任何年龄，女性多见。本病90%单发，10%多发，一般无自觉症状，常体检发现。肿瘤较大者，可出现腹部包块、上腹部胀痛不适。肿瘤破裂出血可出现上腹部剧痛，危及生命。

影像检查咨询台

肝血管瘤的影像学检查方法有超声、CT、MRI 和 DSA，多种检查手段的联合应用，可极大地提高肝血管瘤的诊断准确率。超声可清楚显示肝血管瘤的形态、大小、位置、内部回声和血流信号，具有很高的灵敏度和特异度，是首选的影像学检查方法。对超声表现不典型的患者，可考虑选择肝脏超声造影检查。CT 和 MRI 均可以显示病灶的位置、大小、形态，是诊断肝血管瘤的常用检查方法，其中 MRI 的诊断灵敏度和特异度更高。结合 CT 增强或 MRI 增强扫描可有

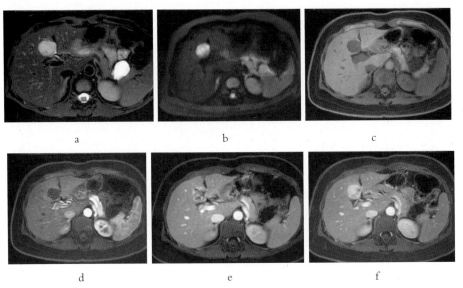

肝血管瘤　上腹部MRI横断面T2WI（图a）可见肝左内叶结节状高信号；横断面DWI（图b）显示病灶呈高信号；横断面T1WI平扫（图c）显示病灶呈低信号；增强横断面动脉期（图d）可见病灶边缘呈结节状不均匀强化，静脉期（图e）及延迟期（图f）可见病灶强化区向内部逐渐填充

效提高病灶的检出率，有助于与肝脏其他占位性病变进行鉴别。数字减影血管造影（DSA）诊断肝血管瘤的准确率也很高，但由于有创伤性，很少用于肝血管瘤的诊断，仅用于较大血管瘤的栓塞治疗。

17.肝癌

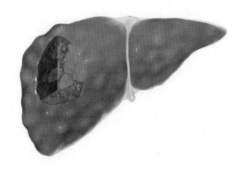

临床小贴士

肝癌是指由肝细胞或肝内胆管上皮细胞发生的恶性肿瘤，是我国最常见的恶性肿瘤之一，好发于中年男性。根据大体形态可分为块状型、结节型和弥漫型。根据组织学类型，可分为肝细胞型、胆管细胞型和混合型。本病临床起病隐匿，早期缺乏典型症状，中晚期常表现为肝区疼痛、黄疸、食欲减退、腹胀、发热、消瘦、上消化道出血等。引起肝癌的常见原因有病毒性肝炎、肝硬化。实验室检查中甲胎蛋白广泛用于肝癌的普查、诊断、判断治疗效果及预后复发。

影像检查咨询台

肝癌的影像学检查方法主要包括超声、CT、MRI和DSA，各种影像学检查手段各有特点，应注意综合应用、优势互补、全面评估。

超声为目前肝癌筛查的首选检查手段，常规灰阶超声可早期、敏感地检出肝内占位性病变，显示病变大小、位置、内部回声。彩色多普勒血流成像可观察病灶内血供，同时明确病灶性质及与肝内重要血管的毗邻关系。超声造影检查可提示肿瘤的血流动力学变化，帮助鉴别诊断不同性质肝肿瘤，在评价肝癌的微血管灌注和引导介入治疗及介入治疗后即刻评估疗效方面具有优势。超声联合影像导航技术为肝癌的精准定位和实时微创消融提供了有效的手段。术中超声及术中超声造影检查能更敏感地显示肝内直径约为 5 mm 的肝癌,更好地协同手术治疗。超声弹性成像可检测肝实质和肝内占位性病灶的组织硬度,为明确肝癌手术的可行性提供更多的辅助信息。

动态增强 CT 和多模态 MRI 扫描是肝脏超声和血清甲胎蛋白(α –fetoprotein,AFP)筛查异常者明确诊断的首选影像学检查方法。目前肝脏动态增强 CT 除常见应用于肝癌的临床诊断及分期外,也应用于肝癌局部治疗的疗效评价,特别是对经动脉化疗栓塞后碘油沉积观察有优势。借助 CT 后处理技术可进行三维血管重建、肝脏体积和肝肿瘤体积测量、肺和骨等其他脏器转移评价。肝脏多模态 MRI 无辐射影响、组织分辨率高,能够多方位、多序列成像,具有形态结合功能综合成像技术能力,已成为肝癌临床检出、诊断、分期和疗效评价的优选影像技术,在检出和诊断直径 ≤ 2.0 cm 肝癌方面优于动态增强 CT。使用肝细胞特异性对比剂钆塞酸二钠(Gd–EOB–DTPA),有助于提高直径 ≤ 1.0 cm 肝癌的检出率以及对肝癌诊断与鉴别诊断的准确性。多模态 MRI 在评价肝癌是否侵犯门静脉、肝静脉主干及其分支,以及腹腔或腹膜后淋巴结转移等方面也较动态增强 CT 更显优势。

DSA 是一种侵入性创伤性检查,多主张采用经选择性或超选择性肝动脉进行 DSA 检查。该技术更多用于肝癌局部治疗或急性肝癌破裂出血治疗等。DSA 检查可显示肝肿瘤血管及肝肿瘤染色,还可明确显示肝肿瘤数目、大小及其血供

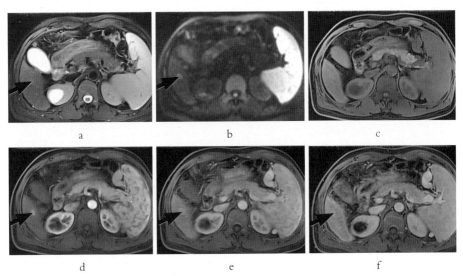

小肝癌 上腹部 MRI 横断面 T2WI(图 a)可见肝右叶小结节状稍高信号(箭头);DWI(图 b)显示病灶弥散受限呈高信号(箭头);横断面 T1WI 平扫(图 c)显示病灶呈稍高信号;增强动脉期横断面 T1WI(图 d)和静脉期横断面 T1WI(图 e)显示病灶动脉期明显强化,静脉期呈不均匀高信号(箭头);增强延迟期横断面 T1WI(图 f)显示病灶强化程度下降,呈快进快出强化方式(箭头)

情况，能够为血管解剖变异、肝肿瘤与重要血管解剖关系、以及门静脉浸润提供准确客观的信息，对于判断手术切除的可能性、彻底性以及制订合理的治疗方案有重要价值。

18.肝转移瘤

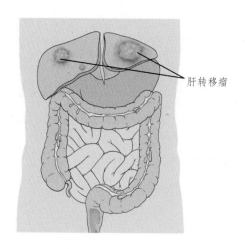

肝转移瘤

临床小贴士

肝转移瘤是由其他脏器的肿瘤细胞转移至肝脏而形成的恶性肿瘤，是肝脏最常见的恶性肿瘤之一，可通过邻近器官肿瘤的直接侵犯、肝门部淋巴结、门静脉和肝动脉转移至肝脏。肝转移瘤常多发，大小不等，易坏死、囊变、出血和钙化。来自消化道肿瘤、胰腺癌、肺癌的转移瘤多为少血供；来自肾癌、恶性间质瘤、绒毛状上皮癌、胰岛细胞癌、甲状腺癌的转移瘤多为富血供。本病的临床症状包括原发性肿瘤的症状和肝脏恶性肿瘤的表现，多在原发恶性肿瘤的基础上，出现肝大、肝区疼痛、消瘦、黄疸、腹水等，实验室检查 AFP 多为阴性。

影像检查咨询台

肝转移瘤的常用影像学检查方法有超声、CT 和 MRI。超声检查因操作简便、实时无创、移动便捷等特点，是临床上最常用的肝脏影像学检查方法。常规灰阶超声可早期、敏感地检出肝内占位性病变，可鉴别其是囊性或实性、良性或恶性，并观察肝内或腹腔内相关转移灶等。彩色多普勒血流成像可观察病灶内血供。CT 和 MRI 可清楚显示肝内病变的数量、分布、密度 / 信号特点，还可观察肺、骨、淋巴结的转移情况。DWI 通过检测组织内水分子运动来反映组织的结构特点与生物学行为，较常规 MRI 更有利于发现病变。对于小转移瘤的显示，MRI 的诊断能力优于 CT，尤其肝细胞特异性对比剂钆塞酸二钠（Gd-EOB-DTPA）的使用可提高病变诊断的准确率，发现更多、更小的病变。

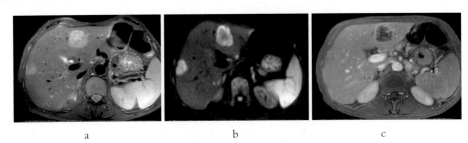

a   b   c

肝脏多发转移瘤　上腹部 MRI 横断面 T2WI（图 a）可见肝实质内多发结节状稍高信号；DWI（图 b）显示病灶弥散受限呈高信号；增强延迟期横断面 T1WI（图 c）可见病灶呈边缘强化

19.脂肪性肝病

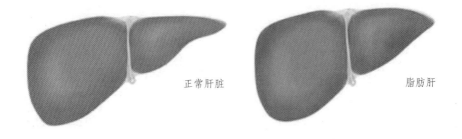

正常肝脏　　　　　　　　　　　　　脂肪肝

临床小贴士

　　脂肪性肝病是指由于各种原因引起的肝细胞内脂肪（主要是三酰甘油）过度堆积的临床病理综合征，简称为脂肪肝。目前我国脂肪性肝病已成为仅次于病毒性肝炎的第二大肝病。临床上分为非酒精性脂肪性肝病和酒精性脂肪性肝病。非酒精性脂肪性肝病起病隐匿，发病缓慢，常无症状，少数可有乏力、右上腹轻度不适等非特异症状，严重者可出现食欲不振、恶心、呕吐等。肥胖、2 型糖尿病、高脂血症等为非酒精性脂肪性肝病的易感因素。根据肝内脂肪变、炎症和纤维化的程度，可将非酒精性脂肪性肝病分为单纯性脂肪性肝病、脂肪性肝炎和脂肪性肝硬化。酒精性脂肪性肝病是患者长期大量饮酒而引发的，以肝脏脂肪变性为特征的一种可逆性酒精性肝病，其临床表现因饮酒的方式、个体对乙醇的敏感性及肝组织损伤的严重程度不同而有明显的差异，早期多无症状，部分患者可出现右上腹痛、乏力、食欲不振等非特异性症状。

影像检查咨询台

脂肪性肝病的常用影像学检查有超声、CT 和 MRI。超声检查操作简便、普及率高，是脂肪性肝病的首选影像检查方法。CT 在脂肪肝的形态学和半定量诊断方面具有一定价值，通过肝脏与脾的密度对比，肝 / 脾 CT 值 < 0.85，即可诊断。局灶性脂肪肝在 CT 平扫上易被误诊为肿瘤，需进一步结合 CT 增强或 MRI 检查综合判断。MRI 是脂肪肝定量、定性评价最为准确、最为有效的检查方法，表现为 T1WI 反相位肝脏信号强度较同相位减低。但由于 MRI 检查时间较长、费用高，一般不作为首选检查，可用于超声、CT 诊断困难者，特别是局灶性脂肪肝难以与肝脏肿瘤鉴别时。MRI 还可通过 IDEAL-IQ 技术定量测量肝脏脂肪含量，IDEAL-IQ 技术作为一种脂肪定量的新方法已受到越来越多的关注，其扫描时间短，无创，可自动获取脂肪分数图像，计算出肝脏选定区域内的脂肪分数值，极大地提高了脂肪肝评估的准确性和可重复性，通过此技术还定量监测脂肪肝的治疗效果。

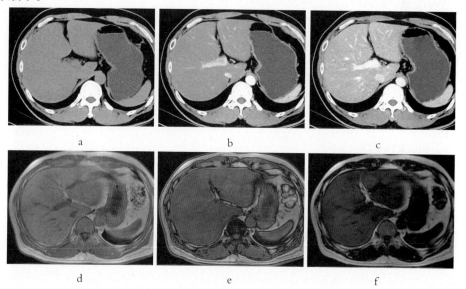

脂肪肝 上腹部 CT 横断面平扫（图 a）可见肝实质密度弥漫性减低，增强横断面扫描动脉期（图 b）及门静脉期（图 c）显示肝内血管走行自然；上腹部 MRI 横断面 T1WI 同相位图像（图 d）显示肝脏呈均匀稍高信号，T1WI 反相位图像（图 e）显示肝脏信号普遍减低，T1WI 脂相图（图 f）显示肝脏呈均匀稍高信号

20.肝硬化

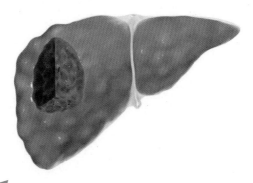

临床小贴士

　　肝硬化是在各种病因作用下，肝细胞出现弥漫性变形、坏死，进一步发生纤维组织增生和肝细胞结节状再生，最终肝小叶结构和血液循环途径被改建，致使肝脏变形、变硬，同时引起门静脉高压和肝功能不同程度损害的一种疾病。常见病因有病毒性肝炎、慢性酒精中毒、非酒精性脂肪性肝炎、胆汁淤积、肝静脉回流受阻、遗传代谢性疾病、工业毒物或药物、自身免疫性肝炎和血吸虫病等。本病起病隐匿，发展缓慢。肝硬化代偿期无明显症状或症状轻微，可有乏力、食欲减退、腹胀不适等。当出现腹水或并发症时，临床上称为失代偿期肝硬化，症状明显，可出现不同程度的腹胀、消化不良、消瘦、乏力、贫血、黄疸、低热等。合并门静脉高压时则出现腹壁静脉怒张、脾大、腹水。实验室检查血清转氨酶升高、白蛋白／球蛋白比例倒置。

影像检查咨询台

　　超声、CT、MRI 检查均可评价肝硬化改变、脾大、门静脉高压及腹腔积液情况。超声因简单、无创、价廉，是肝硬化的首选检查方法，多普勒技术还可发现门静脉血流速率降低和门静脉血流反向等改变。但常规超声检查敏感性较低，诊断结果与操作者经验关系较大，易受操作者主观判断影响。近年来，超声弹性成像广泛应用于肝硬化，可无创诊断肝纤维化和早期肝硬化。CT 平扫对早期肝硬化的诊断价值有限。CT 增强扫描在显示门静脉系统血管和血栓情况，以及鉴别肝硬化结节方面有一定应用价值。

　　MRI 常规序列可显示肝硬化的形态和信号改变，但无法对肝纤维化进行定量评估。磁共振弹性成像（magnetic resonance elastography，MRE）技术，作为一种较为成熟的功能成像技术，已逐渐应用于肝纤维化及肝硬化的定量评估，敏感性和可重复性高，具有重要的诊断价值。但相较于超声弹性成像，MRE 成本较高，限制了其广泛应用。MRI 也是鉴别肝硬化不同期别结节和小肝癌的最有效方法。肝细胞特异性对比剂钆塞酸二钠（Gd-EOB-DTPA）是顺磁性肝胆 MRI 对比剂，对肝硬化背景下早期肝癌的检出具有明显优势，同时还可用于肝功能的定量评估，提供各个肝段的储备功能信息。

　　数字减影血管造影（DSA）可用于肝硬化门静脉、肝静脉和下腔静脉的显示，对于门静脉高压严重患者可行门体静脉分流术治疗，当合并消化道出血时可行栓塞介入治疗。

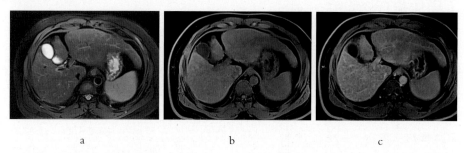

a　　　　　　　　　　b　　　　　　　　　　c

肝硬化　上腹部 MRI 横断面 T2WI（图 a）可见肝实质呈网格状改变，可见多发结节状低信号影；横断面 T1WI（图 b）可见多发结节状稍高信号；增强延迟期横断面 T1WI（图 c）可见肝实质呈网格状强化

21.肝移植

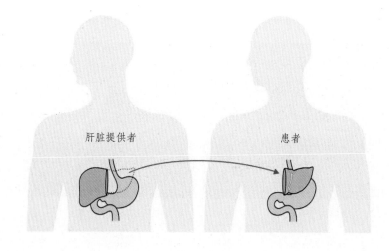

肝脏提供者　　　　　　　　患者

临床小贴士

　　肝移植是对应用其他方法治疗无效的一些终末期肝脏疾病采取器官替代性手术治疗的方法。进行肝移植的主要适应证为肝豆状核变性、a_1-抗胰蛋白酶缺乏、先天性肝纤维化、急性肝功能衰竭、肝硬化、布-加综合征、胆汁淤积性肝病、巨大肝血管瘤、原发性肝细胞癌、胆管细胞癌等。肝移植术后并发症包括原发性肝无功能、急性和慢性排斥反应、血栓形成、感染以及胆道系统的并发症。

影像检查咨询台

　　影像学检查的目的主要是了解移植前肝脏及其血管、胆管的改变，供体肝脏血管和胆管解剖以及手术后观察血管和胆管通畅情况。CT 和 MRI 是术前评价肝胆疾病和血管、胆管情况的主要检查方法。一方面可以对肝胆疾病进行诊断，另一方面可以明确肝动脉、门静脉、肝静脉和胆管解剖是否有变异，以及肿瘤、炎症等疾病对血管、胆管的影响，为制订移植手术方案提供参考。术后影像学检查可明确肝动脉、门静脉、肝静脉、胆管是否通畅、肝实质的血流灌注情况，同时可明确有无肿瘤再发或感染等改变。目前，彩色多普勒超声已经成为肝移植术后的常规检查手段，是诊断肝移植术后早期血管并发症的主要手段之一，但在血管管径较细、流速低的情况下常出现假阳性。结合超声造影检查可提高对低速血流探查的敏感性，并且能够提供肝脏组织的血流灌注情况。MRI 也是肝移植术后的常用检查手段，其中 MRCP 对于肝移植性胆道并发症的诊断拥有较高灵敏度和特异度，可以作为肝移植性胆道并发症诊断的有效检查方法。

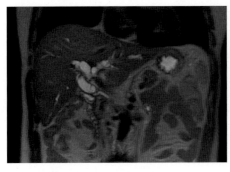 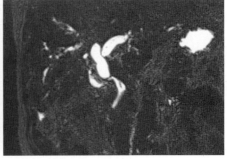

a　　　　　　　　　　　　　　　　　b

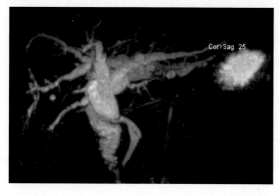
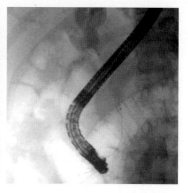

c   d

肝移植术后胆道吻合口狭窄　上腹部MRI冠状面T2WI（图a）可见肝内胆管扩张，肝外胆管吻合口处管腔变窄；3D-MRCP原始图像（图b）和MIP图像（图c）可见肝外胆管吻合口处管腔变窄，其上方胆管扩张；ERCP（图d）显示肝外胆管吻合口处管腔变窄，与MRCP检查结果一致

22.胆石病

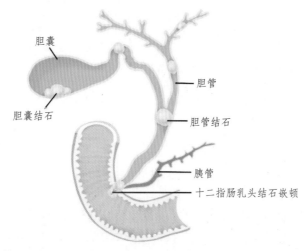

胆囊

胆囊结石

胆管

胆管结石

胰管

十二指肠乳头结石嵌顿

临床小贴士

　　胆石病是指胆道系统发生的结石疾病。在胆汁淤滞和胆道感染等因素的影响下，胆汁中胆色素、胆固醇、黏液物质和钙盐析出、凝集而形成胆结石。按结石所在部位分为胆囊结石、肝外胆管结石和肝内胆管结石。按照结石成分分为胆固醇类结石和胆色素类结石。多数胆囊结石患者常无明显症状，典型者出现胆绞痛，常在饱食、油脂餐后发生，伴有

胆囊炎者可有右上腹痛、压痛、畏寒、发热、恶心、呕吐等症状。肝外胆管结石大多数为胆色素结石，平素无症状或轻微上腹不适，当结石造成胆管梗阻继发胆管炎时，可表现为反复发作的腹痛、寒战高热和黄疸，称为Charot三联征。肝内胆管结石是指左右肝管汇合以上的胆管结石，成分以胆色素为主，多位于左外叶和右后叶，可无症状，或仅有轻度腹痛，伴有急性胆管炎时则表现为腹痛、寒战高热。位于胆管汇合部结石可出现黄疸。

影像检查咨询台

胆石病的影像学检查主要包括超声、CT和MRI，X线平片显示胆结石有很大限度。超声检查因简便易行、可靠性高，是临床上胆石病的首选影像筛查方法。超声根据强回声伴其后方声影可诊断结石，对胆囊结石敏感性高，是其首选检查方法，但对胆管结石的显示不如CT和MRI。CT检查可直接显示胆道系统内的高密度结石，等、低密度结石在胆囊CT造影上可清楚显示。胆结石的CT值测定能够大致反映结石化学成分的含量，CT值低的多为胆固醇结石，CT值高的多为胆色素类结石，可为是否采取体外震波碎石、药物溶石等治疗措施提供参考依据。MRI检查在诊断胆结石上有其独特优势，可清楚观察结石的位置、大小、形态及邻近胆道情况，在诊断阴性结石，评估胆管壁、胆囊壁的病理改变方面优于CT，尤其是磁共振胰胆管水成像技术（MRCP）更胜一筹，可显示超声和CT不易检出的胆囊和胆总管内小结石。

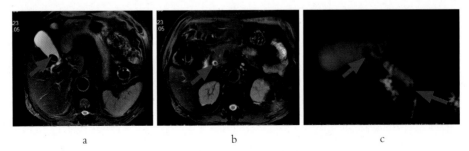

a   b   c

胆囊结石，胆总管结石　上腹部MRI横断面T2WI（图a，图b）可见胆囊及胆总管内结节状短T2信号（箭头）；3D-MRCP MIP图像（图c）可见胆囊及胆总管内结节状充盈缺损（箭头）

23.胆囊炎

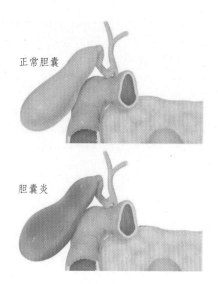

正常胆囊

胆囊炎

临床小贴士

　　胆囊炎是由于胆囊管梗阻、化学性刺激和细菌感染引起的胆囊急性炎症性病变，95%以上的患者有胆囊结石，称为结石性胆囊炎，5%的患者无胆囊结石，称为非结石性胆囊炎。本病多见于中年以上女性，男女之比约为1：2。按照病程长短可分为急性和慢性胆囊炎。急性胆囊炎临床上多表现为急性发作性右上腹痛，放射至右肩胛部，为持续性疼痛伴阵发性绞痛，还可伴有畏寒、高热、呕吐。慢性胆囊炎临床症状不典型，常出现腹胀不适、上腹部隐痛、厌油、消化不良等。

影像检查咨询台

　　胆囊炎的常用影像学检查方法为超声、CT 和 MRI。超声检查简单方便，经济及时，是急、慢性胆囊炎的首选检查方法。超声诊断胆囊炎敏感度和特异度较高，可以显示胆囊增大，胆囊壁增厚、纤维化，胆囊结石以及胆囊息肉样病变。CT 一般不作为急性胆囊炎的常规检查，对显示胆囊窝液体潴留、胆囊穿孔或合并肝脓肿、气肿性胆囊炎有较高价值，CT 还可进一步明确胆管有无结石，有助于排除其他疾病。MRI 在评估胆囊壁纤维化、胆囊壁缺血、胆囊周围肝组织水肿和脂肪堆积等方面均优于超声和 CT，可用于鉴别急性和慢性胆囊炎。此外磁共振胰胆管水成像技术（MRCP）可发现超声和CT不易检出的胆囊和胆总管小结石。

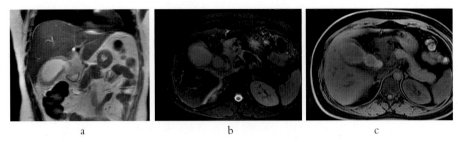

| a | b | c |

胆囊炎　上腹部MRI冠状面T2WI（图a），横断面压脂T2WI（图b），横断面T1WI（图c）可见胆囊体积增大，胆囊壁增厚，胆囊腔信号可见分层，胆囊窝及肝周可见液性信号

24.胆囊癌

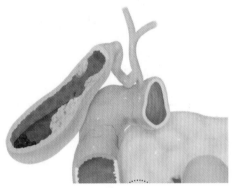

临床小贴士

　　胆囊癌是发生于胆囊的恶性肿瘤，是最常见的胆道系统恶性肿瘤，多见于中老年，女性多见。本病病因不明，可能与胆囊结石和慢性胆囊炎的长期刺激有关，其中胆囊癌伴有胆囊结石者占70%~90%。病理上分为肿块型和浸润型，组织学主要为腺癌。本病缺乏特异的临床症状，合并胆囊结石者早期多表现为胆囊结石和胆囊炎症状，如右上腹痛、恶心、呕吐、厌食等，晚期可出现体重下降、贫血、黄疸及腹部包块。肿瘤标志物 CEA、CA19-9 可升高。

影像检查咨询台

　　胆囊癌的常用影像学检查为超声、CT、MRI 和 PET/CT。超声检查能够尽早发现胆囊壁增厚、胆囊腔内软组织占位病灶及结石等情况，合并胆管侵犯时，可显示胆道梗阻水平，对合并胆道结石、胆管囊状扩张有诊断价值，是胆囊疾病初步筛查及动态随访观察的首选检查方法。超声还可评价肿瘤侵犯邻近肝脏及肝脏转移情况，但对肿瘤肝外转移的诊断价值有限。

多层螺旋CT诊断胆囊癌准确率较高，是其常用的影像学检查手段，可显示肿瘤的位置、大小，是否合并肝脏侵犯、转移，血管侵犯、区域淋巴结转移及远处器官转移。病灶累及胆管时，可显示胆管梗阻水平与范围。在评价肝动脉、门静脉受侵时也具有较高的敏感性和特异性。

MRI对明确肿瘤位置、大小，是否侵犯肝实质、周围血管的诊断价值同CT检查，在发现胆囊癌早期病变和鉴别诊断方面有一定优势。对合并肝内或肝外胆管侵犯时，MRCP可清晰显示胰胆管解剖关系，显示胆管梗阻的灵敏度为91%~100%，在胆道成像上几乎可以替代PTC或ERCP，在肿瘤侵犯胆管系统的评估和治疗方案的制订上具有重要价值。

PET/CT检查对胆囊癌灵敏度高，可进行全身扫描，检出最大径≤1.0 cm的转移淋巴结和转移病灶。当需要对胆囊癌患者进行全面评估时，可行PET/CT检查。

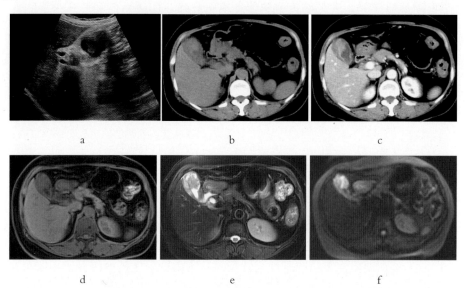

a　　　　　　　　b　　　　　　　　c

d　　　　　　　　e　　　　　　　　f

胆囊癌　上腹部超声横切面（图a）可见胆囊腔内稍低回声肿块影；上腹部CT平扫横断面（图b）可见胆囊腔内等密度肿块影，增强CT门静脉期横断面（图c）可见肿块轻度强化；上腹部MRI横断面T1WI（图d）、T2WI（图e）可见胆囊腔内软组织肿块影，呈菜花状，表面不光整，DWI（图f）可见病灶弥散受限呈高信号

25.胆道梗阻

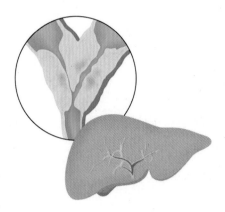

临床小贴士

胆道梗阻是一组由于胆管狭窄或阻塞导致胆汁通过障碍，临床出现以梗阻性黄疸为主要临床表现的胆汁代谢障碍综合征。梗阻可发生于任何部位的胆管，常见病因为胆管或胰头肿瘤、胆道结石和炎症狭窄。本病早期可无症状，当梗阻进一步发展，则出现黄疸，并逐渐加深，皮肤瘙痒。出现进行性黄疸并消瘦、贫血等症状时应考虑恶性肿瘤的可能；胆管结石的黄疸可伴有腹痛、发热；结石和胆管慢性炎症可有腹痛和胆道感染反复发作史。体检可发现巩膜、皮肤黄染。实验室检查血胆红素增高和碱性磷酸酶增高。

影像检查咨询台

胆道梗阻影像学检查的主要目的是确定是否存在胆道梗阻、梗阻部位和梗阻的病因，常用的影像学检查方法包括腹部超声、CT和MRI。超声常用于明确病变性质，鉴别梗阻性黄疸与肝细胞性黄疸，常为梗阻性黄疸的首选影像筛查手段，对胆道结石诊断价值较高，但超声检查容易受腹部气体影响，且与操作者经验关系较大，易受操作者主观判断影响。CT和MRI检查有助于全面了解胆管扩张的形态和程度、梗阻部位、梗阻末端的胆管情况，还可明确肝脏形态、有无肿瘤转移征象、门静脉通畅情况、相邻结构（如肺、结肠等）与肝脏的关系及腹腔积液等。肝脏各叶功能状况对确定引流的目标胆管也至关重要。CT和MRI的平扫及增强检查对于胆管癌、胰腺癌和十二指肠肿瘤引起的胆道梗阻诊断准确率高，还可明确肝门部及腹膜后有无肿大淋巴结。但 CT 对远段胆管显示欠佳，约75% 的远段胆管癌可能看不到肿块而难以确诊，需进一步行 MRI 检查。经内镜逆行性胰胆管造影（ERCP）是诊断胆道梗阻病因的金标准，但其为有创检查且观察范围有限而不作为首选检查，无创性的磁共振胰胆管水成像技术（MRCP）是 ERCP 的重要补充检查手段。

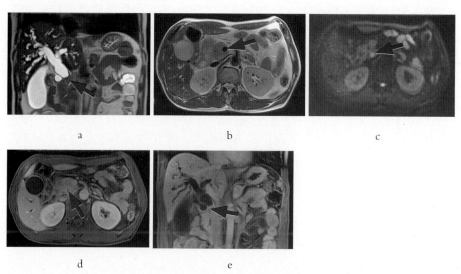

胆总管下段癌 上腹部 MRI 冠状面（图 a）和横断面 T2WI（图 b）可见胆总管下段狭窄，局部见小结节状稍高信号（箭头）；DWI（图 c）显示病变弥散受限呈高信号（箭头）；增强延迟期横断面 T1WI（图 d）和冠状面 T1WI（图 e）可见胆总管下段狭窄处结节呈环形强化（箭头）

26.胰腺炎

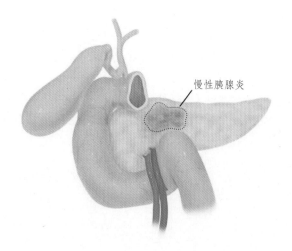

临床小贴士

胰腺炎是胰腺因胰蛋白酶的自身消化作用而引起的胰腺炎症性疾病，可引起胰腺水肿、充血，或出血、坏死和胰腺周围积液，多发于暴饮暴食、有胆道疾病者、高脂血症者。主要临床表现有腹痛、腹胀、恶心、呕吐、发热等。血、尿淀粉酶测定对本病的诊断具有重要意义。急性胰腺炎可由胆道系统疾病、酗酒和暴饮暴食、腹腔手术、高脂血症、高钙血症、感染等原因引起，临床表现包括急性腹痛、腹胀，恶心、呕吐，发热，部分患者出现黄疸。少数急性坏死性胰腺炎可威胁患者生命，应引起高度重视。慢性胰腺炎常由急性胰腺炎反复发作演变而来，临床以反复发作的上腹部疼痛和（或）胰腺内、外分泌功能不全为主要表现，可伴有胰腺实质钙化、胰管扩张、胰管结石和胰腺假性囊肿。

影像检查咨询台

胰腺炎的常用影像学检查方法为超声、CT 和 MRI。X 线平片无特异性，应用价值不大，慢性胰腺炎时胰腺区域可见高密度钙化灶或结石影。超声检查通常作为胰腺炎的初筛检查，可显示胰腺形态改变，胰腺周围积液，胰管狭窄、扩张、结石或钙化及囊肿等征象，但图像易受到肠道气体的影响，敏感度和特异度较差。

CT 是胰腺炎诊断的首选检查方法。胰腺 CT 平扫有助于急性胰腺炎起病初期明确诊断，增强 CT 可精确判断胰腺坏死和渗出的范围，并判断胰腺外并发症是否存在，有助于评估急性胰腺炎的严重程度，通常建议起病 5~7 天后进行。在重症胰腺炎的病程中，建议每 1~2 周随访 CT 检查。CT 对中晚期病变诊断准确度较高，可见胰腺实质增大或萎缩、胰腺钙化、结石形成、主胰管扩张及假性囊肿形成等征象。

MRI 检测胰腺水肿比增强 CT 敏感，还可清楚显示胆管及胰管，在复发性胰腺炎及原因不明的胰腺炎诊断中具有重要价值，也能判断局部并发症，MRCP 可以清晰显示胰管病变的部位、程度和范围。

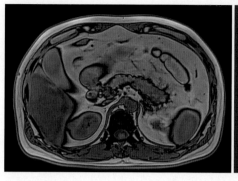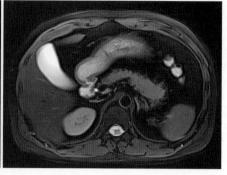

a   b

急性胰腺炎　上腹部 MRI 横断面 T1WI 反相位（图 a）可见胰腺体尾部肿大、信号减低，边缘毛糙；横断面压脂 T2WI（图 b）可见胰腺信号略增高、边缘毛糙，胰周渗出

27.胰腺肿瘤

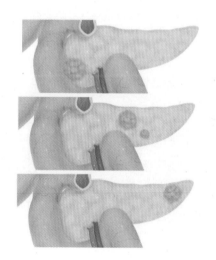

临床小贴士

　　胰腺肿瘤是消化道常见的肿瘤之一，多发生于胰头部，可有胰腺肉瘤、囊腺瘤、囊腺癌等。胰腺癌是一组主要起源于胰腺导管上皮及滤泡细胞的恶性肿瘤，恶性程度高，预后差，好发生于中老年人，男性多见。一般认为吸烟、高脂饮食和体重指数超标可能是胰腺癌的主要危险因素。胰腺癌多发生于胰头部，其次为体尾部，起病隐匿，早期症状常不明显，随病情进展，可出现腹痛、黄疸、体重下降，也可出现其他消化道症状，如厌食、恶心、呕吐和腹泻等。肿瘤标志物 CA19-9 对胰腺癌的诊断比较敏感，但特异性差。

影像检查咨询台

影像学是诊断胰腺肿瘤的重要依据，常用的检查包括腹部超声、CT、MRI、和 PET/CT。

腹部超声简单方便、实时、无创，可用于胰腺肿瘤的筛查，能够区分囊实性病变，确定肿瘤的位置、分隔等成分，对较大的胰腺肿块具有较高的诊断价值，但由于受气体反射等原因，敏感性较低。超声造影可提高胰腺肿瘤诊断的准确率，评价其恶性潜能。通过超声引导下经皮穿刺活检还可提供更多细胞学及分子生物学信息。

CT 是诊断胰腺肿瘤的常用影像技术。CT 胰腺薄层动态增强扫描（≤ 3 mm）能发现直径 < 2 cm 的小病灶，结合多平面重建技术，可显示肿瘤与周围血管的关系、肝脏及胰腺旁淋巴结。

与 CT 相比，MRI 的软组织分辨率更高且无放射暴露，能够更好地辨别肿瘤的特征，尤其在显示胰腺小肿瘤及合并的水肿性胰腺炎方面优于 CT。结合 MRCP 技术还可以更好地显示病变与胰管的交通情况。

PET/CT 的主要价值在于辨别胰腺肿瘤的代谢活性，在发现胰腺外转移方面也具有明显优势。

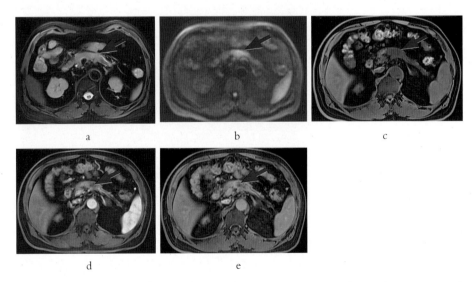

胰腺癌　上腹部 MRI 横断面压脂 T2WI（图 a）可见胰腺体部结节状稍高信号影，边界不清（箭头）；DWI（图 b）上病灶呈高信号（箭头）；横断面 T1WI 平扫（图 c）显示病灶呈低信号，远端胰腺体积萎缩；增强静脉期横断面（图 d）和延迟期横断面 T1WI 扫描（图 e）显示病灶呈不均匀轻度强化（箭头）

28.脾肿瘤

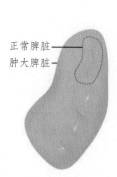
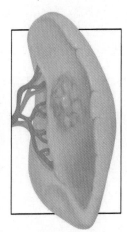

正常脾脏 ——

肿大脾脏 ——

临床小贴士

　　脾肿瘤是指发生于脾脏的良/恶性肿瘤，原发性脾肿瘤少见，根据病理类型可分为良性肿瘤、原发性恶性肿瘤和转移性恶性肿瘤，其中以良性肿瘤居多。根据组织学来源分为类肿瘤病变、血管源性肿瘤、淋巴源性肿瘤和非淋巴肿瘤类。

　　良性脾肿瘤多为血管瘤、淋巴管瘤、错构瘤、纤维瘤、脂肪瘤等。原发性脾恶性肿瘤多为淋巴瘤、网织细胞肉瘤、纤维肉瘤、血管内皮肉瘤等。脾肿瘤的症状与肿瘤的性质、部位、大小及脾肿大的程度有关。早期症状多不明显，随着病情进展可出现左上腹不适、疼痛、腹部肿块、恶心、呕吐、腹胀、贫血、乏力、消瘦等症状。

影像检查咨询台

　　脾肿瘤的影像学检查方法包括超声、CT 和 MRI。超声作为目前临床最常用的影像学筛查手段，对发现脾脏占位性病变有极大的作用，能直观了解脾肿瘤的位置、大小、范围和内部回声，但对脾脏肿瘤的定性则需要结合其他影像学检查。

　　CT 和 MRI 检查已成为目前临床对脾脏占位性病变定位和定性诊断的主要影像学检查手段。CT、MRI 平扫及动态增强扫描能明确显示肿瘤的形态、大小、数目、血供特点、与周围脏器和血管的关系，有助于病变的定性、临床分期及手术方式制定，被视为脾脏肿瘤最有效的检查方法。CT扫描密度分辨率高，对钙化比较敏感。MRI具有良好的软组织分辨率，可多序列、多参数、多方位成像，在发现病灶尤其是小病灶方面明显优于CT，并且MRI对肿瘤的内部组织成分、出血，特别是慢性出血以及坏死液化均较CT敏感。

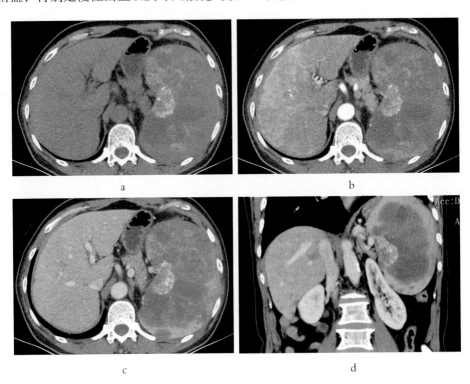

脾脏复合性血管内皮瘤　上腹部CT平扫横断面（图a）可见脾脏内肿块状混杂高低密度影，边界不清；增强动脉期横断面（图b）、门静脉期横断面（图c）和门静脉期重建冠状面（图d）可见病灶呈轻度不均匀强化

第七节　泌尿生殖系统和腹膜后间隙疾病

1.泌尿系统先天性发育异常

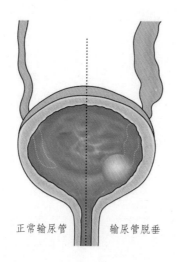

正常输尿管　　　输尿管脱垂

临床小贴士

　　泌尿系统先天性发育异常的类型繁多且较为常见，占人群中 10% 左右。与泌尿系统胚胎发育过程复杂有关，包括来自不同始基的肾曲管与集合系统连接、肾轴的旋转及肾自盆腔升至腰部，在此过程中的任何阶段发生失常，均会导致先天性发育异常。肾脏是泌尿系发育异常最常见的部位，包括肾脏数目、位置、形态和大小异常；肾盂输尿管先天性异常包括肾盂输尿管重复畸形和输尿管膨出。临床上有些异常可无症状，而另一些异常可有明显的并发症如结石、感染而出现相应临床症状和体征。

影像检查咨询台

泌尿系统先天性发育异常的影像学检查包括 X 线、超声、CT 和 MRI 检查。

X线腹部平片在本病中应用价值不大。排泄性尿路造影既可显示肾盂、输尿管和膀胱的解剖学形态，又可大致评估肾功能，是泌尿系统先天畸形常用的检查方法，其价值主要在于发现造成尿路形态改变的病变，如肾盂输尿管畸形。若上方肾盂和输尿管扩张积水严重，则排泄性尿路造影显影较差。

超声检查可清晰显示肾脏和输尿管结构、部位、形态和大小，并可实时观察，但受腹部肠气、人为因素等影响，对泌尿系统整体的解剖形态显示不足，难以发现尿路畸形，仅适合初步筛查。

CT检查是泌尿系统影像学检查最主要的方法之一，对泌尿系统先天畸形有较高的诊断价值，多平面重组技术还能清楚显示病变与邻近结构的关系。CT具有较高的空间和密度分辨率，可以多个角度、全面的显示病变，扫描速度较快，与其他检查方法相比具有一定优势。MRI软组织分辨率较高，能够清楚显示组织结构的轮廓、信号特点，对泌尿系统先天性发育异常的诊断效能与CT相似。磁共振泌尿系水成像（MRU）无须注射对比剂即可明确显示肾盂输尿管重复畸形、输尿管膨出等泌尿系统先天性发育异常，结合源图像，有利于明确发生积水扩张的上方肾盂和输尿管。CT和MRI检查均可对本病做出明确诊断，CT价格相对低廉，扫描速度快，但有电离辐射，MRI无电离辐射，但价格相对较高，扫描速度慢，可根据不同人群的检查需求选择检查方式。

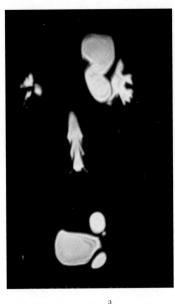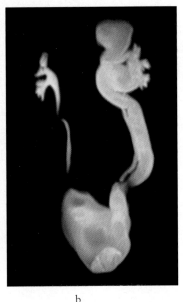

a   b

左侧肾盂输尿管重复畸形　3D-MRU原始图像（图a）可见左肾有上下两套肾盂和输尿管，上段肾盂形态失常且明显扩张，左侧上段输尿管扩张，末端开口异位，位于膀胱三角区下方；MIP图像（图b）可见左上段肾盂输尿管全程明显扩张积水

2.泌尿系统结石

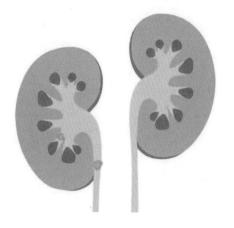

临床小贴士

　　泌尿系统结石亦称为尿路结石，是常见病。结石可位于肾盏、肾盂直至尿道的任何部位。本病多见于青壮年，20~50 岁是发病高峰期。泌尿系统结石往往由多种成分组成，其中包括草酸钙、磷酸钙、胱氨酸盐、尿酸盐和碳酸钙等，但多以某一成分为主。泌尿系结石依其发病部位，可分为肾结石、输尿管结石、膀胱结石和尿道结石。肾结石在泌尿系结石中居首位，引起的病理改变主要为梗阻、积水、感染和黏膜损伤，典型症状为疼痛和血尿。输尿管结石绝大多数为肾结石下移而来，且易停留在生理狭窄处，除造成黏膜刺激和引起出血外，还使其上方尿路发生不同程度积水，主要症状为突发性胁腹部绞痛并向会阴部放射，同时伴有血尿。膀胱结石分为原发和继发，前者形成于膀胱，后者由肾结石或输尿管结石下降而成，可表现为排尿疼痛、尿流中断、尿频、尿急和血尿。泌尿系统结石可导致反复、严重的尿路感染和急性尿路梗阻，引起急、慢性肾功能不全甚至肾切除等不良后果。

影像检查咨询台

　　临床疑为泌尿系统结石时，常以超声和（或）X 线平片作为初查方法，尤其在肾绞痛发作时，超声可作为首选检查。一般情况下，超声可检出直径 2~3 mm 以上各种性质的结石，此外还可以了解结石以上的尿路扩张程度，间接了解肾实质、肾盂和输尿管情况，但由于肠道内容物对超声波具有干扰作用，超声对输尿管中下段结石的敏感性较低。

X线平片也是泌尿系统结石的常规检查方法，可发现90%左右的X线阳性结石，能够大致确定结石的位置、形态、大小和数目，并初步提示结石的化学性质。但单纯的尿酸结石和黄嘌呤结石能够透过X线，即X线阴性结石，再加上平片易受肠气影响，可造成结石的漏诊。当X线平片检查难以确诊或未发现结石者，需行尿路造影或CT检查有助于进一步确诊。

尿路造影主要用于检查X线阴性结石，确定结石位置，显示结石上方输尿管和肾盂肾盏的扩张程度，还可鉴别X线平片上的可疑钙化灶。但当肾绞痛发作时，由于急性尿路梗阻往往会导致显影不良，因此对结石的诊断会带来困难。

CT的密度分辨率较X线高，灵敏度高，可发现直径1 mm左右的结石，且不易受其他腹腔内组织干扰，通过CT值可以初步判断结石成分。多层螺旋CT通过三维重建技术可以初步计算结石体积，对治疗方案的选择提供重要参考信息。

MRI对结石及钙化不敏感，很少用于检查肾结石和输尿管结石，膀胱结石由于在T2WI上呈明显低信号而易于显示。磁共振泌尿系水成像（MRU）可用于显示结石梗阻所致的输尿管扩张、积水。

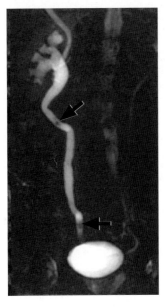

输尿管结石　3D-MRU可见右侧输尿管上段及下段管腔内结节状低信号充盈缺损（箭头），右侧输尿管全程扩张，右肾盂肾盏轻度扩张积水

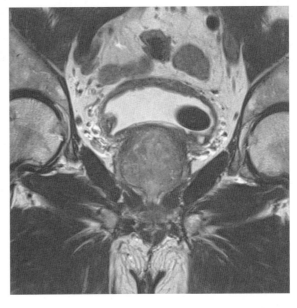

膀胱结石　膀胱MRI冠状面T2WI可见膀胱腔左侧份内类椭圆形明显低信号

3.泌尿系统结核

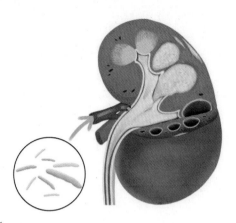

临床小贴士

　　泌尿系统结核多继发于肺结核、肠结核或骨关节结核，其中以肾结核最常见，而输尿管和膀胱结核多继发于肾结核，输尿管结核多由同侧肾结核向下蔓延所致，也可为膀胱结核分枝杆菌随尿液反流而发生逆行感染。肾结核绝大多数由血源性感染引起，首先在皮质和髓质内形成结核性脓肿，进而破入肾盏，产生空洞，并造成肾盏肾盂的黏膜破坏和溃疡形成，导致肾盏肾盂狭窄和其壁增厚，进而侵犯相邻肾实质，造成肾实质的广泛破坏，成为结核性脓肾，导致肾功能丧失。若机体抵抗力增强，则病变趋向好转，出现钙盐沉积，发生局部钙化，甚至全肾钙化（肾自截），病变输尿管也可以发生部分乃至全部钙化。膀胱结核病变开始于患侧输尿管口处，其后蔓延至三角区乃至全部膀胱，膀胱肌层广泛受累，膀胱壁增厚并发生挛缩。临床上，部分泌尿系统结核患者可有症状，主要表现包括腰痛、低热、盗汗的全身症状，以及血尿或（和）尿频、尿痛、脓尿等反复泌尿系统感染的症状。

影像检查咨询台

　　泌尿系统结核的常用影像学检查方法包括 X 线平片、排泄性尿路造影、超声、CT 和 MRI 检查。不同影像学检查各有优点和局限性，多种检查方法联合应用能够提高泌尿系统结核诊断的正确率。

泌尿系统结核在 X 线平片上缺少特异性，已较少使用。排泄性尿路造影主要用于观察肾脏的排泄功能，可显示肾实质以及肾盂、肾盏、输尿管、膀胱的形态，了解肾脏分泌功能，但晚期由于病变进展造成肾盏、肾盂广泛破坏或形成肾盂积脓时，排泄性尿路造影常不显影。

超声诊断泌尿系结核的准确性与检查医师的经验、超声仪器以及与病情发展程度等多种因素有关。对于早期肾结核，由于病变微小并局限于肾皮质，肾脏结构改变不显著，超声检查较难发现。对于中晚期病灶，超声能够显示结核空洞、肾实质钙化以及前列腺、精囊腺、附睾等受累情况，但由于影像表现特异性低，仅依靠超声检查对本病做出诊断仍存在较大难度。

CT 对泌尿系统结核的诊断准确度较 X 线平片和超声有了很大提高，可以为临床提供重要的诊断依据，对于本病的早期诊断、鉴别诊断以及早期制订治疗方案起到了重要的作用。高分辨 CT（HRCT）扫描能更清楚地显示整个肾脏的横断面图像，对肾实质及肾盂、肾盏的形态结构显示更加清晰，能很好地显示泌尿系统结核的多种表现，同时还可判断肾周腹膜后淋巴结的肿大情况，对小结核灶和钙化的检出率高。

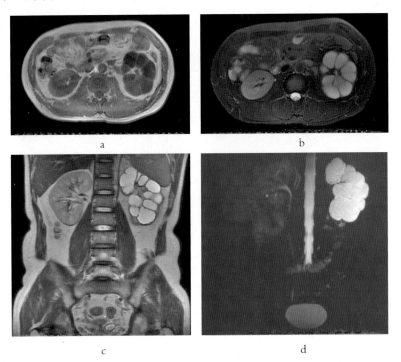

左肾结核　肾脏MRI横断面T1WI（图a）、脂肪抑制横断面T2WI（图b）、冠状面T2WI（图c）、3D-MRU图像（图d）显示左肾轮廓不规则，左肾广泛空洞与扩张肾盂肾盏相通形成多囊状改变，左输尿管全程未见显影

MRI 检查对肾结核的诊断优于 CT，能够显示肾结核早期特征，如肾脏局限性肿大、皮质变厚、皮髓质分界不清、肾脏包膜显示不清等，增强扫描时肾实质强化程度减低。磁共振泌尿系水成像（MRU）图像上可见不规则肾脏轮廓、肾盏变圆钝，或可见肾盏旁脓肿，部分可见输尿管壁增厚，增强扫描管壁呈轻度环形强化。对于输尿管结核尤其是肾功能受损的患者，无创性 MRU 能够很好地显示输尿管的间断性狭窄和扩张。

4.肾脓肿

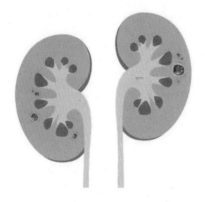

临床小贴士

肾脓肿指身体某一部位化脓性感染灶或细菌经血运或到尿路逆行至肾皮质引起局部或全部肾组织的化脓性感染。通常是由身体某部位感染在肾皮质形成小脓肿，可侵入肾髓质，感染加重致使小脓肿融合形成肾脓肿。肾脓肿时，感染可局限于肾内，也可蔓延至肾周间隙，形成肾周脓肿。临床表现为突然起病，发热，肾区叩痛和局部肌紧张，尿中白细胞增多，尿培养可发现致病菌生长。

影像检查咨询台

肾脓肿的常用影像学检查方法包括超声、CT 和 MRI 检查，X 线平片和排泄性尿路造影很少应用于肾脓肿的诊断。CT 是肾脓肿的首选检查方法，可清楚显示肾轮廓、肾周围间隙及其与邻近结构的关系，增强扫描可明确显示脓肿壁、脓腔的特征，脓腔内的小气泡影为特征性表现。但 CT 对早期肾脓肿诊断困难，因其缺乏特异性表现而难与肾肿瘤性病变鉴别。MRI 软组织分辨率高，多序列扫描，尤其是 DWI 技术可为早期肾脓肿的诊断和鉴别诊断提供重要参考信息。超声也可用于肾脓肿的诊断，超声引导下穿刺因其损伤小、费用低、并发症少等优点，已逐渐用于肾脓肿的治疗。

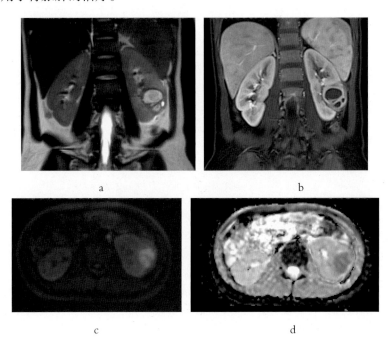

左肾脓肿　中腹部MRI冠状面T2WI（图a）可见左肾下极多囊状长T2高信号；增强延迟期脂肪抑制T1WI（图b）显示左肾病变呈多发环形强化，内壁光整；DWI（图c）可见左肾病变弥散受限呈明显高信号，对应ADC图（图d）可见片状低信号

5.肾盂肾炎

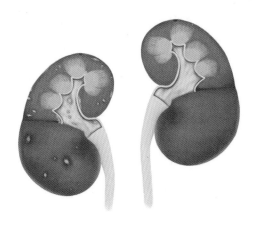

临床小贴士

肾盂肾炎主要见于女性，为下尿路感染逆行累及肾脏所致，依病程和病理变化不同可分为急性和慢性肾盂肾炎。急性肾盂肾炎起病急，表现为寒战、高热、尿频、尿急、尿痛、尿中有大量白细胞和白细胞管型。慢性肾盂肾炎为尿路长期反复感染所致，临床表现复杂，从隐匿性、间断发热和尿急、尿频、血尿，直至严重感染表现，尿中有白细胞管型，菌落计数在 10 万以上，肾功能检查显示受损。

影像检查咨询台

肾盂肾炎的影像学检查方法包括超声、X 线平片、尿路造影、CT 和 MRI 检查。急性肾盂肾炎的临床诊断多明确，一般不行影像学检查。影像检查可反映肾脏受累程度、范围及是否存在并发症，对于病变评估、预后判断及随访等具有重要临床价值，超声、X 线平片和尿路造影对急性肾盂肾炎诊断敏感度和特异度较低，CT 增强检查为当前非妊娠女性诊断与评价急性肾盂肾炎的放射学金标准，但由于存在电离辐射并需注射碘对比剂而应用受限。典型慢性肾盂肾炎的影像学表现具有特征性，亦应以 CT 检查为主，结合临床表现和实验室检查，易于明确诊断。MRI 诊断急性肾盂肾炎的敏感度及特异度与 CT 相近。近年有研究表明 DWI 技术能够无创性反映活体组织或器官的功能状态，并可通过测量 ADC 值对功能状态进行定量评估。由于无须使用对比剂，常规 MRI 和 DWI 技术在肾盂肾炎的评估中具有较好的应用前景。

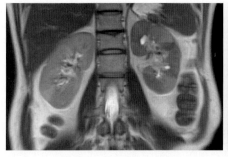
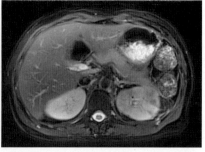

a   b

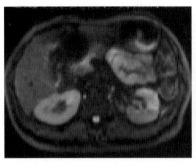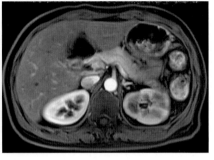

c   d

左肾盂肾炎 中腹部MRI冠状面T2WI（图a）和脂肪抑制横断面T2WI（图b）可见左肾实质呈多发不均匀片状稍低信号；DWI（图c）上可见病变呈高信号；增强皮质期横断面T1WI（图d）可见左肾血流灌注较对侧减低

6.肾脏肿瘤

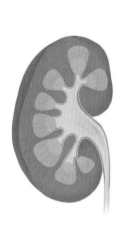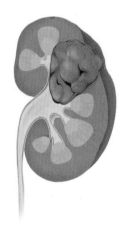

临床小贴士

　　肾脏肿瘤较为常见，其中以恶性者居多，常见类型依递减次序为肾细胞癌、肾盂癌和肾母细胞瘤，少见者为淋巴瘤和转移瘤。肾脏良性肿瘤发病率较低，其中较为多见者为肾血管平滑肌脂肪瘤，其次为肾腺瘤、纤维瘤和脂肪瘤。肾细胞癌约占全部恶性肿瘤的85%。常发生在40岁以后，男女比例为3∶1。病理上，肾细胞癌分为透明细胞癌、乳头状细胞癌、嫌色细胞癌、集合管癌和未分化类癌五种主要亚型，易发生在肾脏上下极，表现为肾实质内肿块，可有假性包膜，血供多较丰富（主要指肾透明细胞癌），较大者易发生出血和坏死，进展期肿瘤常侵犯肾周组织器官、肾静脉和下腔静脉，并发生局部转移和（或）远隔部位转移。临床上常表现为无痛性肉眼血尿、胁腹部痛和腹部肿块。

肾盂癌占恶性肿瘤的 8%~12%，好发于 40 岁以上男性。病理上属于尿路上皮细胞肿瘤。肿瘤可向下种植至输尿管和膀胱。典型临床表现是无痛性全程血尿，并有胁腹部痛，大的肿瘤或合并有肾积水时，还可触及肿块。

肾血管平滑肌脂肪瘤是肾脏较为常见的良性肿瘤。常见于 40~60 岁女性，约有 20% 肿瘤见于结节性硬化患者，且常为双侧多发性，发生在任何年龄。临床上早期无症状，肿瘤较大偶可触及肿块，血尿少见。肾血管平滑肌脂肪瘤是肾脏自发破裂的常见原因，并发出血时可导致剧烈腹部疼痛。

影像检查咨询台

影像学检查在肾脏肿瘤的诊治过程中发挥着重要作用，可用于原发肿瘤的发现、定位、定性及分期，在术中可用于辅助定位，在术后及非手术治疗过程中是随诊的重要手段。不同的影像学检查方法也发挥着不同作用，应根据各方法的优劣和临床需要进行规范选择。

腹部超声是发现肾脏肿瘤最简便和常用的方法。灰阶与多普勒超声检查经济、简便、无辐射，普及率高，为临床疑诊肾脏肿瘤的首选检查方法。临床上无症状肾癌多数为超声检查时发现。灰阶超声能够显示肿瘤大小、位置、与周围组织的关系。彩色多普勒超声能提供肿瘤的血供状态，亦能对静脉瘤栓的形成做出初步评价。超声造影是鉴别良恶性肾脏肿瘤的重要手段之一，实时灰阶超声造影技术可提高血流检查的敏感度和准确度，对肿瘤的早期动脉灌注和微循环状态提供更多信息，对于检出及显示不同病理类型的肾脏肿瘤具有较高敏感度和特异度。但由于超声检查范围较局限，且易受成像分辨率、患者自身条件及操作者经验等影响，对肿瘤分期的准确度不如 CT，故不推荐用于术前分期。

CT 检查是肾脏肿瘤术前诊断及术后随访的最常用检查方法。完整的肾脏 CT 检查应包括平扫和增强扫描。CT 可对大多数肾脏肿瘤进行定性诊断，具有较高的诊断敏感度和特异度，除定性诊断外，还能为术前患者提供更多的诊断信息，如肿瘤的侵犯范围（T 分期），区域淋巴结是否转移（N 分期），扫描范围邻近器官有无转移（M 分期），有无变异血管及双肾形态、功能的粗略评估等。

MRI 检查也是肾脏肿瘤术前诊断及术后随访的常用检查方法，可用于对 CT

对比剂过敏、孕妇或其他不适宜进行 CT 检查的患者。MRI 对肾癌诊断的敏感度和特异度等于或略高于 CT，对肾静脉和下腔静脉瘤栓的诊断较 CT 更为准确，对肾脏囊性病变内结构的显示也较 CT 更为清晰，对于肾癌与出血性肾囊肿的鉴别诊断也比 CT 更具优势。

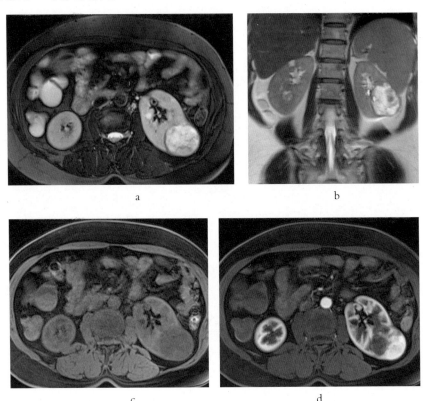

左肾透明细胞癌　中腹部MRI脂肪抑制横断面T2WI（图a）和冠状面T2WI（图b）可见左肾下极团块状不均匀长T2信号，病变有假包膜；横断面T1WI（图c）可见左肾下极病变呈长T1信号；脂肪抑制T1WI增强皮质期（图d）可见病变呈明显不均匀强化

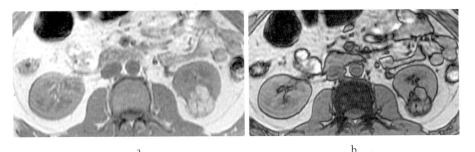

左肾富含脂肪成分的血管平滑肌脂肪瘤　中腹部MRI横断面同相位T1WI（图a）可见左肾团块状不均匀高信号，其内可见分隔；反相位T1WI（图b）上病变局部信号减低，提示病变含脂肪成分

7.输尿管肿瘤

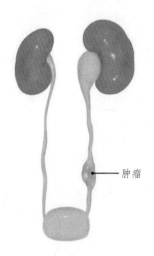

肿瘤

　　输尿管肿瘤较为少见，占全部泌尿系肿瘤的 1%~2%，其中 80% 左右为恶性肿瘤，包括移行细胞癌、鳞状细胞癌和腺癌，其中以移行细胞癌最为常见。输尿管癌多见于男性，平均发病年龄为 60 岁，常见症状是血尿和腹部或胁腹部疼痛。由于肿瘤易引起输尿管梗阻，故腹部常可触及肾积水所致的肿块。输尿管癌晚期可侵犯周围组织，转移至周围淋巴结，也可通过血行或淋巴发生远隔性转移。

影像检查咨询台

　　目前临床用于诊断输尿管肿瘤的主要影像学检查有超声、尿路造影、CT 和 MRI。超声检查无创、简便易行且费用较低，推荐采用超声进行筛查和初始评估，有利于疾病的早期诊断。但超声单独应用的临床价值有限，难以对肿瘤进行定性。超声造影技术可能会进一步提高诊断的准确性。

　　传统的腹部 X 线平片和静脉尿路造影在输尿管肿瘤诊断方面价值有限，虽可发现肾盂或输尿管内的充盈缺损，但受肠气、局部梗阻等因素影响较大，诊断准确性欠佳，也难以提供肿瘤与周围器官关系、血管情况等信息，并且同样受到患者肾功能的限制。目前已不作为常规推荐。

　　CT 是目前临床价值和诊断准确性最高的检查。增强 CT 的诊断敏感性为

67%~100%，特异性为 93%~99%。CT 检查可以判断肿瘤位置、浸润深度及与周围器官关系等，是目前首选影像学检查。对于因肾功能不全等原因无法耐受增强CT 检查的患者，可考虑通过逆行插管造影或 MRI 检查。

　　MRI 是诊断输尿管肿瘤的常用检查方法，其优点是软组织分辨率高，常规多方向扫描可显示肿瘤主体范围，鉴别各种导致输尿管梗阻的准确病因，增强扫描还可以评判肾脏的排泄功能，有助于发现肿瘤是否侵入周围软组织器官并判断淋巴结情况。磁共振泌尿系水成像（MRU）可以准确评估尿路梗阻程度，并很好地辅助提示尿路内肿瘤及侵袭情况。

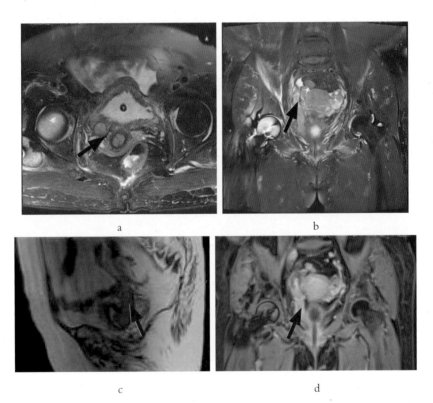

右侧输尿管癌　下腹部 MRI 脂肪抑制横断面 T2WI（图 a）、脂肪抑制冠状面 T2WI（图 b）和矢状面 T2WI（图 c）可见右侧输尿管下段管腔内稍长 T2 信号（箭头）；冠状面 T1WI增强（图 d）可见病变呈中度不均匀强化（箭头）

8.膀胱肿瘤

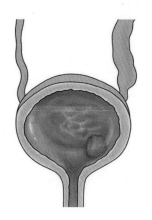

临床小贴士

　　膀胱肿瘤易发生在 40 岁以上的男性，有多种组织类型，分为上皮性和非上皮性肿瘤。上皮性肿瘤约占膀胱肿瘤的 95%，其中大多数为恶性，即膀胱癌。非上皮性肿瘤少见，包括平滑肌瘤、嗜铬细胞瘤和淋巴瘤等。膀胱癌的病理类型包括尿路上皮癌（最常见）、鳞状细胞癌和腺癌，还有较少见的小细胞癌、混合型癌、癌肉瘤及转移性癌等，易发生在三角区及两侧壁，表面常凹凸不平，可有溃疡，晚期形成较大肿块，内有坏死，侵犯膀胱全壁，进而累及膀胱周围组织，常发生局部淋巴结和（或）远隔性转移。血尿是膀胱癌最常见的症状，尤其是间歇性无痛肉眼血尿，常伴有尿频、尿急和尿痛等膀胱刺激症。尿细胞学检查是膀胱癌诊断和术后随诊的主要方法之一。膀胱镜检查可以明确膀胱肿瘤的数目、大小、形态、部位以及周围膀胱黏膜的异常情况，同时可以对肿瘤和可疑病变进行活检以明确病理诊断。

影像检查咨询台

　　膀胱肿瘤的常用影像学检查方法包括超声、CT 和 MRI 检查。X 线平片对本病的临床应用价值较低，偶可发现肿瘤钙化影。尿路造影检查由于肿瘤检出的敏感性很低，现已很少应用。超声是膀胱肿瘤的一线检查方法。经腹部超声可以同时检查肾脏、输尿管和其他脏器；经直肠超声显示膀胱三角区、膀胱颈和前列腺较清楚；经尿道膀胱内超声检查影像清晰，分期准确性较高。

CT 在诊断膀胱肿瘤和评估膀胱癌浸润范围上应用价值较高，可以明确肿瘤的位置、大小、浸润深度及与周围组织器官关系等，当膀胱壁外缘不清，周围脂肪密度增高，出现条索状软组织密度影乃至肿块影时提示发生壁外侵犯。增强扫描可以明确肿瘤的血供。对于因肾功能不全等原因无法耐受增强 CT 检查的患者，可考虑通过逆行插管造影或 MRI 检查。

MRI 检查在显示肿瘤范围及形态学表现上与 CT 相仿。对小病灶的显示，MRI 检查敏感性较 CT 高。在分期方面，MRI 结合 DWI 技术在显示肌层浸润深度、淋巴结转移及邻近器官受侵方面准确性高于 CT，对骨转移的检测也优于 CT，甚至优于骨扫描。MRI 作为一种可量化的、无创的、无放射性的膀胱癌评估手段，为临床制订治疗方案提供了重要参考。

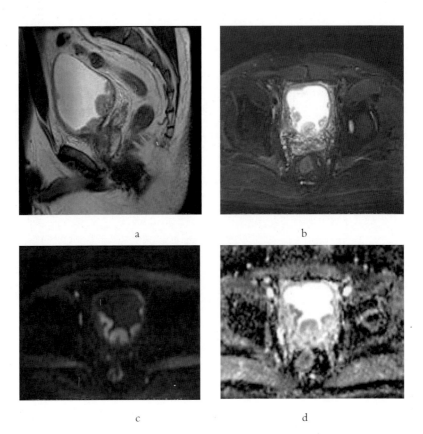

膀胱多发浸润性尿路上皮癌　膀胱 MRI 矢状面 T2WI（图 a）和脂肪抑制横断面 T2WI（图 b）可见膀胱内多发病变，呈稍长 T2 信号，局部与肌层分界不清；DWI（图 c）可见病变弥散受限呈明显高信号，对应 ADC 图（图 d）呈低信号

9.肾囊性病变

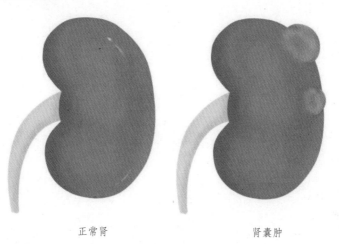

正常肾　　　　　　　　　肾囊肿

临床小贴士

　　肾脏囊性病变有多种类型，包括肾单纯性囊肿、多囊性肾病、透析后肾囊肿、髓质海绵肾、肾盂旁囊肿、囊性肾肿瘤等，以单纯性肾囊肿和多囊性肾病较为常见。单纯性肾囊肿极为多见，多发生于30岁以上人群，病因不明。病理上囊肿可单发或多发，多起于皮质，常突向肾外，大小不等，可自数毫米直至数厘米。单纯性囊肿临床上多无症状，常属意外发现。较大的囊肿可有季肋部不适或可触及的肿块。多囊肾即多囊性肾病，系遗传性病变，分常染色体显性遗传性多囊肾（成人型）和常染色体隐性遗传性多囊肾（婴儿型），其中成年人约半数合并多囊肝。本病虽为遗传性病变，但通常在30~50岁出现症状，表现为腹部肿块、高血压和血尿等，晚期可死于肾衰竭。

影像检查咨询台

　　肾囊性病变的影像学检查方法包括超声、CT和MRI，三者各有优缺点。超声可以区别囊性和实性肿物，判断有无血流信号，是最常用的影像筛查方法。CT图像分辨率高，可清晰显示囊肿壁的厚薄、有无实性成分、腔内分隔、囊壁结节和钙化，增强扫描可明确囊壁及分隔有无强化，实性成分有无强化，有助于对肾囊性病变进行 Bosniak 分级，指导临床治疗，是肾囊性病变的首选影像学检查。

MRI 对囊内成分的鉴别更具有优势，对腔内分隔及囊壁结节的显示也优于 CT。对于肾功能严重受损者，需慎用 CT 和 MRI 增强检查。

单纯性肾囊肿应首选超声检查，若超声检查诊断不明确者可进一步行 CT 或 MRI 检查。成人型多囊肾超声检查仍为首选。CT 和 MRI 也均有典型表现，即双肾布满大小不等类圆形水样密度或信号强度灶，常并有多囊肝，随病变进展，囊肿增大且数目增多，肾体积增大，边缘呈分叶状。CT 和 MRI 对于出血性囊肿、囊肿壁及囊肿间实质成分的显示优于超声。

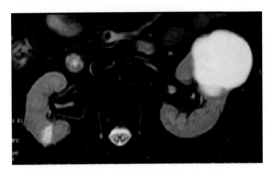
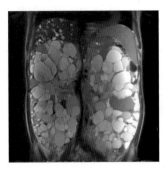

双侧单纯性肾囊肿 肾脏 MRI 脂肪抑制横断面 T2WI 可见双肾实质内囊状均匀高信号

双侧成人型多囊肾 肾脏 MRI 冠状面 T2WI 可见双肾体积明显增大，双肾实质内布满大小不等类圆形高信号，部分因出血或含蛋白成分信号减低，且合并多囊肝

10.肾外伤

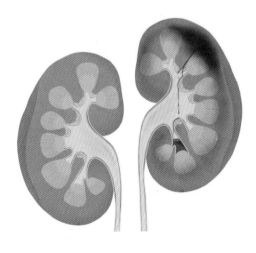

临床小贴士

　　肾外伤较常见，是泌尿系统中最易发生损伤的脏器。按损伤机制的不同，可分为闭合性损伤和开放性损伤。车祸、高处坠跌、物体直接撞击是闭合性损伤的主要原因。高速运动中突然减速或挤压可将肾脏挤向肋骨、脊椎，腹部或胁腹遭受直接打击，均可引起肾被膜下血肿、肾周血肿、肾挫伤及肾撕裂伤。肾外伤的临床表现视损伤程度而异，主要为疼痛、血尿、伤侧腹壁紧张和腰部肿胀，可合并其他脏器损伤如肝脾破裂，可伴腹腔出血，严重者如肾蒂撕裂者常引起出血性休克。

影像检查咨询台

　　超声、CT、MRI 和肾动脉造影是常用于肾外伤评估的影像学检查。超声检查可证实肾内、肾包膜下和肾周血肿及并发的尿路梗阻，还可了解对侧肾情况，但整体临床价值较局限，对腰椎、肋骨骨折及肺挫裂伤难以显示。CT 是肾外伤的首选影像学检查方法，CT 平扫能明确肾裂伤的部位、尿外渗和血肿范围，还可区分血肿是在肾内、肾包膜下或在肾周，对指导临床采取及时的手术治疗有较大意义，并可同时显示扫描范围内伴发的其他损伤。增强扫描对肾脏损伤的诊断有肯定价值，诊断的敏感度和准确度达 100%，还有助于明确肾蒂损伤导致的肾动脉损伤。MRI 诊断肾损伤的作用与 CT 类似，对血肿的显示比 CT 更具特征性，但由于扫描时间长，心电监护仪不能带入检查室内，所以在重度外伤中难以发挥作用。肾动脉造影可显示肾动脉和肾实质的损伤情况，并可证实创伤后动脉瘤和动静脉瘘。急性肾出血后行诊断性造影的同时可进行介入栓塞治疗，具有较好疗效和安全性。

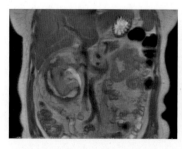
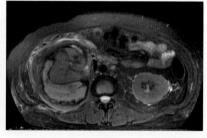

a　　　　　　　　　　　　　　　　b

右肾周血肿　中腹部 MRI 冠状面 T2WI（图 a）和脂肪抑制横断面 T2WI（图 b）可见右肾周新月状长 T2 信号包绕，右肾受压前移，肾周间隙内信号不均匀，肾周筋膜增厚

11.肾移植

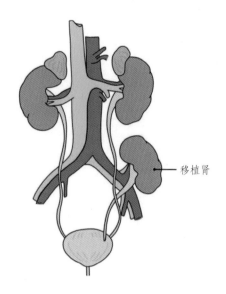

移植肾

临床小贴士

　　肾移植已成为慢性肾衰竭或晚期肾病的唯一有效治疗方法。正常移植肾位于右侧或左侧髂窝内，通常仅2/3部分覆盖腹膜。肾移植术后的免疫状态是影响移植肾存活和受者存活率的重要因素。对移植肾免疫状态的不同诊断将决定不同的临床治疗方向。早期、准确的诊断能够延长移植肾的存活时间，改善患者预后。异体移植肾失败的主要原因有两方面，即移植肾的排异反应和术后并发症。肾移植后当患者出现发热、少尿或无尿及移植肾区痛等症状时，应首先考虑急性排异反应的可能。肾移植术后并发症包括尿路梗阻、尿外渗、淋巴囊肿和肾周血肿，少数情况下可见移植肾肾动脉狭窄和肾梗死。目前肾移植活检仍然是诊断移植肾功能的金标准，但作为一项有创性检查，可能伴随多种并发症，如穿刺部位出血、血尿、肾周血肿以及动静脉瘘等。

影像检查咨询台

影像学检查对于鉴别肾移植术后肾排异反应与移植并发症，以及判断其严重程度方面起着重要作用，此外还可用于供体肾的术前评价。常用的检查方法包括血管造影、超声、CT 和 MRI。肾动脉造影能够准确显示肾脏各级血管的分布及走行情况，明确肾动脉狭窄与闭塞情况，但作为有创性检查，其并发症发生率为 2%～10%，且费用昂贵，对操作技术要求较高。

彩色多普勒超声是一种无辐射、无创伤的影像学检查手段，在肾移植术后复查及长期随访中检出相关并发症方面有着重要作用，可及时排除肾盂积水、肾周积液。彩色多普勒技术可发现肾动、静脉异常，排除血管狭窄或血栓形成，是肾移植后肾血管狭窄的首选影像学检查。剪切波弹性成像可早期发现肾组织纤维化，为患者临床评估提供参考。然而，超声检查易受肠道气体、腹部脂肪厚度及操作者水平影响，部分肾动脉及肾静脉无法良好、全面显示。

CT 和 MRI 检查可显示移植肾的大小，形态，密度/信号改变，有助于明确移植肾的排异反应以及肾周血肿、尿外渗、尿液囊肿或淋巴囊肿等术后并发症。CT 检查可根据形态、密度值及增强表现鉴别排异反应和并发症。MRI 亦能清楚显示肾内或肾周改变，判断其性质，并在发现早期肾脏功能损害方面优于 CT。

CTA 和 MRA 则可无创性评估肾动静脉瘘、肾静脉血栓等血管并发症。

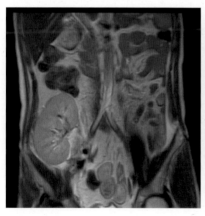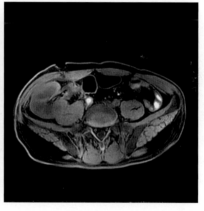

a　　　　　　　　　　　　　　　b

右侧髂窝移植肾　中下腹 MRI 冠状面 T2WI（图 a）可见右侧髂窝移植肾，肾脏大小及形态正常，实质信号均匀；脂肪抑制横断面 T1WI（图 b）可见右侧髂窝移植肾皮髓质分界清晰，提示肾功能良好

12.肾上腺增生

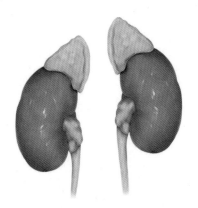

临床小贴士

　　肾上腺增生分为弥漫性和结节状增生，以前者多见。肾上腺皮质增生是 Cushing 综合征最常见的病因，病理上可见肾上腺增生造成的腺体弥漫性增大，甚至边缘出现结节。Cushing 综合征常见于中年女性，典型症状为向心性肥胖、满月脸、皮肤紫纹、痤疮、毛发多、高血压、月经不规律等。实验室检查血、尿皮质醇增高，垂体性和异位性促肾上腺皮质激素（adrenocorticotropic hormone，ACTH）综合征患者中 ACTH 升高，而非 ACTH 依赖性者 ACTH 降低。表现为原发性醛固酮增多症的患者病理上见皮质增生位于球状带，可为小结节或大结节型。临床上原发醛固酮增多症发病峰值为 20 ～ 40 岁，女性多于男性，临床表现为高血压、肌无力和夜尿增多。实验室检查血和尿醛固酮水平增高、血钾减低和血浆肾素活性低下。

影像检查咨询台

　　CT 为目前诊断肾上腺增生的最佳影像检查方法，MRI 检查空间分辨率低于CT，不能可靠地发现肾上腺小结节及肾上腺增生，不宜作为首选检查方法。

　　肾上腺CT平扫表现为双侧肾上腺弥漫性增大，侧肢厚度大于10 mm和（或）横断面积大于150 mm³；少数病例增大肾上腺边缘可有一些小结节影；增大肾上腺的密度和外形基本保持正常。MRI 表现与上述类似，但空间分辨率低于 CT，对增生性小肿块敏感性较低。

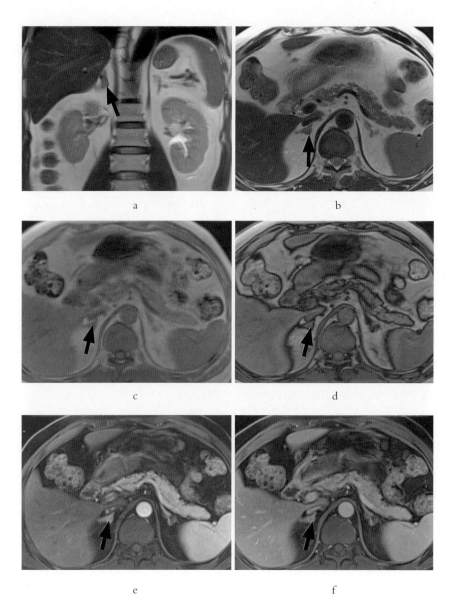

右肾上腺皮质结节状增生　中腹部 MRI 冠状面 T2WI（图 a）可见右肾上腺结合部增粗（箭头）；横断面 T2WI 图像（图 b）可见结合部呈小结节状增粗，信号均匀（箭头）；同相位 T1WI（图 c）和反相位 T1WI（图 d）可见右肾上腺结合部信号均匀，反相位上未见明显信号减低（箭头）；横断面 T1WI 增强动脉期（图 e）和延迟期（图 f）示右肾上腺结合部局限结节与周围肾上腺强化程度始终一致（箭头）

13.肾上腺肿瘤

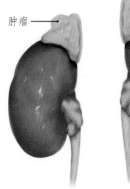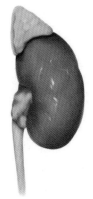

肿瘤——

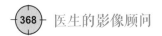

肾上腺是体内重要的内分泌器官，肾上腺肿瘤已经成为一种常见的肿瘤，多数为良性无功能的肿瘤，部分具有分泌功能或潜在的分泌功能。肾上腺肿瘤病理类型多种多样，最常见的是肾上腺腺瘤，约占所有患者的51%，大多数为无功能性腺瘤，功能性腺瘤的症状主要表现为皮质醇增多症和原发性醛固酮增多症的相关症状。肾上腺也是肺癌、乳腺癌等转移瘤的好发部位。

影像检查咨询台

肾上腺肿瘤的影像学检查包括超声、CT 和 MRI。超声检查肾上腺肿瘤具有简便、无创的优点，定位诊断符合率较高，但超声对小的肾上腺肿瘤容易漏检，且定性诊断符合率也较低。CT 是诊断肾上腺肿瘤的首选方法，易于发现较小的肿瘤，还可通过薄层图像或多平面重组来判断正常肾上腺到底是推压还是累及。MRI 也是诊断肾上腺肿瘤的方法之一，且诊断准确性较高。

目前常规 X 线检查已不再用于肾上腺疾病检查。超选择性肾上腺动脉造影可用于肾上腺巨大恶性肿瘤的介入性栓塞治疗。CT 检查可明确解剖关系，对肾上腺小肿块的显示明显优于其他影像学技术，其密度分辨率高，能显示肾上腺肿瘤的一些组织特征，如脂肪组织、液体、钙化等成分，因而有助于病变的定性诊断，但对于肾上腺区较大肿块，特别是右肾上腺区，CT 检查有时难以判断肿块的起源。

　　MRI 检查空间分辨率低于 CT，不能可靠地发现肾上腺小肿块，但 MRI 检查的组织分辨率高，能较为准确地显示肿块的某些组织特征，因而有利于肿块的定性诊断，能较为可靠地鉴别含脂类物质的肾上腺腺瘤与不含脂类的肾上腺转移瘤，具有重要辅助诊断价值。

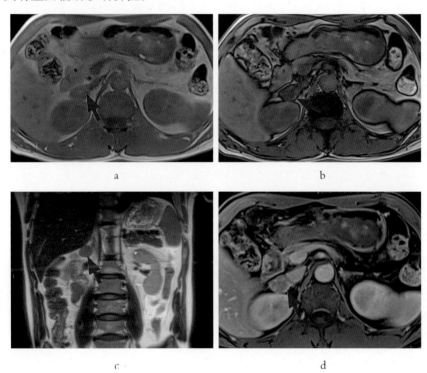

右肾上腺皮质腺瘤　中腹部 MRI 同相位 T1WI（图 a）和反相位 T1WI（图 b）可见右肾上腺结节状稍长 T1 信号，反相位较同相位病变信号不均匀降低（箭头）；冠状面 T2WI（图 c）可见右肾上腺结节状等信号（箭头）；脂肪抑制横断面 T1WI 增强（图 d）示右肾上腺病变呈轻度强化（箭头）

14.良性前列腺增生

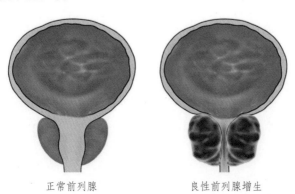

正常前列腺　　　　　良性前列腺增生

临床小贴士

良性前列腺增生（benign prostatic hyperplasia，BPH）是老年男性常见病变，60 岁以上发病率高达 75%。主要临床表现为尿频、尿急、夜尿及排尿困难。BPH 导致后尿道延长、受压变形、狭窄和尿道阻力增加，引起膀胱高压并出现相关排尿期症状。随着膀胱压力的增加，出现膀胱逼尿肌代偿性肥厚、逼尿肌不稳定并引起相关储尿期症状。如梗阻长期未能解除，逼尿肌则失去代偿能力。继发于 BPH 的上尿路改变包括肾积水及肾功能损害。

以下尿路症状为主诉就诊的 50 岁以上男性患者，首先应考虑 BPH 的可能。直肠指诊是 BPH 患者重要的检查方法，可以了解前列腺的大小、形态、质地、有无结节及压痛、中央沟是否变浅或消失以及肛门括约肌张力情况。

影像检查咨询台

在良性前列腺增生的影像检查中，超声、CT 和 MRI 检查均可发现前列腺均匀对称性增大。超声由于检查费用低，可作为首选筛查方法，同时除了了解前列腺形态、大小，还可以了解残余尿量，而经直肠超声可以精确测量前列腺体积。

CT 平扫显示正常的前列腺的上缘低于耻骨联合水平，如耻骨联合上方 2 cm 或更高层面仍可见前列腺，或（和）前列腺横径超过 5 cm，即可判断前列腺增大。

MRI 具有较高的诊断价值，T2WI 上，增大前列腺的外周带多维持正常较高信号，并显示受压变薄，甚至近于消失，而移行带体积明显增大，是良性前列腺增生的主要诊断依据。MRI 除了发现良性前列腺增生，还可以可靠地发现局限在包膜内的早期前列腺癌，这一点是其他影像检查所不能及的，其价值优于超声和 CT。

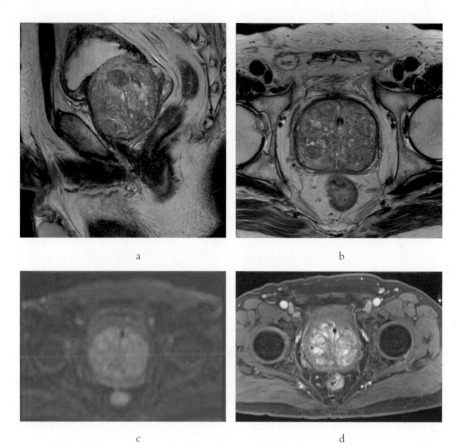

a   b

c   d

良性前列腺增生 盆腔 MRI 矢状面 T2WI（图 a）和横断面 T2WI（图 b）可见前列腺移行带体积明显增大呈多发结节状混杂短 T2 信号，双侧外周带受压变薄；DWI（图 c）未见明显弥散受限高信号；脂肪抑制横断面 T1WI 增强（图 d）可见移行带呈明显不均匀强化

15.前列腺癌

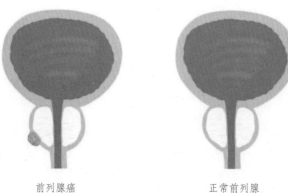

前列腺癌   正常前列腺

临床小贴士

前列腺癌多发生于老年男性，主要发生在前列腺的外周带，其生长可侵犯相邻区，并可突破前列腺包膜，进而侵犯周围脂肪组织、精囊和邻近结构，还可发生淋巴转移和血行转移，后者以骨转移多见且常为成骨性转移。前列腺癌95%为腺癌。早期前列腺癌通常没有症状，但肿瘤阻塞尿道或侵犯膀胱时，则会发生下尿路症状，严重者可能出现急性尿潴留、血尿、尿失禁。骨转移时会引起骨骼疼痛、病理性骨折、贫血、脊髓压迫等症状。直肠指检联合前列腺特异性抗原（prostate specific antigen，PSA）检查是目前公认的早期疑似前列腺癌最佳初筛查方法。临床上通过前列腺系统性穿刺活检取得组织病理学诊断方能得以确诊。少数患者是在前列腺增生手术后病理中偶然发现前列腺癌的。

影像检查咨询台

前列腺多参数磁共振成像（multi-parametric MRI，mpMRI）已成为诊断前列腺癌最佳的影像学方法，尤其是早期局限于包膜内前列腺癌。目前推荐的mpMRI主要扫描序列为T2WI、DWI和动态增强扫描（DCE）。mpMRI由于其较高的软组织对比度、高分辨率成像，还可以显示前列腺包膜的完整性、肿瘤是否侵犯前列腺周围组织或器官、盆腔淋巴结受侵犯情况以及骨转移的病灶，在临床分期上具有重要的作用。mpMRI在盆腔淋巴结评估方面与CT相当。对于骨转移的检测，mpMRI优于骨扫描和CT，具有98% ~ 100%的灵敏度和98% ~ 100%的特异度。磁共振波谱成像（MRS）是根据前列腺癌组织中枸橼酸盐、胆碱和肌酐的代谢与前列腺增生、正常组织中的差异呈现出不同的光谱线来反映机体内细胞的代谢变化，可弥补常规MRI的不足，对前列腺癌的早期诊断也具有一定的参考价值。

全身核素骨显像有助于及时发现骨转移，一旦前列腺癌诊断成立，建议进行全身核素骨显像，判断前列腺癌的准确临床分期。

C-11胆碱PET-CT已被用于检测和区分前列腺癌和良性组织。这项技术在生化复发再分期患者中的灵敏度和特异度分别为85%和88%。C-11胆碱PET-CT可能有助于检测这些患者中的远处转移。前列腺特异性膜抗原（prostate specific membrane antigen，PSMA）在前列腺癌细胞表面特异性高表达，使其在前列腺癌分子影像学及靶向治疗领域具有极为重要的研究价值，特别是核素标记PSMA小分子抑制剂已在前列腺癌的分子影像学诊断方面显示出较好的临床应用前景。

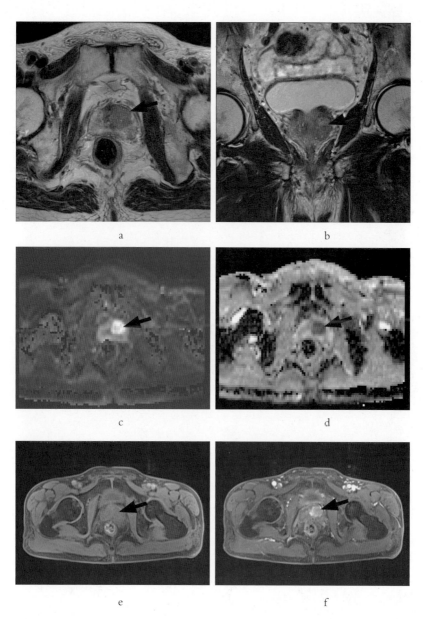

前列腺癌 盆腔 MRI 横断面 T2WI（图 a）和冠状面 T2WI（图 b）可见移行带左份团片状稍长 T2 信号（箭头）；DWI（图 c）可见病变弥散受限呈明显高信号（箭头），对应 ADC 图（图 d）可见片状显著低信号（箭头）；脂肪抑制横断面 T1WI 蒙片（图 e）和增强早期（图 f）提示病变呈明显强化，并早于周围正常腺体组织（箭头）

16.睾丸肿瘤

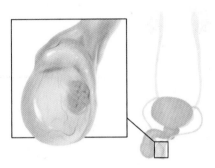

临床小贴士

　　睾丸肿瘤可为原发性和继发性，其中绝大多数为原发性肿瘤，而继发性肿瘤罕见。原发性睾丸肿瘤多为恶性，又分为生殖细胞肿瘤和非生殖细胞肿瘤。其中前者占90%~95%，包括精原细胞瘤、胚胎癌、绒毛膜上皮癌等，又以精原细胞瘤最为常见。睾丸恶性肿瘤易发生腹膜后淋巴结转移，亦可血行转移至肝脏、肺和颅内。睾丸良性肿瘤少见，主要为成熟性畸胎瘤。睾丸肿瘤多发生在青中年，表现为一侧睾丸肿块，质地坚硬。肿瘤也可起于隐睾。病变晚期出现转移体征。实验室检查，胚胎癌和绒毛上皮癌可表现为血中甲胎蛋白（AFP）或绒毛膜促性腺激素（human chorionic gonadotropin，HCG）水平增高。

影像检查咨询台

　　睾丸肿瘤的常用影像检查方法包括超声、CT 和 MRI 检查。超声检查是睾丸肿瘤的首选检查，不仅可以确定肿块位于睾丸内还是睾丸外，明确睾丸肿块性质，还可以了解对侧睾丸情况，此外，超声检查还能够探测腹膜后有无转移肿块、肾蒂有无淋巴结转移以及腹腔脏器有无转移。

　　CT 较少用于睾丸局部肿块的诊断与评估中，多用于探查恶性睾丸肿瘤的腹膜后淋巴结转移和远隔器官转移，尤其是腹部和盆腔 CT 被认为是检测腹膜后淋巴结转移的最佳检查方法，有利于肿瘤的分期和治疗。

　　MRI 在诊断和鉴别诊断睾丸肿瘤的敏感性和特异性方面，要显著优于超声检查，MRI 的敏感性可达 100%，特异性为 95% ~ 100%，但扫描时间较长，检

查费用高。MRI检查也可用于检出恶性睾丸肿瘤的腹膜后淋巴结转移和相关脏器
转移，在睾丸肿瘤的临床分期方面也具有明显优势。

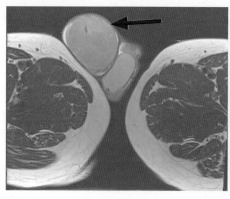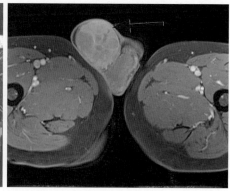

a　　　　　　　　　　　　　b

右睾丸精原细胞瘤　睾丸MRI横断面T2WI（图a）可见右侧阴囊内质地较均匀的肿块，
其内可见分隔，病变信号低于左侧正常睾丸组织（箭头）；脂肪抑制横断面T1WI增强
（图b）可见病变呈典型的分隔样强化（箭头）

17.女性生殖道先天性畸形

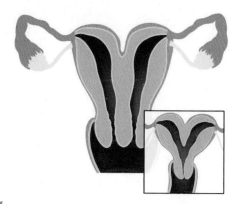

临床小贴士

　　女性生殖道先天性畸形发病率为0.1%~0.5%，在不育或流产妇女中
约占9%，常合并肾脏的先天性畸形。输卵管、子宫、宫颈和阴道上2/3
分别来自两侧Müllerian管和阴道球，在发育中要融合、腔化，而阴道
下1/3单独发育。因此Müllerian管发育、融合及再腔化过程中的异常
均可导致女性生殖道发生各种类型畸形。较为常见的是子宫不同类型畸
形，包括单角子宫、双子宫、双角子宫、纵隔子宫。子宫畸形可导致不

孕、流产和早产，明确子宫先天性畸形的类型对选择适宜的治疗方法非常重要。

影像检查咨询台

女性生殖道先天性畸形的影像学检查包括子宫输卵管造影、超声、CT 和 MRI。超声检查简便、无创，可作为首选的初筛方法，而对于需要了解宫腔内情况及输卵管是否通畅的不孕患者可选用子宫输卵管造影。

子宫输卵管造影是临床上常用的传统检查方法之一，通过经阴道置管向子宫内注入对比剂显示宫腔形态，了解输卵管是否通畅，根据显影内腔的形态可诊断出大多数子宫畸形，还可对输卵管阻塞部位及程度做出判断，对患者生育能力的评估和治疗有重要指导作用。然而，造影检查不能显示子宫外形，因而限制了某些畸形类型的判断，如纵隔子宫与双角子宫的鉴别。此外，子宫腔粘连也限制了造影检查的应用。

超声的诊断方式有经腹二维超声和经阴道超声。超声检查价格经济并且操作相对简单，因此在子宫畸形的诊断中得到了广泛应用。但超声对子宫畸形的正确分型存在一定困难，往往难以区分完全性与不完全性纵隔子宫。

CT 可发现先天性无子宫、较小的幼稚子宫及双子宫。然而，由于 CT 检查不能确切显示宫腔形态，因而无助于发现局限于宫腔内的子宫畸形，如纵隔子宫。

MRI 检查易于全面观察子宫外形和内部结构形态，且不受并存子宫肌瘤、腺肌病等病变的干扰，还能发现卵巢缺如等其他畸形。MRI 通过子宫长轴的冠状位观察子宫大体形态、内膜、结合带、宫底浆膜面以及双侧宫腔间隔是否含有肌层等影像征象，可以明确子宫畸形的分型，是目前显示子宫畸形的最佳方法。T2WI 对子宫各层显示清晰，能够有效分辨幼稚子宫的各层结构是否发育形成。

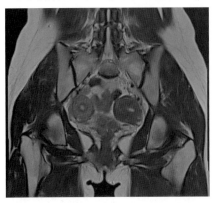

双子宫 子宫 MRI 冠状面 T2WI 可见盆腔内两个完全分开的宫体

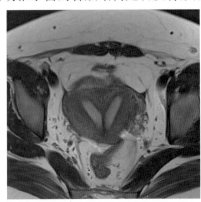

纵隔子宫 子宫 MRI 横断面 T2WI 示宫腔中央被低信号隔膜分隔

18.子宫平滑肌瘤

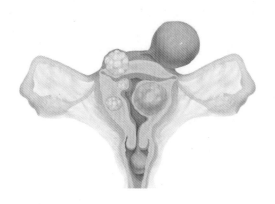

临床小贴士

子宫平滑肌瘤又称子宫肌瘤，是女性生殖系统中最常见的良性肿瘤。子宫肌瘤好发于 30~50 岁。肌瘤常为多发，大小不等。发生部位以子宫体最多见（90%），可分为黏膜下、肌壁间和浆膜下肌瘤，也可发生在宫颈。肌瘤可发生多种变性，包括玻璃样变、红色样变、囊性变等，也可发生出血、钙化。子宫肌瘤恶变的概率很低，不足 1%。临床上，虽然肌壁间肌瘤最为常见，然而产生明显症状者是黏膜下肌瘤。常见症状是月经过多、经期长且间隔短、不孕和习惯性流产等。较大肌瘤可有压迫症状或扪及腹部肿块，但也有部分患者无临床症状，系偶然发现。

影像检查咨询台

子宫肌瘤的影像学诊断方法主要包括超声和 MRI 检查，偶会用到 CT 检查。超声检查是诊断子宫肌瘤的常用方法，具有较高的敏感性和特异性；但对于多发性小肌瘤（如直径 0.5 cm 以下）的准确定位及计数还存在一定的误差。MRI 检查能发现直径 0.3 cm 的肌瘤，对于肌瘤的大小、数量及位置能准确辨别，是超声检查的重要补充手段；但费用高，如果有宫内节育器时，会影响对黏膜下肌瘤的诊断。CT 对软组织的分辨能力相对较差，对肌瘤的大小、数目及部位特异性略差，一般不用于子宫肌瘤的常规检查。

超声检查能发现大多数子宫肌瘤，多呈类圆形或椭圆形低回声的实性结节，单发或多发，大多界限清楚。经阴道超声检查最常用，但对超出盆腔的肿物、肥胖及无性生活女性更适用传统的经腹壁超声检查。经直肠超声检查可用于不宜行经阴道超声的患者，如阴道出血、阴道畸形、阴道萎缩、阴道脱垂及无性生活的女性。三维超声的图像逼真，能明确肌瘤与子宫内膜及肌壁的关系，对肌瘤大小的估测值也较二维超声更可靠，对较小的黏膜下肌瘤诊断敏感性更佳，但费用较高。腹腔镜超声是配合腹腔镜手术的一种新的检查途径，可帮助术者确定最佳的子宫肌层切口位置，并有助于发现直径 0.5 cm 左右的小肌瘤。

MRI 是发现和诊断子宫肌瘤的最敏感方法，具有软组织分辨率高、空间三维成像等优点，能清楚显示肌瘤的数量、大小、位置及与宫腔的关系，特别是对于多发性及较小的子宫肌瘤。对子宫肌瘤变性、血管内平滑肌瘤、富于细胞平滑肌瘤等特殊类型子宫肌瘤的诊断也具有较大临床意义。

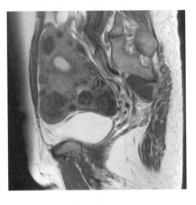 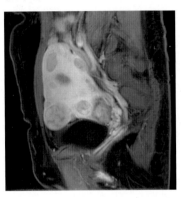

a   b

子宫肌壁间多发平滑肌瘤　子宫 MRI 矢状面 T2WI（图 a）可见子宫肌层内多发大小不等类圆形短 T2 信号；脂肪抑制矢状面 T1WI 增强（图 b）可见病变呈不均匀较明显强化，边界清，较子宫肌层呈相对低信号

19.子宫内膜癌

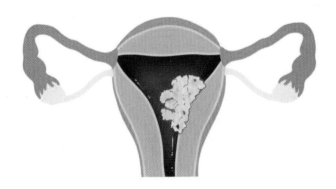

临床小贴士

　　子宫内膜癌是女性生殖系统常见恶性肿瘤，发病率仅次于宫颈癌，病理上腺癌占大多数。肿瘤最初位于子宫内膜，可发生溃疡和坏死，其后向外侵犯子宫肌层，并可向下延伸侵犯宫颈。当肿瘤穿破浆膜后，能直接累及宫旁组织、膀胱和邻近肠管。淋巴转移是常见的转移途径，血行转移和腹膜直接侵犯均较少见。

　　子宫内膜癌发病的峰值年龄为 55~65 岁。主要症状是阴道不规则出血，特别是绝经后女性，出现白带增多并血性和脓性分泌物。子宫内膜癌临床诊断主要依靠刮宫和细胞学检查，影像学检查的目的在于估价肿瘤侵犯子宫的深度、范围、淋巴结转移及远隔转移，肌层侵犯深度是影响患者预后的独立因素，是提示是否进行淋巴结清扫的重要临床依据，准确的分期有助于制订最佳的个体化治疗方案，预测患者预后。

影像检查咨询台

　　子宫内膜癌的影像学检查包括经腹或经阴道超声、MRI、CT、PET-CT 检查等。目前比较强调绝经后出血患者应进行超声检查作为初步检查。经阴道超声检查可以了解子宫大小、宫腔内有无赘生物、内膜厚度、肌层有无浸润、附件肿物大小及性质等，为最常用的无创辅助检查方法。绝经后妇女内膜厚度 < 5 mm 时，其阴性预测值可达 96%。如子宫内膜厚度 >5 mm 时，应对绝经后患者进行子宫内膜活检。

　　盆腔 MRI 是子宫内膜癌首选影像学检查方法。MRI 能够清晰显示子宫内膜及肌层结构，用于明确病变大小、位置，肌层侵犯深度、宫颈、阴道是否受侵犯，病变是否侵犯子宫体外、膀胱及直肠，以及盆腔内的肿瘤播散，观察盆腔、腹膜后区及腹股沟区的淋巴结转移情况。MRI 还有助于肿瘤的鉴别诊断（如内膜息肉、黏膜下肌瘤、肉瘤等），评价化疗的疗效及治疗后随诊。

　　CT 对早期病变诊断价值有限，其优势在于显示中晚期病变，评价病变侵犯子宫外、膀胱、直肠情况，显示腹盆腔、腹膜后及双侧腹股沟区淋巴结转移，以及腹盆腔其他器官及腹膜转移情况。对于有磁共振禁忌证的患者应选择 CT 扫描。为了排除肺转移，必要时应行胸部 CT 检查。

　　PET/CT 较少用于子宫内膜癌初诊患者，仅当可疑出现复发转移时考虑行 PET/CT 检查。

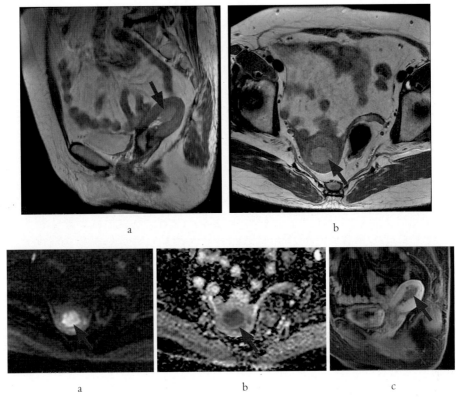

子宫内膜癌　子宫 MRI 矢状面 T2WI（图 a）和横断面 T2WI（图 b）可见子宫宫腔内团片状稍长 T2 信号（箭头）；DWI（图 c）可见宫腔内病变弥散受限呈明显高信号（箭头），对应 ADC 图（图 d）呈明显低信号（箭头）；延迟增强矢状面脂肪抑制 T1WI（图 e）显示宫腔内病变呈不均匀强化，边缘不规整，较明显强化肌层呈相对低信号（箭头）

20.子宫颈癌

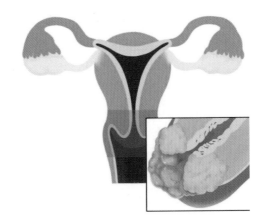

临床小贴士

　　子宫颈癌也称宫颈癌，是我国女性生殖系统最常见的恶性肿瘤。病理上，宫颈癌多为鳞状上皮癌，约90%宫颈癌发生在鳞状上皮与柱状上皮结合处，富于侵犯性，可破坏宫颈壁并侵犯宫旁组织，进而达盆壁，向下和向上延伸则侵犯阴道和子宫下段。病变晚期，输尿管、膀胱和直肠均可受累。宫颈癌主要沿淋巴道转移，血行转移少见。

　　临床上，宫颈癌主要见于45~55岁妇女，但目前有年轻化趋势。接触性阴道出血是宫颈癌早期的主要症状，晚期则发生不规则阴道出血和白带增多。肿瘤侵犯盆腔神经可引起剧烈疼痛，侵犯膀胱和直肠则发生血尿和便血。妇科检查可见宫颈糜烂及菜花状或结节状肿物。

影像检查咨询台

　　宫颈癌早期诊断主要依靠临床检查及活检病理诊断，影像检查主要适用于进展期宫颈癌的分期，判断其侵犯范围，明确有无宫旁侵犯、盆壁或周围器官受侵及淋巴结转移。MRI是宫颈癌分期首选影像检查方法，还有助于鉴别治疗后肿瘤复发与纤维化。

　　腹盆腔超声包括经腹部及经阴道（或直肠）超声两种方法。主要用于宫颈局部病变的观察，同时可以观察盆腔及腹膜后区淋巴结转移情况，有无肾盂积水以及腹盆腔其他脏器的转移情况。超声设备的优劣及操作者的经验影响诊断的正确率。经腹及腔内超声均不易确定宫旁侵犯情况，超声造影配合腔内超声对于病变是否侵犯宫旁及周围组织有指导作用，治疗过程中超声可以引导腔内放疗。常规超声还可用于治疗后定期随访，为一种便捷的检查方法。

　　盆腔MRI无辐射，多序列、多参数成像，具有优异的软组织分辨率，是宫颈癌最佳影像学检查方法，有助于病变的检出和大小、位置的判断，尤其对活检为高级别鳞状上皮内病变（high-grade squamous intraepithelial lesion，HSIL）患者可用于除外内生性病变；明确病变侵犯范围，为治疗前分期提供重要依据。MRI可显示病变侵犯宫颈间质的深度，判断病变是否局限于宫颈、是否侵犯宫旁或侵犯盆壁，能够显示阴道内病变的范围，但有时对病变突入阴道腔内贴邻阴道壁与直接侵犯阴道壁难以鉴别；能够提示膀胱、直肠壁的侵犯；检出盆腔、腹膜后区及腹股沟区的淋巴结转移；对于非手术治疗的患者，可用于放疗靶区勾画、治疗中疗效监测、治疗末疗效评估及治疗后随诊。

腹盆腔 CT 软组织分辨率低，平扫病变与正常子宫颈密度相近，尤其对早期宫颈癌观察效果差；增强 CT 扫描对比度优于平扫，但仍有近 1/2 的病变呈等密度而难以明确范围。CT 的优势主要在于显示中晚期病变方面，评价宫颈病变与周围结构（如膀胱、直肠等）的关系，淋巴结转移情况，以及大范围扫描腹盆腔其他器官是否存在转移。对于有磁共振禁忌证的患者可选择 CT 检查。

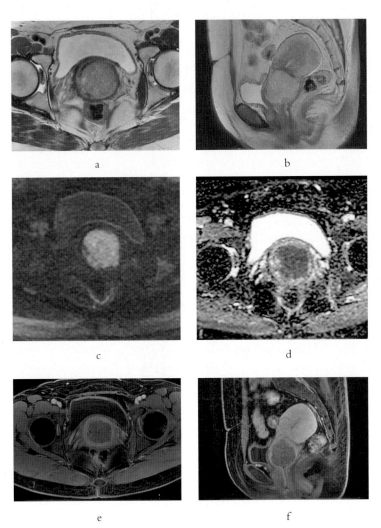

宫颈癌（Ib 期）子宫 MRI 横断面 T2WI（图 a）和矢状面 T2WI（图 b）可见宫颈部团块状稍长 T2 信号；DWI（图 c）可见病变弥散受限呈明显高信号，对应 ADC 图（图 d）呈明显低信号；脂肪抑制横断面 T1WI 增强（图 e）和矢状面 T1WI 增强（图 f）可见病变呈不均匀中度强化，边缘不规整

21.子宫内膜异位症

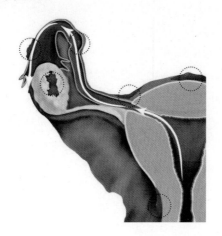

临床小贴士

　　子宫内膜异位症是一种常见的妇科病，多见于 30~45 岁的妇女。功能性子宫内膜发生在正常子宫内膜位置以外的任何其他部位时称子宫内膜异位症。当异位的子宫内膜位于子宫体的肌层时，称内在性子宫内膜异位症，也称子宫腺肌病，常见于多产妇女，临床表现为下腹痛、经血过多和子宫增大。而当异位的子宫内膜发生在子宫以外的其他任何部位时，称外在性子宫内膜异位症，常见卵巢、子宫的韧带、直肠阴道隔、子宫直肠陷凹、输卵管、大肠、膀胱以及盆腔腹膜，主要症状有继发性和渐进性痛经、月经失调、不孕，肠道及尿路症状，表现为与月经有关的周期性发作。

影像检查咨询台

　　对于子宫腺肌病，MRI 检查最具有较高的诊断价值，其次是超声检查，可明确病变位置、范围和深度，有助于临床治疗方案的制订。局限型或弥漫型子宫腺肌病较具有特征性的 MRI 表现是增厚的结合带内散在点状短 T1 和长 T2 高信号灶。外在性子宫内膜异位症的影像学表现多种多样。彩色多普勒超声检查主要对卵巢子宫内膜异位囊肿的诊断有价值，典型的卵巢子宫内膜异位囊肿的超声影像为无回声区内有密集光点；经阴道或直肠超声、CT 及 MRI 检查对浸润直肠或阴道直肠隔的深部病变的诊断和评估有一定意义。

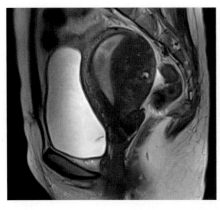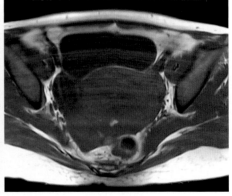

a   b

子宫腺肌病　子宫 MRI 矢状面 T2WI（图 a）可见子宫后壁肌层明显增厚，其内可见斑点状长 T2 信号；横断面 T1WI（图 b）可见增厚肌层内散在斑点状短 T1 信号

22.卵巢肿瘤

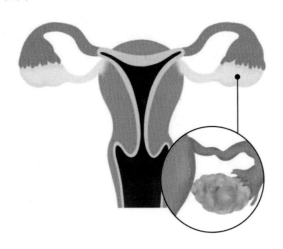

临床小贴士

　　卵巢肿瘤是女性生殖系统常见肿瘤之一，常见的良性肿瘤有浆液性囊腺瘤、黏液性囊腺瘤和囊性畸胎瘤，恶性肿瘤则以浆液性囊腺癌和黏液性囊腺癌最为常见。卵巢的浆液性和黏液性囊腺瘤分别占卵巢全部肿瘤的 23% 和 22%，易发生在中年女性，主要临床表现是盆腹部肿块，较大肿块可产生压迫症状，造成大小便障碍。卵巢囊性畸胎瘤亦是卵巢常

见良性肿瘤，约占全部卵巢肿瘤的 20%，可见于任何年龄，主要见于育龄妇女，通常无症状，大者可触及肿块，发生扭转时出现疼痛。卵巢囊腺癌早期无症状，发现时多数已属晚期，表现为腹部迅速生长的肿块，常合并有压迫症状，多有血性腹水，并有消瘦、贫血、乏力等表现。实验室检查中 CA125 和 CEA 明显升高。

影像检查咨询台

卵巢肿瘤的主要影像学检查方法包括超声检查（经阴道/经腹超声）、CT 和 MRI 检查，可以明确肿瘤形态、侵犯范围，有助于定性诊断。

超声检查是卵巢癌筛查的首选检查方法，可明确卵巢有无占位性病变，判断肿瘤的良恶性。肿瘤形态学特征是超声鉴别卵巢肿瘤良恶性的主要标准。经阴道超声检查探头接近卵巢，图像分辨率高，不受肥胖及肠气干扰，对卵巢癌的诊断有更高的敏感度和特异度。没有性生活史的女性可采用经直肠超声。经腹超声是阴道超声的重要补充，比如肿瘤过大，阴道超声无法获得整个肿瘤的视野。此外，经腹超声还可以评估卵巢癌对周围脏器的侵犯、腹膜后淋巴结转移及腹腔种植转移情况，如有无输尿管扩张、腹水、腹膜种植。彩色多普勒有助于卵巢肿瘤良恶性的鉴别。超声造影可观察肿瘤内部血供情况，特别是对微血管的显示优于多普勒，有利于鉴别诊断及疗效评价，尤其是抗血管生成等分子靶向药物的疗效评价。

腹盆腔CT扫描是卵巢癌最常用的检查方法，可观察病变内微小脂肪、钙化，有助于对卵巢生殖细胞来源肿瘤的检出；CT 扫描速度快，一次屏气即可同时完成对腹部和盆腔的扫描，对于评价肿瘤的范围及腹膜转移有重要价值，可辅助临床分期，为首选检查方法。在患者没有对比剂禁忌的情况下应行增强扫描。但 CT 对于早期卵巢癌、卵巢形态未发生显著改变者敏感度较低。

盆腔 MRI 软组织分辨率高，其多参数、动态增强扫描可显示病变的组织成分性质和血流动力学特点，对于脂肪、出血等成分的观察有优势，其鉴别卵巢良恶性肿瘤的准确度为83% ~ 91%；MRI 有助于确定盆腔肿块起源，并辅助 CT 进行卵巢癌的术前分期。卵巢癌原发灶的 MRI 影像特点与 CT 相似，但 MRI 扫描范围有限，且对因运动引起的位移敏感，因此对腹膜转移和大量腹水患者显示效果不如 CT，可作为腹盆腔 CT 的有效补充。盆腔动态增强 MRI 延迟期联合弥散加权成像（DWI）可辅助临床对患者行肿瘤原发灶减灭术的术前评价。

　　PET/CT 是先进的功能影像学检查手段，能够反应病灶的代谢状况，治疗前 PET/CT 显像有助于卵巢癌良恶性的鉴别诊断，有利于发现隐匿的转移灶，使分期更准确；PET/CT 同步增强 CT 扫描有利于小病灶的检出。但 PET/CT 价格较高，并不推荐为常规检查。

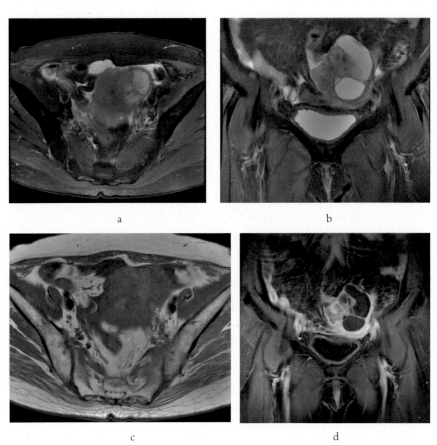

a　　　　　　　　　　　　　b

c　　　　　　　　　　　　　d

　　卵巢黏液性囊腺癌　盆腔 MRI 脂肪抑制横断面 T2WI（图 a）和冠状面 T2WI（图 b）可见盆腔内团块状囊实性混杂长 T2 信号，形态不规则，边界不清；横断面 T1WI（图 c）可见病变呈不均匀稍长 T1 信号；增强延迟期脂肪抑制冠状面 T1WI（图 d）显示病变实性成分呈明显强化，囊性成分未见强化

第八节 骨骼肌肉系统疾病

1.骨关节发育畸形和骨软骨发育障碍

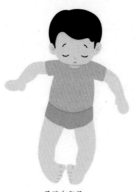

马蹄内翻足

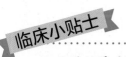

体质性骨病为骨先天性形态异常，伴或不伴代谢异常的一类疾病。本病分为骨关节发育畸形和骨软骨发育障碍或异常两大类。虽体质性骨病发病率较低，但疾病数量较多，有200多种，因此总体而言并不少见。

骨关节发育畸形在胚胎发育前6周形成，为宫内因素引起的骨形成缺陷，多累及一块或多块骨，不伴有基因突变或长期表达异常，与骨软骨发育障碍相比，受累骨可随年龄进一步发展，但不会侵及其他正常骨与关节。常见的四肢骨关节发育畸形包括并指多指（趾）畸形、马德隆畸形、先天性髋关节脱位、马蹄内翻足等；脊柱畸形包括分节不良、移行椎、脊椎裂、侧弯畸形、脊椎峡部不连等。

骨软骨发育障碍一般是指由于基因突变或长期表达异常引起的遗传性、全身性骨关节发育异常，其表征可以是逐渐表现出来的，可侵犯多个中轴骨或周围骨、软骨内生骨或膜化骨。一部分骨软骨发育障碍患者在出生前即已死亡，有些则在围生期、婴幼儿期死亡，这些称为致死性骨软骨发育障碍。非致死性的骨软骨发育障碍寿命可正常或接近正常，其预后与异常范围及程度有关，最常见的包括软骨发育不全、成骨不全、石骨症、颅锁骨发育异常等。

影像检查咨询台

常见的四肢骨关节发育畸形和骨软骨发育障碍一般依靠 X 线平片即可做出诊断。对于脊柱畸形来说，CT 和 MRI 对于脊柱附件的显示（如椎弓峡部不连）均优于 X 线平片，尤其是各向同性 CT 的多平面重建显示最为清晰，冠状位 MRI 也可以提供有价值的信息。对于合并脊髓病变的脊柱畸形需行 MRI 检查，MRI 能够清晰显示脊膜、脊髓膨出及脊髓空洞等异常。尤其是对颅颈交界畸形的诊断，MRI 敏感性高，通过联合 MR 多方位图像，测量钱氏线、布加德角、麦克雷线、寰齿间隙、后颅窝深度以及观察枕骨大孔区域、枕骨髁、齿状突、寰枢关节、脊髓等情况，能够对颅颈交界畸形进行准确的分类，为临床治疗提供详细影像学信息。对于复杂的脊柱畸形，各向同性 MR 薄层扫描可以对图像进行各个方向、各个角度的重建，不仅可以清晰显示各种椎体畸形以及复杂的脊髓异常（如脊髓空洞、脊髓纵裂、脊髓栓系等），还可将过度变形的脊柱进行各方向重建处理。

基于医学影像数据的 3D 打印技术在解剖可视化、个性化诊疗方案的制订、手术过程模拟、医学研究、医学训练以及患者教育等方面得到了广泛应用。基于 CT 和 MRI 的医学数字成像和通信数据是目前临床骨关节领域最常用的 3D 打印医学影像数据来源。3D 打印技术在脊柱畸形手术中的应用越来越多见，其制作

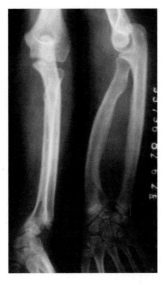

Madelung's 畸形　左上肢 X 线侧位、正位片可见左桡骨呈弓形缩短，远端突向背侧，桡骨关节面向尺侧倾斜

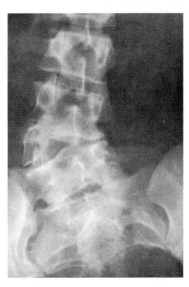

脊柱侧弯　腰椎 X 线正位片可见腰椎向右侧弯

出的脊柱模型可准确清晰显示畸形脊柱形态，发现 X 线片、CT 及 MRI 等普通影像学资料无法显示的隐匿信息，从而帮助手术医生更加全面清楚地认识畸形脊柱的形态学结构，同时还可以通过脊柱模型进行手术设计等操作。CT 有较高的空间分辨率且有更薄的重建扫描层厚，因此最常应用于脊柱畸形的 3D 打印。

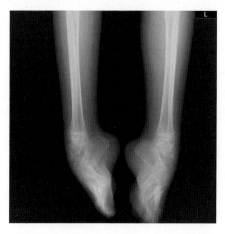

马蹄足内翻畸形 双足 X 线正位片可见足弓凹陷，跟骨短而宽，有内翻及上移位

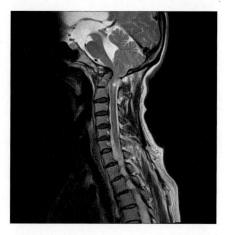

颅颈交界复合畸形 颈椎 MRI 矢状面 T2WI 可见小脑扁桃体下疝伴颈 2 水平脊髓空洞、寰枕融合、寰枢关节脱位、颅底凹陷

2.四肢骨折

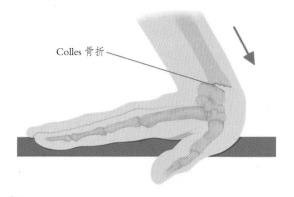

Colles 骨折

临床小贴士

　　骨折通常是骨骼受到强大外力的作用产生的骨骼连续性和完整性中断，但轻微外力也可能产生明显的创伤。根据外力作用情况和骨骼本身是否正常，骨折分为四类：外伤性骨折、隐匿性骨折、应力性骨折和病

理性骨折。儿童骨骼创伤特有的骨折类型包括青枝骨折、创伤性骨弯曲、隆突骨折和骨骺创伤。常见的四肢骨折有柯莱斯骨折（colles fracture）、肱骨外科颈骨折、肱骨髁上骨折、股骨颈骨折等。骨折患者常有明确的外伤史或导致骨折的诱因，常表现为局部疼痛、肿胀及功能障碍，重者可引起成角旋转、肢体缩短、异常弯曲等局部畸形。体检时，可闻及或触及骨摩擦音。严重创伤可合并广泛的软组织撕裂、内脏损伤、大血管出血或外伤性休克。

影像检查咨询台

四肢骨创伤的常用影像学检查方法包括 X 线平片、CT 和 MRI 检查。X 线平片是首选和常规影像检查，规范的投照技术是正确诊断的前提，大部分四肢骨创伤可以通过 X 线平片做出明确诊断，其分型的主要依据是骨折线和骨折断端移位或断端成角。CT 是 X 线平片的重要补充，可发现平片上不能发现的隐匿骨折。对于结构复杂和有骨性重叠部位的骨折，CT 比平片能更精确地显示骨折移位情况。但当骨折线与 CT 扫描平面平行时，可能漏诊骨折，因此需结合 X 线平片来诊断或排除骨折。常规 CT 扫描不易观察骨折的整体情况，利用三维重建技术可以全面直观地了解骨折情况，特别是多层螺旋 CT 扫描能够多平面重建各向同性的高质量图像。利用多平面重建及曲面重建可以发现更多 X 线平片发现不了的骨折，如不明显的肋骨骨折。MRI 较 CT 能更敏感地发现隐匿骨折和骨挫伤，更清晰地显示软组织损伤，但显示有结构重叠部位的骨折不如 CT。此外，MRI 可以显示早期疲劳骨折的骨折程度、范围、早期骨膜水肿及随后的增生硬化，这些是 X 线平片和 CT 无法显示的。MRI 还可对疲劳骨折进行分级，对损伤程度进行量化评价。MRI 对于早期发现机能不全性骨折也具有相当高的特异性，可以敏感地显示骨折早期的骨髓水肿，清楚地分辨病变区的脂肪变、骨折线、骨质增生硬化、骨髓出血、骨髓水肿等病变的位置、范围及形态，并显示病变区骨骼周围软组织的细节；尤其对于盆腔肿瘤放疗的患者，MRI 有助于鉴别骨转移和机能不全性骨折。

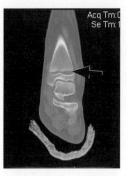
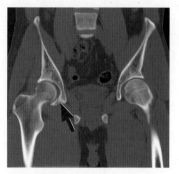

左侧胫骨骺离骨折　左踝关节CT
冠状面重建图像可见左侧胫骨远
端骨骺部骺线增宽（箭头）

右侧髋臼骨折　髋关节CT冠状面重建图
像可见右侧髋臼透亮骨折线（箭头）

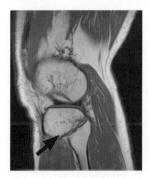
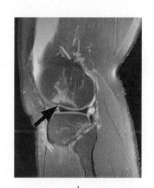

a

b

右侧股骨隐匿性骨折　右侧膝关节MRI矢状面T1WI（a）、脂肪抑制T2WI（b）可见右
侧股骨外侧髁放射状骨折线改变，T1WI呈低信号，脂肪抑制序列呈高信号（箭头）

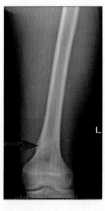
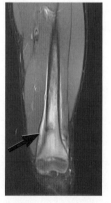

a

b

左侧股骨下段疲劳骨折　左侧股骨X线正位片（a）可见左侧股骨内侧骨皮质稍增厚（箭
头）；左侧股骨MRI脂肪抑制冠状面T2WI（b）可见左侧股骨内侧骨折线（箭头），股
骨全段骨髓水肿，可见骨膜反应

3.脊柱创伤

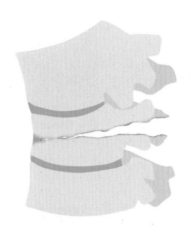

临床小贴士

　　脊柱创伤比较常见，占全身骨关节创伤的 5%~6%，好发于颈椎及胸腰椎交界部，包括脊柱骨折、脱位、韧带撕裂等，往往同时伴有脊髓神经损伤。其中常见的寰枢椎损伤包括寰枢关节脱位、寰椎骨折和齿状突骨折等，易使颈髓受压而引起严重并发症。脊柱创伤临床表现主要有外伤后脊柱局部疼痛、活动受限、畸形、压痛以及不全性或完全性瘫痪表现，如感觉、运动功能丧失、大小便障碍等，严重者可导致死亡。脊柱创伤按照创伤机制常分为屈曲型损伤、后伸型损伤和侧弯型损伤，其中以屈曲型损伤最常见。脊柱创伤并发症多，危害较大，需高度重视并及时准确诊断和治疗。

影像检查咨询台

　　脊柱创伤的影像学检查包括 X 线平片、CT 和 MRI，其中 CT 检查，尤其是多层螺旋 CT 为首选检查手段。以往认为脊柱常规 X 线正侧位片是必需的，寰枢椎损伤者除 X 线正侧位片外，还需行寰枢椎的 X 线张口位片，以便观察寰枢关节和枢椎齿状突的骨折、脱位情况。随着 CT 尤其是多层螺旋 CT 的广泛使用，目前普遍认为脊柱创伤应首选 CT 检查并进行三维多平面重建，以发现椎体骨折及移位程度，尤其是附件的骨折和错位。头颈部的创伤怀疑有血管损伤者，必要时可行 CTA 检查以确定血管损伤程度。薄层 CT 横断面扫描并矢状位和冠状面重建，可以精确显示寰枢椎的相互关系，是诊断寰枢椎损伤的最佳方法。

MRI可清晰显示后部韧带复合体结构的创伤情况，有利于评价脊柱创伤后的稳定性。在矢状位T1WI或T2WI上的后部韧带复合体结构低信号带中断，提示棘上韧带、黄韧带断裂；椎小关节囊积液、棘突周围的液性信号反映了关节囊或棘间韧带的损伤。脊柱外伤后局部疼痛而X线或CT未发现骨折者，可行MRI或核素检查，以发现隐匿型脊柱骨折或骨挫伤。此外，MRI还可显示椎间盘损伤，但创伤后椎间盘突出与非创伤性椎间盘突出表现相似，有时无法区分。对于脊髓损伤的评价应首选MRI检查。MRI能够清晰显示：①椎管和硬膜囊是否受压狭窄；②脊髓的连续性及形态学改变，脊髓连续性中断或脊髓明显受压狭窄是脊髓神经损伤的直接征象，脊髓受压段上下方脊髓可出现肿胀；③脊髓信号的改变。对于外周神经损伤的评估也应首选MRI检查。外周神经MRI成像技术包括T1WI快速自旋回波序列、T2WI快速自旋回波序列、背景抑制弥散加权成像、3D-STIR平扫及增强、DTI及功能连接磁共振等，在原始图像的基础上，利用最大密度投影、多平面重建等图像后处理技术可获得更为全面的神经走行图像，为外周神经损伤的评估提供可靠的诊断信息。

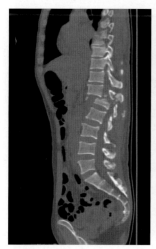
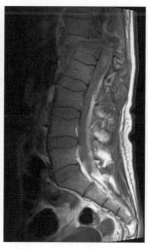
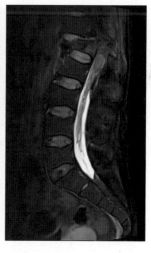

　　　　a　　　　　　　　　　　b　　　　　　　　　　　c

胸腰椎多发骨折　胸腰椎CT矢状面重建骨窗（a）可见胸腰椎多发锥体形态失常，腰1椎体形态失常并脱位，相应层面椎管狭窄；腰椎MRI矢状面T1WI（b）、脂肪抑制T2WI（c）可见腰1椎体形态失常伴骨髓水肿，同水平脊髓完全横断改变，腰1~骶2水平椎管内见短T1信号，提示积血或血肿形成

4.关节创伤

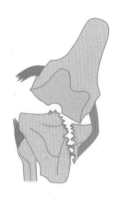

临床小贴士

关节创伤包括关节脱位、关节软组织损伤和累及关节面的关节内骨折。关节脱位为关节组成骨之间正常解剖关系的异常改变，表现为关节对位关系完全或部分脱离，即为脱位或半脱位。根据发病机制可分为先天性关节脱位、习惯性关节脱位、创伤性关节脱位或病理性关节脱位，其中以创伤性关节脱位最常见，发生部位上以肘关节脱位最多见。关节脱位患者一般有明确的外伤史，表现为关节疼痛、肿胀变形和功能丧失，有时可合并关节囊和韧带撕裂、血管或神经损伤。关节脱位可造成骨内血运中断，晚期出现骨缺血坏死或骨关节炎。

关节周围软组织损伤包括关节囊、韧带和肌腱等的损伤，为多发、常见损伤，在 MRI 出现之前，影像学对其诊断价值很小。韧带损伤分完全撕裂和不完全撕裂，发生在附着部时可引起撕脱骨折。韧带撕裂表现为局部肿胀、疼痛和压痛，关节活动受限，完全撕裂时关节不稳定，可出现异常活动。肌腱损伤主要表现为肌腱相关功能异常。

关节囊内骨折也称关节内骨折，累及关节面和关节软骨，常引起创伤性关节炎等后遗改变，多见于肘关节，其次是踝关节、膝关节，可出现关节的疼痛、肿胀和功能受限。

影像检查咨询台

关节创伤的常用影像学检查方法包括 X 线平片、CT 和 MRI 检查。由于 X 线平片简单易行、价格低廉，为常规检查手段，CT 在显示关节骨质损伤范围、形态方面优于平片。X 线平片和 CT 能显示关节脱位及骨质情况，但不能清晰显示韧带、肌腱等软组织。双源 CT 虽可以利用能谱或双能量技术显示较粗大的韧带，但结果仍不十分理想。MRI 不仅能够观察关节韧带、肌腱损伤的程度和范围，判断是完全撕裂或部分撕裂，为临床治疗提供信息；还可以对关节韧带、肌腱修复或重建术后进行随访，观察移植物的形态、信号及连续性、有无移植物撞击现象、内固定器的位置和完整性以及关节腔内有无纤维化病灶形成和关节积液等。对于自体移植手术，还可以观察供区的改变和修复情况。除此之外，MRI 还可以在关节矫形或置换手术前对韧带、肌腱进行评估，如在髌股关节脱位、膝内外翻等生物力学矫正手术前，需要了解相关韧带、肌腱的功能状态；在膝关节置换手术前，MRI 可观察交叉韧带和膝关节周围韧带、肌腱情况，为选择是否保留后交叉韧带及置换手术类型提供依据。MR 关节腔造影属有创检查，主要适用于关节盂唇病变、关节囊病变以及部分肌腱撕裂的评估。

近几年，多种 MRI 新技术已逐渐用于韧带、肌腱损伤的评价，T2 mapping 技术可对韧带损伤程度、韧带修复效果等进行定性和定量分析，超短回波时间（ultrashort echo time，UTE）序列通过特殊成像原理使韧带、肌腱等短 TE 组织在差异图像上呈高信号，可定量分析韧带、肌腱的损伤程度。关节 3D 高分辨成像能够清晰显示韧带、肌腱，尤其是对大关节细小韧带、肌腱的显示以及小关节韧带、肌腱解剖细节的观察非常有优势，而且 3D 高分辨成像的多平面重建和曲面重建等特点能更好地满足临床需要。

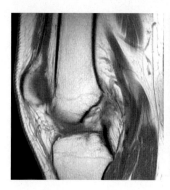 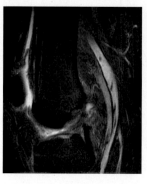 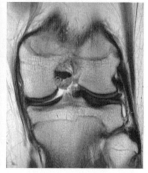

a　　　　　　　　　　b　　　　　　　　　　c

左侧前交叉韧带完全断裂　左膝关节 MRI 矢状面 T1WI（a）、矢状面脂肪抑制 T2WI（b）和冠状面 T2WI（c）可见左侧前交叉韧带走行不连续，其走行区可见片状长 T1 压脂高信号

5.关节盘与关节盂唇损伤

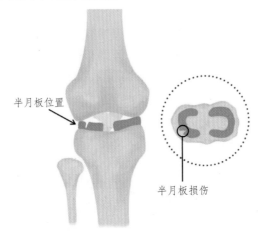

半月板位置

半月板损伤

关节盘是位于两关节面之间的纤维软骨，其周缘附着于关节囊内面，将关节腔分隔成两部分，其作用是使关节面和关节窝更加适应，增加运动的灵活性和多样化，还具有缓冲震荡的作用。常见的含有关节盘的关节有膝关节、颞下颌关节、桡腕关节、肩锁关节等。膝关节的半月板位于胫骨和股骨之间，分为内外侧半月板，分别由前角、体部、后角3个部分组成，是临床工作中最常见的关节盘损伤部位。膝关节半月板损伤多见于从事剧烈运动的青壮年，也常见于中老年人，多数患者有膝关节扭伤史。

髋臼盂唇是附着于髋臼盂缘的纤维软骨，增大髋臼的覆盖范围，主要功能是吸收冲击力、分担压力及润滑关节。外伤、退变、髋关节撞击综合征、髋臼发育不良等均可导致髋臼盂唇损伤，主要表现为无外伤或轻微外伤后出现腹股沟区钝痛，部分患者会出现臀部的牵涉痛，活动、长时间行走或久坐后疼痛会加重。肩关节盂唇损伤是引起肩关节不稳的重要因素，最好发于上盂唇和前下盂唇，临床表现为长期肩关节疼痛和活动障碍。

影像检查咨询台

常规X线平片和CT对关节盘和盂唇显示不佳。X线关节造影可以间接显示膝关节半月板撕裂、腕关节三角软骨盘撕裂，CT 关节造影可以显示盂唇损伤，但均属于有创检查。对关节盘与关节盂唇损伤的评估应首选 MRI 检查。常规 MRI 能直接清晰显示关节盘形态和信号变化，而近几年发展起来的 MRI 新技术如 T2 mapping、超短回波时间（UTE）序列成像可以实现对半月板损伤的定性和定量分析。膝关节 3D 高分辨成像序列对图像数据可实现薄层、各项同性采集，可进行任意层厚与方位重组，对半月板损伤诊断的准确度、特异度、敏感度均大大提高。

　　虽然常规髋关节和肩关节 MRI 能够显示关节盂唇，但由于其形态较小、位置特殊，所以会专门设有针对髋关节盂唇和肩关节盂唇的扫描方案，一般采用单侧小视野、斜矢状面或斜冠状面扫描，以更加清晰地显示盂唇结构及信号改变。以前认为直接 MR 关节造影是诊断盂唇损伤的经典影像学方法，注射对比剂可以充盈关节囊，更清晰地显示盂唇。但关节造影为有创性检查，患者接受程度不高，临床并未广泛应用。近年来随着 MR 扫描仪器和扫描序列的不断改进，关节盂唇 MRI 平扫作为一种无创性检查，诊断盂唇损伤的准确性及特异性不断提高，已能够满足临床诊断需要，逐渐普遍开展。

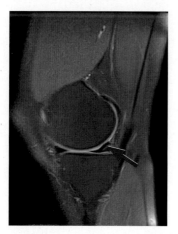 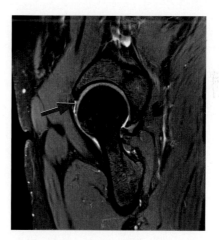

左侧半月板变性　左膝关节 MRI 矢状面脂肪抑制 T2WI 可见内侧半月板后角内稍高信号，未达关节面（箭头）

右侧髋臼前盂唇撕裂　右侧髋关节 MRI 斜矢状面脂肪抑制 T2WI 可见右侧髋臼前盂唇关节盘内条状液体高信号，达关节面（箭头）

6.股骨头缺血坏死

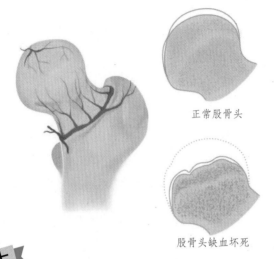

正常股骨头

股骨头缺血坏死

临床小贴士

　　成年人股骨头缺血坏死是由多种病因导致股骨头血液循环障碍而引起软骨下骨变性、坏死，继而造成股骨头塌陷，最终导致髋关节骨性关节炎。本病可发生于任何年龄，以成年人发病率高，多见于35~55岁的青壮年。常累及双侧，亦可单侧发病。一般为慢性起病，病程较长。临床表现主要为髋部或膝部疼痛，以内收肌痛出现较早，疼痛为持续性或间歇性，早期较轻，但逐渐加剧；晚期关节活动受限加重，通常认为糖皮质激素和酒精摄入是股骨头缺血坏死最常见的两大病因，约占所有病例的40%。其他病因还包括外伤（股骨颈骨折及髋关节脱位或创伤）、血红蛋白病、减压病等。股骨头缺血坏死多累及股骨头的前部外上区域。

　　股骨头骨骺缺血坏死是发生于儿童股骨头骨骺骨化中心的缺血性坏死，是一种自限性、自愈性、非系统性疾病。本病好发于2~12岁儿童，以4~8岁儿童最多见，男女发病率为4∶1，多为单侧发病。临床上主要表现为跛行，患侧髋关节疼痛和活动受限。发病机制和病理过程至今尚不明确，多数学者认为与股骨头血供障碍有关。组织病理学上包括三个发展阶段：缺血坏死期、血供重建期和修复期。

影像检查咨询台

　　股骨头缺血坏死的常见影像学检查方法包括 X 线平片、CT 和 MRI 检查，其中 MRI 是诊断早期股骨头坏死最敏感、最特异的非创伤性检查方法。X 线平片和 CT 对股骨头坏死的早期敏感性低且有电离辐射，只有当死骨吸收和原骨小梁表面形成新骨和钙化时，X 线平片、CT 才能发现病变，一般需要 6~8 周时间。CT 密度分辨率比 X 线平片高，在显示骨小梁星状结构、骨硬化、骨小梁细微骨折和病灶大小、位置及软组织等方面优于 X 线平片。

　　MRI 可在骨修复前即可发现骨髓细胞变化，不仅能发现"双线征"、骨髓水肿等骨坏死的早期表现，还可以显示关节腔积液及周围软组织情况。MRI 还可对股骨头坏死进行分期。对于超早期的病变（2~4 周仅少数缺血敏感的细胞坏死），常常是血脂紊乱和血液淤滞引起股骨头血流减少，常规 MRI 序列无法显示病灶，而动态增强 MRI 能显示骨缺血性坏死的超早期变化，反映病灶局部的血供状况，通过股骨头的血流灌注异常来指导临床进行早期干预，预防股骨头坏死发生。不仅如此，增强扫描还能更清晰地显示坏死范围，将坏死灶与周围骨髓水肿分开。

　　对于儿童发生的股骨头骨骺坏死，X 线平片、CT 均有辐射危害，且不能发现早期骨髓细胞水肿、坏死及肉芽组织的浸润，早期诊断困难，尤其是治疗过程

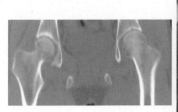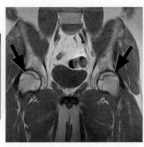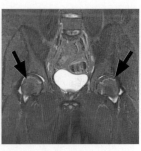

a　　　　　　　　b　　　　　　　　c

双侧股骨头坏死 I 期　髋关节 CT 冠状面重建图像（a）未见明显异常；髋关节 MRI 冠状面 T1WI（b）、冠状面脂肪抑制 T2WI（c）可见双侧股骨头呈双线征改变（箭头）；此期 X 线、CT 表现为阴性，只有 MRI 可以显示

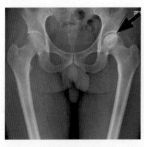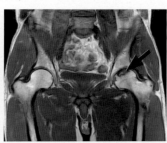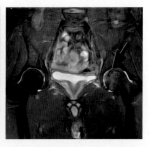

a　　　　　　　　b　　　　　　　　c

左侧股骨头坏死 II 期　髋关节 X 线正位片（a）可见左侧股骨头呈局限高密度（箭头）；髋关节 MRI 冠状面 T1WI（b）、脂肪抑制 T2WI（c）可见左侧股骨头坏死区的脂肪肉芽组织呈混杂信号（箭头）

中需要多次复查对儿童及青少年也不适用。MRI 对显示关节软骨、滑膜、软组织和骨髓病变更具优势，可以发现骨骺坏死的关节软骨增厚、滑膜炎、骨髓水肿及双线征等早期征象，是诊断股骨头骨骺坏死和随访复查的首选影像检查方式。

7.骨梗死

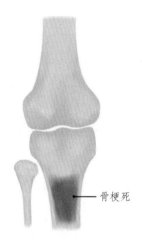

骨梗死

临床小贴士

骨梗死又称骨髓梗死、骨脂肪梗死，是发生于骨干、干骺端的骨缺血坏死。骨梗死的病因较多，常见于潜水作业人员，故称为潜水性减压病，但还有许多其他因素可导致骨梗死，统称为非潜水性骨梗死。非潜水性骨梗死较常见于使用大量激素后，还可能与免疫抑制、酗酒、胰腺炎、脂肪代谢紊乱等因素有关。急性骨梗死会出现患肢肌肉关节剧痛，活动障碍。慢性者会出现患肢酸痛、软弱无力，可伴有一定程度活动受限，但也有很多患者没有任何症状。除骨关节症状外，不同病因尚有各自不同的临床表现。骨梗死易累及四肢长骨的松质部分，以股骨上段最多见，其次为肱骨上段、胫腓骨骨干及肱骨和桡骨下段。膝关节周围为好发部位，可单发或数个病灶同时发生，左右对称或不对称。病变大小范围不一，可为数毫米或延伸至骨干的大部。

影像检查咨询台

骨梗死的常用影像学检查方法包括 X 线平片、CT 和 MRI 检查。因早期骨梗死仅为骨细胞坏死，骨小梁结构未见改变，髓腔内骨密度无明显变化，因而 X

线平片和CT无法分辨。对骨梗死修复期即中期出现的骨质吸收和斑点状新生骨、纤维化骨，CT较X线平片具有更高的密度分辨率，能检出部分X线平片表现正常的梗死灶。对已形成片状钙化的晚期病灶，X线平片与CT检出率无明显差异。MRI由于对细胞病变和骨髓水肿高度敏感，因而能发现早期骨梗死，为诊断急性期骨梗死的首选检查方法。由于不同时期骨梗死在MRI上表现不同，因此MRI还可用于骨梗死的分期，其中梯度回波GRE T2*及脂肪抑制序列对修复期骨梗死尤为敏感，这与修复期梗死灶边缘的肉芽及纤维组织增生、死骨吸收及新骨形成有关。当怀疑骨梗死时，应常规行MRI检查，以做到早期诊断、早期治疗。

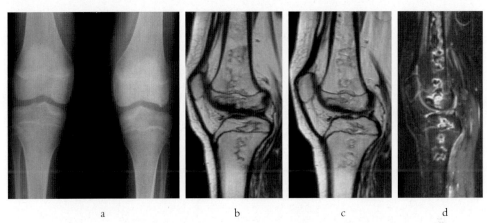

a	b	c	d

骨梗死　双侧膝关节X线正位片（a）未见明显异常；左侧膝关节MRI矢状面T1WI（b）、矢状面T2WI（c）、矢状面脂肪抑制T2WI（d）可见左侧股骨下段、胫骨上段髓腔内"地图样"改变，呈长T1信号、长T2信号，脂肪抑制序列呈高信号

8.剥脱性骨软骨炎

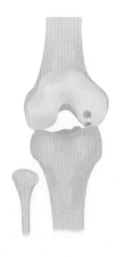

临床小贴士

　　剥脱性骨软骨炎是指由各种原因导致的局部关节软骨及软骨下骨质与母骨分离为特征的一类关节疾病，是关节软骨及软骨下骨的无菌坏死现象，而并非炎症。该病可发生于全身任何关节，但以膝关节最为常见，其次是踝关节和肘关节。好发于性格活泼者，尤其是运动员。青春期最常发病，好发年龄10~20岁，其中发病高峰年龄在10~15岁，男女比例是2∶1。病因尚不明，可能与外伤、遗传、骨骺动脉栓塞、低毒感染等因素有关。早期一般无症状或仅有活动后疼痛，随着病变发展，可出现关节疼痛、肿胀、积液和关节内骨软骨碎片所造成的机械症状如关节绞锁、关节僵硬、血肿等。临床上按年龄及股骨远侧干骺端的成熟度分为青少年型和成人型，分型的重要性在于青少年型的治愈率比成人型高，成人型倾向不稳定型，青少年型倾向稳定型。

影像检查咨询台

　　可用于剥脱性骨软骨炎的影像学检查方法包括 X 线平片、CT、MRI、骨扫描和超声检查。因 X 线平片、CT 难以显示关节软骨面，故不能对剥脱性骨软骨炎做出准确分期。相较而言，CT 能更好地显示骨缺损和发现 X 线平片不能显示的关节内游离体。MRI 由于其直接显示软骨结构的能力以及对骨髓病变显示的极高的敏感性，已成为早期诊断剥脱性骨软骨炎和进行分期的首选检查方法。骨扫描由于检查时间长，特异性较差，并且具有放射性，目前已较少用于剥脱性骨软骨炎的诊断。超声也可用来诊断该病并进行分期，然而由于敏感性较低，并且依赖操作者的诊断水平，目前已很少应用。此外，关节镜能直观显示关节面及关节软骨，一直被认为是评价关节软骨的"金标准"，但有创性限制了其广泛使用。

　　MRI 不仅能观察关节软骨，而且对关节积液、半月板的显示也是 X 线和 CT 不能比拟的。本病常合并关节积液和半月板损伤，伴有关节积液时多为少量及中量积液，半月板损伤可能是由于关节软骨受损导致半月板反复慢性损伤。关节软骨损伤后，因重力和振荡力的增加，可出现骨干深部骨髓水肿，晚期关节腔内可形成游离体，MRI 对骨髓水肿和游离体的显示也非常敏感。此外，MRI 还可以指导临床制订治疗方案和随访。通过 MRI 增强检查发现，如果骨软骨片与母骨之间出现线样强化，考虑为愈合形成的肉芽组织，保守治疗预后较佳；如不强化，则为关节液，提示软骨面破裂，需手术治疗。此外，病灶较大也提示病灶不稳定，需手术治疗。

脂肪抑制三维梯度回波 T1WI（SPIR–3D–FFE–T1WI）序列和脂肪抑制三维扰相梯度回波（3D–FS–FLASH）序列与常规序列比较，在显示早期关节软骨病损方面具有较高的准确性和敏感性，为剥脱性骨软骨炎早期的临床诊断和治疗提供了可靠的影像学依据。二维多平面重组图像可多方位观察病变，通过最大密度投影可获得关节软骨的三维图像，观察软骨表面轮廓及其厚度。MRI 上软骨面完整，内部出现的异常信号，可能代表了早期软骨病变的胶原、水、蛋白多糖的变化和胶原纤维结构及排列方向的变化。T2 mapping 技术是目前应用较为广泛和成熟的评估关节软骨异常的 MR 技术。关节软骨的 T2 值反映了软骨的含水量、胶原含量，T2 值异常升高代表存在软骨异常。此外，T2* mapping 的 T2* 值也同样反应了软骨内含水量和胶原结构的改变。

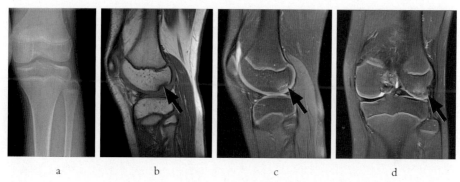

剥脱性骨软骨炎 左膝关节X线正位片（a）未见明显异常；左膝关节MRI矢状面T1WI（b）、矢状面脂肪抑制T2WI（c）和冠状面脂肪抑制T2WI（d）可见左侧股骨外侧髁关节面下片状长T1信号（箭头），脂肪抑制序列呈条片状高信号（箭头）

9.化脓性骨髓炎

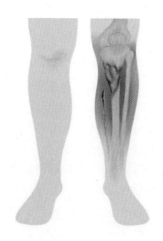

临床小贴士

　　化脓性骨髓炎是指涉及骨髓、骨和骨膜的化脓性炎症，常由金黄色葡萄球菌引起。根据病情发展，临床分为急性和慢性，感染途径有血行传播、邻近软组织感染和开放性骨折或火器伤进入，其中以血行感染最多见，好发于儿童和青少年，男性较多，长骨中以胫骨、股骨、肱骨和桡骨多见。急性化脓性骨髓炎临床上发病急，可有高热、寒战等全身中毒症状，局部皮肤可有红肿热痛。慢性化脓性骨髓炎常因急性化脓性骨髓炎治疗不及时或不彻底所致，也可以一开始就是慢性过程，病程迁延，可反复性发作，部分出现窦道流脓长期不愈。骺软骨对化脓性感染有一定的阻力，故在儿童，除少数病例外，感染一般不能穿过骺软骨而侵入关节。但在成年，由于已无骺软骨，感染可侵入关节而引起化脓性关节炎。

影像检查咨询台

　　化脓性骨髓炎的常用影像学检查方法包括 X 线平片、CT 和 MRI 检查。X 线平片在急性化脓性骨髓炎起病后的 7~10 天内往往无异常发现，仅可见局限性骨质疏松和感染部位软组织肿胀。发病后 3 周左右可发现骨质破坏、死骨形成及骨膜新生骨，并伴有骨破坏区周围的骨质增生。尽管 X 线出现异常表现时间晚且无特异性表现，但 X 线平片简单、经济，仍为常规检查方法。

　　CT 与 X 线相比，更易发现急性化脓性骨髓炎骨内小的侵蚀破坏和骨周软组织肿胀，可明确显示早期脓肿的部位和蔓延范围；晚期在显示骨破坏、死骨、骨瘘、软组织窦道、异物等方面有优势。CT 检查可以早期发现骨膜下脓肿，但对小的脓肿难以显示。CT 空间分辨率稍逊于 X 线平片，对于长骨细小的薄层骨膜反应常难以发现。

　　MRI 在显示早期急性化脓性骨髓炎的骨髓水肿和软组织肿胀上，明显优于 CT 和 X 线平片，可明确显示骨质破坏前的早期感染。DWI 序列尤其对于发现小脓肿非常敏感。对于慢性化脓性骨髓炎，MRI 可以很好地显示炎性组织、脓肿、窦道或瘘管。因此，MRI 不仅可以准确地诊断早期急性化脓性骨髓炎、清晰地显示各种软组织微小病变并与其他病变进行鉴别，还可以评估骨髓炎的发展过程、指导临床制订手术计划，是诊断和评价早期化脓性骨髓炎最有效的首选检查方法。

　　骨扫描也可用于化脓性骨髓炎的显示，该检查对炎症非常敏感，但特异性较差，由于具有放射性，目前已较少应用于化脓性骨髓炎的诊断。

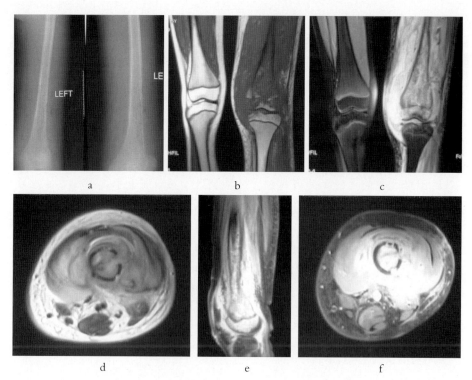

化脓性骨髓炎 左膝关节X线正侧位片（a）可见左侧股骨干下段骨皮质不均匀变薄，内见弥漫低密度骨质破坏影，软组织明显肿胀；双膝关节MRI冠状面T1WI（b）、冠状面脂肪抑制T2WI（c）、横断面T2WI（d）、矢状面脂肪抑制增强T1WI（e）和横断面脂肪抑制增强T1WI（f）可见左侧股骨中下段髓腔呈弥漫长T1、脂肪抑制高信号，周围软组织明显肿胀，骨皮质内可见骨瘘形成，增强后骨髓腔及周围软组织呈明显不均匀强化，周围软组织内见条片状低强化灶，提示软组织内脓肿形成

10.化脓性关节炎

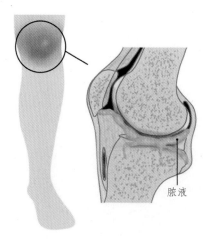

脓液

临床小贴士

化脓性关节炎是一种由化脓性细菌直接感染，并引起关节破坏及功能丧失的关节炎，又称细菌性关节炎或败血症性关节炎，任何年龄均可发病，但好发于儿童、老年体弱和慢性关节病患者，男性居多，受累的多为单一的肢体大关节，如髋关节、膝关节及肘关节等。化脓性关节炎的致病菌多为金黄色葡萄球菌，可经血流侵及关节、骨膜而发病，也可因干骺端骨髓炎侵犯关节所致。致病菌进入关节首先引起滑膜充血、水肿、白细胞浸润，此后白细胞分解释放出大量蛋白酶，溶解软骨和软骨下骨质。愈合期关节腔可发生纤维化或骨化，使关节形成纤维性强直或骨性强直。临床症状主要为关节肿胀，出现红、肿、热、痛等急性炎症表现，关节活动受限；儿童患者可因高热引起抽搐；关节液增加，有波动感，在表浅关节如膝关节表现明显，有髌骨漂浮征。

影像检查咨询台

化脓性关节炎的常用影像学检查方法包括 X 线平片、CT 和 MRI 检查。X 线平片为化脓性关节炎的常规检查方法，但早期特异性差，不能提出确切诊断。CT 可以发现关节囊膨隆、关节内积脓及脓液蔓延范围。对一些复杂关节，如髋、肩和骶髂关节等，显示骨质破坏和脓肿侵犯的范围较 X 线平片敏感。CT 扫描虽可显示脓肿，但不如 MRI 的诊断价值高。MRI 检查在显示化脓性关节炎的滑膜炎和关节渗出液方面比 X 线平片和 CT 敏感，能明确软组织受侵范围，还可显示关节囊、韧带、肌腱、软骨等关节结构的破坏情况，是评价化脓性关节炎最为敏感、最有价值的检查手段。三维稳态双回波序列（3D-DESS）可以获得信噪比高、且 T2 权重较重的图像，关节液的高信号与关节软骨的中高信号形成良好对比，能够监测软骨全层，用来评价关节炎伴有大量积液时，关节软骨的形态及损伤程度。关节软骨的 T2 mapping 成像可以定量评估关节软骨的异常。

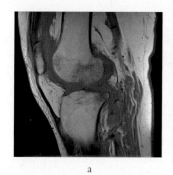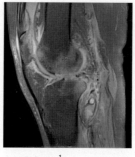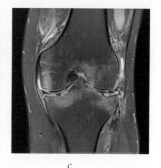

a　　　　　　　　　　b　　　　　　　　　　c

化脓性关节炎　左膝关节 MRI 矢状面 T1WI（a）、矢状面脂肪抑制 T2WI（b）和冠状面脂肪抑制 T2WI（c），可见左膝关节间隙狭窄，关节面模糊，关节腔内可见积液，周围肌肉软组织内可见脓肿形成

11.化脓性脊柱炎

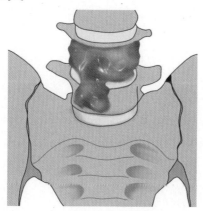

临床小贴士

　　化脓性脊柱炎比四肢化脓性骨髓炎少见，但发病率呈升高趋势，占脊柱感染的 50%～60%，最常见的致病菌为金黄色葡萄球菌。好发于 50 岁以上男性患者，男女比例约 2∶1，腰椎最常受累。感染途径包括血源性和非血源性，前者又分为经动脉、静脉感染。脊柱终板下区相当于干骺端，动脉终末支血管分布丰富，尤其在椎体前部，因此血源性感染最先、最常累及椎体前部终板下骨质。随后炎症可突破皮质，向韧带下、椎间盘、邻近椎体、后柱及椎管侵犯。经静脉途径主要通过无瓣膜的 Batson 静脉丛，是泌尿系统及盆腔器官感染脊柱的主要血源扩散途径。非血源性途径包括创伤、介入性操作等，多引起后柱感染。化脓性脊柱炎常起病急，可有畏寒、高热，也可不伴发热，患者因背或腰部剧痛被

迫卧床，伴有局限性棘突叩击痛。椎间盘炎可起病急，也可缓慢，无明显的全身症状，其疼痛为活动后加重或引发，休息后可缓解。

影像检查咨询台

化脓性脊柱炎的常用影像学检查方法包括 X 线平片、CT 和 MRI 检查。X 线平片的阳性表现出现晚、无特异性，容易漏诊或误诊。CT 比 X 线平片能更清楚地显示椎体终板的骨质破坏和软组织变化，尤其易于观察椎体终板骨质破坏灶周围的骨质硬化。CT 还可显示椎间盘受累情况和椎旁软组织改变，CT 增强扫描对椎旁脓肿的显示较 CT 平扫清晰。

MRI 对骨髓变化敏感，在显示骨髓水肿和周围软组织病变上比 X 线和 CT 敏感，在 X 线和 CT 显示正常时，MRI 即可发现化脓性脊柱炎的骨髓水肿。MRI 在早期诊断病变、评估病变范围和椎管受累方面具有明显的优势，还可以直接显示脊髓及神经根受累情况，是化脓性脊柱炎的首选和常规检查方法。脂肪抑制序列在检出病变的敏感性、明确病变范围和特征方面是非常有价值的。此外，MRI 在显示并发的椎管内或椎旁脓肿、蛛网膜炎甚至脊髓炎方面也是 X 线和 CT 不可比拟的。MRI 增强扫描上病变椎体、椎间盘、椎旁脓肿及突入椎管内软组织呈明显强化，使病变显示更清晰，脓肿可呈圆形、类圆形厚环状强化。

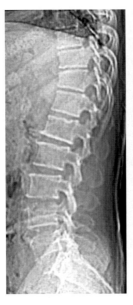 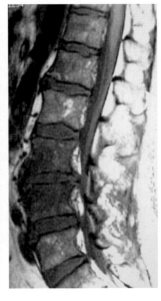 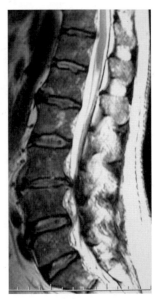

a b c

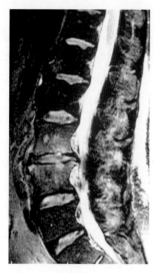
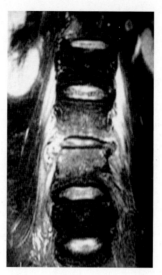

化脓性脊柱炎　腰椎 X 线平片（a）未见明显异常；腰椎 MRI 矢状面 T1WI（b）、矢状面 T2WI（c）、矢状面脂肪抑制 T2WI（d）和冠状面脂肪抑制 T2WI（e）可见腰 3、4 椎体内片状长 T1 稍短 T2 信号，脂肪抑制序列呈高信号，腰 3/4 椎间盘受累，双侧腰大肌及椎旁软组织受累

12.脊柱结核

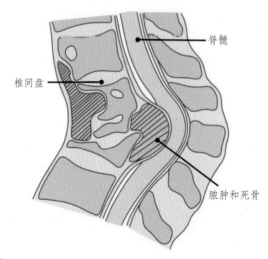

临床小贴士

　　脊柱结核多继发于肺结核、消化道结核等，原发灶处的结核病菌通过血液循环播散至脊柱，形成脊柱结核病灶，是最常见的骨关节结核。

儿童以胸椎最多，成年人好发于腰椎。脊柱结核可见于任何年龄，多发于青年人，近年来中老年人发病率上升。依骨质最先破坏的部位，可分为椎体结核和附件结核，约 90% 的脊柱结核发生在椎体，单纯附件结核少见。而椎体结核又根据病变的始发部位分为椎体边缘型、椎体中心型和韧带下型结核，但当病变进展为多个椎体病变融合时，将无法区分其原始病变类型。脊柱结核发病隐匿，病程缓慢，症状较轻。全身症状可有低热，食欲差和乏力。脊柱结核诊断方法包括临床症状、影像学检查、结核分枝杆菌培养、组织病理学检查等，其中影像学检查对早期诊断具有较高价值。

影像检查咨询台

脊柱结核的常用影像学检查方法包括 X 线平片、CT 和 MRI 检查。X 线平片的阳性表现出现晚，只有超过 50% 的椎体破坏时方能明确显示，并且 X 线平片对寰枕交界处的病灶往往显示欠清晰。CT 较 X 线能更清楚地显示隐蔽和较小的骨质破坏，更易发现松质骨坏死形成的"沙砾状"小死骨，明确病理骨折片、骨碎片的位置、大小以及突入椎管内的情况。CT 平扫和增强扫描可以明确脓肿的位置、大小、累及的范围及其与周围血管和组织器官的关系，更为清楚地显示流注脓肿和钙化灶。

MRI 是显示脊柱结核病灶和累及范围的最敏感的检查方法，可以发现 X 线、CT 表现正常的早期椎体结核病灶，对观察软组织改变和椎管受累优于 CT。MRI 可发现脊柱结核早期的炎性水肿，是诊断和评价脊柱结核的首选检查方式。常规 MRI 平扫即可清楚显示椎体结核病灶、椎体终板破坏、椎间盘改变及椎旁脓肿形成。由于脓肿在 DWI 序列上呈明显高信号，因此 DWI 尤其适用于小脓肿的检出。结合 MR 增强扫描有助于进一步明确病变范围和与其他肿瘤性疾病的鉴别诊断。

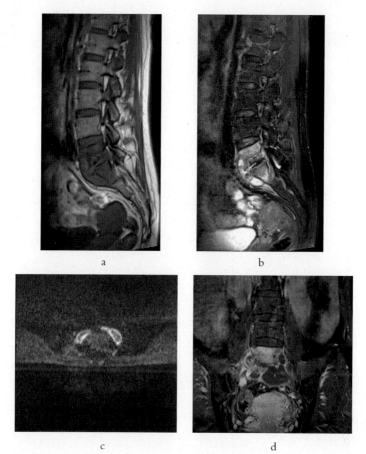

a　　　　　　　　　b

c　　　　　　　　　d

脊柱结核　腰椎 MRI 矢状面 T1WI（a）、矢状面脂肪抑制 T2WI（c）、横断面 DWI（c）及冠状面脂肪抑制增强 T1WI(d) 可见腰 5/ 骶 1 椎间隙狭窄，腰 5/ 骶 1 椎间盘信号异常，腰 5、骶 1 椎体呈弥漫长 T1 信号，脂肪抑制序列呈高信号，腰 5、骶 1 椎体前方见团块状长 T1 长 T2 信号，DWI 序列明显弥散受限，提示冷脓肿形成；增强后腰 5、骶 1 椎体及腰 5/ 骶 1 椎间盘呈明显强化，周围脓肿呈环形强化

13.关节结核

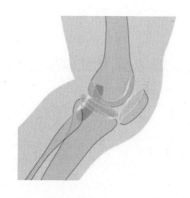

临床小贴士

　　关节结核可发生于所有关节，多见于膝关节、髋关节等大关节，多为单关节发病。根据发病部位可将关节结核分为骨型和滑膜型。骨型为骨骺、干骺端结核蔓延至关节，侵犯滑膜和关节软骨，滑膜型是结核杆菌首先侵犯滑膜引起结核性滑膜炎，较晚才破坏关节软骨和骨骼，以滑膜型关节结核多见。晚期由于关节组织和骨质均有明显改变，无法分型，称为全关节结核。关节结核发展缓慢，症状轻微。临床上患者多以关节局部慢性疼痛、肿胀、畸形为主诉就诊，活动期可有全身症状，如盗汗、低热、食欲减退，逐渐消瘦，病程较长，可达数月甚至 1 年。

影像检查咨询台

　　关节结核的常用影像学检查方法包括 X 线平片、CT 和 MRI 检查。X 线平片可显示关节周围骨质疏松、边缘性骨质侵蚀、关节间隙变窄以及关节纤维强直，为关节结核的常用检查方法，但对早期结核病灶不敏感，不能显示其病理变化。CT 对观察软组织脓肿、关节积液和破坏区死骨较为敏感，可清晰显示骨质破坏、小块死骨和关节周围结核性脓肿，晚期对观察有无活动性病变优于 X 线平片。CT 增强扫描对显示增生增厚的滑膜和关节周围冷脓肿优于 CT 平扫。MRI 对关节周围水肿、关节腔和关节周围滑囊、肌腱的病理改变显示最佳，能更清晰地显示软组织病变，是关节结核的首选检查方式。MRI 对本病不同时期的病理变化非常敏感，除了适用于关节结核的诊断，还适用于治疗疗效评估和随访。

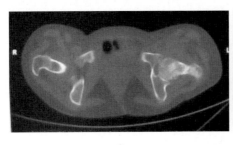 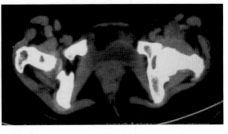

a　　　　　　　　　　　　　　　b

髋关节结核　髋关节 CT 横断面骨窗（a）和软组织窗（b）图像可见左侧股骨颈骨质破坏及关节周围软组织冷脓肿形成

14.强直性脊柱炎

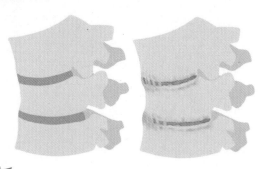

临床小贴士

　　强直性脊柱炎是一种常见的慢性关节炎，以脊柱附着点炎性反应与骶髂关节病变为特征的系统性炎性病变。一般发生于10~40岁，以20岁左右发病率最高，男女比例约为5∶1，女性较男性病情缓慢且较轻。强直性脊柱炎发病隐匿，起初多为臀部、骶髂关节或大腿后侧隐痛，难以定位。活动期，骶髂关节、耻骨联合、脊柱棘突、髂嵴、大转子、坐骨结节、胫骨结节和跟骨结节等部位出现疼痛及压痛，病变呈渐进性，首先侵犯骶髂关节，进一步向上侵犯，后期可引起脊柱强直和纤维化，造成患者弯腰、行走等活动功能受限，甚至致残。据流行病学调查患者HLA-B27阳性率达90%，但4%~8%的正常人群也可表现为HLA-B27阳性。

影像检查咨询台

　　强直性脊柱炎的常用影像学检查方法包括X线平片、CT和MRI检查。X线平片是强直性脊柱炎诊断中最常用、最经济、最重要的影像学检查方法，主要通过对腰椎、骨盆进行多方位摄片探查椎体变化情况，对脊椎生理曲度改变和晚期病变的检出率高。但常规X线平片对早期病变的检出率低，强直性脊柱炎早期病变主要集中在关节滑膜内，还未引起脊柱生理曲度改变，因而容易漏诊。CT是诊断强直性脊柱炎的有效手段之一，特别是多层螺旋CT的出现和不断发展，使CT图像的密度和空间分辨率增加，可以准确地观察骶髂关节的细微病变，对骨质密度、关节间隙模糊、关节融合的检出明显高于X线平片。CT对于骨质侵蚀和骨质硬化的检出效果优于MRI，但对骨髓水肿、软骨病变的检出率低。

MRI 能清晰显示出 CT、X 线平片不敏感的软组织以及软骨改变，对于关节组成骨的脂肪沉积、骨髓水肿等征象检出率也明显增高，是目前临床诊断强直性脊柱炎的首选检查。早期和活动期强直性脊柱炎在 MRI 上表现为滑膜充血水肿、软骨损伤、骨髓水肿及韧带附着点炎。对晚期或稳定期病变，MRI 还可以观察脂肪浸润等信号改变，预测患者的预后情况。DWI 是利用水分子扩散运动来成像的检查方法，已被证明能够有效检测炎症活动性，而且成像速度快。早期骶髂关节炎改变主要为滑膜软骨及周围骨髓水肿，DWI 能检出骶髂关节骨髓水肿的微小变化，且通过测量 ADC 值可以进行定量分析。MRI 增强扫描可以动态观察组织强化方式和程度，通过定量参数能够量化评估骶髂关节周围炎症的活动期与静止期，反映组织血流灌注情况、血管壁通透性和细胞外间隙体积，实现病变的定量和半定量分析。

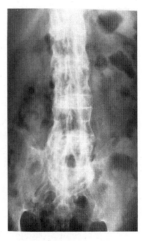

强直性脊柱炎 腰椎 X 线正位片可见强直性脊柱炎患者晚期脊柱呈竹节样改变

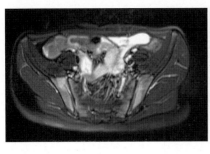

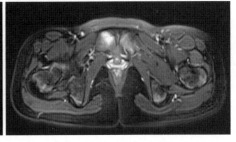

a　　　　　　　　　　　　　　　b

强直性脊柱炎 髋关节 MRI 横断面脂肪抑制 T2WI（a、b）可见双侧骶髂关节、双侧耻骨支骨髓水肿，提示强直性脊柱炎活动期

15.类风湿关节炎

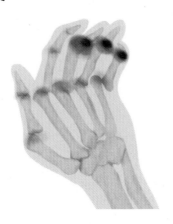

临床小贴士

　　类风湿关节炎是一种以慢性进行性关节破坏为特征的自身免疫性疾病，其病变特征是以侵犯周围关节为主的多关节性慢性炎性病变，手腕关节是发现早期类风湿关节炎病变的最常见部位。临床发病隐匿，发病年龄多在 20~55 岁，女性是男性的 2~4 倍，常对称性侵犯周围关节，以手（足）小关节为主，中轴骨受累少见。表现为小关节梭形肿胀、疼痛、畸形、功能障碍等。晚期由于腕、指等关节的滑膜炎侵蚀骨质并使韧带拉长和撕裂，表现为多关节畸形伴肌肉萎缩。关节破坏、脱位、畸形和肌腱断裂是类风湿关节炎的主要致残原因。

影像检查咨询台

　　类风湿关节炎的常用影像学检查方法包括 X 线平片、CT、MRI 和超声检查。X 线和 CT 检查作为传统影像学检查方法，主要显示类风湿关节炎的骨质破坏情况，但软组织分辨率低，仅能确诊中晚期炎症。

　　MRI 对显示类风湿关节炎很敏感，可清晰显示其病理变化，主要包括滑膜增生、血管翳形成、骨髓水肿、骨侵蚀、关节积液、韧带和肌腱增厚等，在骨侵蚀灶出现之前，即可出现炎性滑膜的强化。MRI 增强扫描可用来鉴别炎性血管翳与关节积液。MRI 动态增强定量与半定量分析可以提供关于血管生成方面的信息，能够用于评估炎症活动度。通过动态测量滑膜体积及骨侵蚀灶的改变可以判断病变活动性。

　　超声对软组织的穿透性较好，可以评价炎症活动度及软骨与骨侵蚀，但对软骨及骨质的评价只能依靠间接征象，并不准确。超声能够清晰显示滑膜炎、积液、腱鞘炎，与MRI 相当，具有较高的敏感性和特异性，在评价早期关节损害方面优于传统 X 线。超声造影在检出滑膜增厚、血管翳形成上较常规超声更具优势，可直观反应滑膜的血流动力学特征，能够定性、定量评估滑膜炎程度，评估活动性以指导治疗。

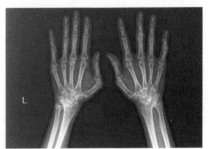

类风湿性关节炎　双手 X 线平片可见双手及双腕关节骨质密度减低，局部可见骨质破坏

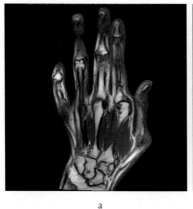 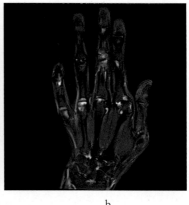

a	b

类风湿性关节炎　右手 MRI 冠状面 T1WI（a）、冠状面脂肪抑制 T2WI（b）可见第 2 掌指关节对位欠佳，局部错位，关节面下见囊病灶，同时可见第 3 近端指间关节、第 3、4 掌指关节受累，关节面下见骨质破坏，关节间隙内可见积液

16.退行性骨关节病

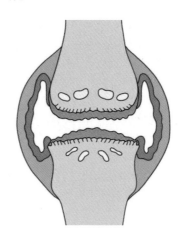

临床小贴士

　　退行性骨关节病也称退行性骨关节炎，是以关节软骨退变、关节面和其边缘形成新骨为特征的一组慢性、进展性、非炎症性的骨关节病变，分原发性和继发性两类。原发性骨关节病最多见，无明显原因，见于老年人，是随年龄增长关节软骨退行性变的结果，一般认为与衰老、多次轻微外伤、关节结构失稳、内分泌失调等因素有关。继发性骨关节病为由任何原因引起的关节软骨破坏或损伤，包括关节内的创伤、关节发育不良、无菌性坏死、关节感染、代谢性疾病、神经性疾病、内分泌性疾

病等。本病发病缓慢，好发于指间关节、膝关节、髋关节和脊柱关节。最主要的临床症状包括负重关节受累，局限性"晨僵"（不超过 30 分钟），进展缓慢，脊柱退变时有肢体麻木，本病常见的体征为关节肿大、触痛、活动响声、畸形、功能障碍和病理反射阳性。

影像检查咨询台

退行性骨关节病的常用影像学检查方法包括 X 线平片、CT 和 MRI 检查。X 线平片能全面地了解关节间隙及关节面骨质改变，起到很好的筛查作用，是退行性骨关节病的常规检查手段，但对疾病早期关节软骨的改变不能显示。CT 能够更全面清晰地反映骨质增生或疏松的程度、关节内的钙化和游离体，能够鉴别椎间盘膨出、突出或突出的程度；显示椎间盘变性、半月板的钙化或囊变等。结合多平面重建技术，可以任何平面和角度观察关节面。

MRI 是唯一可以直接清晰显示关节软骨的影像学方法，不仅可以定性评价关节软骨和骨质、半月板、椎间盘、韧带及周围软组织的情况，还可定量分析软骨损伤程度。对 X 线检查为阴性而有明显临床症状的患者，应选择 MRI 检查排除早期退行性病变。三维稳态双回波序列（3D–DESS）可以获得信噪比较高、且 T2 权重较重的图像，关节液的高信号与关节软骨的中高信号形成良好对比，可检测软骨全层，在显示早期关节软骨病损方面具有较高的准确性和敏感性，尤其适用于评价关节炎伴有大量积液时关节软骨的形态及损伤程度。除此之外，定量 MR 技术还可监测软骨内生化成分改变，有助于诊断、治疗、预防和延缓骨关节炎的发生。T2 mapping 成像是目前应用较为广泛和成熟的评估关节软骨退变的 MR 技术，可以定量评估关节软骨的异常。关节软骨的 T2 值反映了软骨的含水量、胶原含量，T2 值异常升高代表存在软骨退变。T2* mapping 的 T2* 值也同样反应了软骨内含水量和胶原结构的改变。相较于 T2 mapping 技术，T2* mapping 拥有更高的分辨率，成像时间也更短。T1 ρ 技术是近几年比较热门的成像技术，可清晰地显示软骨，通过色阶变化定量测量软骨 T1 ρ 值，可客观评价软骨损伤程度。

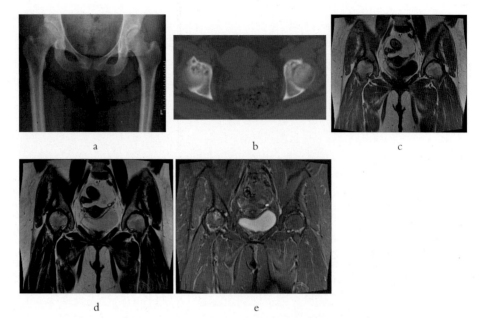

退行性骨关节病 髋关节X线平片（a）可见双侧髋关节间隙狭窄，局部关节面可见骨质增生、硬化；髋关节CT横断面骨窗图像（b）可见右侧股骨头、双侧髋臼关节面多发小囊变灶；髋关节MRI冠状面T1WI（c）、T2WI（d）和脂肪抑制T2WI（e）可见双侧髋关节间隙狭窄，双侧髋臼骨质增生，右侧股骨头及髋臼关节面下可见多发小囊变灶

17.痛风

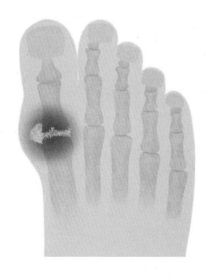

临床小贴士

　　痛风是一种嘌呤代谢障碍导致血尿酸增高、尿酸钠结晶沉积在关节、软组织和肾脏而引起炎性反应的代谢性障碍性疾病，其特异性表现为痛风结节。痛风好发于 40 岁以上男性，近年来发病有年轻化趋势。多见于手足小关节，第 1 跖趾关节最为多见，也可发生于其他较大关节，尤其是踝部与足部关节。痛风的临床表现分为 4 个阶段：无症状期、急性关节炎期、间歇期和慢性关节炎期。急性关节炎患者发作前无明显征兆，或仅有疲乏、全身不适和关节刺痛等。典型发作常于深夜因关节痛而惊醒，疼痛进行性加剧，在 12 h 左右达高峰，呈撕裂样、刀割样，难以忍受。受累关节及周围组织红、肿、热、痛和功能受限，多于数天或 2 周内自行缓解。慢性痛风的临床表现为持续关节肿痛、压痛、畸形及功能障碍。慢性期症状相对缓和，但也可有急性发作。痛风结节一般出现在慢性关节炎期，是痛风的临床特征之一。痛风结节病灶中心是由结晶或无定形尿酸组成的，周围包绕炎性组织，本质为尿酸盐沉积引起的异物性肉芽肿反应。痛风结节可发生于关节的任何部位，包括关节软骨、滑膜、关节囊、肌腱、韧带、骨质内和皮下组织，还可见于耳郭。四肢关节多见，中轴关节少见，少数晚期患者可引起腕管综合征、椎间盘炎和截瘫。

影像检查咨询台

　　痛风的常用影像学检查方法包括 X 线平片、CT、MRI 和超声检查。X 线平片对痛风有一定的特异性，当在 X 线平片上出现关节的结构变化时，通常病变关节的功能已经受到破坏，并且是不可逆的功能受损，因此 X 线平片在早期诊断痛风方面具有局限性，痛风发病 5~10 年内可无任何 X 线表现。但由于 X 线平片检查费用低，目前仍是检查痛风性关节炎的常规影像检查手段。

　　CT 能够清晰显示骨质破坏和痛风结节及其内部细微的痛风石钙化，且显示结构复杂部位的痛风明显优于 X 线平片，对于诊断痛风石具有较高的敏感度、特异度与准确性。双能 CT 成像技术一次扫描得到不同管电压条件下 X 射线衰减值，利用不同物质衰减的差异性实现对物质的识别、定性和定量分析，并采用不同颜色标记，结合图像后处理技术能够准确分析尿酸盐结晶的大小、形态、位置、数目及分布，可重复性高。强直性脊柱炎、类风湿关节炎患者可合并痛风存在，当患者出现明显关节红肿热痛时需警惕痛风可能，双能 CT 可用于鉴别风湿性疾病活动期和痛风急性发作。

MRI 对滑膜增厚、关节积液、软组织肿胀及骨髓水肿的显示能力要强于传统 X 线平片和双能 CT，但其显示痛风结节的能力不及双能 CT，特异性较低，往往不能单独用于痛风的诊断，但其对关节损害程度的评价有较大价值，可作为有效的补充检查。

痛风性关节炎在超声上表现为双边征、痛风石、聚集征（关节积液内暴风雪征）和软组织内强回声，其中双边征与双能 CT 一样可以特异性证实尿酸盐沉积。超声优势在于无辐射，操作简便，可以反复观察，但其具有操作者依赖性。在检测尿酸盐结晶的能力上，超声明显低于双能 CT，特别是在关节外病变更为明显，而且超声不能定量测量尿酸盐结晶体积。

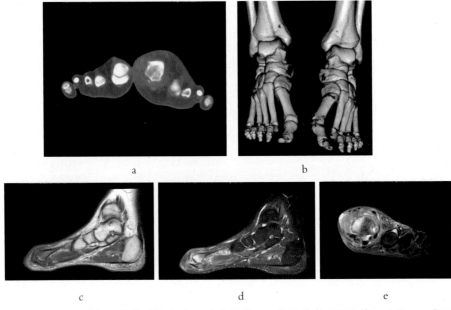

痛风　双足 CT 横断面骨窗图像（a）可见左侧第 1 跖骨远端旁痛风结节；双能 CT 痛风结节 VR 成像（b）可见痛风结节呈绿染改变；左足 MRI 矢状面 T1WI（c）、矢状面脂肪抑制 T2WI（d）、横断面脂肪抑制 T2WI（e）可见左足第 1 跖骨远端及近节趾骨骨髓腔呈弥漫水肿改变，跖趾关节周围软组织内见结节状痛风结节，呈长 T1 压脂稍低信号

18.骨肿瘤

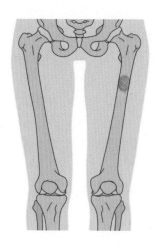

临床小贴士

　　原发性骨肿瘤包括骨基本组织（骨、软骨和纤维组织）发生的肿瘤，如骨瘤、骨样骨瘤、骨软骨瘤、骨母细胞瘤，软骨肉瘤等；骨附属组织（血管、神经、脂肪和骨髓）发生的肿瘤，如尤文氏（Ewing）肉瘤、骨髓瘤、血管瘤、脂肪瘤、神经源性肿瘤、淋巴瘤等；特殊组织来源的肿瘤，如脊索瘤；组织来源未定的肿瘤如骨巨细胞瘤。继发性骨肿瘤包括恶性肿瘤的骨转移和骨良性病变的恶变。瘤样病变是指临床、病理和影像学表现与骨肿瘤相似，并非真性肿瘤，但也具有骨肿瘤的某些特征如复发和恶变的一类疾病，如骨囊肿、动脉瘤样骨囊肿、骨纤维异常增殖症和畸形性骨炎等。

　　不管是原发性恶性骨肿瘤，还是良性骨肿瘤或瘤样病变，均多见于青少年。特别是恶性骨肿瘤，常引起肢体及脊柱活动受限，严重影响患者的生活质量，威胁患者的生命，因此早期发现、早期诊断、早期治疗对于延长患者生命和提高治愈率非常重要，而影像学检查无疑在骨肿瘤的诊断、鉴别诊断以及进行肿瘤分期、观察肿瘤疗效、术后随诊等方面更加显示了优越性。由于取材限制，骨肿瘤的病理学诊断具有局限性，但临床又不能独立做出诊断，因此，骨肿瘤需要"影像、临床、病理"三者结合方能做出正确诊断。

影像检查咨询台

可用于骨肿瘤的影像学检查方法包括 X 线平片、CT、MRI、DSA、超声、骨扫描和 PEC/CT 检查。X 线检查价格低廉、操作简便，具有良好的空间分辨率，能够显示病变的整体观，还可以清楚地显示骨质破坏的部位、形状、骨皮质的变化、有无骨膜反应、病灶内的钙化、骨化以及骨质外肿瘤成分等信息，因此 X 线平片仍然是诊断骨肿瘤和肿瘤样病变的最基本、最首选的影像学检查方法。但 X 线平片对一些解剖结构复杂、重叠较多的部位显示不够清晰，对肿瘤内部结构成分及周围软组织肿块显示较困难，也较难清楚显示病灶与周围组织的解剖关系，很多情况下还需要进一步结合 CT 和（或）MRI 检查。

CT 可直接显示 X 线平片无法显示的部位和病变，对骨肿瘤的解剖位置、范围、骨质破坏的类型、骨膜反应的情况、病灶内的钙化及骨化、病变边缘、软组织肿块的范围及病变与邻近结构的关系等比 X 线平片显示得更加清楚，尤其是在脊柱、骨盆等解剖结构复杂的部位。此外，CT 可以利用窗位技术，分别显示骨质破坏的范围和软组织肿块的外形轮廓，还可对肿瘤进行 CT 值的测量和分析。CT 增强扫描可进一步明确肿瘤范围、边缘、边界和肿瘤的血供情况，对骨肿瘤的术前诊断和术后随访提供了重要的临床信息。

对于骨肿瘤早期的骨质破坏和浸润，在对骨小梁没有明显破坏、没有引起肉眼所见的密度差异时，X 线和 CT 上可表现正常，而 MRI 能够清楚显示肿瘤早期出现的轻微骨髓异常。MRI 具有较高的软组织分辨率和多层面、多方位成像特点，较 X 线平片和 CT 能更好地显示肿瘤的大小、范围、生长方式及其对邻近血管、神经、骨髓、关节和软组织的侵犯情况。但 MRI 对骨皮质、肿瘤骨和钙化等的显示不如 X 线平片和 CT。MRI 动态增强扫描、DWI 和 MR 波谱等多种功能成像技术均能无创获得骨肿瘤和肿瘤样病变的病理学和分子生物学方面的微观代谢信息，能够同时显示骨组织的形态和功能活动状况，有助于骨肿瘤和肿瘤样病变的诊断与鉴别诊断，能有效地避免病变的遗漏和误诊。

DSA 也可用于骨肿瘤的检查，不仅能够提供骨肿瘤的诊断信息，更重要的是为骨肿瘤的介入治疗提供了方便途径，同时也能为疗效判断提供依据。DSA 检查能消除重叠在血管上的骨质图像，清晰地显示肿瘤供养血管、肿瘤血管和肿瘤范围，为骨肿瘤介入治疗提供良好的前提；同时利用 DSA 血管路径技术插管超选，将导管头送至靶器官，可行局部化疗和栓塞治疗。

超声多普勒血流成像和微血管密度均对良、恶性骨肿瘤的鉴别有意义，肿瘤内动脉阻力指数可以较好地反应良、恶性骨肿瘤的血流丰富程度和新生血管数量，是提示肿瘤血管生成情况的重要指标，可应用于骨肿瘤的诊断与预后评估。

高强度聚焦超声是一种非侵入性的体外治疗肿瘤的新技术，具有非侵入性、适形、可重复性等特点，近十年来在骨肿瘤的局部治疗中迅速发展。该方法治疗骨肿瘤是利用超声波的方向性、组织穿透性和可聚焦性，用特殊的聚焦装置将超声波自体外聚焦于体内选定的治疗区域内，有利于改善患者临床症状和预后水平，提升预后生存率，保证患者生活质量，可联合放化疗以取得更好的效果。

　　骨显像对骨肿瘤是一种简便、安全、灵敏和有效的诊断方法，一次检查可以发现不同部位的多个病灶，对骨肿瘤的早期诊断、治疗方案的选择以及随访观察均有一定价值，但该检查不能鉴别骨骼病变的良恶性，尤其是骨肿瘤和炎症病变的鉴别更为困难。PET/CT 兼具 PET 和 CT 的特点，既可显示骨组织结构、密度的改变情况，又可以显示骨组织能量代谢变化。因此，PET/CT 比核素骨扫描具有更高的特异性。

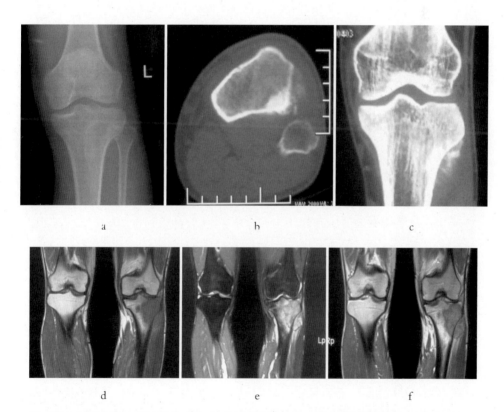

骨肉瘤　左膝关节 X 线正位片（a）未见明确异常，由于腓骨近端在胫骨上的重叠，容易漏诊此处病变；左膝关节 CT 横断面骨窗图像（b）和冠状面重建图像（c）可见胫骨外侧髁片状高密度影，周围形成软组织肿块，内可见成骨组织；双小腿 MRI 冠状面 T1WI（d）、冠状面脂肪抑制 T2WI（e）和冠状面增强 T1WI（f）可见左侧胫骨近端片状长 T1 信号，脂肪抑制序列呈高信号，周围可见软组织肿块形成，增强后胫骨近端及周围软组织肿块呈明显强化

19.骨髓病变

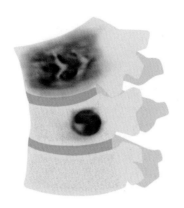

临床小贴士

　　骨髓是人体最重要的造血器官，由骨小梁、纤维组织网、骨髓细胞及其间充填的脂肪组织组成，分为黄骨髓和红骨髓。很多疾病可以引起骨髓改变，主要见于血液系统肿瘤，如白血病、骨髓瘤、淋巴瘤等；肿瘤患者放、化疗也可引起局部或全身骨髓改变。骨髓水肿是临床工作很常见的一种非特异性的病理现象，是由多种骨髓病变引起的继发性改变，可引起骨髓水肿的常见疾病包括一过性或急性骨质疏松、骨肿瘤、骨缺血、骨梗死、骨创伤、反射性交感神经营养不良、骨急性或慢性感染、骨髓水肿综合征等。

影像检查咨询台

　　骨髓病变的常用影像学检查方法包括X线平片、CT、骨扫描和MRI检查。常规X线检查虽是最早运用的影像检查技术，但在骨髓疾病的应用中有很大限制，仅能在骨小梁或骨皮质发生异常时才可显示，敏感性低，无法观察到骨髓成分异常。CT对显示骨小梁和骨皮质异常十分敏感，但对骨髓内恶性细胞浸润或骨髓增生无法准确全面地显示。骨扫描虽可间接地反映骨髓造血功能，但特异性低，无法完整地表现骨髓病变的解剖细节。

　　MRI是靠氢质子共振成像，对脂肪和水极其敏感，可清楚显示骨髓的信号，诊断骨髓病变明显优于其他影像学检查。MRI作为一种多序列、多层面的检查方法，不仅可以检查骨髓病变，提供病变大体形态信息，早期诊断骨髓肿瘤和非肿瘤性病变，指导治疗，还可以评估骨髓状态，提供骨髓的化学和细胞组成方面的信息，评价治疗效果，监测肿瘤的复发。DWI 可以在分子水平探测骨髓病变，通过检测组织内水分子运动来反映组织的结构特点与生物学行为，较常规 MRI 更有利于发现病变；还可通过 ADC 值对骨髓病变进行定量分析，为骨髓病变的检出提供客观诊断依据。全身 DWI 是在 DWI 的基础上，采用多段扫描拼接而成，图像功能与 PET 相似，也称类 PET 成像，其图像与 PET 相比，具有高空间分辨率、高对比度及高性价比的优点。该技术可用以评估血液病的全身骨髓改变，敏感性和特异性均较高。全身 DWI 还可作为筛选多发性骨髓瘤、淋巴瘤的有效检查方法。MR 波谱是目前检测人体内化学成分的唯一无创手段，对水或脂质的敏感度也优于化学位移成像，能够在分子水平检测骨髓内水与脂肪含量的变化。

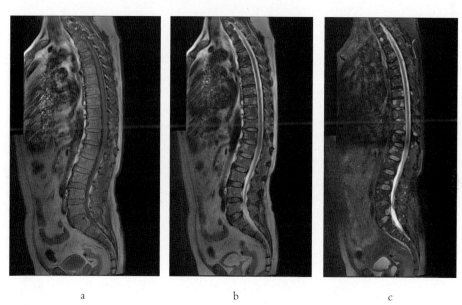

a b c

多发性骨髓瘤 胸腰椎 MRI 矢状面 T1WI（a）、T2WI（b）和脂肪抑制 T2WI（c）可见颈胸腰骶椎多个椎体信号不均，呈斑片状或结节状长 T1 长 T2 信号，压脂像呈明显高信号

20.软骨损伤

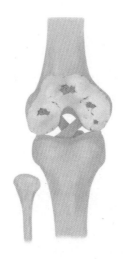

软骨是关节骨表面的一种特殊结构，由软骨细胞和细胞间基质组成，表面光滑，具有弹性，可减少摩擦，能够缓冲运动时的冲击和震动。软骨内无血管，通过基质的扩散作用从软骨膜的血管获取营养，软骨内也无淋巴管和神经，故损伤后难以修复和再生。外伤、关节退变、感染、自身免疫性疾病等多种原因均可造成关节软骨损伤，随着全球人口老龄化进程的加速，软骨损伤的发病率还在不断增加。软骨损伤是临床常见疾病，可导致关节肿胀、疼痛、活动受限以及关节绞锁，目前主要依靠临床表现、体格检查和影像检查综合诊断，关节镜检查能清楚显示软骨，是确诊软骨损伤的金标准。

影像检查咨询台

软骨损伤的影像学检查方法包括 X 线平片、CT 和 MRI 检查。软骨在 X 线平片上不能直接显示，仅表现为透明的关节间隙。外伤所致的软骨损伤在 X 线上表现不明显，当破坏累及关节骨质时，可出现相应区的骨破坏和缺损。关节软骨退行性变的早期 X 线表现主要为骨性关节面模糊、中断和消失。中晚期表现为关节间隙狭窄，边角锐利。由于敏感性低，X 线平片已不作为诊断本病的主要影像学检查手段。CT 较 X 线检查能更清楚地发现软骨损伤范围，但是对发现早期软骨损伤、骨挫伤以及软组织损伤敏感性差。MRI 是目前唯一能够直接清晰显示关节软骨的影像学检查方法，可同时清晰显示软骨和软骨下骨损伤、骨软骨块的稳定性以及关节周围软组织损伤，被认为是诊断软骨损伤的最佳的无创检查手段。MRI 术前诊断与分级、分型有助于临床选择合适的治疗方案，同时精准的影像定位还可以帮助临床医生选择合适的手术入路，制订手术策略。关节镜检查作为诊断金标准虽然能清楚暴露软骨表面病变，但对于发现深部软骨、软骨下骨病变较困难。此外，关节镜检查为有创性检查，多用于需要手术治疗的患者。

　　MR 软骨成像评价分为形态学成像和功能成像两部分。MRI 形态学成像可以评价软骨的形态、厚度和体积。SPIR–3D–FFE–T1WI（脂肪抑制三维梯度回波T1WI 序列）序列和 3D–FS–FLASH（脂肪抑制三维扰相梯度回波序列）为 3D 薄层、高分辨、小视野的扫描序列，且能进行多平面重建显示软骨表面轮廓及其厚度，在诊断早期关节软骨病损方面具有较高的准确性和敏感性。MRI 软骨功能成像的组织学基础是关节软骨基质中质子和大分子组分的相互作用。完整的软骨面内部出现的异常信号，可能代表了早期软骨基质中胶原纤维结构改变、蛋白多糖丢失及含水量变化。功能成像通过非侵入性的定量测量来敏感地监测软骨的微细变化，提供能够进行软骨成分分析的可靠和可重复影像标志物，在软骨形态改变前有效评价软骨的生化成分变化。T1 mapping 和 T2 mapping 序列可通过测量感兴趣区内软骨组织的 T1、T2 值变化来量化评估关节软骨成分的早期改变，做出早期软骨损伤的诊断。T1 ρ mapping 技术通过显示信号强度的改变可检测出软骨退变的早期改变，预测软骨磨损，为软骨损伤的诊断和治疗提供更精确的指导。

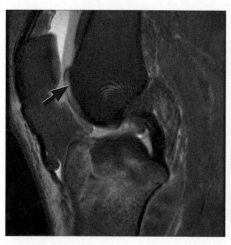
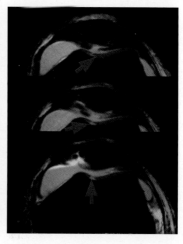

a　　　　　　　　　　　　　　　b

外伤所致右侧股骨软骨损伤　右侧膝关节 MRI 矢状面（a）、横断面（b）脂肪抑制 T2WI可见右侧股骨软骨内片状高信号影（箭头），提示软骨损伤，右侧胫骨平台可见条状骨折线并周围骨髓水肿

21.骨质疏松症

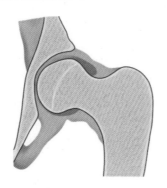 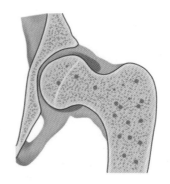

正常骨密度　　　　　　　　　骨质疏松

临床小贴士

　　骨质疏松症是指骨的有机成分和无机成分等比例减少导致骨细微结构退化，引起骨脆性增加和骨折危险性增大的病变。骨质疏松的组织学变化是骨皮质变薄、哈弗管和伏克曼管扩大、骨小梁变细、减少甚至消失，可分全身性和局限性两类。临床上，骨质疏松好发于老年、绝经后女性，多为逐渐发生，表现轻微或无症状。部分可有腰背痛、驼背、身高明显缩短及病理性骨折等。骨质疏松症的诊断主要基于全面病史的采集，体格检查，骨密度测定、影像学检查以及必要的血液生化检查。

影像检查咨询台

　　可用于骨质疏松症的影像学检查包括 X 线、CT、MRI 和超声检查。单纯 X 线平片对诊断早期原发性骨质疏松症意义不大，因 X 线平片能显示骨质疏松时，骨量已丢失 30%~50%，不能准确衡量骨量丢失的程度，但由于 X 线平片检查简单易行，仍为骨质疏松症常用检查手段。

　　CT 对显示皮质内条纹征和皮质内缘扇贝样改变优于 X 线平片，同时可评估骨小梁数目减少、变细、间隙增宽及周围软组织改变。双能 CT 能够对骨钙质体积及骨钙质 CT 值进行定量测量，可精确地反映骨细微结构的变化，早期发现骨量流失，更好地预测骨质疏松症。

　　MRI 可显示骨质疏松症的骨髓信号改变，表现为增宽的小梁间隙中被过多的脂肪、造血组织所充填，尤以黄骨髓量增多明显，导致骨髓呈短 T1 和中长 T2 信号。骨皮质疏松则表现为低信号的皮质内出现异常等信号区，代表皮质内的哈氏系统的扩张或黄骨髓侵入。

　　骨密度测定是诊断骨质疏松症的重要参考之一，目前常用的测定方法包括：双能 X 线吸收测定法（dual energy X-ray absorptiometry，DXA）、定量计算机断层扫描（quantitative computed tomography，QCT）、定量超声测定法和定量磁共振测定法。DXA 骨密度测量是目前被国际和国内公认的"金标准"，有助于临床医师对骨质疏松症患者进行早期诊断、骨折风险预测和药物疗效评估，同时也有助于评估儿童和青少年的骨骼、肌肉生长发育情况，但该检查也存在一定局限性。DXA 是平面投影技术，测量的是面积骨密度，测量结果受被测部位骨质增生、骨折、骨外组织钙化和位置旋转等影响，尤其在老年人群中受影响较大。DXA 扫描范围小，对骨密度变化的敏感度有限，扫描过程中要求受检者双侧髋关节保持内旋，且受操作者主观影响，故重复性差，其检测的误差相对较大。QCT 是检测骨密度的另一种方法，可分别检测松质骨和皮质骨的骨密度，可用于骨质疏松症的早期诊断。同时，也为各种原因引起的骨质疏松症病因分析以及治疗效果评估提供了新的途径。在检测骨密度时，QCT 可以观察骨的微观结构，计算骨体积分数、骨表面积比、骨小梁厚度、骨小梁间隔、骨小梁长度、关节密度、结构模型参数等，具有高敏感度、准确性和可重复性。与 DXA 相比，QCT 能够更好、更准确地反映骨质疏松症骨代谢的变化，但辐射较大。定量超声测定法无电离辐射，利用声波传导速度和振幅衰减能反映骨矿含量多少和骨结构、骨强度情况，与 DXA 相关性良好。该法操作简便、安全无害，价格便宜，目前主要用于风险人群的初筛、检测骨骼变化以及骨折风险评估，尚不能用于诊断和药物疗效评估。定量磁共振测定法主要采用水脂分离技术，对脂肪成分进行精准定量，可以通过无创、快速地测定椎体脂肪分数来评估椎体骨髓的脂肪含量，反映骨质量改变，可作为骨质疏松症的筛查补充手段。

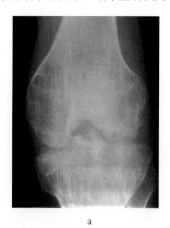

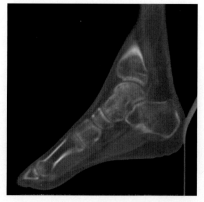

a　　　　　　　　　　　　b

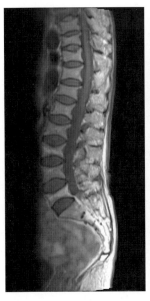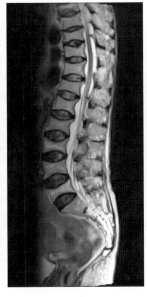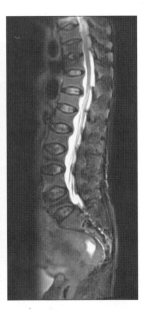

c   d   e

骨质疏松症　左膝关节 X 线正位片（a）可见胫腓骨骨小梁变细、数量减少；CT 矢状面骨窗重建图像（b）可见左足骨质密度弥漫减低；胸腰椎 MRI 矢状面 T1WI（c）、T2WI（d）和脂肪抑制 T2WI（e）可见胸腰骶椎诸椎体不同程度脂肪沉积，压脂像可见脂肪信号被抑制，多个椎体由于骨质疏松出现不同程度的压缩骨折

22.颞颌关节紊乱综合征

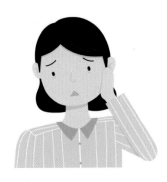

临床小贴士

　　颞颌关节紊乱综合征是颞颌关节相关的各结构（髁突、关节窝、关节盘、韧带、肌肉及牙齿）解剖和功能出现异常的一组疾病的总称，是口腔颌面部常见的慢性疾病之一。病因尚未完全清楚，多认为和精神因素、社会心理因素、外伤、微小创伤、牙颌畸形、免疫等有关，好发于

青壮年，以 20~30 岁患病率最高，病程较长，反复发作，多属功能紊乱，也可有关节结构紊乱或器质破坏。本病是以关节盘与髁状突关节结节和关节凹之间相互位置异常及结构损害为特征的。临床上常见症状为颞颌关节弹响或杂音、关节区疼痛或压痛、下颌运动异常。关节运动障碍包括张口过大或张口受限，张口偏斜或扭曲等。关节内弹响多因下颌髁突在运动中撞击关节盘的不同位置所致，而关节内杂音则和关节盘穿孔或下颌髁突表面骨质结构的异常改变密切相关。

影像检查咨询台

可用于颞颌关节紊乱综合征的影像学检查包括 X 线平片、CT、MRI 和 X 线关节造影。颞颌关节的 X 线检查作为常规手段在颞下颌关节紊乱综合征的诊断及治疗方案制订中发挥着重要作用。X 线片包括张闭口薛式位片、经咽侧位片、侧位体层摄影片等，可发现髁突的运动异常、关节脱位以及髁突骨质破坏等变化，但关节盘软骨主要由胶原纤维构成，X 线可以穿透而显示欠佳。CT 与 X 线相比，可以更清晰地显示颞颌关节的骨质改变，三维重建技术可根据图像的层面信息重建出三维图像，包括关节窝和髁状突的横断、冠状、矢状及斜位等多个剖面，清晰地显示关节窝和髁状突的表面结构、表面轮廓及结构关系。尤其在 X 线平片和普通 CT 无明显骨质改变的髁状突，三维图像可显示其前斜面的不光滑。但 CT 对关节囊和关节盘附着处松弛、关节盘变形移位变化显示不佳。

MRI 是目前公认的诊断颞下颌关节紊乱病的首选影像检查方式，也是观察关节盘的最佳影像学检查方法，可清晰显示关节盘的形态、大小、位置、信号、关节盘和髁突的运动以及关节盘前后区软组织的病理改变等，平行于髁突的斜矢状位 MRI 能观察到关节盘前后方向移位。MRI 对于颞颌关节盘的显示包括关节盘的界限及髁突信号改变、关节盘增厚、扭曲、后带肥大、表面纤维增生不光滑以及长度变化等情况。实时动态磁共振电影序列能够很好地显示关节盘、髁状突的运动情况，可以用来评价关节运动时的功能，对于传统静态图像起到很好的辅助作用。

X 线关节造影对于诊断关节盘移位敏感度高，特异性好，同时还是明确关节盘有无穿孔及穿孔的位置和程度的重要方法。但该检查是一种侵入性检查方法，对一些对比剂过敏、皮肤感染、血液和其他系统性疾病以及术后患者的检查不适用。

近年来关节镜开始广泛使用，可以较早的发现关节盘的病理变化，还可显示关节腔内悬浮的碎片，观察滑液的量、颜色、黏滞度的改变以及关节盘的移位、变形、破裂和穿孔，还可以通过关节镜取材活检并进行治疗，但关节镜为有创检查，部分患者检查受到一定的限制。

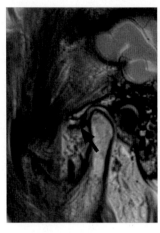 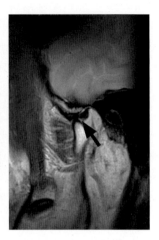

a   b

颞颌关节关节盘可复性前移位　颞颌关节 MRI 闭口位斜矢状面 T2WI（a）和张口位斜矢状面 T2WI（b）可见闭口位关节盘后带位于髁突前方（箭头），张口位关节盘中带位于髁突 12 点钟方向，关节盘－髁突关系恢复正常（箭头）

23.椎间盘突出

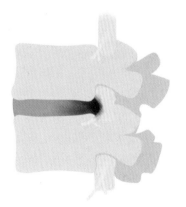

临床小贴士

　　椎间盘由纤维环、髓核与软骨终板三部分构成，前方与侧方的纤维环厚而坚韧，且和坚韧的前纵韧带紧密附着；后方的纤维环较薄，与后纵韧带疏松相连。椎间盘突出是指髓核经纤维环薄弱处向外突出，突出部纤维环部分或完全破裂。随着年龄的增长，髓核出现脱水、变性、弹性减低，纤维环出现裂隙，周围韧带发生松弛等，这些退行性改变为椎间盘突出的内因。急性或慢性损伤造成椎间盘内压增高，为纤维环破坏和髓核突出的外因。椎间盘可向前、外侧和后方突出，以向后方的椎管内突出更具临床意义。向后突出依部位不同分为后正中型、后外侧型和外侧型。突出的髓核可与椎间盘髓核本体分离，多位于硬脊膜外间隙、神经根管内，少数可疝入硬脊膜囊内，称之为髓核脱离。此外，髓核还可经相邻上下椎体软骨终板的薄弱区突入椎体骨松质内，形成压迹，称之为 Schmorl 结节。

本病多发生于青壮年，男性多见。可发生于脊柱的任何部位，以活动度较大的部位多见，其中腰椎间盘突出最多见（约占90%），其次为颈椎间盘，胸椎间盘突出少见。发病时患部脊椎活动受限，局部刺激症状及脊髓、神经根的压迫症状，多表现为颈肩、上肢、腰腿部的疼痛或麻木，临床症状和体征依突出部位不同而有所不同。

影像检查咨询台

椎间盘突出的常用影像学检查方法包括 CT 和 MRI 检查。X 线平片由于不能直接显示椎间盘结构，不能做出诊断，故多不采用。CT 可显示椎间盘，其密度低于椎体但高于硬膜囊。根据椎间盘异常改变可分为椎间盘变性、膨出、突出。CT 不易显示椎间盘变性，对椎间盘膨出、突出相对敏感，还可清楚显示髓核脱出，但 CT 显示颈椎间盘突出要比腰椎困难。CT 的优点是可以显示椎间盘、韧带的钙化，对指导手术有一定帮助，缺点是显示椎间盘突出不如 MRI 敏感，且不能显示脊髓和椎管内其他病变。

MRI 可清晰地显示各部位的椎间盘，为本病的首选影像学检查方法。MRI 可明确显示椎间盘变性、膨出和突出，也可清晰显示脊髓及神经根受压情况，对指导手术非常有帮助。另外，某些椎管内占位的临床症状与椎间盘突出类似，MRI 可明确区分二者。与 CT 检查相比，MRI 的局限性在于显示钙化欠佳。

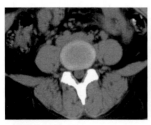 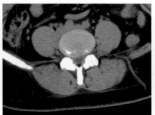 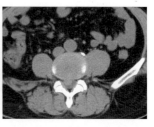

腰椎间盘膨出　腰椎 CT 横断面软组织窗图像可见腰椎间盘膨隆

腰椎间盘突出　腰椎 CT 横断面软组织窗图像可见腰椎间盘向后突出

腰椎间盘脱出　腰椎 CT 横断面软组织窗图像可见腰椎间盘膨隆，椎管内可见髓核影

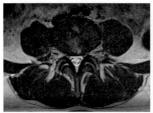 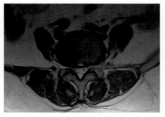 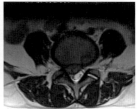

腰椎间盘膨出　腰椎 MRI 横断面 T2WI 可见腰椎间盘膨隆，相应水平硬膜囊前缘轻度受压

腰椎间盘突出　腰椎 MRI 横断面 T2WI 可见腰椎间盘向后突出，相应水平硬膜囊前缘受压

腰椎间盘脱出　腰椎 MRI 横断面 T2WI 可见腰椎间盘向后突出，部分突入椎管，相应水平硬膜囊前缘明显受压，椎管狭窄

24.椎管狭窄

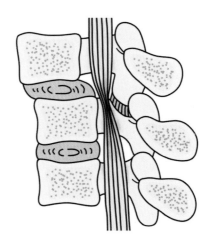

临床小贴士

　　椎管狭窄是指构成椎管的脊椎、软骨和软组织异常，引起椎管有效容积减少，压迫脊髓、神经和血管等结构而引起一系列的临床症状和体征，可分为先天性、获得性和混合性三类，其中以获得性者居多。先天性者包括伴有其他骨骼发育异常的椎管狭窄，如软骨发育不全、黏多糖病等，和不伴有其他骨骼发育异常的特发性狭窄。获得性者系由各种原因包括退行性变、创伤、炎症、肿瘤、肿瘤样病变、手术、后纵韧带骨化及特发性弥漫性骨质增生等引起椎骨肥大增生和软组织增厚所致，其中以退行性变最多见。混合性椎管狭窄是在先天性异常基础上并有获得性疾患所致。本病起病隐匿，发展缓慢，病史长，多数为数月至数年，但呈进行性进展，好发于40~60岁的男性，以颈椎管及腰椎管狭窄较多见。依据狭窄部位及程度不同，其临床表现不同，主要与脊髓、神经根和血管等结构受压有关。常见的症状有疼痛、肢体麻木、感觉异常及运动功能障碍等。

影像检查咨询台

　　可用于椎管狭窄的影像学检查包括 X 线平片、CT 和 MRI 检查。X 线平片能够整体反映脊柱的曲度以及骨质增生情况，通过不同方位摄影能够反映椎管的狭窄程度，但由于成像效果不如 CT 和 MRI，目前临床应用已逐渐减少。CT 结合三维重建技术，较 X 线平片能够更清晰直观地反映椎管狭窄程度以及引起椎管狭窄的原因，是目前广泛应用的影像检查技术之一。CT 上径线测量也较 X 线平片更为精确，但扫描时应注意将扫描层面平行于椎间盘。

　　MRI 多平面成像显示椎管狭窄较 X 线和 CT 更明确，能够更清楚地显示：①椎体、椎间关节增生及椎间盘膨出或突出；②椎管、椎间孔及侧隐窝狭窄、变形；③硬膜外脂肪受压、变形或消失；④硬膜囊前或后缘受压、变形、移位；⑤脊髓受压、移位以及出现的缺血、坏死、囊变等；⑥椎管内占位性病变或邻近结构突入椎管内。

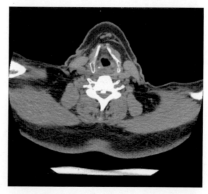

颈椎椎管狭窄　颈椎 CT 横断面软组织窗图像可见颈 6 椎体水平后纵韧带骨化，相应水平椎管狭窄

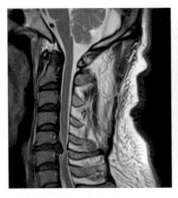 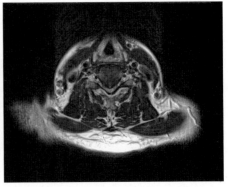

a   b

颈椎椎管狭窄　颈椎 MRI 矢状面 T2WI（a）、横断面 T2WI（b）可见颈 5/6 椎间盘明显向后突出，脊髓明显受压变细，椎管明显狭窄；脊髓内可见片状高信号，提示脊髓水肿或变性

25.肌肉疾病

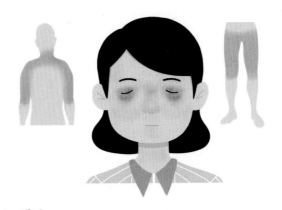

临床小贴士

　　肌肉疾病是一大类由遗传、代谢、炎症等各种因素引起的累及脊髓、周围神经、神经肌肉接头和骨骼肌的疾病，虽然因病变累及部位或性质不同而有不同的临床表现，但均可导致不同程度的运动功能障碍，甚至造成严重残疾。不同类型的肌肉病缺乏特异性症状和临床诊断指标，最终诊断主要依靠肌电图、血清酶及肌肉活组织检查或基因诊断，但上述检查缺乏对疾病发病过程中骨骼肌整体受累情况的了解。

　　皮肌炎与多发性肌炎在肌肉病中最为常见，是原发于肌肉的、与自身免疫异常有关的炎性肌肉病，以四肢近端肌肉及颈屈肌无力为主要临床表现。进行性肌营养不良在肌肉疾病中也较为常见，它是一种遗传性肌肉变性疾病，根据常染色体显性、隐性、X连锁隐性遗传方式的不同，可将其分为多种亚型，其中假肥大型肌营养不良、肢带型肌营养不良与面肩肱型肌营养不良相对较为常见。

影像检查咨询台

　　X线平片和CT均不能清晰地显示肌肉，因此对于肌肉病过程中发生的肌肉水肿及脂肪化的诊断能力有限。MRI具有很高的软组织分辨率和敏感性，多方向、多序列成像易于显示肌肉的炎症浸润、水肿及病变部位的纤维化，评价疾病的活动度，是肌肉病的首选影像学检查方法。全身MRI成像通过对全身肌肉的扫描，能清楚地显示病变肌肉的形态和范围，很好地反映全身肌肉炎症活动情况及病情严重程度，判断疾病处于活动期或者非活动期，检测疾病进展及评价治疗的效果，还能指导临床活检及肌电图检查部分的选取，提高活检阳性率。T1WI适于显示解剖结构，而T2WI和脂肪抑制T2WI易于显示病变。常用的成像平面有冠状面图像，即平行于长轴的图像，能够更清楚地显示病变分布在肢体近端和远端，还可以发现骨梗死，横断面图像能够进一步显示肌肉、骨筋膜室以及神经血管。

　　MRI还包括很多新技术的成像序列，可以对病变程度进行量化分析。DWI可以分析细胞微环境及组织结构的改变，不仅能够定量分析不同肌肉病变病理变化，还能够显示肌纤维结构的完整性和连续性，很好地反映肌肉的炎症状态、脂肪浸润、肌肉变性和纤维化程度。DTI可以在多个方向应用弥散梯度进行肌肉纤维束立体成像，对肌纤维的结构显示更为直观。在脂肪浸润的病理状态下，肌纤维连续性和完整性受到破坏，弥散趋向于各向同性，DTI能够准确地反映肌炎不同病理阶段的组织特征。T2 mapping成像是通过测量磁共振T2弛豫时间进行的定量分析技术，较常规MRI更为敏感，能在常规MRI正常的情况下，反映肌肉炎症程度和脂肪浸润范围。

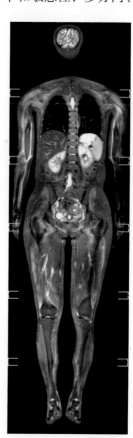

多发性肌炎　全身肌肉MRI冠状面脂肪抑制T2WI可见全身多处肌肉呈炎性改变

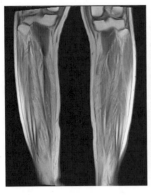 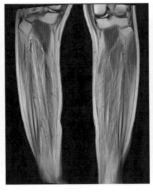 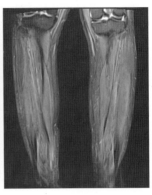

a b c

皮肌炎　双小腿 MRI 冠状面 T1WI（a）、T2WI（b）和脂肪抑制 T2WI（c）可见双侧小腿萎缩，肌肉被脂肪组织取代，肌间隙内可见短 T1 信号，同时脂肪抑制序列可见弥漫高信号，提示肌肉呈炎性改变

26.软组织感染

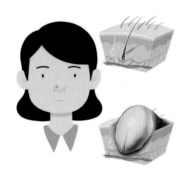

临床小贴士

软组织感染一般有疖、痈和急性蜂窝织炎三类情况，都是以皮肤组织化脓性感染为基础疾病，可并发脓肿。疖是单个毛囊及其所属皮脂腺的急性化脓性感染，常累及到皮下组织，多为金黄色葡萄球菌和表皮葡萄球菌所致，常发生于毛囊和皮脂腺丰富的部位，如颈、头、面部、背部、腋部、腹股沟部、会阴部和小腿。痈是多个相邻的毛囊及其所属皮脂腺或汗腺的急性化脓性感染，或由多个疖融合而成，致病菌为金黄色葡萄球菌，多见于成年人，常发生在颈、背部等厚韧皮肤部。急性蜂窝织炎是皮下、筋膜下、肌间隙或深部蜂窝组织的一种急性弥漫性化脓性感染，致病菌主要是溶血性链球菌，其次为金黄色葡萄球菌。软组织感

染可原发于软组织或继发于骨的感染，常表现为局部红、肿、热、痛，甚至全身发热，实验室检查有时可见白细胞计数升高。

影像检查咨询台

X 线平片对诊断软组织感染价值不高，主要用于排除骨关节疾病。X 线平片上可见感染组织局限或弥漫性肿胀，肌间隙模糊消失，皮下脂肪层内出现密度增高条纹影。CT 对软组织的检查优于 X 线平片，可以显示病变范围，但没有 MRI 对软组织敏感。MRI 软组织对比度高，对软组织感染的急性期炎症反应如充血、水肿、脓肿形成和慢性期的纤维机化较 X 线平片和 CT 敏感，是评估软组织感染的首选检查方式。MRI 除显示组织肿胀、炎症组织的病变范围外，还可清晰地显示脓肿轮廓及边缘，有时可见气泡或气 - 液平面。DWI 序列对小脓肿的敏感性高于常规序列，MRI 增强扫描也有助于明确炎症范围和脓肿边界。

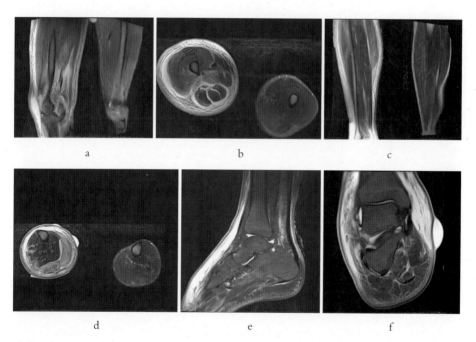

蜂窝织炎　双大腿 MRI 冠状面 T2WI（a）和横断面脂肪抑制 T2WI（b）、双小腿 MRI 冠状面 T2WI（c）和横断面脂肪抑制 T2WI（d）以及右踝关节 MRI 矢状面 T2WI（e）、冠状面脂肪抑制 T2WI（f）可见右侧下肢明显肿胀，皮下软组织明显增厚呈网格样改变，皮下及部分肌间隙内可见条状积液或积脓，大腿下段及小腿部分肌肉明显水肿，小腿及右踝关节皮下可见多发凸出皮肤的积液或积脓

27.软组织肿瘤

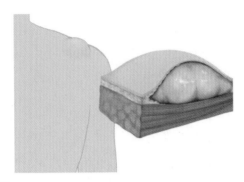

临床小贴士

　　以往将起源于软组织的肿瘤定义为软组织肿瘤，软组织是指除骨骼、淋巴造血组织和神经胶质以外的所有非上皮性组织，包括纤维组织、脂肪组织、平滑肌组织、横纹肌组织、脉管组织和周围神经组织。但目前认为，包括软组织肿瘤在内的所有肿瘤均起自于多潜能性前驱细胞，或称干细胞。干细胞向不同方向分化形成各种不同类型的成熟细胞。根据软组织肿瘤生物学行为的不同，可分为良性、中间性（也称交界性）和恶性肿瘤三大类，其中良性肿瘤发病率相对较高。软组织肿瘤的发病率与患者的年龄和性别有一定关系。总体上讲，从婴儿出生数月到四五岁为软组织肿瘤的第一发病高峰期，以后逐渐下降，但在20~50岁（国内）为第二发病高峰期。软组织肿瘤可发生于全身各个部位，无论良性肿瘤还是恶性肿瘤，都有一定的好发部位。而且不同类型的肿瘤，其好发的年龄和性别有所不同。

影像检查咨询台

　　可用于软组织肿瘤的影像学检查包括X线平片、CT、MRI、超声和PET/CT。X线平片对软组织肿瘤的定性和定位诊断敏感性和特异性都不高，但若肿瘤内出现钙化、骨化或以成熟的脂肪组织为主时，X线可有特征性表现，具有一定的诊断价值。此外，X线平片可显示肿瘤邻近骨骼的改变，有助于确定肿瘤与邻近骨和关节的关系。

　　CT检查具有理想的定位效果和较好的定性诊断能力，增强扫描可明确显示肿块的大小、边界及其与周边相邻组织的关系，对于细小钙化、骨化及骨质破坏的显示优于 MRI。对腹盆腔和腹膜后软组织肿瘤的检查，CT 增强扫描具有一定优越性，但其对软组织的分辨率仍不及 MRI。对位于肢体深部以及腹盆腔和腹膜后的软组织肿瘤，可根据临床实际情况，采用 CT 引导下穿刺活检。对早期发现软组织肉瘤肺转移，胸部 CT 检查可作为首选。

MRI检查较 CT 具有更好的软组织分辨率，具备多平面、多序列扫描的特点，可以从各种不同角度和方向准确地显示肿瘤的部位及其与周围结构的关系，还可通过增强扫描或血管成像明确病变血供及其与邻近血管神经干的关系，是目前四肢、躯干、脊柱等部位软组织肿瘤诊断与鉴别诊断、分期、手术治疗方案制订和术后随访的首选影像学检查方法。DWI 通过分析组织中水分子的扩散运动，可对组织细胞和细胞膜的完整性进行定量、定性分析，已被广泛用于软组织肿瘤的检测、良恶性鉴别和肿瘤治疗效果监测等。MR 动态增强可定量了解肿瘤的血流量、微循环和新生血管等信息，并将其量化，对鉴别肿瘤的良恶性有较大意义，对恶性肿瘤的放化疗随访也具有较大的应用价值。MR 波谱是一种无创检查手段，能够从微观分子水平来反映肿瘤内的病理生理变化和代谢情况，可用于辅助鉴别软组织肿瘤的良、恶性。

超声检查也可用于软组织肿瘤的影像评估，常用于：①浅表软组织肿瘤，对血管瘤、脂肪瘤和神经源性肿瘤等有较高的诊断价值；②用于发现恶性软组织肿瘤的淋巴结转移；③用于了解腹盆腔和腹膜后肿瘤的范围及与周围软组织的关系；④引导穿刺活检，准确性与 CT 引导相当。

PET/CT 是早期发现恶性软组织肿瘤远处转移的首选检查，还可进行疾病分期、预后判断和疗效观察等。不同组织来源和不同性质的软组织肿瘤对 ^{18}F–FDG 的摄取有一定的差异，目前尚无法单纯通过最大标准化摄取值确定软组织肿瘤的组织来源、良恶性和恶性程度分级。由于 PET/CT 显示软组织肿瘤的大小、范围及其与周围组织或结构的关系等局部细节不如 MRI，因此不能作为软组织肿瘤的术前常规检查手段。目前 PET/CT 主要用于判断软组织肉瘤的术后残留、复发和远处转移，对于转移性软组织肉瘤可帮助寻找原发灶。

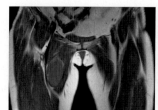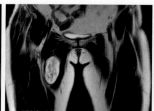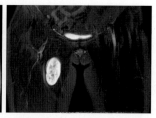

a   b   c

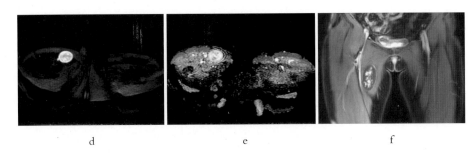

d　　　　　　　　e　　　　　　　　f

神经鞘瘤　髋关节 MRI 冠状面 T1WI（a）、冠状面 T2WI（b）、冠状面脂肪抑制 T2WI（c）、横断面 DWI（d）、横断面 ADC 图（e）和冠状面脂肪抑制增强 T1WI（f）可见右大腿近端内侧肌肉内团块状等 T1 信号混杂长 T2 信号，脂肪抑制 T2WI 呈混杂高信号，DWI 序列及 ADC 图均呈高信号，增强后软组织肿块呈明显不均匀强化，T2WI 上低信号增强后明显强化，其余病变强化不明显

第九节　胎儿、新生儿及婴幼儿疾病

1.胎盘异常

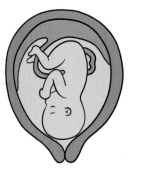
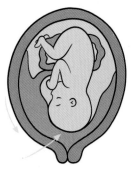

正常胎盘位置　　　　　　前置胎盘

临床小贴士

胎盘由胎儿部分的羊膜、叶状绒毛膜和母体部分的底蜕膜构成，是母体与胎儿间进行物质交换的器官，在保证胎儿的营养、呼吸和排泄等功能的同时还有内分泌功能。常见的胎盘异常包括瘢痕妊娠、前置胎盘和胎盘植入。

剖宫产后瘢痕妊娠是指孕囊、受精卵或胚胎着床于子宫前壁峡部切口处，是一种特殊类型的异位妊娠。近年随着剖宫产率的不断增加，子宫切口妊娠的发生率也随之上升。部分患者可出现出血、胎盘植入等合并症。瘢痕妊娠确诊后应尽早终止妊娠，减少子宫破裂、大出血等风险的发生。

前置胎盘是指孕 28 周以后胎盘附着于子宫下段，甚至胎盘下缘达到或覆盖宫颈内口，其位置低于胎儿先露的情况。胎盘植入是指蜕膜本身缺陷或蜕膜层发育不良时，胎盘绒毛不同程度侵入子宫肌层的情况，严重时甚至会穿透浆膜层而侵入周围脏器，造成产前或产后大出血、子宫穿孔、继发感染等。前置胎盘并发胎盘植入的发生率高达 50%，是产科严重的并发症，常引起大出血，甚至休克，增加子宫切除率，严重危及产妇及胎儿安全。

影像检查咨询台

由于妊娠期间要尽量避免 X 线、CT 以及核医学检查的相关辐射损伤，因此超声检查是胎盘疾病的首选影像学检查方法，具有操作方便、费用低廉、实时简单等优点。但超声诊断结果往往与操作者密切相关，母体肥胖、羊水过少、肠道允气、后壁胎盘等因素会影响超声观察。MRI 具有视野大、软组织对比度高、多平面成像等优点，可以清晰地显示胎盘的位置、形态，观察胎盘成熟度、出血灶，尤其是在后壁胎盘及妊娠晚期妊娠胎盘成像方面具有较大优势，是超声检查的重要补充。但是由于 MRI 检查费用高、噪声大、不能实时成像，因此尚不能作为临床的首选检查方法。

子宫瘢痕妊娠诊断首选超声检查，经阴道超声检查比经腹部超声检查能更清楚定位妊娠囊，更有利于明确妊娠囊与子宫前壁下段肌层及膀胱的关系。超声彩色多普勒血流显像有助于显示妊娠囊周边高速低阻的血流信号。前置胎盘与胎盘植入的首选检查也是超声。二维超声图像能观察胎盘实质及其血流情况，能清楚显示胎盘实质内的腔隙血流，胎盘与子宫肌层接触面的异常血流，以及胎盘基底明显增多的静脉丛等重要征象。MRI 可清楚显示妊娠囊与瘢痕的关系以及是否植入子宫肌层，尤其是矢状位 T2WI，对妊娠囊与瘢痕的显示更加直观明确。

对于妊娠中晚期的孕妇进行 MRI 检查时，为了避免胎动伪影，最常用的序列为半傅里叶采集单次激发快速自旋回波序列（half-Fourier acquisition single-shot turbo spin-echo, HASTE）和真实稳态进动快速成像。行冠状面、矢状面、横轴面大视野扫描序列包括胎盘全貌。矢状位 T2 HASTE 序列最适合用来观察子宫瘢痕妊娠中妊娠囊与瘢痕的关系，以及前置胎盘中胎盘与宫颈内口的关系，判断前置胎盘类别。MRI 还可以显示胎盘植入的直接和间接征象，为临床评估胎盘植入程度提供重要依据。由于 MRI 常用对比剂钆剂可以通过胎盘到达羊水中，因此在产前多数情况下并不建议进行 MRI 增强检查。

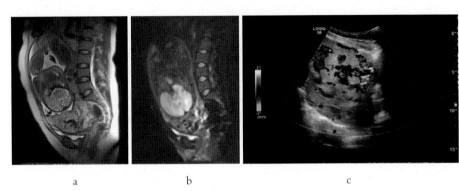

a   b   c

孕 34+ 周 术中证实胎盘穿透性植入　胎盘 MRI 矢状面 HASTE T2WI（图 a）、矢状面 DWI（图 b）显示胎盘主要位于子宫前下壁及后下壁，胎盘局部增厚，呈团块状改变，其内信号不均匀，可见多发条片状短 T2 低信号，胎盘下缘完全覆盖宫颈内口，与子宫肌层分界欠清；超声多普勒成像（图 c）显示胎盘内可见丰富血流信号

2.胎儿脑积水和脑室扩张

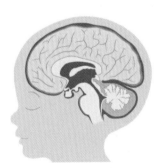
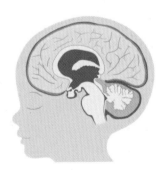

脑脊液正常　　　　　　　　　　脑积水

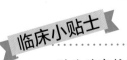

　　　　胎儿脑室扩张和胎儿脑积水是指胎儿时期脑脊液异常聚集于脑室系统内，致使脑室系统在脑组织的发育过程中扩张和压力升高。脑积水是最常见的胎儿畸形之一，新生儿发病率为 0.3‰~2.5‰。目前大多数学者认为在妊娠期间胎儿单侧或双侧侧脑室三角区横径为 10~15 mm 时为轻

度脑室扩张，>15 mm 者属于重度脑室扩张。胎儿时期脑脊液循环通路上任何环节的问题都有可能导致脑积水和脑室扩张，可以是单纯性脑室扩张，也可以为病理性扩张，如脑出血、胼胝体发育不全、脑发育障碍等引起的脑室继发增宽。

影像检查咨询台

胎儿脑室扩张和胎儿脑积水的常用影像学检查方法包括超声和 MRI 检查。超声检查安全、经济、无创，操作方法简便、迅速，能够实时观察胎儿的发育情况，是产前诊断及胎儿畸形筛查的主要手段。超声通常在妊娠 18~20 周时即可发现胎儿侧脑室增宽。当检出脑室扩张或脑积水时，要注意胎儿其他部位畸形的筛查，如胎儿超声心动图检查，必要时行羊水或脐血穿刺染色体核型分析。此外还要注意的是，随着胎儿的发育，胎儿脑室增宽情况也会随之变化，并有可能出现新发病变，因此在妊娠期间应多次复查超声。

MRI 最早主要应用于胎儿中枢神经系统，MRI 比超声视野大，显示脑室结构清晰，软组织分辨率高，不受孕妇体型、羊水量及骨骼等因素的影响，能够清晰显示胎儿脑部结构并可进行多方位、多参数成像。磁共振的 T2WI 快速成像序列可以分别从轴位、矢状位和冠状位多角度清晰显示脑室形态，能够准确评价侧脑室扩张程度以及周围脑实质情况，对脑室扩张的原因也有很高的应用价值。对于超声发现侧脑室宽度逐渐增大或侧脑室宽度 ≥ 12 mm 以及双侧脑室不对称性增宽的胎儿，应进一步行胎儿 MRI 检查，明确是否合并其他颅内异常，从而减少新生儿缺陷。MRI 检查对胎儿中枢神经系统发育的评估具有多方面的价值和意义，不仅能够提高产前诊断的准确率，而且是出生后患儿预后评价的主要手段，是对产前超声的重要补充。但 MRI 不适用于孕周过小的胎儿，且不能实时检测胎儿发育情况，因此并不适合产前普遍筛查和多次产前随访，此外其价格昂贵，在产前诊断中也有一定的局限性。

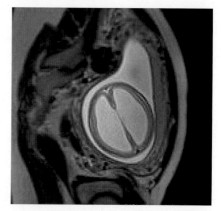

孕 23 周胎儿脑积水 胎儿脑部 MRI 横断面 HASTE T2WI 可见胎儿双侧侧脑室显著增宽扩张，脑实质受压并明显变薄

3.前脑无裂畸形

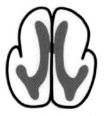
正常脑室

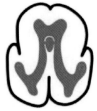
脑叶型

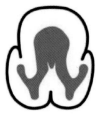
半脑叶型

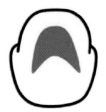
无脑叶型

临床小贴士

　　前脑无裂畸形也称全前脑，是一种严重的胎儿中枢神经系统畸形，病死率极高，发生率约 1/10 000。胚胎发育第四周会形成原始的前脑、中脑和后脑（菱脑）。胚胎第五周时前脑分裂为端脑和间脑。若前脑未能完全分裂或部分分裂，则形成前脑无裂畸形，表现为纵向上两侧大脑半球不同程度融合，横向或水平方向上不能划分端脑和间脑。前脑无裂畸形分为无脑叶型、半脑叶型和脑叶型。前脑无裂畸形的致病因素目前仍不十分清楚，大多数认为与染色体异常或基因突变有关，最常见是13-三体综合征、18-三体综合征等。除脑部结构异常外，前脑无裂畸形还通常伴有面部发育异常，且面部畸形的严重程度与脑部畸形的严重程度相关。无叶和半叶全前脑常为致死性的，出生后不久即夭折，而叶状全前脑可存活，但常伴有脑发育迟缓，智力低下。

影像检查咨询台

前脑无裂畸形的主要影像学检查包括超声和 MRI，其早期筛查主要依靠超声的产前筛查。超声可清楚地显示无叶全前脑、半叶全前脑的脑结构异常以及伴发的面部畸形。叶状全前脑由于脑部畸形程度相对较轻且面部结构一般正常，超声检查仅可发现透明隔间腔消失、侧脑室前角在中线处连通等征象，部分轻症病例可误诊为单纯透明隔间腔缺如。

由于超声筛查多可以在早期筛查中发现典型的无叶全前脑和半叶全前脑，因此这一类病例大多数不需要进一步检查。但对超声结果存疑或发现透明隔间腔发育异常的病例需要进一步行 MRI 检查明确诊断。MRI 对脑部异常结构的显示上优于超声，但对胎儿面部畸形的显示不如超声的三维成像技术直观。

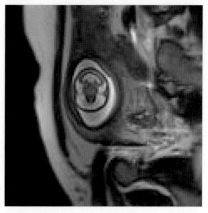

孕 18 周胎儿前脑无裂畸形 胎儿脑部 MRI 横断面 HASTE T2WI 可见胎儿双侧大脑半球未见分离，仅见单个脑室，基底节区及丘脑结构融合

4.胎儿后颅窝异常

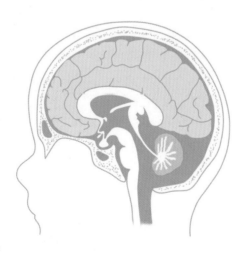

临床小贴士

　　胎儿的后颅窝异常包括多种小脑不同结构的发育异常，其中较为常见的是小脑蚓部和小脑半球相关的发育畸形。小脑蚓部在 18 周左右发育成熟，因此对小脑蚓部的评价要在 18~20 周以后进行才有临床意义。小脑蚓部发育异常中较为典型的是 Dandy-Walker 畸形，主要表现为小脑蚓部发育不全，第四脑室的中、侧孔闭塞致不同程度囊状扩张并与后颅窝相通，后颅窝扩大，窦汇、横窦和天幕上移。部分病例在产前即可发生不同程度的脑积水，也有部分病例会在出生后进展出现脑积水。Dandy-Walker 畸形可以是一种独立的发育畸形，也可以与其他基因综合征相关联，常伴有其他器官畸形，如胼胝体发育不全、脑回发育畸形和枕部脑膜膨出等。因此在产前发现小脑蚓部和四脑室的形态异常时要注意排除 Dandy-Walker 畸形的可能，并且要注意复查以了解胎儿脑室系统有无扩张积水。Dandy-Walker 畸形越典型，产后病死率较高，而存活者常在 1 岁内出现脑积水或其他神经系统症状。单纯的小脑下蚓部发育不良者大多有良好的预后，部分患者可能存在轻度的精细运动和语言功能缺陷。

影像检查咨询台

胎儿后颅窝异常的常用影像学检查方法包括超声和 MRI 检查。超声检查是产前检查的重要方法之一，三维成像技术可通过小脑横切面、正中矢状切面显示胎儿小脑蚓部和小脑半球的解剖结构，发现各种发育异常。但是超声对胎儿小脑的横切面大多只能呈现出小脑蚓部的一部分，并不能完全展示其与第四脑室、颅后窝池的关系，易使部分诊断结果出现假阴性或假阳性，另外经腹部超声检查时胎儿头部的正中矢状切面并不容易得到，因此在超声提示小脑蚓部相关的异常时有必要进行 MRI 检查进一步确认。

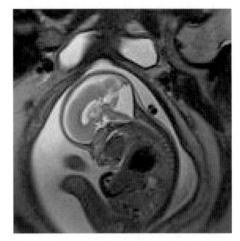

MRI 具有较高的组织分辨率，对显示胎儿脑实质发育不良、脑中线结构异常等其他颅内合并畸形具有优势，此外受操作者主观影响小，结果更客观。MRI 进行胎儿头部扫描时，需要得到标准的横断面、矢状面和冠状面图像，不同层面扫描可多角度显示胎儿后颅窝的解剖结构，能够清楚地显示小脑蚓部和双侧小脑半球的全貌，有助于对后颅窝畸形进行更好的分类和预后的评定。因此，针对怀疑后颅窝结构异常胎儿，推荐采用产前超声结合 MRI 诊断。

孕 25 周 Dandy-Walker 畸形　胎儿脑部矢状面 HASTE T2WI 可见胎儿小脑蚓部大部分缺如，后颅窝池增宽，与增大的四脑室相通

5.胎儿颅内出血

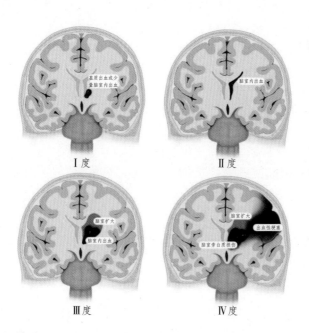

基质出血或少
量脑室内出血

Ⅰ度

脑室内出血

Ⅱ度

脑室扩大

脑室内出血

Ⅲ度

脑室扩大

出血性梗塞

脑室旁白质损伤

Ⅳ度

临床小贴士

　　胎儿颅内出血依据出血部位，可分为生发基质出血及脑室内出血、蛛网膜下腔出血、硬脑膜下出血。其中生发基质出血及脑室内出血较多见，与生发层基质对缺氧、高碳酸血症极为敏感有关，因此该区域更易发生坏死崩解以致出血。胎儿颅内出血的原因大多不明确，可能与外伤、宫内缺血缺氧、宫内感染、血管畸形等有关。胎儿颅内出血的预后与出血位置、范围和进展密切相关。如出血范围较小且无渐进性增大或逐渐消失，胎儿预后较好，产后大部分新生儿可存活，较少出现神经系统后遗症，如果颅内出血范围较大或者复查过程中进一步扩大，常会引起脑软化、穿通畸形等，预后较差。

影像检查咨询台

　　胎儿颅内出血可以在妊娠中晚期的任何时间发生，因此超声是筛查的最佳手段，可显示出血的位置、范围，对严重程度进行分级。不同时期的胎儿颅内出血在超声上的表现也不同，结合彩色多普勒超声有助于与其他胎儿脑部病变鉴别。

对于超声检查可疑为颅内出血或想要进一步了解脑实质受损情况的患者，都建议进行胎儿脑部的 MRI 检查。尤其是在妊娠晚期，由于胎头入盆或颅骨钙化，透声性减弱导致超声对颅内出血的评价受到影响，此时 MRI 是非常重要的补充检查手段。MRI 对显示颅内出血灶周围的脑水肿或损伤优于超声，对预后的评估更加精准，具有较高的临床价值。评价胎儿颅内出血时不仅需要 T2WI 对比的快速序列，还需要较为清晰的 DWI 和 T1WI 序列，因此在行 MRI 检查时要注意扫描序列的完整性。

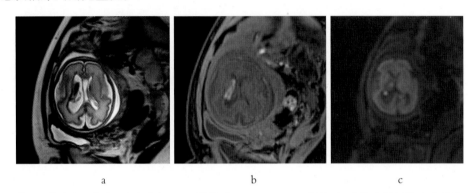

a   b   c

孕 28 周胎儿脑出血 胎儿脑部 MRI 横断面 HASTE T2WI（图 a）可见右侧侧脑室内片状低信号；横断面 T1WI（图 b）可见病变呈高信号；DWI 高 b 值图（图 c）可见病变部分呈高信号

6.胎儿先天性心血管畸形

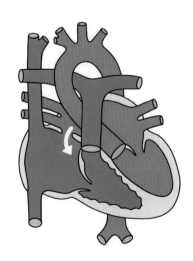

临床小贴士

　　胎儿先天性心血管畸形包括心脏位置异常、心脏内部结构的异常、大血管位置与形态异常和心包心肌病变等，是先天性畸形中的常见类型之一，在临床中有较高发病率。其发生与遗传及环境等多种因素有关，许多心血管严重畸形的胎儿在出生后或在宫内即死亡。胎儿心脏在孕20周时基本发育完全，严重的心血管畸形大多都能在超声筛查时发现。另外需要注意的是胎儿时期的心血管循环解剖和出生后并不相同，比如胎儿时期动脉导管未闭和卵圆孔是出生前胎儿正常的解剖结构。因此对胎儿心血管畸形的认识还需要结合胎儿时期的解剖特点。

影像检查咨询台

　　超声是当下临床诊断胎儿先天性心脏畸形的首选检查手段。胎儿超声心动图可直观地显示胎儿心脏结构，包括心脏大小、形态、位置、大动脉连接关系及瓣膜的形态结构，从而对心内结构畸形和大动脉连接异常进行诊断。此外，可通过M型超声获得胎儿心房、心室的活动曲线，诊断胎儿期各种类型心律失常。通过频谱多普勒可测量各瓣口血流速度，评估心脏结构异常对血流动力学的影响，为出生后先天性心脏病的治疗提供可靠依据。实时三维超声心动图是一种全容积实时显像技术，能快速、直观、立体地显示心脏解剖结构，图像空间分辨率明显提高，并可准确评估心脏功能。

　　当前胎儿心脏MRI技术还存在着很多局限性，胎动是成像中不可抗因素，会造成运动伪影，从而影响图像质量。另外，由于胎儿心脏体积小，心率较快，心脏解剖结构常会变得模糊，因此胎儿心血管的MRI检查尚未普及。

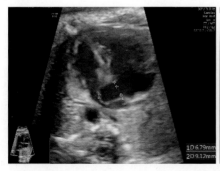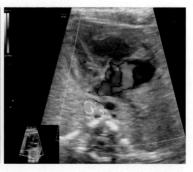

a　　　　　　　　　　　　　　　　b

胎儿心脏异常　胎儿超声心动图（a）可见心脏房间隔膜状回声向左房膨出；彩色多普勒血流显像（b）显示心房水平可见少量右向左分流

7.肺发育不良

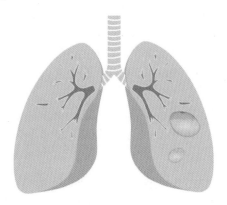

肺的良好发育是胎儿出生后能够成活的决定因子。肺发育不良是胚胎发育障碍引起肺、支气管和肺血管的发育畸形，可导致肺组织体积减小，胎儿出生后肺功能受损，全球发病率为 1/500 万，单侧或双侧均可发生。胎儿肺发育不良与新生儿呼吸窘迫综合征密切相关。原发性肺发育不良极其罕见，表现为双侧或单侧肺完全不发育或缺如，或肺体积严重减小。继发性肺发育不良的常见原因有长期的羊水过少、骨性胸廓小、胸腔内肿瘤、心脏扩大等。临床上，肺发育不良分为非致死性和致死性。前者仅有轻度肺发育不全，一般可存活。后者存在严重肺发育不全，可出现低氧血症、新生儿持续性肺动脉高压和体循环压力下降等，围生期病死率高。早期羊水生化指标的测定是产前评估胎儿肺发育成熟度的首选，但该检查为有创检查。

影像检查咨询台

肺发育不良的主要影像学检查包括超声和 MRI。超声始终作为产前诊断的基本筛查方法，显示肺部影像的较好时期为孕 22~28 周，以孕 24 周为最佳时期；若妊娠期有致畸的高危因素或双胎妊娠，超声检查应提前至孕 16 周开始，且建议每 2 周随诊复查。二维超声主要通过羊水深度、胸围、肺的径线和面积等参数评估肺发育情况。对于先天性膈疝的病例还会采用肺头比来评价肺发育状况。对于先天性肺囊腺瘤样畸形还有用到肿块和头围比的参数来预测结局。随着三维超声技术的成熟，越来越多的测量方法用于评估肺体积以及肺发育状况。

MRI 仅作为超声怀疑肺发育异常时进一步明确诊断的评价方法，具有大视野、多方位、多参数成像、软组织分辨率高、无辐射等特点，且不受孕周、胎位、羊水等因素影响，是产前诊断的重要辅助方法。用于胎儿肺部 MRI 扫描的设备场强多选用 1.5 T，成像时所用的快速序列可以在孕妇自由呼吸状态下采集。正常胎儿时期肺内充满液体，所以 T2WI 上呈高信号，该序列是观察胎儿肺发育、确认或排除可疑病变的重要序列，随着胎儿肺不断发育成熟，肺信号随着液体的增多而改变。各种原因引起的胎儿肺发育不良，可导致肺内液体容量减少，T2WI 信号减低，该征象对评价胎儿预后具有重要意义，尤其是在羊水过少影响超声检查或由于膈疝造成胎儿肺发育不良时有独特优势。随着 MRI 技术的发展，已有学者开始研究 3.0 T MRI 在评价肺发育状况中的价值，认为 3.0 T MRI 能更清晰地显示肺部结构及血管，提高胎儿肺发育不良的诊断率。

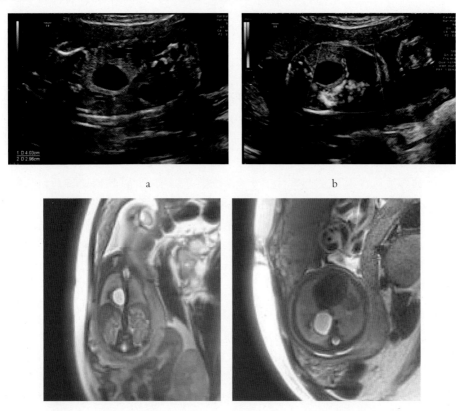

孕 28 周肺囊腺瘤样畸形　胎儿胸部超声（a）可见胎儿右侧胸腔内巨大囊实性包块，内见多发囊性回声；彩色多普勒血流显像（b）可见病灶由肺动脉分支供血，心脏受推挤，略左移；胎儿胸部 MRI 冠状面（c）和横断面（d）HASTE T2WI 显示胎儿右肺野内团片状长或稍长 T2 信号影，病变边界稍欠清，其内可见多个囊状结构，其中较大病灶位于脊柱旁

8.先天性膈疝

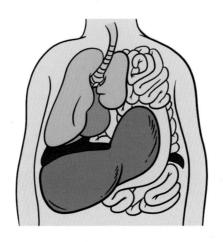

临床小贴士

　　先天性膈疝是膈肌的先天性发育缺陷导致腹腔内容物经过膈肌薄弱处移动至胸腔内的疾病，发生率为 1/10 000~4.5/10 000，大多数发生于左侧，男女比例基本相等。疝入胸腔的脏器常为胃、小肠、肝、脾等，可伴有腹水、胸水及心包积液。腹腔脏器疝入胸腔可以是交通性的，腹腔内压力改变后，疝内容物可移回腹腔。膈疝由于腹腔内脏器压迫肺组织，容易引起肺发育不良，进而引起肺动脉高压。对产前诊断膈疝的病例需要对膈疝的大小、疝内容物、对侧肺体积和相关合并畸形进行评估，以便于对临床决策提供有效的信息。

影像检查咨询台

　　对先天性膈疝首选的筛查和诊断方法是超声检查。产前超声检查可显示胎儿膈肌，在胎儿矢状及冠状切面显示相对较清楚。但膈肌在超声评价期间很难确定其完整性，只有在胸腔内疝入腹腔脏器时，才有可能将膈疝检出。超声声像图中最直接的诊断根据就是胸腔内有异常回声，主要包含结肠、肝、肾、小肠、胃部等。左侧膈疝胎儿主要以胃疝入胸腔最常见，右侧膈疝以肝脏为主。此外超声还能观察到胎儿腹围明显小于孕周；胸腔内心脏、纵隔、肺等脏器移位改变；以及常合并的肺发育不良和心脑畸形等其他畸形。

MRI 也可用于胎儿先天性膈疝的诊断，尤其是 T2WI 快速序列可明确显示跨膈肌疝进入胸腔内的腹部器官特征，明确胃、小肠、结肠、肝脏等疝内容物的位置和形态，T1WI 序列有助于显示解剖结构和肠内容物。

由于部分先天性膈疝为交通性，疝入胸腔的结构会时大时小，内容物也会有变化，因此部分膈肌缺损在妊娠晚期才能发现，而有部分小的膈疝在产前根本无法发现。产后的膈疝病例主要依靠 CT 检查确诊。

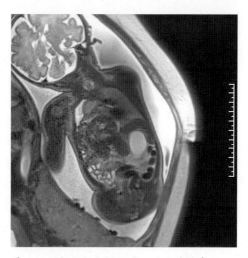

孕 33+6 周胎儿右侧膈疝　胎儿胸腹部 MRI 冠状面 HASTE T2WI 可见胎儿右侧膈肌欠连续，可见部分肝右叶、部分肠管疝入右侧胸腔内，右肺明显压缩变小，纵隔移位

9.胎儿腹部肿瘤

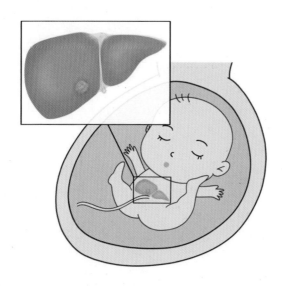

临床小贴士

　　胎儿腹部肿瘤是一组发生于胎儿腹部的具有不同组织学类型、解剖位置及病理生理学特性的新生物的统称，其发生、发展及转归与儿童期肿瘤和成人期肿瘤有明显不同。胚胎期及胎儿期腹部肿瘤的具体发生机制目前尚不清楚，主要发生在肝脏、肾脏、肾上腺、肠管、卵巢等部位。胎儿原发肝脏肿瘤仅占所有胎儿肿瘤的 5%，最常见的组织学类型为血管瘤、间叶错构瘤、肝母细胞瘤、肝转移瘤等。肾肿瘤常见组织类型为肾错构瘤、肾母细胞瘤。肾上腺肿瘤包括肾上腺神经母细胞瘤、畸胎瘤等。胎儿腹部也是囊肿的好发部位，常见于卵巢和肠管。大部分胎儿腹部肿瘤在妊娠中晚期发现，影像学检查的主要目的在于对病变定位和良恶性的初步判断，但仍有很多实性和囊实性肿瘤在产前很难鉴别，需要通过手术病理才能明确。

影像检查咨询台

　　产前超声检查可以显示胎儿腹部肿瘤的位置、大小和声像特征，还可以观察胎儿是否合并其他畸形和继发改变，是本病的首选检查手段。结合正常解剖结构消失、异常结构的出现、器官异常血管的出现、胎儿生物测量指标异常、胎儿运动异常、羊水过多或胎儿水肿等非特异声像，以及肿瘤部位、内部钙化、液化、出血、新生血管等特异性声像可预测肿瘤的病理类型，部分恶性肿瘤还可发现转移灶。彩色多普勒超声可以显示肿瘤内血流和肿瘤相关血管改变。

　　胎儿 MRI 在诊断胎儿腹部肿瘤方面是超声的重要辅助手段，由于软组织对比度高，能帮助鉴别胎儿腹部肿块的来源。病变内伴发出血或坏死时，可在 MRI 不同序列上有相应的表现，有助于明确病变性质。DWI 序列可以反映肿瘤细胞的致密程度和囊性内容物的成分。由于胎儿 MRI 不能进行增强检查，因此对肿瘤血供的判断还需要依赖彩色多普勒超声。

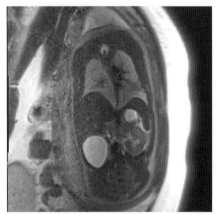

孕 33+1 周 胎儿腹部囊肿 胎儿腹部 MRI 冠状面 HASTE T2WI 可见胎儿右侧腹腔内类圆形高信号，边界清晰

10.新生儿缺血缺氧性脑病

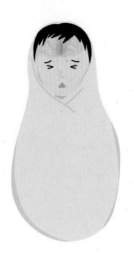

临床小贴士

　　新生儿缺血缺氧性脑病是围生期由于母体和胎儿间血液循环和气体交换出现障碍，造成血氧浓度降低，引起胎儿窒息，进而导致新生儿的缺血缺氧性损害。在早产儿及足月儿中均比较常见。新生儿围生期窒息是引起本病的主要原因，还可见于出生后早产儿反复呼吸暂停、严重呼吸系统疾病、右向左分流型先天性心脏病、重度心力衰竭、败血症、休克等。缺血缺氧性脑病引起的脑内损伤与缺血缺氧发生的严重程度和持续时间都有关系。本病可发生于脑皮质及皮质下白质、基底节、丘脑、小脑等部位。缺氧性脑损伤会在脑内形成梗塞灶，血流动力学改变还会引起毛细血管破裂，出现不同程度的出血。脑梗塞和脑出血可最终发展为脑软化或萎缩。患儿的主要临床表现为易惊厥、肌张力下降、神经反射下降以及意识障碍等，严重者可致新生儿早期死亡或造成不可逆脑损伤，如智能低下、脑性瘫痪、生长发育落后、癫痫等。通常出生后3天内以脑水肿为主，也可检查有无颅内出血。出生后5~10天可检查脑实质缺氧缺血性损害及脑室内出血，3~4周后可检查有无永久性脑损害。

影像检查咨询台

新生儿缺血缺氧性脑病进行影像学检查的目的是明确脑损伤的部位和范围，

确定有无合并颅内出血和出血类型，动态检查对评估预后有一定意义。可用于本病的影像学检查包括超声、CT 和 MRI 检查。由于出生后病变继续进展，不同病程阶段影像学检查所见会有不同，几种影像学的检查各有其优缺点，可以根据时间及病变情况选择使用。经颅 B 超简便易行，无创伤，价廉，可做病变筛查及病损的连续监测，但对脑边缘及颅底病变诊断欠佳，对早期脑内出血和脑白质损伤较敏感。而 CT 检查为多层面扫描，因此定位、定量准确，可作为超声的补充检查手段。CT 还具有扫描速度快的优势，特别是对于急性期脑出血和蛛网膜下腔出血有较好的成像效果。MRI 具有无辐射、软组织分辨率高的优势，在新生儿缺血缺氧性脑病中有很高的应用价值，能够将患儿颅脑的内部结构准确显示出来，并且能够对大脑功能区不同种类的损伤进行多参数评价，具有非常高的灵敏度和特异度。T1WI 和 T2WI 可以用于新生儿脑部结构性损伤的评价和发育评价，除了常规序列，多种 MRI 功能成像也可用于本病的诊断和预后评估。弥散加权成像（DWI）可以较常规序列更早期地发现脑内缺血灶，最佳检查时间是出生后 2~4 天。磁敏感加权成像（SWI）可以清晰地显示一些常规序列无法检出的微出血灶。此外还有显示脑内灌注状态的 ASL 序列、脑内代谢情况的 MRS 和脑白质纤维束发育情况的 DTI 序列，均在本病的影像学评估中发挥越来越重要的作用。

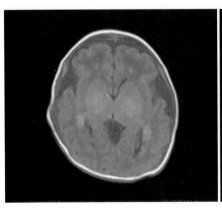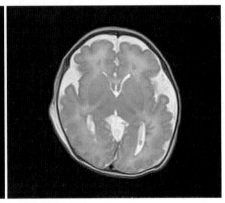

a   b

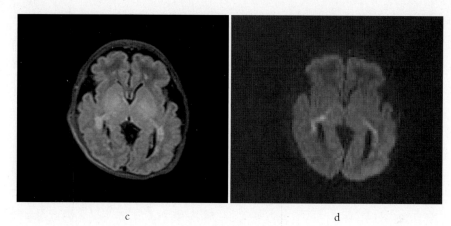

c   d

新生儿缺血缺氧性脑病 新生儿脑部 MRI 横断面 T1WI（图 a）、横断面 T2WI（图 b）可见双侧额顶枕颞叶深部白质内多发斑片状短 T1 稍短 T2 信号，T2-FLAIR 序列（图 c）呈高信号，DWI 高 b 值（图 d）显示病变弥散受限呈高信号

11.腺样体肥大

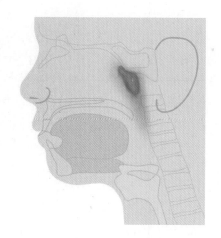

临床小贴士

  腺样体又称咽扁桃体或增值体，为一群淋巴组织，位于鼻咽顶与后壁交界处，出生时即已存在并逐渐增长，5~6岁达到最大，10岁以后逐渐退化、萎缩。14岁以后呈成人状态。儿童期因感染等因素可导致腺样体肿大、发炎，影响鼻咽腔通气功能，出现鼻塞、张口呼吸、打鼾等症状，同时可能阻塞鼻窦、咽鼓管开口，导致鼻窦炎、中耳炎等疾病。严重者可影响患儿全身发育和营养状态，出现注意力不集中、学习困难等。腺样体肥大是儿童阻塞性呼吸暂停低通气综合征最常见的病因之一。临

床常用鼻咽镜或鼻内镜进行检查，但儿童因鼻咽腔狭小且不易配合，常给检查造成困难。影像学检查可通过对相关指标进行测量、计算，评估腺样体肥大及后气道狭窄情况，为临床诊治腺样体肥大提供依据。

影像检查咨询台

腺样体肥大的主要影像学检查有 X 线、CT 和 MRI 检查。腺样体为软组织结构，前方为含气鼻咽腔，后方为颅底骨性结构，组织对比较明显。因此鼻咽部侧位 X 线片即可对腺样体层面咽腔狭窄情况进行初步判断，还可以借助工作站自带测量软件对腺样体厚度及鼻咽腔宽度进行测量、计算比值来反映腺样体情况。CT 扫描及其后处理技术能多角度观察腺样体大小及周围关系，已成为腺样体肥大术前评估的主要检查方法，但其产生的辐射剂量也受到广泛关注，由于儿童对射线的敏感度要远高于成年人，在保证图像质量的同时降低儿童腺样体 CT 检查中的辐射剂量尤为重要。目前，减少 CT 扫描辐射剂量的主要方法有改变扫描参数和优化图像重建方法，其中降低管电压在减少辐射剂量方面尤为明显，可使辐射剂量呈指数衰减。MRI 也是本病的重要检查手段，由于没有辐射损伤，因此对儿童检查更安全，而较高的软组织分辨率和多角度成像也十分适合检查儿童腺样体情况以及合并的鼻窦炎、中耳乳突炎等。但是由于 MRI 检查时间较长且噪声大，对于年龄较小的患儿需要于检查前进行药物镇定才能完成检查。

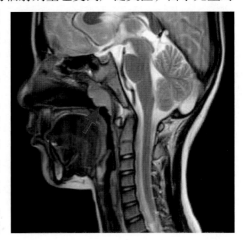

腺样体肥大　脑部 MRI 矢状面 T2WI 可见咽后壁软组织明显增厚，局部咽腔狭窄（箭头）

12.视网膜母细胞瘤

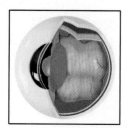

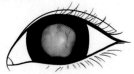

临床小贴士

视网膜母细胞瘤是婴幼儿最常见的眼内恶性肿瘤，占小儿恶性肿瘤的第二位。约2/3的患儿在3岁前发病，约30%的患儿为双眼受累，发病率为1：15 000~28 000。约40%的视网膜母细胞瘤属于遗传型，为常染色体显性遗传，其余病例与非遗传型基因突变有关。按照临床过程将其分为眼内期、青光眼期、眼外期和全身转移四期。由于绝大多数系婴幼儿患者，早期不易发现，往往肿瘤发展到眼底后极部，经瞳孔可见黄白色反光，即"白瞳征"，部分患儿因视力低下可引起斜视。肿瘤可侵及球外、眶内，以致眼球受压前突，也可沿视神经向颅内蔓延转移。还可出现淋巴结和血行转移，预后较差。

影像检查咨询台

用于评价视网膜母细胞瘤的影像学检查有超声、CT和MRI。超声简单易行，无电离辐射，可以探测到眼内肿块和钙化，还可以发现视网膜脱离，但不能清晰地显示眼前节结构，对细小钙化灶的显示不及CT，对确定肿瘤的具体空间位置及其邻近组织的继发病变也不如CT和MRI，而且无法明确判断眶内视神经转移和脑转移。彩色多普勒超声成像检查可显示瘤体内血流信号与视网膜中央动脉、静脉相延续，这一征象对无钙化的视网膜母细胞瘤的诊断尤为重要。

CT是诊断本病的首选检查方法，对显示钙化的准确率为96%~100%，优于超声和 MRI，但对诊断无钙化的病例有一定局限性。CT 可以显示肿瘤的位置、形状、大小，眼外蔓延情况以及眶骨破坏情况。薄层 CT 扫描可以用于检测微小钙化和小转移灶，增强扫描可使病变范围更为清晰。

　　MRI 较 CT 有更好的软组织对比度，可完整地显示视路，检测到直径仅 3 mm 的肿块，但在显示钙化灶方面不及 CT。MRI 对无钙化、广泛浸润或合并视网膜脱离的视网膜母细胞瘤显示更好，对发现视神经病变也更为敏感，尤其当视神经受累且未明显增粗时，MRI 更有其独到之处。对怀疑视神经受累患者，建议进行增强扫描，结合脂肪抑制 T1WI 序列可清楚显示肿瘤范围、视神经侵犯及颅内蔓延等情况。对于保留眼球的患者，MRI 还是一种很好的疗效监测手段。

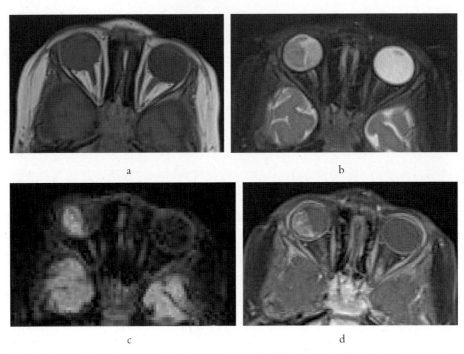

a　　　　　　　　　　　　　b

c　　　　　　　　　　　　　d

视网膜母细胞瘤　脑部 MRI 横断面 T1WI（图 a）、横断面 T2WI（图 b）可见右眼球玻璃体内片状长 T1 稍长 T2 信号；DWI 高 b 值（图 c）显示病变弥散受限呈高信号；增强延迟期横断面 T1WI（图 d）显示右侧眼球内病变呈斑片状不均匀强化

13.新生儿呼吸窘迫综合征

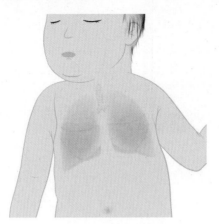

临床小贴士

新生儿呼吸窘迫综合征为肺表面活性物质缺乏所致的双肺广泛肺泡萎陷、损伤、渗出的急性呼吸衰竭，主要发生于36周以下、出生体重低于2 500克的早产儿，偶尔发生于孕周超过38周、糖尿病孕妇及剖宫产或缺氧窒息的新生儿。患儿生后数小时内可出现进行性呼吸困难、青紫和呼吸衰竭，是新生儿最常见的死因，占全部新生儿死亡原因的30%，占到早产儿死亡原因的50%~70%。

影像检查咨询台

新生儿呼吸窘迫综合征的主要影像学检查为X线和CT，其中X线平片为诊断本病的首选检查方法。X线平片可显示由肺泡性肺不张引起两肺广泛性的网状颗粒影以及由于病情进展而出现的大片肺实变，可对本病的演变过程进行分期，在对细颗粒与网格影、支气管充气征的显示上优于CT。但CT可以发现本病的各种呼吸系统相关并发症，如肺感染、肺出血、间质性肺水肿、气胸和支气管肺发育不良等。

以往新生儿呼吸窘迫综合征一般不进行超声检查，但近年来随着超声技术的不断发展，也逐渐出现了越来越多通过超声诊断本病的报道。相比于CT和X线检查，超声具有无辐射和操作方便的优势，对本病的诊断和鉴别诊断具有一定的临床应用价值。

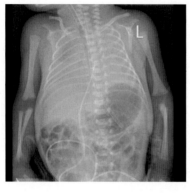

新生儿呼吸窘迫综合征 胸部X线正位片显示两肺纹理增粗，密度增高，呈毛玻璃样改变，双侧膈面及肋膈角显示不清

14.新生儿吸入综合征

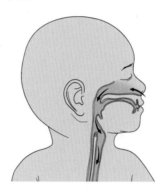

临床小贴士

　　新生儿吸入综合征是在新生儿出生前后，肺内吸入胎粪、羊水、血液、乳汁、胃内容物等引起呼吸窘迫为主的综合征，是一种新生儿早期常见病，好发于足月儿或过期产儿。临床表现以呼吸道症状为主，包括气促、呼吸困难、发绀等。症状程度取决于吸入物成分和吸入量，羊水吸入、胎粪吸入是最常见的两种。其中胎粪吸入综合征是比较严重的疾病。由于新生儿肺储备功能不足，出现肺部病变时，容易发生气体交换不足甚至呼吸衰竭。因而，早期、准确地诊断显得尤为重要。

影像检查咨询台

　　新生儿吸入综合征的常用影像学检查方法包括X线和CT，其中X线平片为诊断本病的首选检查方法。本病具有表现多样，发展变化快的特点，X线平片可清楚显示两肺肺纹理改变以及病变范围，对区别羊水吸入和胎粪吸入具有一定的提示作用。对伴有明显肺气肿、肺不张、胸膜渗出和气胸的重症吸入综合征也具有一定的诊断价值。吸入综合征一般不需要行 CT 检查，但如果有纵隔气肿、气胸和胸膜病变等并发症时可进一步行 CT 检查明确诊断。超声和 MRI 检查一般不用于新生儿吸入综合征的诊断。

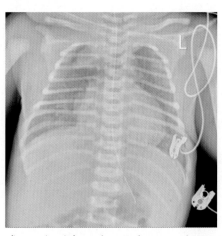

新生儿吸入综合征（胎粪吸入）胸部 X 线正位片显示两肺纹理增多，可见斑片状渗出影，两膈面光整，肋膈角锐利

15.食管闭锁和食管气管瘘

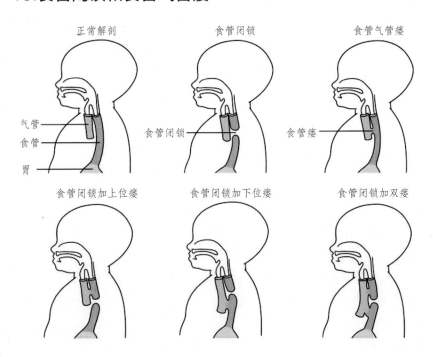

临床小贴士

食管闭锁和食管气管瘘为较常见的先天性畸形。先天性食管闭锁在我国发生率约为 1/4 000，男女比例为 1.4∶1。在胚胎发育早期，气管、食管同起源于原始前肠，腹侧发育成喉、气管及肺，背侧分化为食管，若这一过程发生紊乱导致前肠分化异常，或食管上皮过度增生将导致管腔重建受阻，最终形成食管闭锁或合并气管瘘。食管闭锁胎儿有 40% 发生宫内生长迟缓，还可伴发心血管、胃肠道、泌尿系统或骨肌系统畸形等。新生儿患者可表现为口腔大量泡沫、剧烈呛咳、呼吸困难以及肺炎等。

影像检查咨询台

食管闭锁和食管气管瘘产前诊断的常用影像学检查方法包括超声和 MRI 检查，超声是本病的基本筛查方法。由于超声不能直接显示闭锁段的食管，因此产前超声对这类病例的诊断是推断性的，而不是直接征象，动态的超声检测有利于本病的诊断。MRI 可作为超声怀疑异常时进一步明确诊断的检查方法。MRI 比超声更容易观察胎儿食管凹陷、离断或盲袋，同时可避开超声检查中孕妇皮肤过厚、胎动、粪块、骨骼、周围组织器官的干扰而获取清晰的影像图像。但 MRI 检查也有一些不足，比如扫描时间过长，噪声大，对扫描技术要求高等，并且在食管闭锁的具体分型上还有一定困难。总之，产前超声联合 MRI 检查对产前食管闭锁和食管气管瘘的诊断具有重要的临床应用价值。

对于新生儿患者可用的影像学检查包括 X 线和 CT 检查，其中 CT 是首选检查。胸腹部 X 线平片可显示吸入性肺炎、肺不张、腹部肠管充气等间接征象，X 线上消化道造影可显示食管形态及其显影情况，二者可作为辅助检查手段。对该病的确诊仍需多层螺旋 CT 检查，绝大多数病例通过向患儿鼻饲管内充气可显示食管闭锁盲端与远段食管之间的距离、位置和形态，为手术方案的制订提供较为全面的影像学资料。

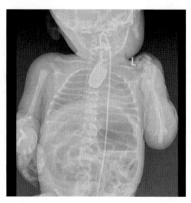

食管闭锁并食管气管瘘　出生后 1 天 X 线消化道造影显示食管中段膨大，下段未见显影，支气管分叉处可见高密度影

16.十二指肠闭锁与狭窄

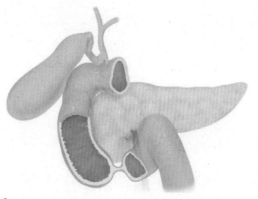

临床小贴士

　　十二指肠闭锁与狭窄是引起围生期新生儿肠梗阻最常见的原因。其中十二指肠闭锁比十二指肠狭窄更为常见，约占十二指肠梗阻的75%，病因尚不清楚，多数学者认为是胚胎初期某些原因导致肠管空化不全所致。十二指肠闭锁和狭窄可发生在十二指肠的任何部位，以降段和水平段最多见，梗阻常发生于壶腹部远端。部分十二指肠闭锁病例可合并先天性心脏病、消化道其他部位闭锁、肾脏或脊柱畸形等，部分存在染色体异常。十二指肠闭锁或狭窄的新生儿主要症状为呕吐，出生后多无正常胎粪排出。

影像检查咨询台

　　十二指肠闭锁与狭窄的产前诊断主要依靠超声的筛查，一般在妊娠中晚期表现较典型，可显示胃及十二指肠近段明显扩张，胎儿上腹部横切面可见典型的"双泡征"，妊娠早期较难明确诊断。羊水过多也是十二指肠闭锁的常见表现之一，此外超声还可对合并的其他畸形进行筛查。MRI可大视野、多方位、多参数成像，具有软组织分辨率高、无辐射等特点，且不受孕周、胎位、羊水等因素影响，成为产前诊断十二指肠闭锁与狭窄的重要辅助检查。MRI的T2WI快速序列也能够显示十二指肠闭锁或严重狭窄所致的"双泡征"表现。但如果合并有食管闭锁，胃和十二指肠会由于无法充盈而难以显示。

　　新生儿十二指肠闭锁与狭窄的影像学检查手段包括超声、X线平片和胃肠道造影。腹部超声检查可显示十二指肠球部、水平部等部位肠管扩张，动态扫描下可见肠内容物缓慢经过狭窄部位，对十二指肠闭锁和狭窄的诊断准确率较高。X线检查是诊断新生儿十二指肠梗阻的重要检查方法之一。腹平片简便快捷，易于了解肠道充气、分布情况，对显示有无肠梗阻及梗阻部位有重要诊断价值，是肠梗阻最基本的影像学检查手段，但对明确梗阻原因价值有限。胃肠道造影检查可进一步明确梗阻部位及程度，显示梗阻部位肠管形态，是诊断本病的有效检查方法。因此可结合腹部X线平片和胃肠道造影对本病进行综合诊断。

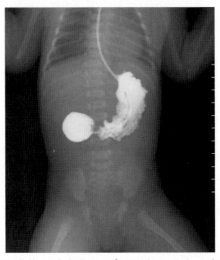

十二指肠闭锁 新生儿X线消化道造影显示贲门通畅无返流，胃充盈，十二指肠降段闭锁，对比剂无法通过

17.先天性巨结肠

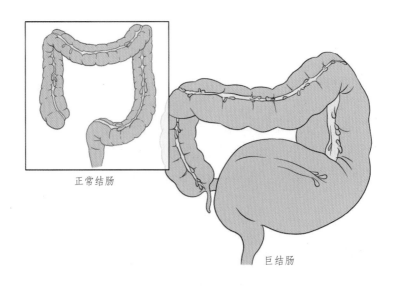

正常结肠

巨结肠

临床小贴士

先天性巨结肠是一种由于胚胎期内脏部副交感神经在发育过程中出现停顿，使远端肠道肠壁肌间神经节细胞缺如，以至于受累肠道处于持续收缩状态，大量粪便滞留于近段肠管，引起管壁扩张与肥厚，形成巨结肠的先天性疾病，又称肠管无神经节细胞症，或称 Hirschsprung 病。发病率约为 1/5 000，男女比 3~5：1，偶有家族史。新生儿出生后 1~2 天即可发病，大部分表现为排便延迟，以逐渐加重的腹胀和顽固性便秘为主要特征。多数病例痉挛段肠管限于直肠和乙状结肠远端，少数病例痉挛段较短或较长可累及结肠更高的部位，甚至全结肠和小肠均可受累。

影像检查咨询台

超声很难区分胎儿时期先天性巨结肠的肠管扩张与其他原因所致的肠管扩张，因此，产前超声很难对本病做出确切诊断。

先天性巨结肠患儿的常用影像学检查包括腹部 X 线立位平片和 X 线钡剂灌肠检查。腹部立位平片可作为本病患儿的常规影像学检查，能够对临床症状高度怀疑本病的患儿做出及时、早期的诊断，还可排除并发症肠穿孔。钡剂灌肠是本病最主要的影像学检查方法，也是首选诊断方法，可以动态观察结肠蠕动功能，

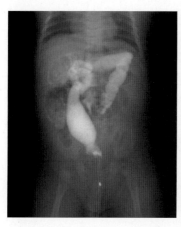
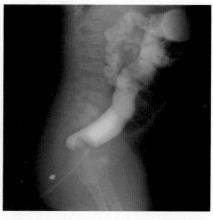

a   b

先天性巨结肠 新生儿 X 线钡剂灌肠（图 a，图 b）显示直肠及乙状结肠肠腔扩张，下段肠管稍狭窄

发现病变肠管的部位及范围，清晰显示具有典型影像表现的痉挛段、移行段和扩张段，亦可测算直结肠指数（直肠最宽直径/乙状结肠最宽直径，如果＜1为异常），有助于明确诊断和分型。但是，由于新生儿先天性巨结肠处于疾病发展初期，病程较短，未形成恒定的痉挛段、移行段及扩张段，或无神经节的痉挛段肠管被填塞的粪便撑开，又或者钡灌肠时的压力过高导致病变肠管人为扩张，导致X线征象不典型而容易漏诊。先天性巨结肠患儿均有排便功能障碍，故造影后24 h复查腹部立位平片可观察钡剂滞留情况及肠管形态，可作为本病的常规检查之一。

18.新生儿坏死性小肠结肠炎

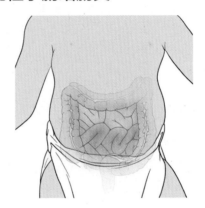

临床小贴士

　　新生儿坏死性小肠结肠炎是新生儿临床常见的一种消化道危重疾病，多见于早产儿，发生率与新生儿出生体重呈显著负相关，体重低于2 500 g者占80%，发病时间在出生后2周内者占75%。本病的病因未明，目前认为与各种原因导致肠管缺血、免疫缺陷、细菌感染有关。新生儿坏死性小肠结肠炎患儿病情发病快，病死率较高，预后较差。早期为体温不稳、呼吸暂停，继而出现呕吐、腹胀及便血，严重者出现肠狭窄、肠外瘘、肠穿孔、短肠综合征等严重的胃肠道并发症，甚至休克而死亡。

影像检查咨询台

　　新生儿坏死性小肠结肠炎的常用影像学检查方法包括X线平片、超声和CT检查。腹部X线平片是本病的首选影像学检查方法，由于病情进展快，及时复查、动态观察对评估病情非常重要。超声和增强 CT 检查可辅助评估肠壁血运情况。由于肠坏死容易并发穿孔，上消化道钡剂造影和钡剂灌肠属于禁忌检查。

　　腹部 X 线平片可显示本病患儿结肠中是否存在液体、气体，明确结肠和小肠是否存在狭窄、僵直等情况，还可显示肠壁积气、门静脉积气等征象，对本病有一定的诊断价值，但是特异度较低，有时难以与肠梗阻鉴别。超声可清晰显示肠壁结构和门静脉情况。由于超声技术对血液以及气体之间所发生的声阻抗现象有着极高的敏感性，因此对门静脉积气和肠壁积气的检出率高于常规腹部 X 线，有助于本病的早期诊断和鉴别诊断。彩色多普勒技术可进一步评价肠壁血运情况，发现早期的肠壁灌注异常，对可能发生的肠壁坏死有一定提示作用。CT 可明确显示肠壁肿胀积气、肠腔狭窄、门静脉积气等特征性改变，同时可显示腹腔积液情况，增强扫描还可观察肠壁的血运情况。

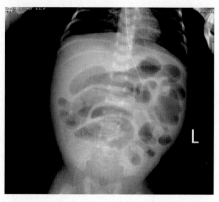

胎龄 27+3 周早产儿、新生儿坏死性小肠结肠炎　出生后 1 月腹部 X 线平片可见腹腔内肠腔多发扩张充气，局部见小液平面

19.肝母细胞瘤

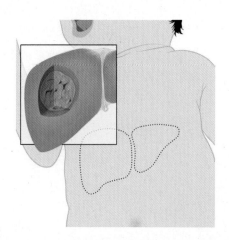

临床小贴士

　　肝母细胞瘤是儿童最常见的肝脏胚胎性恶性肿瘤，占儿童肝脏原发性恶性肿瘤的近 80%，好发于婴幼儿及 3 岁以下儿童，年均发生率 1.2~1.5/ 万人口。肝母细胞瘤的发病机制尚未完全阐明，与多个基因异

常和综合征相关。患儿多以肝大，右上腹包块就诊。晚期则有发热、食欲缺乏、贫血、腹水等。偶见人绒毛膜促性腺激素分泌导致的青春期性早熟表现。80%的病例甲胎蛋白实验阳性。肿瘤一般体积较大，多数为实性肿块，可伴有囊变、出血、坏死、钙化，瘤周可有假包膜。肿瘤一般增长迅速，肝外转移常见于肝门淋巴结、横膈、肾上腺，还可经血液转移至肺、中枢神经系统和骨骼等部位。

影像检查咨询台

超声和CT是肝母细胞瘤最重要的影像学检查，MRI和PET/CT可作为重要补充检查手段。X线腹部平片仅可见到肝脏轮廓增大或局限性隆起，缺乏特异性。血管造影主要用于术前了解血管行径和介入治疗。

超声是诊断儿童肝母细胞瘤的首选检查方式，可显示肿块大小、形态和不同成分特征，有助于了解门静脉及肝静脉有无瘤栓形成。但超声在判断肿瘤浸润情况的应用价值相对局限。CT平扫及增强检查扫描速度快，是超声检查的重要补充。CT平扫及增强扫描可以明确显示肿块的密度、大小、数目及中间分隔，明确坏死部位及形态，肿瘤内是否出血，肿块是否有假包膜以及包膜回缩，肿块是否侵犯血管及血管内癌栓形成，肿块的血供情况，有助于临床治疗方案的制订。MRI检查软组织分辨率高，无电离辐射，可明确显示肿块的部位、范围、大小，在假性包膜的显示上优于CT，有助于本病的诊断和鉴别诊断，但钙化不易显示，而且检查时间长，婴幼儿和儿童检查时需要镇静。PET/CT或ECT检查有助于了解全身情况，肿瘤有无骨转移或其他远处转移。

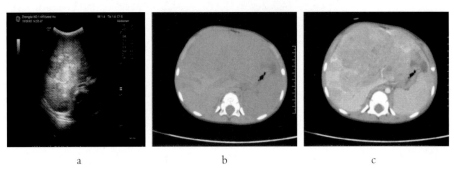

a   b   c

肝母细胞瘤　超声（图a）可见肝内巨大实性包块，形态不规则，呈融合样改变；肝脏CT横断面平扫（图b）可见肝内巨大占位，内可见多发片状低密度影，延迟增强CT横断面（图c）呈明显不均匀强化

20.肾母细胞瘤

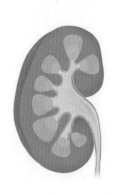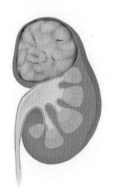

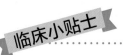

肾母细胞瘤又称肾胚胎瘤或 Wilms 瘤，为婴幼儿最常见的腹部恶性肿瘤，在小儿肾脏肿瘤中占 95%，可散发或遗传。肿瘤多单发，4%~10%为双侧性，直径大多在 4 cm 以上，生长迅速，瘤内出血、坏死、囊变较常见。少数肿瘤侵犯肾盂和输尿管可种植或扩散到远侧尿路，远处血行转移以肺部最常见。本病发病高峰年龄在 1~3 岁，大多数发生在 7 岁之前，新生儿极为罕见，多由于腹胀或腹部无痛性包块就诊，部分患儿可出现血尿、发热和恶心、呕吐、腹胀等消化系统症状。

影像检查咨询台

CT 和超声是诊断肾母细胞瘤的主要影像学检查方法，二者均能清楚地显示病灶的位置、大小、形态、瘤内结构及血供情况，亦可确定肿瘤的范围、局部浸润和远处转移。静脉肾盂造影因仅能显示肾盂肾盏的移位、变形、积水、破坏等间接征象而应用价值有限。

超声除了能显示肿瘤本身和残余肾的征象外，还能多方位多切面实时动态观察病灶，并可以通过呼吸运动来判断肿瘤与邻近器官的关系，发现肾静脉和下腔静脉瘤栓。还可对巨大瘤体术前化疗的疗效进行无创性评估。对肾母细胞瘤的诊断与鉴别诊断，超声具有简便易行、快捷经济、无辐射的优点，应作为首选检查方法。CT 除了能观察病灶的局部情况，还可以准确显示肺及颅内的转移病灶，对疾病进行分期。

　　MRI可准确观察肿瘤的位置、形态、范围以及瘤内成分，冠状位扫描利于显示肿瘤的起源和肾盂、输尿管的受侵情况，对血管内瘤栓的显示也有一定的优势。功能成像中的DWI序列对小淋巴结转移和血管内瘤栓的检出较其他常规序列敏感。

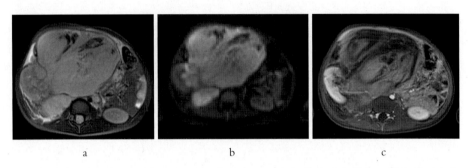

a　　　　　　　　b　　　　　　　　c

　　肾母细胞瘤　上腹部MRI横断面T2WI（图a）显示右侧肾脏明显增大，肾实质形态失常，腹腔内可见巨大团块状混杂长T2信号影；DWI高b值（图b）可见病变呈不均匀弥散受限高信号；增强延迟期T1WI（图c）显示病变呈不均轻中度强化

21.神经母细胞瘤

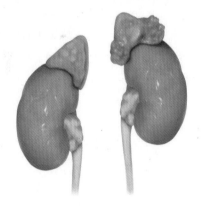

临床小贴士

　　神经母细胞瘤属于神经内分泌肿瘤，起源于肾上腺髓质和交感神经节的神经嵴细胞，发病率仅次于肾母细胞瘤，是5岁以下小儿常见的实体肿瘤。本病男性多见，大部分位于腹部，其中有2/3发生在肾上腺髓质，少数起自脊柱旁交感链或嗜铬体。胸部主要发生在后纵隔，其次还见于盆腔和颈部交感神经丛。由于发病部位不同，本病可引发不同的症状和体征，如腹部或颈部无痛性肿块、腹部肿大、呼吸或吞咽困难、体重下降等，发现时多已处于晚期。本病较早出现血行转移至肝和骨等处。

影像检查咨询台

神经母细胞瘤的主要影像学检查有超声、CT 和 MRI，其中超声是患儿术前诊断和治疗后随访的首选检查方法。超声检查简单方便、诊断快速，可显示肿瘤的部位、大小、形态、边界和内部血流情况，可动态观察肿块与周边组织器官的毗邻关系，判断周围脏器、局部和远处淋巴结有无转移。

CT 不受肠气干扰，可清晰地显示腹膜后组织结构，显示更多病变相关的细节，对神经母细胞瘤定位的准确性优于超声检查，增强扫描可更清楚地显示肿块与周围血管关系。但由于部分容积效应，CT 对肿块包膜的显示往往不清晰，且该检查具有电离辐射，不利于长期治疗随访。

MRI 检查具有多方位成像的优点，对肿瘤定位和瘤内成分的判断具有一定优势，有助于本病的诊断与鉴别诊断。MRI 可显示肾脏移位、受侵、腹膜后淋巴结、血管的移位、阻塞等，能够清晰显示肿瘤包膜，对骨质侵犯和骨髓内转移也较为敏感。全身弥散成像可以一次检查显示全身的病灶，对肿瘤分期和治疗后疗效评估均有帮助，并且具有无辐射的优点，对儿童尤其适合。但 MRI 检查时间较长，需患儿镇静后才能顺利完成检查。

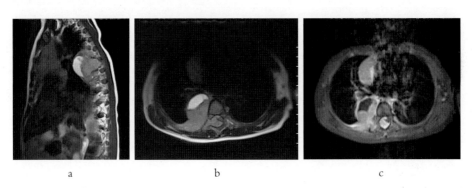

a   b   c

神经母细胞瘤 胸部 MRI 矢状面 T2WI（图 a）、横断面 T2WI（图 b）可见胸椎右侧椎旁及同水平椎管内团块状等或高信号；延迟增强横断面 T1WI（图 c）显示病变实性部分明显强化，囊性部分边缘强化

22.佝偻病

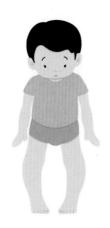

临床小贴士

　　佝偻病是指发生于儿童或青少年，由于体内维生素 D 缺乏引起的继发性缺钙，使钙磷代谢紊乱，从而使钙化的骨组织脱钙或使骨样组织钙化不足，导致骨质变软、变脆的一类疾病，多见于 3 岁以下儿童，可分为营养性佝偻病、维生素 D 抵抗型佝偻病、维生素 D 依赖型佝偻病和先天性佝偻病。佝偻病起病慢，早期多表现为睡眠不安、夜啼等神经症状，其后可出现出牙顺序改变、生长发育迟缓、肌肉无力等症状。若未及时治疗，可进一步出现骨骼软化和畸形。婴幼儿期可出现的骨骼畸形主要有弓形腿和膝内翻，儿童期可出现膝外翻。

影像检查咨询台

　　X 线检查是佝偻病的首选影像检查方法，CT 和 MRI 应用较少。X 线平片可发现广泛的骨质疏松、形态异常等典型表现，其中腕关节正位片有助于发现早期病变。X 线检查还可对疾病的进展程度进行分期，显示早期干骺端钙化带密度减低、模糊，局部骨皮质消溶、凹陷等征象。活动期可见骺板先期钙化带不规则变薄，模糊或消失，骺板增厚膨出，干骺端宽大、展开，中央部凹陷呈杯口状。当本病继续进展，可发现全身骨骺密度减低、皮质变薄、骨小梁模糊，并有病理性骨折，承重长骨弯曲畸形，如膝内翻、膝外翻等。胸部 X 线片还可发现鸡胸、肋串珠、佝偻病性肺炎等其他改变。

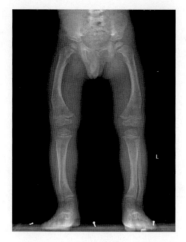

佝偻病 双下肢 DR 显示双侧股骨、胫腓骨骨质密度普遍减低，骨干弯曲，骨骺较小，关节间隙尚可

23.摇晃婴儿综合征

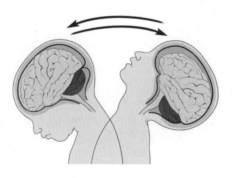

临床小贴士

      摇晃婴儿综合征是儿童受虐后一种严重的病症，又被称为加害性创伤性脑损伤或虐待性头部创伤，具有较高的致死率和严重的神经系统损伤症状，多发生于 2 岁以下的婴幼儿，通常表现为脑、眼、骨骼的损伤。本病外伤痕迹少见，硬脑膜下出血、视网膜出血和颅脑损伤为本病典型的三大特点，主要是因头部被暴力摇晃后，由于反复加速－减速力及剪切力造成。本病临床表现多种多样，个体之间症状体征差异很大，主要症状有哭泣、反应性下降、低热、嗜睡、易激惹、呕吐、癫痫、呼吸异常、昏迷、角弓反张等。轻症患儿的非特征性表现如吃奶不好、呕吐、嗜睡、易激惹等，容易被临床医生忽视，常归咎于感染性疾病、喂养问题甚至急腹症。在严重病例中，低体温、意识丧失、癫痫为常见表现。

影像检查咨询台

儿童肢体外伤的首选检查方法是 X 线检查，对于不规则骨的骨折和损伤可选择 CT 检查协诊。对于颅脑损伤，最佳的检查方法是 CT 与 MRI 相结合，优势互补。本病的颅脑损伤通常是弥漫性的，以硬膜下出血、脑水肿、蛛网膜下腔出血最常见，可伴发脑实质挫伤及缺血缺氧性脑病、硬膜外出血、脑栓塞等。CT 对颅内的急性期出血比较敏感，而 MRI 对脑实质挫伤水肿、缺血缺氧改变更为敏感，其中 DWI 对发现外伤后脑缺血非常敏感，可以检出 CT 和常规 MRI 表现正常的缺血病灶。MRI 的 SWI、DTI 等功能成像，对发现脑实质微出血、轴索损伤有较大的优势。由于本病的临床特征通常不具有特异性，在临床工作中经常被误诊。即使通过 CT 和 MRI 发现相应的头颅影像学征象，也常需要儿科、眼科、神经外科、实验室医学和法医学等诸多学科进行联合评估诊断。

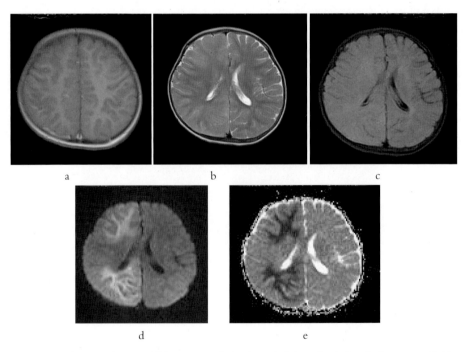

摇晃婴儿综合征　脑部 MRI 横断面 T1WI（图 a）可见右侧顶部硬膜下条片状短 T1 信号，提示硬膜下出血；横断面 T2WI（图 b）、横断面 FLAIR（图 c）显示右侧脑沟变浅，右侧侧脑室较对侧变窄，提示右侧脑实质肿胀；横断面 DWI（图 d）显示右侧额顶叶弥漫高信号，ADC 图（图 e）呈低信号，提示右侧额顶叶外伤后脑缺血

第四章　影像综合篇

1. 什么是PACS?

PACS 系统是英文 Picture Archiving and Communication Systems 4 个单词首字母的缩写，意为影像归档和通信系统，是通过先进的计算机技术、图像压缩功能和网络传输技术，把 X 线、CT、MRI、DSA、核素显像、超声等各种医学影像进行数字化存储、管理、传输、处理和重现的系统，与临床信息系统（Clinical Information System, CIS）、放射学信息系统（Radiology Information System, RIS）、医院信息系统（Hospital Information System, HIS）、实验室信息系统（Laboratory Information System, LIS）同属医院信息系统。

PACS 系统的工作原理是先由各种成像设备产生患者的诊断图像，通过网络传送至数据库储存，当有阅片需要时不同用户能够通过登录电脑端口将图像调回使用，PACS 系统在提供阅片、影像诊断功能的同时也会增加一些辅助诊断管理功能。PACS 能够显示各种医学影像，调节显示分格，对图像进行一系列处理，包括图像放大、缩小、锐度调整以及图像面积、周长、灰度等的测量。随着计算机技术的发展，PACS 也逐渐增加了图像后处理功能，比如电影回放、三维重建、多切面重建等。PACS 在节约医院管理成本，为医院提供资源积累的同时，极大地提高了影像医师的工作效率，方便临床医师及时阅片做出诊疗决策，使远程医疗、计算机辅助诊断成为可能。

2. 什么是分子影像学? 包括哪些技术?

分子影像学是指在活体状态下，运用影像学技术，对细胞、亚细胞和分子水平的生物学事件进行成像，直观反映活体内蛋白、基因和分子水平的变化，对相应的病理生理改变进行定性和定量的监测和研究。分子影像学是影像学发展的新方向，是包括医学影像学、分子生物学、病理学、化学、生物医学工程学、物理学和计算机科学等多个学科跨领域合作的结晶。1999 年美国哈佛大学的 Weissleder 率先提出了分子影像学的概念。

常用的分子影像学技术包括核素显像、MRI、超声成像、光学成像和多模态成像等。大多数分子成像技术需要构建特异性核素示踪剂、金属纳米粒子、荧光物质或超声微泡等标记合成的分子探针方可实现分子成像。

3. 分子影像学有哪些应用?

分子影像学已广泛应用于心血管病、神经系统疾病及肿瘤等多个领域，不仅能够提供形态和解剖学信息，还可对活体内特异性的生物学事件进行成像，因此具备精确、细微的特点，可用于疾病的超早期诊断、分子分型诊断、精确分期、药物疗效敏感性预测和治疗疗效监测等方面。不同的分子成像技术应用有别：

（1）放射性核素显像：SPECT/CT 和 PET/CT 是目前最成熟的分子成像技术，包括代谢显像、基因表达分子显像和受体显像。代谢显像中目前研究较多的是己糖激酶和葡萄糖转运子表达显像、胆碱激酶显像、细胞增生和内源性胸腺嘧啶激酶显像等，主要用于临床肿瘤的诊断、鉴别诊断、恶性肿瘤分期等。基因表达分子显像主要包括反义 PET 显像和报告基因显像。受体显像主要应用于神经精神系统疾病（如帕金森病、阿尔茨海默病等）的鉴别诊断及治疗监控。

（2）MR 分子成像：根据是否使用分子探针分为三类：①无须使用分子探针的 MR 波谱（MRS）和化学交换饱和转移成像（chemical exchange saturation transfer, CEST）；②使用内源性分子探针的酶相关报告基因系统和铁相关基因报告系统；③使用外源性分子探针的 MRI 技术。MRS 技术以生物体内固有分子作为分子探针，可以直接观察到许多与生理病理过程有关的代谢物或化合物及其体内分布，是 MRI 特有也是最便捷的一种分子成像方向，在临床中广泛应用，能够用于颅内占位的诊断、鉴别诊断及脑胶质瘤的分子分型，还可用于脑、肝、心脏及肿瘤的代谢研究。CEST 技术可以对内源性蛋白、糖原、内环境 pH 等进行成像。MRI 外源性分子探针包括顺磁性和超顺磁性分子探针，顺磁性分子探针已成功应用于肿瘤叶酸受体靶向成像和血管内血栓靶向成像的研究，超顺磁性分子探针主要用于脑创伤后患者的神经干细胞示踪研究。

（3）光学成像具有灵敏度高、成像过程相对简单、无放射性辐射、投入小等优点，已被广泛应用于包括肿瘤学研究在内的各种生物学研究，可以对肿瘤生长、分布进行在体跟踪，快速评价治疗疗效以及用于抗原和抗体结合、转基因和基因表达的研究。

（4）超声成像在分子成像中通过应用单克隆抗体、多肽分子等靶向微泡对比剂，可用于心血管、肿瘤等的靶向诊断，血栓、动脉粥样硬化斑块等的治疗和药物、基因的输送研究。

4. 什么是手术影像导航系统？有哪些应用？

手术影像导航系统是将患者术前或术中影像数据和术中患者解剖结构准确对应，精确显示病灶的三维空间位置及相邻重要的组织器官，便于医生术前通过处理软件在计算机上选择最佳的手术入径，设计最佳手术方案。术中手术影像导航系统还能够跟踪手术器械位置，将手术器械位置在患者术中影像上实时更新显示，向医生提供手术器械位置的直观、实时信息，引导手术安全进行。医生可依靠实时的定位及预设方案的引导，做到手术切口尽量小，在手术中避开重要的组织结构直达病灶，使手术更安全、快速、更彻底地切除病灶。

手术影像导航系统目前主要应用于神经外科、骨科和颌面外科，神经导航系统能够融合 CT 和 MRI 等检查数据，可以对神经纤维束进行示踪，对肿瘤进行三维重建，观察肿瘤与神经纤维束、血管及重要结构的关系，评估术中可能存在的风险，从而设计最佳手术入路，减少手术创伤，提高手术安全性。脊柱手术中椎弓根固定术也可以利用导航系统准确地导入螺针至指定位置，减少患者术中和术后并发症的产生。此外，导航系统在颌面肿瘤切除方面的应用提高了手术的安全性，降低了患者肿瘤的原位复发率。导航系统还可用于颌面修复和颌面正畸方面。

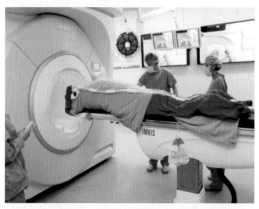

术中磁共振

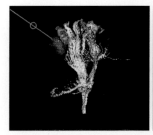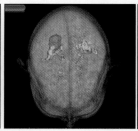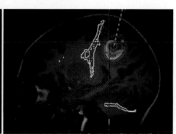

术中磁共振显示病灶与功能区及重要神经传导束的三维立体关系

5. 什么是计算机辅助诊断？在影像诊断方面有哪些应用？

计算机辅助诊断（computer aided diagnosis，CAD）是指通过影像学、医学图像处理技术以及其他可能的生理、生化手段，结合计算机的分析计算，辅助发现病灶，提高诊断的准确率。CAD 技术主要是基于图像存档与通信系统（PACS），利用工作站对获得的影像图像进行模式识别、图像分割、病灶特征提取等处理，进而得到有价值的诊断信息。

CAD 在医学中的应用始于 20 世纪 50 年代，美国学者 Ledley 等首次将数学模型引入临床医学，提出了计算机辅助诊断的数学模型。1966 年，Ledley 首次提出"计算机辅助诊断"的概念。20 世纪 70 年代，国外首先将 CAD 应用于乳腺疾病的诊断，并进行了大量技术、临床应用方面的研究。自 20 世纪 80 年代起，美国芝加哥大学又对胸部疾病的 CAD 技术进行了大量研究，并取得了阶段性成果。20 世纪 90 年代以来，随着数字化影像设备比例增高以及 CAD 计算方法和数学模型的不断更新，越来越多的 CAD 系统商业化，逐渐用于疾病的诊断。目前，CAD 在乳腺疾病和肺结节的诊断中应用最为广泛，也基本上可以代表目前 CAD 在医学影像学中的最高水平和现状。此外，CAD 在 CT 虚拟结肠内镜、肝脏疾病、脑肿瘤 MRI 诊断等方面的研究也逐步开展起来，但尚处于研究阶段。需要注意的是，CAD 的目的是提高诊断的准确性，缩短读片时间，提高工作效率，但并不能取代影像医生，其结果最终仍需要影像医生的确认。

6. 人工智能在医学影像中发展前景如何？

人工智能（artificial intelligence，AI）是基于计算机来模拟人类的思维过程和智能行为的一门学科，随着 AI 技术的发展，目前已成为涉及计算机科学、心理学、哲学和语言学等多学科交叉的一门新兴前沿学科。近年来，随着计算机技术和数学算法的更新，新一代 AI 技术迎来了爆发式的发展和应用。在医疗行业中，AI 在虚拟医师助理、病历与文献分析、药物研发、基因测序和影像辅助诊断、精准医学等方面都取得了令人惊喜的成果。其中，医学影像与 AI 的结合是最具发展前景的领域。

医学影像 AI 始于 20 世纪 50 年代，20 世纪 80 年代随着人工神经网络和基于 AI 的计算机辅助诊断（CAD）软件的开放应用，AI 开始逐渐整合到影像科日常工作流程中。进入 21 世纪以来，随着 AI 技术的飞速发展，AI 在医学影像中的应用日新月异，在成像环节方面主要致力于减少图像获取时间、提高数据质量等方面，其应用多集成于成像设备中。如快速 MR 图像深度学习重建算法在减少采集时间的基础上提高图像信噪比和细节分辨率，CT 图像深度学习重建算法对比常规迭代重建算法可提高图像质量，PET/ MR 通过深度学习算法实现良好的衰减校正等。此外，MR 指纹成像技术（MR fingerprinting，MRF）通过机器学习从单个 MR 序列重建得到定量 T1、T2 和 PD 图像。使用深度学习技术还可实现高精度图像重建，在过程中引入了先验信息或知识，使图像质量得到进一步提升。在临床工作的应用中，医学影像 AI 主要集中于在肿瘤检出、定性诊断、病情监测、自动结构化报告、肿瘤提取、肿瘤放疗靶器官勾画等方面。

人工智能还可从多方面优化医学影像检查和诊断的工作流程，有助于提高医学影像学科的工作质量和效率，提升影像医务人员业务水平，为临床做出更多重要的贡献。例如，胶片智能排版系统可以减少患者获得结果的时间，减轻医务人员的工作负担，从而降低医疗费用等。新一代 AI 不仅有助于优化医学影像科工作流程，降低漏诊率，还可以提供丰富的定量测量信息、病情监控信息和模块化标准报告信息，进一步促进影像报告的规范化，提升影像诊断的质量。

7. 什么是影像组学?

影像组学的概念最早由荷兰学者在 2012 年提出，其强调的深层次含义是指从影像（CT、MRI、PET 等）中高通量地提取大量影像信息，实现肿瘤分割、特征提取与模型建立，凭借对海量影像数据信息进行更深层次的挖掘、预测和分析来辅助医师做出更准确的诊断。影像组学可直观地理解为将视觉影像信息转化为深层次的特征来进行量化研究。影像组学的处理流程总结归纳为以下部分：①影像数据的获取；②病灶区域的标定；③病灶区域的分割；④特征的提取和量化；⑤影像数据库的建立；⑥分类和预测。

影像组学技术来源于计算机辅助诊断（CAD），目前已经发展成为融合影像、基因、临床等信息的辅助诊断、分析和预测的方法。影像组学作为医工交叉的产物，能够应用先进的计算机方法解决临床具体问题，目前在肺肿瘤、脑胶质瘤、乳腺癌等肿瘤性病变及各种非肿瘤性病变中已取得丰硕的研究成果。

8. 基于医学影像的3D打印技术有何应用?

3D 打印即快速成型技术的一种，又称增材制造，是一种以数字模型文件为基础，运用粉末状金属或塑料等可黏合材料，通过逐层打印的方式来构造物体的技术。由于该技术拥有强大的复制和仿制能力，可以解决高难度、复杂、个性化的设计需要，在医学领域有广阔的应用前景。由于所有 3D 打印技术都需要提供图像模板，因此，该技术在医学领域的应用离不开医学影像学。基于医学影像的3D 打印技术目前已广泛应用于骨科、神经外科、口腔科、整形外科及药物研发等领域。3D 打印技术能够为临床医疗工作提供更完整的个性化治疗方案，其中生物 3D 打印技术还将促进再生医学在人造活体组织与器官的研究。在个性化治疗方面，比较典型的应用有 3D 手术预规划模型、手术导板、3D 打印植入物，皮肤修复以及假肢、助听器等康复医疗器械。在再生医学领域，已逐渐开展利用生物 3D 打印技术培养人造器官的研究。此外，通过 3D 打印技术制作的器官模型可用于与患者沟通谈话，使患者及其家属能够直观地了解病变部位，更易于理解病情、手术方式、并发症等，便于医患沟通。通过 3D 打印技术制作的器官模型还可以弥补解剖标本缺乏的空白，有助于医学研究、教学与临床培训。

9. 什么是结构式影像报告？有何应用？

结构式影像报告是使用标准语汇、以标准组织结构生成的报告，其内容有清晰的规定，结构式报告具有明确的逻辑，信息完整、准确，更易于解读和回顾对比。结构式报告与自由文本式报告一样，均应包括以下基本要素：患者基本信息、临床情况、影像表现、诊断结论、比较和建议等。

目前结构式报告已经用于肺癌 TNM 分期、前列腺 PI-RADS 评分、直肠癌、主动脉壁内血肿、乳腺 BI-RADS 评分、肾癌、肝脏 LI-RADS 评分。结构式报告的优势有以下三点：①在报告中基本要素以独立的段落和标题的形式呈现，将影像发现分成独立的条目，以便对需要观察的图像内容进行总结、归纳，从而避免重要项目的遗漏，提高报告的完整性；②使用明确定义的标准语汇，结构式报告推荐使用标准化的语言来书写报告，避免影像描述用语带有很强的影像医师个人色彩，使报告传递的信息准确、一致；③在明确的检查适应证下，规定报告要素，结构式报告可以规定必须书写的诊断信息，保证影像报告具备临床所需的全部诊断信息。

10. 医学图像有几种存储方式？

医学影像检查包括 X 线、CT、磁共振成像、核医学以及超声检查等。目前常用的医学图像储存方式包括胶片打印和电子图像存储两种方法。胶片打印是通过把医学影像图像打印在胶片上进行储存的一种方式，该方法简单方便，可随时调阅，不需要媒体播放装置，但打印图像数量有限，不适合图像数量较大和动态图像的存储。电子图像存储是把医学影像图像刻录在光盘或 U 盘等电子媒体中，该方法携带方便，可存储大量图像信息，但缺点是不能直接阅片，需要媒体播放装置。

11. 医学影像胶片如何保存?

医学影像胶片是指用于承载着医疗影像图文信息的介质,是进行影像诊断的依据。最初的医用胶片是 X 光胶片,即为感蓝、感绿片;随着技术发展,数字化医用胶片已基本取代蓝绿胶片。目前常见的数字化医用胶片包括医用干式激光胶片、热敏胶片、医用打印胶片等。医用干式激光胶片和热敏胶片是一种塑料胶片,上面附有一层薄薄的成像膜,来进行医学影像的储存,需放置于避光、防潮处进行储存,还要注意防止胶片的折曲或者折叠,以避免图像受损。医用打印胶片是一种带有医学影像的纸质报告,如超声报告,储存方式和书籍一样,要防止受潮,注意防止折叠。医学影像胶片的妥善保存对于患者长期健康状况的随访具有重大意义,因此,在储存中应安全放置,避免丢失或损坏。

12. 临床医师开"影像检查单"有哪些注意事项?

正确开具"影像检查单"能够使影像医师明确患者病史、检查部位和目的,方便出具有效的诊断报告,减少患者重做、补做,减少不必要的医患矛盾。临床医师开"影像检查单"时应注意以下几方面:①申请单一般项目真实、清楚填写,尤其是姓名、性别、年龄等;②患者病史叙述清楚,体检基本完整,尤其阳性体征;如肿块应注明位置、大小,若不能清楚描述,可在患者体表做出标记;③清楚填写患者检查部位、目的和检查手段;④了解所有影像检查方法的诊断限度、优势,为患者选择有效、经济并易于防护的影像检查手段,最好为对人体无害的检查;⑤复诊患者写明老片检查号及检查时间,外院确诊患者注明诊断,告知患者携带外院影像资料,方便对比。

附：本书医学缩略词表

英文缩写	英文全称	中文全称
3D-CISS	3D constructive interference in steady state	三维稳态进动结构相干
3D-DESS	three-dimensional double-echo steady state	三维双回波稳态
3D-SPACE	3D sampling perfection with application optimized contrasts using different flip angle evolutions	可变翻转角的三维快速自旋回波
ACTH	adrenocorticotropic hormone	促肾上腺皮质激素
ADC	apparent diffusion coefficient	表观扩散系数
AFP	α-fetoprotein	甲胎蛋白
AI	artificial intelligence	人工智能
ASL	arterial spin labeling	动脉自旋标记
AVM	arteriovenous malformation	动静脉畸形
BOLD	blood oxygenation level-dependent MRI	血氧水平依赖成像
BPH	benign prostatic hyperplasia	良性前列腺增生
bSSFP	balanced steady-state free precession	平衡式稳态自由进动
CAD	computer aided diagnosis	计算机辅助诊断
CBF	cerebral blood flow	脑血流量
CBV	cerebral blood volume	脑血容量
CE-MRA	contrast enhanced magnetic resonance angiography	对比增强磁共振血管成像
CESM	contrast enhanced spectral mammography	对比增强能谱乳腺 X 线摄影
CEST	chemical exchange saturation transfer	化学交换饱和转移成像
CIN	contrast-induced nephropathy	对比剂肾病
CIS	clinical information system	临床信息系统
CKD	chronic kidney disease	慢性肾脏病

续表

英文缩写	英文全称	中文全称
CMR	cardiac magnetic resonance	心脏磁共振
cMRI	coronary magnetic resonance imaging	冠状动脉磁共振成像
CPR	curved planar reformation	曲面重建
CT	computed tomography	计算机体层摄影
CTA	CT angiography	计算机体层血管成像
CTP	CT perfusion	计算机体层灌注成像
DBT	digital breast tomosynthesis	数字乳腺断层摄影
DCE-MRI	dynamic contrast enhanced magnetic resonance imaging	动态增强磁共振成像
DECT	dual-energy CT	双能 CT
DKI	diffusion kurtosis imaging	弥散峰度成像
DR	digital radiography	数字化 X 线摄影
DSA	digital subtraction angiography	数字减影血管造影
DSC	dynamic susceptibility contrast	动态磁敏感对比
DSCT	dual-source CT	双源 CT
DSI	diffusion spectrum imaging	弥散谱成像
DTI	diffusion tensor imaging	弥散张量成像
DWI	diffusion weighted imaging	弥散加权成像
DXA	dual energy X-ray absorptiometry	双能 X 线吸收测定法
ECT	emission computerized tomography	发射型计算机断层成像
ECV	extracellular volume	细胞外容积
EP	enhancement peak	增强峰值
EPI	echo planar imaging	平面回波成像
ERCP	endoscopic retrograde cholangiopancreatography	经内镜逆行性胰胆管造影
FA	fractional anisotropy	各向异性分数
FLAIR	fluid attenuated inversion recovery	液体抑制反转恢复
fMRI	functional MRI	功能磁共振成像

英文缩写	英文全称	中文全称
Gd–DTPA	gadolinium–diethylenetriamine pentaacetic acid	二乙烯三胺五乙酸
Gd–EOB–DTPA	gadolinium–ethoxybenzyl–diethylenetriamine pentaacetic acid	钆塞酸二钠
GFR	glomerular filtration rate	肾小球滤过率
GRE	gradient echo	梯度回波
HASTE	half–Fourier acquisition single–shot turbo spin–echo	半傅里叶采集单次激发快速自旋回波序列
HCG	human chorionic gonadotropin	绒毛膜促性腺激素
HIS	hospital information system	医院信息系统
HRCT	high resolution CT	高分辨率 CT
HRMRI	high resolution magnetic resonance imaging	高分辨磁共振成像
HSIL	high–grade squamous intraepithelial lesion	高级别鳞状上皮内病变
IR	inversion recovery	反转恢复
ITSS	intratumoral susceptibility signal	肿瘤内磁敏感信号强度
LIS	laboratory information system	实验室信息系统
MCER	maximum contrast enhancement ratio	最大对比增强率
Min–IP	minimum intensity projection	最小密度投影
MIP	maximal intensity projection	最大密度投影
mpMRI	multi–parametric MRI	多参数磁共振成像
MPR	multiple planar reconstruction	多平面重建
MRA	magnetic resonance angiography	磁共振血管成像
MRCP	magnetic resonance cholangiopancreatography	磁共振胰胆管水成像
MRE	magnetic resonance elastography	磁共振弹性成像
MRF	MR fingerprinting	磁共振指纹成像
MRI	magnetic resonance imaging	磁共振成像
MRM	magnetic resonance myelography	磁共振脊髓造影
MRS	magnetic resonance spectroscopy	磁共振波谱

续表

英文缩写	英文全称	中文全称
MRU	magnetic resonance urography	磁共振泌尿系水成像
MRV	magnetic resonance venography	磁共振静脉成像
MRVE	MR virtual endoscopy	磁共振仿真内窥镜
MSKUS	musculoskeletal ultrasound	肌骨超声
MTI	magnetization transfer imaging	磁化传递成像
MTT	mean transit time	平均通过时间
NSF	nephrogenic systemic fibrosis	肾源性系统性纤维化
NT	nuchal translucency	胎儿颈后透明层厚度
PACS	picture archiving and communication systems	影像归档和通信系统
PC	phase contrast	相位对比
PdWI	proton density weighted imaging	质子密度加权像
PET	positron emission tomography	正电子发射体层成像
PSA	prostate specific antigen	前列腺特异性抗原
PSMA	prostate specific membrane antigen	前列腺特异性膜抗原
PTC	percutaneous transhepatic cholangiography	经皮肝穿胆管造影
PVA	polyvinyl alcohol	聚乙烯醇
PWI	perfusion weighted imaging	灌注加权成像
QCT	quantitative computed tomography	定量计算机断层扫描
RIS	radiology information system	放射学信息系统
SE	spin echo	自旋回波
SPECT	single photon emission computed tomography	单光子发射计算机体层摄影
SSD	shaded surface display	表面遮盖技术
STIR	short inversion time inversion recovery	短反转时间反转恢复
SWI	susceptibility weighted imaging	磁敏感加权成像
T1WI	T1 weighted imaging	T1 加权像
T2WI	T2 weighted imaging	T2 加权像

英文缩写	英文全称	中文全称
TIC	time signal intensity curve	时间－信号强度曲线
TOF	time of fly	时间飞跃
TSE	turbo spin echo	快速自旋回波
TTP	time to peak	达峰时间
UE	ultrasonic elastography	超声弹性成像
UTE	ultrashort echo time	超短回波时间
VE	virtual endoscopy	仿真内窥镜
VR	volume rendering	容积显示
WB-DWIBS	whole body diffusion weighted imaging with background suppression	磁共振全身类弥散加权成像
WHO	World Health Organization	世界卫生组织

参 考 文 献

［1］郭启勇, 王振常. 放射影像学[M]. 3版. 北京: 人民卫生出版社, 2018.

［2］韩萍, 于春水. 医学影像诊断学[M]. 4版. 北京: 人民卫生出版社, 2017.

［3］万学红, 陈红. 临床诊断学[M]. 3版. 北京: 人民卫生出版社, 2018.

［4］王荣福, 安锐. 核医学[M]. 9版. 北京: 人民卫生出版社, 2018.

［5］洪洋, 谢晋东. 放射防护学[M]. 2版. 北京: 人民卫生出版社, 2018.

［6］杨昆, 薛林雁. PET/CT基本原理与技术[M]. 上海: 上海交通大学出版社, 2018.

［7］王荣福. PET/CT—分子影像学新技术应用[M]. 北京: 北京大学医学出版社, 2011.

［8］陈绍亮. PET/CT图谱[M]. 北京: 科学出版社, 2011.

［9］胡军武, 张树桐, 陈旺生. 实用比较医学影像技术[M]. 北京: 人民卫生出版社, 2018.

［10］徐克, 龚启勇, 韩萍. 医学影像学[M]. 8版. 北京: 人民卫生出版社, 2018.

［11］于兹喜, 郑可国. 医学影像检查技术学[M]. 4版. 北京: 人民卫生出版社, 2016.

［12］吉强, 洪洋. 医学影像物理学[M]. 4版. 北京: 人民卫生出版社, 2016.

［13］李真林, 雷子乔. 医学影像成像理论[M]. 北京: 人民卫生出版社, 2016.

［14］姜玉新, 冉海涛. 医学超声影像学[M]. 2版. 北京: 人民卫生出版社, 2016.

［15］王见, 张晓东. 基于MRI的3D打印技术: 临床应用中的优势与前景[J]. 中国组织工程研究, 2019, 23(30): 4897–4904.

［16］王坚, 朱雄增. 软组织肉瘤病理学[M]. 2版. 北京: 人民卫生出版社, 2017.

［17］中华医学会影像技术分会国际交流学组. 肝胆特异性对比剂钆塞酸二钠增强MRI扫描方案专家共识[J]. 临床肝胆病杂志, 2020, 36(3): 520–521.

［18］段淼, 陈钰, 张竹花, 等. MRI在Graves眼病诊治方面的研究进展[J]. 国际医学放射学杂志, 2019, 42(5): 551–555.

［19］韩丰谈, 李彪, 李林枫, 等. 医学影像设备学[M]. 4版. 北京: 人民卫生出版社, 2016.

［20］姜婷婷, 张盛箭, 李瑞敏, 等. 对比增强能谱X线摄影对乳腺疾病的诊断价值[J]. 中华放射学杂志, 2017, 51(4): 273–278.

［21］张智海, 刘忠厚, 李娜, 等. 中国人骨质疏松症诊断标准专家共识（第三稿·2014版）[J]. 中国骨质疏松杂志, 2014, 11(9): 1007–1010.

［22］卢洁, 赵国光. 一体化PET/MR操作规范和临床应用[M]. 北京：人民卫生出版社，2017.

［23］申宝忠. 分子影像学[M]. 北京: 人民卫生出版社, 2007.

［24］潘中允. PET诊断学[M]. 北京: 人民卫生出版社, 2005.

［25］杨广夫, 靳宝. 磁共振诊断学[M]. 西安: 陕西科学技术出版社, 2011.

［26］任卫东, 常才. 超声诊断学[M]. 3版. 北京: 人民卫生出版社, 2017.

［27］谢明星. 超声新技术与应用进展[J]. 中国医师杂志, 2019, 21(3): 321–323.

［28］中国医师协会超声医师分会. 中国产科超声检查指南[M]. 北京: 人民卫生出版社, 2019.

［29］中华医学会心血管病学分会, 中国医师协会心血管内科医师分会, 中华心血管病杂志编辑委员会. 心肌病磁共振成像临床应用中国专家共识[J]. 中华心血管病杂志, 2015, 43(8): 673–681.

［30］叶璐, 郭应坤. 超声心动图评估心肌病研究进展[J]. 中国医学影像技术,

2019, 35(2): 298–301.

[31] 潘恩源, 陈丽英. 儿科影像诊断学[M]. 北京: 人民卫生出版社, 2007.

[32] 夏焙. 小儿超声诊断学[M]. 北京: 人民卫生出版社, 2007

[33] 万学红, 卢雪峰. 诊断学[M]. 9版. 北京: 人民卫生出版社, 2018.

[34] 杨培增, 范先群. 眼科学[M]. 9版. 北京: 人民卫生出版社, 2018.

[35] 孙虹, 张罗. 耳鼻咽喉头颈外科学[M]. 9版. 北京: 人民卫生出版社, 2018.

[36] 葛均波, 徐永健, 王辰. 内科学[M]. 9版. 北京: 人民卫生出版社, 2018.

[37] 陈孝平, 汪建平, 赵继宗. 外科学[M]. 9版. 北京: 人民卫生出版社, 2018.

[38] 谢幸, 孔北华, 段涛. 妇产科学[M]. 3版. 北京: 人民卫生出版社, 2018.

[39] 王卫平, 孙锟, 常立文. 儿科学[M]. 9版. 北京: 人民卫生出版社, 2018.

[40] 姚英. 2018年欧洲泌尿生殖放射学会造影后急性肾损伤防治指南的解读[J]. 中国血液净化, 2019, 18(6): 435–438.

[41] 中华医学会影像技术分会, 中华医学会放射学分会. CT检查技术专家共识[J]. 中华放射学杂志, 2016, 50(12): 916–928.

[42] 中华医学会放射学分会磁共振学组, 中华医学会放射学分会质量控制与安全工作委员会. 钆对比剂临床安全性应用中国专家建议[J]. 中华放射学杂志, 2019, 53(7): 539–544.

[43] 中华医学会放射学分会对比剂安全使用工作组. 碘对比剂使用指南(第2版)[J]. 中华放射学杂志, 2013, 47(10): 869–872.

[44] 中华医学会放射学分会, 中国医师协会放射医师分会. 对比剂使用指南(第1版). 中华放射学杂志, 2008, 42(3): 320–325.